国家科学技术学术著作出版基金资助出版

妇科恶性肿瘤的近距离放射治疗

（第 2 版）

主　编　孙建衡
副主编　盛修贵　白　萍

编　者（按姓氏拼音排序）
白　萍　中国医学科学院北京协和医学院肿瘤医院
布　洁　中国人民武装警察部队总医院
曹　箭　中国医学科学院北京协和医学院肿瘤医院
黄　啸　复旦大学附属肿瘤医院
孔为民　首都医科大学附属北京妇产医院
李爱苓　中国医学科学院北京协和医学院肿瘤医院
李淑敏　中国医学科学院北京协和医学院肿瘤医院
雷　新　第三军医大学 大坪医院
陈常茂　中国原子能科学院
孙建衡　中国医学科学院北京协和医学院肿瘤医院
孙志华　江苏省肿瘤医院
盛修贵　山东省肿瘤医院
王建东　首都医科大学附属北京妇产医院
王淑珍　首都医科大学附属北京朝阳医院
徐晓春　深圳中钢普瑞科技公司
杨伟志　中国医学科学院北京协和医学院肿瘤医院
杨书明　中国人民武装警察部队总医院
张　询　中国医学科学院北京协和医学院肿瘤医院

中国协和医科大学出版社

图书在版编目（CIP）数据

妇科恶性肿瘤的近距离放射治疗 / 孙建衡主编. —2 版. —北京：中国协和医科大学出版社，2014. 11

ISBN 978-7-5679-0160-5

Ⅰ. ①妇…　Ⅱ. ①孙…　Ⅲ. ①妇科病-肿瘤-放射疗法　Ⅳ. ①R737. 3

中国版本图书馆 CIP 数据核字（2014）第 200540 号

妇科恶性肿瘤的近距离放射治疗

主　　编：孙建衡
责任编辑：韩　鹏
助理编辑：杨小杰

出版发行：中国协和医科大学出版社
（北京东单三条九号　邮编 100730　电话 65260378）
网　　址：www. pumcp. com
经　　销：新华书店总店北京发行所
印　　刷：北京雅昌艺术印刷有限公司

开　　本：787×1092　1/16 开
印　　张：26. 5
字　　数：500 千字
版　　次：2015 年 2 月第 2 版　　2015 年 2 月第 1 次印刷
印　　数：1—3000
定　　价：148. 00 元

ISBN 978-7-5679-0160-5

主编简介

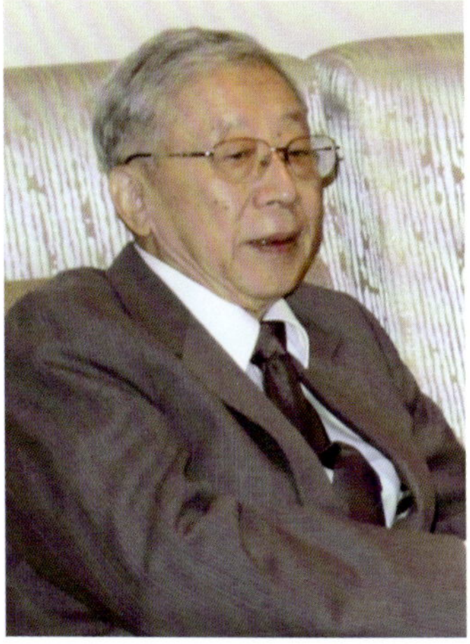

孙建衡，1960年毕业于上海第一医学院医疗系，其后一直工作于中国医学科学院肿瘤医院妇瘤科。曾担任妇瘤科主任、教授、主任医师、博士生导师，享受国务院政府特殊津贴，中国抗癌协会妇科肿瘤专业委员会第二届、第三届主任委员。自1966年起至今已发表学术论文近百篇，涉及临床研究、临床应用、述评、综述、新技术，新方法、论坛、历史回顾、科普、译著等多个领域。参加妇科肿瘤的临床、教学及科研工作较早，并于妇科肿瘤放疗方面做了颇多开拓性工作。在20世纪60年代发表单纯钴-60旋转及钟摆照射治疗晚期宫颈癌的探讨；70年代在国内首先以计算机计算腔内放疗剂量，绘制了北京型容器盆腔剂量分布图，完善了北京型容器的临床使用；80年代，热心于以腔内后装放疗取代传统腔内放疗的临床研究，保持了良好治疗效果的同时，解决了工作人员的辐射受量；提出以二个参照点（F点、A点）来评估子宫内膜癌腔内放疗剂量分布的合理性，将Ⅰ、Ⅱ期内膜癌单纯放疗疗效提高15个百分点；90年代在国内带动了妇科肿瘤由电机控制的后装机转向由电脑控制的现代后装机的换代工作，以当时国内设备情况和临床需要，在以往对剂量研究和多年后装腔内放疗经验基础上，设计了以宫腔管腔内放疗为基础的S-系列妇科后装治疗标准程序，简化了治疗过程、提高了治疗的安全性并易于后装治疗的普及；本世纪初，又参入锎-252中子后装治疗标准化工作，设计SL（n）标准程序；长期关心妇科肿瘤的规范化治疗，一直参加、负责妇科恶性肿瘤诊治规范、指南、纲要的编写；多年来强调以多学科知识和治疗手段来认识和处理妇科肿瘤问题；强调知识、经验、技能对临床医师的重要性，并以严格的科学态度和治学理念呼吁重视新技术、新方法的合理使用。近年来出版多部妇科肿瘤的专著。特别关于妇科恶性肿瘤放疗方面，为同道提供有价值的参考书。所培养的博士生均成为专业骨干。2005年中国抗癌协会授予有贡献的的妇科肿瘤专家称号，2008年中国医学科学院肿瘤医院授予突出贡献专家，2013年中华医学会妇科肿瘤学会授予妇科肿瘤特殊贡献奖。

第二版前言

《妇科恶性肿瘤的近距离放射治疗》一书出版已近十年。在此期间，放射治疗技术颇有发展，但多系体外照射方面。就近距离放射治疗而言，尽管发展相对迟缓，却也有些新动向，如一些体外照射新技术和新概念被引入了近距离放射治疗领域。经过近几年的实践，我们累积了自己的经验，对一些问题有了自己的看法。也有问题还正在观察和思考：如何适应我国的具体情况、考虑专业的特点和具备的条件发展我们的近距离放射治疗。而要解决这些问题就必须系统了解妇科恶性肿瘤的近距离放射治疗的知识，但有关读物不多。除此之外，由于历史等原因，目前国内近距离放射治疗存在需要解决的不规范化问题。于是我的同道们萌发了再版《妇科恶性肿瘤的近距离放射治疗》一书的想法，并向我建议对第一版提到的问题做进一步阐述，对当前存在和出现的问题向同道们加以介绍，但我觉得本书再版的确存在一定的困难。

正当我为是否再版举棋不定时，适逢20年前曾有过合作的广东威达公司忘年之友。他告诉我昔日颇为活跃、曾生产过WD-18后装机约300余台的威达公司已不复存在。国内销售及临床使用过近200台，用户均使用S-系列标准程序，但对其由来全然不知，不了解它也是以影像学为基础、结合北京型容器剂量学的研究和后装治疗经验为当时临床治疗之需设计而成。更不必提那些未经同意而复制了S-系列程序的机器生产者或沿袭其概念的使用者们。听后颇为惘然，心想有些现代做法和想法我国早已有过，不了解历史，必定会走弯路。可以想见，不了解我国前辈创建的宫颈癌放射治疗体系及其发展，如何走好我们自己的道路?

我从事妇科近距离放射治疗已超过半个世纪，毕竟是我国从事过镭-226、钴-60、铯-137、铱-192、锎-252临床治疗和科研的一员，应负起承上启下的责任。朋友、同道、学生的鼓励、支持和帮助，坚定了我再版《妇科恶性肿瘤的近距离放射治疗》一书的决心，也愿将此书奉献给他们。也深知自己能力有限，书中必定会有缺点和不足之处，希望得到读者的批评、指正。

孙建衡

2014年12月5日

第一篇

总论

第一章　妇科恶性肿瘤近距离放射治疗的历史沿革

近距离放射治疗（brachytherapy），简称近距离放疗是将放射源置于肿瘤周围或插入组织内进行治疗的方法。剂量依离放射源距离增大而按平方急剧衰减，因此，传统认为，其有效区在离放射源2cm内，5cm以外的剂量可以忽略，而且在治疗范围内，剂量也是不均匀的。

妇科恶性肿瘤的近距离放疗包括腔内放疗（intracavitary irradiation）、管道内放疗（interluminal irradiation）及组织间放疗（interstitial irradiation）。其使用的放射源是封闭源，这是本书所介绍的内容。至于一些开放性放射性核源，如金-198虽也在妇科肿瘤（如卵巢癌腹水）使用过，但基本已属过去的事，虽本书也会提到，但不属本书介绍的范围。

腔内放疗指放射源放入器官腔中进行治疗，是妇科恶性肿瘤的近距离治疗的主要方式。

管道内放疗指放射源放入人体自然的管道内对其发生的肿瘤进行治疗，如阴道、尿道、食管、直肠、支气管等。阴道的近距离放疗通常也归于腔内放疗。

组织间放疗指将装有放射源的针状容器插入肿瘤或组织内进行治疗，在妇科通常不作为根治方法，但由于其优点而用作大肿瘤或孤立肿瘤灶的消除。

本章将对妇科恶性肿瘤的近距离放疗历史沿革分设传统妇科近距离放疗、后装放疗、我国近距离放疗的发展三节介绍，在第四节小结内扼要指出存在的问题，提示发展方向。

第一节　传统妇科近距离放射治疗

20世纪60年代以前，妇科近距离放疗基本上可以算作传统妇科近距离放疗。它起始于子宫颈癌腔内镭（Ra）疗（radium therapy）。特点为手工操作，按现代观点均属低剂量率，治疗时间长，虽然治疗效果不错，但防护不好，职业照射量大。

一、子宫颈癌

1898年发现镭元素并很快将其用于那时被认为不治之症的子宫颈癌的治疗，20世纪初已有疗效报道。至今已有百余年的历史，治疗的人数最多，疗效好，经验也最丰富，有完好的治疗体系，常把它当成近距离放疗的典型。它的变革，带动了其他部位的近距离放疗，也反映了近距离放疗的发展过程。

最初的治疗（包括组织间镭针插植）是粗糙的、简陋的。1910年以后逐渐发展、完善并形成不同学派（或称体系）。它们具有各自特点的治疗方法和治疗容器，在妇科肿瘤的近距离放疗的发展上有重大的贡献。

欧洲三大学派即斯德哥尔摩（Stockholm）、巴黎（Paris）、曼彻斯特（Manchester）。它们的治疗方法均得到公认、被效仿并在世界不同地区以这三大学派为基础上形成另一些流派。

斯德哥尔摩法：由瑞典 Radiumhemmet 的 Forssel 奠基，经过 Heyman 及 Kottmeier 等的发展。1914 年已形成。治疗容器由不同长度的宫腔管（含镭量 43~74mg）及不同宽度的扁平盒式阴道容器（含镭 50~75mg）组成（图 1-1）。斯德哥尔摩法的腔内镭疗分次进行（2 次或 2 次以上），每次 20~24 小时。该派学者认为这对消灭肿瘤及正常组织恢复有利。

巴黎法：由法国巴黎镭锭学院 Regaud 及 Lacassagne 创建及发展。镭容器亦有宫腔管及阴道容器两部分。阴道容器较为特殊，2 个置于两侧穹隆的含镭橡皮圆柱中间以弹簧支撑，既可固定，又依阴道弹性和宽度增加宫旁剂量，称为 colpostat（图 1-2）。宫腔管含镭 33.3mg，二侧穹隆的橡皮圆柱各含镭 13.3mg。由于治疗时，此阴道内容器呈弓形，故俗称 colpostat 为弓形容器。巴黎法为连续治疗，治疗可持续达 120 小时，该派学者认为此法的放射生物效应好。

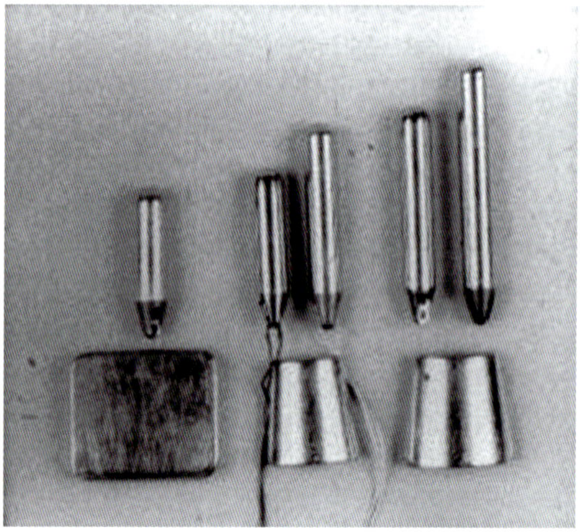
图 1-1 斯德哥尔摩镭容器

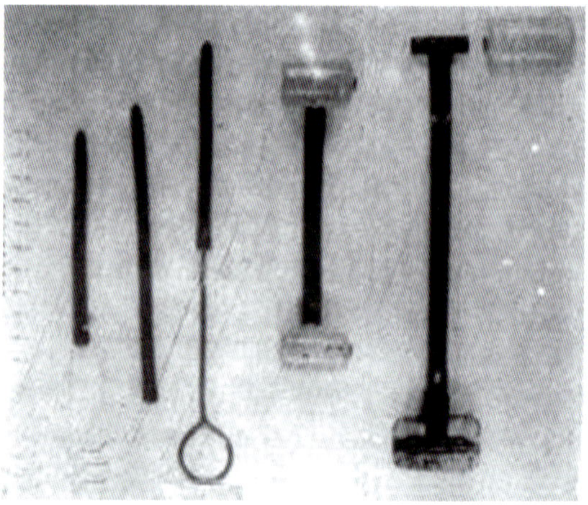
图 1-2 巴黎镭容器

上述两种方法因治疗时间、次数及镭量不同，曾称斯德哥尔摩法为“大剂量”“短时间”的分次治疗；巴黎法为“低剂量”“长时间”的连续治疗。

两种治疗方法虽然不同，但治疗结果却相似。根据宫颈癌放射治疗结果国际年报第 4 卷（1939 年）Heyman 及 Lacassagne 分别收集的瑞典 Radiumhemmet（1914~1928 年）及巴黎镭锭学院（1919~1928 年）总的相对 5 年生存率，前者为 22.2%，后者为 28.2%。Ⅰ期为 53.2%vs57.1%，Ⅱ期为 33.0%vs36.6%，Ⅲ期为 16.2%vs22.0%，Ⅳ期为 5.3%vs1.1%。此一时期的治疗，是建立在经验基础上的，剂量概念不明确。由于镭（Ra）的放射强度单位居里（Ci）与质量单位克（g）统一起来（即 1gRa 的放射强度为 1Ci，1mgRa 的放射强度为 1mCi)，所以以毫克及治疗时间（小时)，即毫克小时（mgh）来表示“剂量”。

曼彻斯特法：是在巴黎法基础演变而来。20 世纪 30 年代曼彻斯特一些学者对巴黎法作深入的研究，作了较大的变革。

首先，曼彻斯特阴道容器为小、中、大三种置于穹隆的卵圆球（ovoid)，每球含镭 17.5mg、20mg 及 22.5mg。二球之间以 Spacer 或 washer 间隔。宫腔管含有 2~3 镭单元，每单元镭为 15mg 或 10mg。它们的组合对参照点的剂量基本相似（图 1-3)。每次治疗 48~72 小时。1938 年曼彻斯特学者 Tod 及 Meredith 提出了 A 点、B 点作为宫颈癌放疗剂量参照点的概念。A 点位于宫旁三角区内，于穹隆上方 2cm，子宫中轴旁开 2cm，代表正常组织受量，此处受量过高，则会出现严重直肠放射反应。B 点与 A 点在同一水平，相当于闭孔区，于 A 点外 3cm，反映了盆腔淋巴结的受量。图 1-4 为原曼彻斯特 A、B 点示意图。

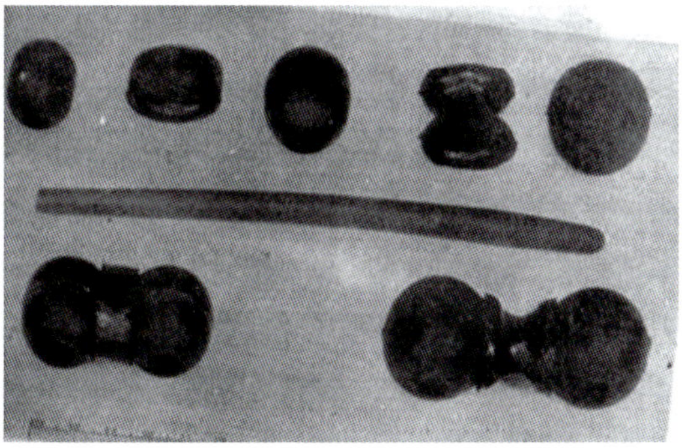

图 1-3　曼彻斯特镭容器及 Spacer、Washer

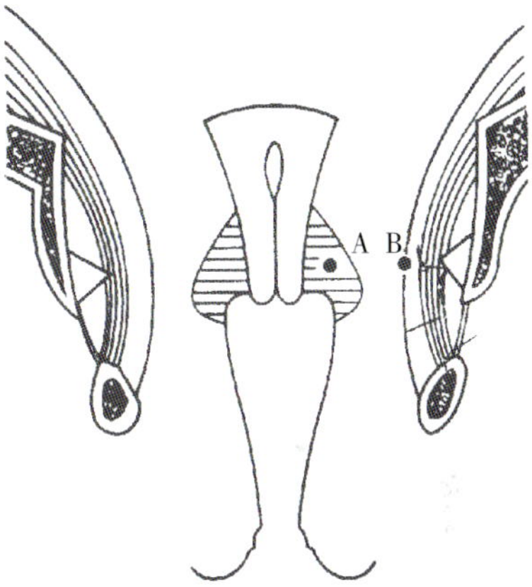

图 1-4　曼彻斯特 A 点、B 点位置

曼彻斯特体系的另一贡献，是将当时放射单位伦琴（Rontgen，R）的概念引入到腔内镭疗中来。此前腔内镭疗沿用的毫克小时实际上并无剂量意义，虽然伦琴是曝射量的单位，在放射治疗中已被吸收量单位拉德（rad）或戈瑞（Gray，Gy）替代，但在腔内剂量学发展史上确有重要意义。也必需指出，由于计算繁琐以及临床使用方便和习惯，毫克小时也沿用了很久。腔内放疗剂量的解决应是电脑运用之后。曼彻斯特提出的 A、B 点的概念至今仍被采用。

在上述三大学派的基础上，一些放疗机构在治疗容器或在治疗方法进行了改变，形成一些新的“流派”。经验的累积，对剂量学认识提高以及体外照射从常规 X 线照射（200~400KVX 机）→钴-60 机→加速器，提高了宫旁剂量，使子宫颈癌的疗效稳步提高。据子宫颈癌放疗结果国际年报Ⅱ、Ⅲ、Ⅳ、Ⅴ、Ⅵ卷所载，总的子宫颈癌的相对 5 年生存率 1937、1938、1939、1941、1948、1949 年所收收集分别为 26.3%、27.6%、26.7%、30.9%、31.8%。此期间世界范围内所治疗的41 046例子宫颈癌的 5 年生存率，Ⅰ期 60.0%、Ⅱ期

40.6%、Ⅲ期 22.0%、Ⅳ期 6.5%。这是当时放射治疗肿瘤最满意的结果，而且适应证广泛、安全，成为治疗子宫颈癌的主要手段，在 20 世纪 20 年代后近 30 年间宫颈癌的镭疗基本上取代了手术治疗。而到 1985 年发表国际年报 19 卷收集 1976~1978 年间的 32 428 例治宫颈癌放疗生存率已达 55%，Ⅰ期 78.4%、Ⅱ期 57.0%、Ⅲ期 31.0%、Ⅳ期 7.8%

二、子宫内膜癌（carcinoma of the endometrium）

又称子宫体癌（carcinoma of the copus uteri），以往曾有过放疗在宫颈，手术在宫体的观点。这一方面受放疗传统概念——腺癌对放射不敏感的影响；另一方面放疗方法存在着问题。与子宫颈癌放疗不同，子宫内膜癌放疗没有标准疗法和治疗体系。放疗在相当长的一个时期内，基本按子宫颈癌的方法进行。治疗容器也采用的是治疗子宫颈癌的容器。可是子宫内膜癌发生在宫体内，而且以宫底及两侧角为多，按宫颈癌的方法去治疗从剂量分布而言，显然不合理。子宫颈癌腔内放疗剂量分布为梨形，子宫内膜癌的剂量分布则应为倒梨形。子宫内膜癌与子宫颈癌不同，临床上看不见、摸不到其原发部位，治疗存在盲目性。所以，子宫内膜癌的放疗疗效并不理想。随着对腔内剂量分布的认识提高，特别是 20 世纪 40 年代后瑞典 Radiumhemmet 的 Heyman 的宫腔填充法（即将多个装镭的金属小囊填满宫腔，如此，既可使子宫各部均得到高剂量照射，又可因填充致宫腔拉长，宫壁变薄，提高了宫壁受量）的出现（图 1-5），将该单位的 5 年生存率由原来的 45%提高至 65%，改变了这一传统的观念，放射治疗也被认为是治疗宫体癌的根治手段。

Heyman 宫腔填充法存在以下问题：

（1）将多个含放射源的金属小囊满意的放置于子宫腔内合适的位置实属不易；如图 1-6 宫腔内不规则的肿瘤，如何能放置满意？

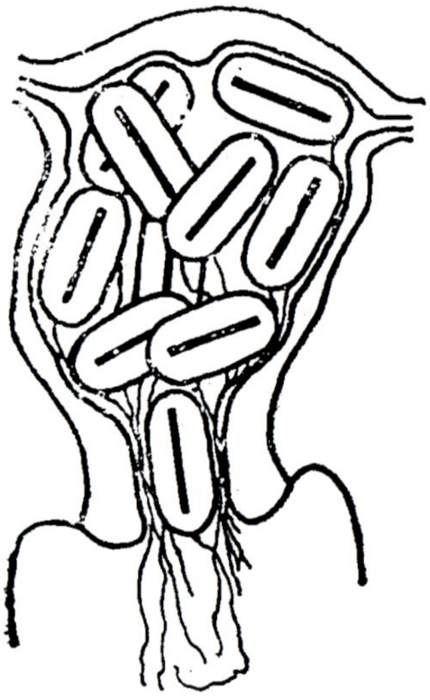

图 1- 5 Heyman 宫腔填充法示意图

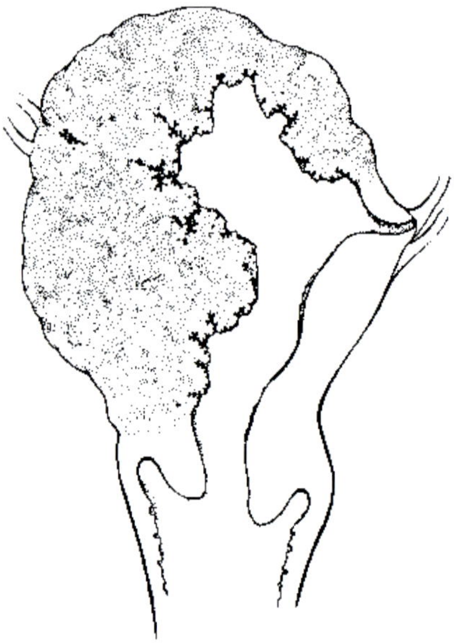

图 1-6 宫腔内生长不规则的肿瘤

（2）填满宫腔，并将宫腔拉长，很易造子宫出血、穿孔。

（3）放置金属小囊过程费时颇长，医师受量太大。对患者也不利，增加了感染的机会。

（4）其他单位使用宫腔填充法能达到 Radiumhemmet 治疗效果者并不多。Y 形、T 形，▽形等宫腔支撑装置（hysterostat）出现，简化了、改进了宫腔填充的技术。

直至子宫内膜癌的 FIGO 手术分期出现前，腔内治疗一直占有重要地位。

以上所述均系放射核素产生的 γ 线用于治疗（主要为镭-226、铯-137 及钴-60）的情况。在 20 世纪 60 年代后期另一类型的放射源——锎-252 中子源开始用于治疗肿瘤的临床研究。

三、锎-252 中子治疗

锎（cf）是 1950 年美国伯克力大学实验室新发现的放射性核素，命名为锎。1952 年在太平洋核实验中发现锎-252，释放中子，半衰期为 2. 56 年。以后在高通量的反应堆中生产，能生产锎-252 的反应堆只有美国及前苏联（俄罗斯）。锎-252 中子治疗妇科恶性肿瘤美国、俄罗斯、日本做了开拓性工作。早年的临床试验，严格的模拟传统镭疗原则。肯塔基大学的 Maruyama 等对锎-252 与铯-137 治疗宫颈癌做了对照研究，锎-252 消除 50%肿瘤为 8. 5±0. 9 天，而铯-137 为 32. 2±3. 0 天；经锎-252 治疗的ⅠB 期大宫颈癌瘤，72%患者肿瘤完全消除，28%有残存肿瘤，5 年生存率为 94%，复发率为 6%。Ⅲ期宫颈癌的 5 年生存率，锎-252 为 54%，而铯-137 仅为 12%。

锎-252 中子治疗子宫癌初期工作，能看出比 γ 线源的优点，如对大宫颈肿瘤消除快，对腺癌效果好，RBE 高，可用于以往认为不敏感肿瘤，如腺癌、肉瘤、黑色素瘤等的治疗。此期，由于防护的重视，妇科恶性肿瘤锎-252 中子治疗没有经历多久传统治疗方法很快转入了近距离后装治疗时代。

第二节　后装放射治疗

后装放射治疗是指先把不带放射源的治疗容器置于治疗部位，然后将放射源送入治疗容器进行治疗。据所见之文献，后装（afterloading）一词，始于 Henschke 的工作。他于 1953 年在介绍放射性金籽置入治疗时，先将带有假源的尼龙管植入治疗部位，定位满意后，取出假源，再将放射性金籽送入尼龙管中。此后“afterloading”一词被广泛接受。并被用于相关著作中。我们则将此一词译为“后装”。

现代后装治疗的初衷，在于解决工作人员的职业受量。接触镭而致放射损伤早已被认识。早年物理学家贝克勒尔（Becqusrel）由镭所致皮肤烧伤引起经久不愈的溃疡，居里（Curie）夫人所患疾病也与放射有关。长年受职业曝射的人员疲倦、乏力、失眠、情绪不稳、月经失调、提早绝经。有的出现外周血象改变、染色体畸变，甚至肿瘤。图 1-7 示国外某一医院在行腔内镭疗时，所有医、护人员在毫无防护的条件下进行操作。图 1-8 示患者在治疗期间，一次导尿，护士受量达 30mR。

直至第二次世界大战后，由于原子弹爆炸、氢弹实验、反应堆事故所造成的后果，使人们对放射损害的认识更加深入，解决职业性防护的要求愈来愈迫切，在放射治疗中，后装放射源的技术得到了发展。

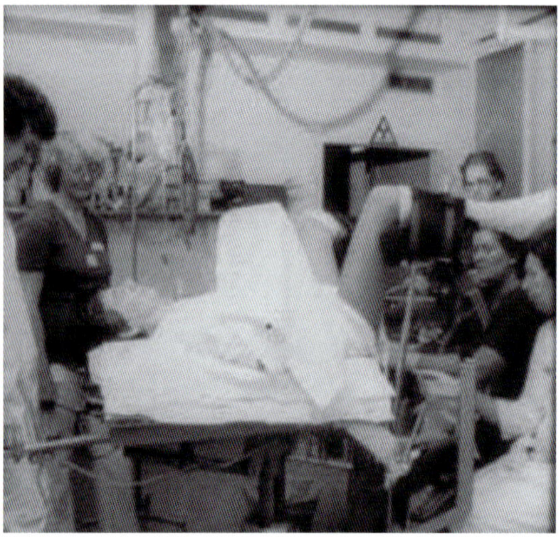

图 1-7 国外某医院在行腔内镭疗

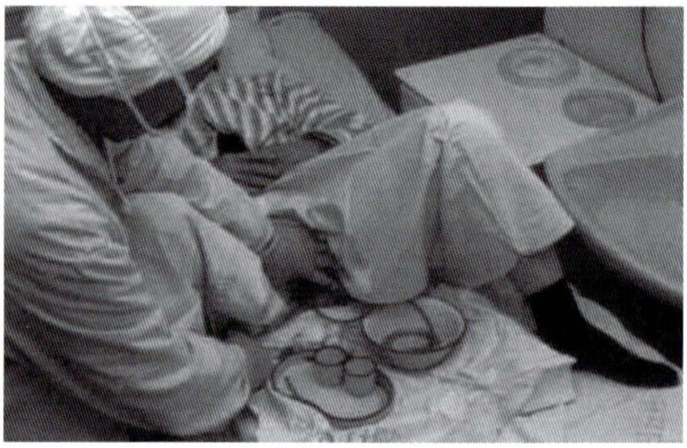

图 1-8 护士在给镭疗患者导尿

一、手工后装（manual afterloading）

早在 1903 年，Strebel 即曾将一根导管插入肿瘤中，然后将镭送入进行治疗。此为原始组织间及后装治疗的开始。当然，那时只不过是着眼于临床治疗的方便，而不具有近代后装的概念。

20 世纪 50 年代在传统镭疗的基础上加以改良，形成一些子宫颈癌腔内放疗的手工后装系统。如较为有影响的美国 Flecher 手工后装系统，有后装容器，放射源位于长的源杆上，放置好容器后，手持长源杆，迅速将源送入（图 1-9）。治疗结束时，亦能迅速将源杆拉出，送入源库中。该系统在 M. D. Aderson 肿瘤中心有多年使用历史。再如世界卫生组织/国际原子能组织（WHO/IAEA）为发展中国家推出 Amersham ^{137}Cs 手工后装系统（图 1-10），曾在埃及等发展国家实施。

手工后装治疗只不过部分的解决工作人员防护问题。如医生可在无放射源的情况下，细致放置和固定容器。但将源送入及取出过程仍需手来操作，而且放射源也只能是低强度的，治疗时间长，存在护理受量及特殊建筑要求的病室问题。为此，出现过远距离手工控制的后装系统（manual remote afterloading system），通过简单机械连接，工作人员于远处操作，将放射源推入容器内（图 1-11）。

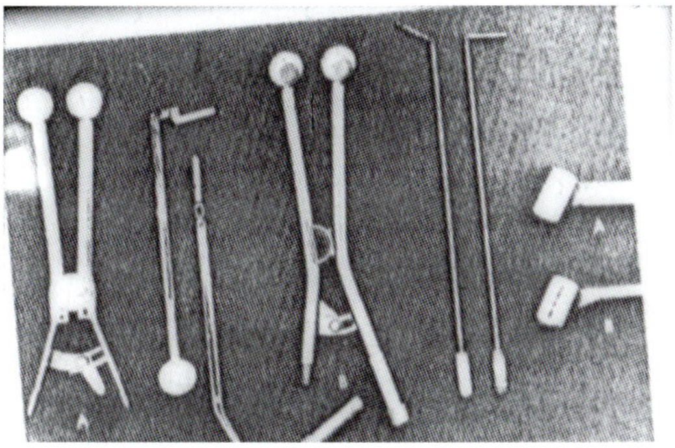

图 1-9　Flecher 手工后装容器

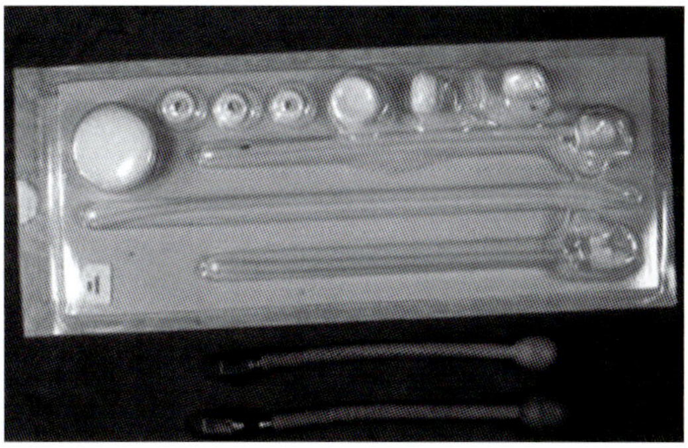

图 1-10　Amersham ^{137}Cs 手工后装容器

子宫内膜癌也有手工后装。如 Simon 模拟 Heyman 宫腔填充法，以塑料小囊填充宫腔。塑料小囊与塑料细管相连，内有不带放射源的不锈钢丝。宫腔填充满意后，将不锈钢丝抽出，再将放射源送入子宫（图 1-12）。可见除部分解决工作人员受量外，Heyman 宫腔填充法的其他问题均未能解决，所以也没能推广。

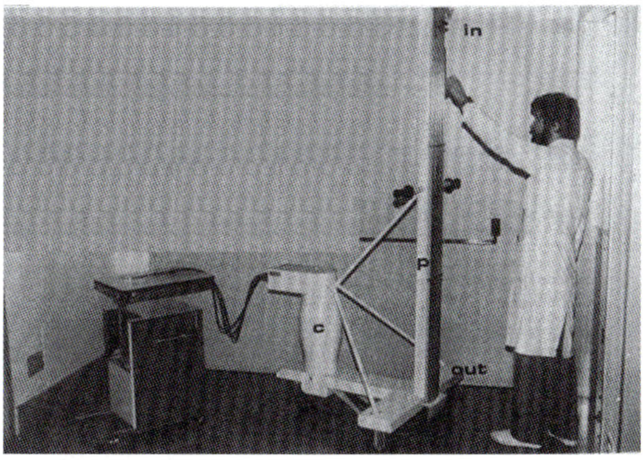

图 1-11　意大利远距离手工后装系统

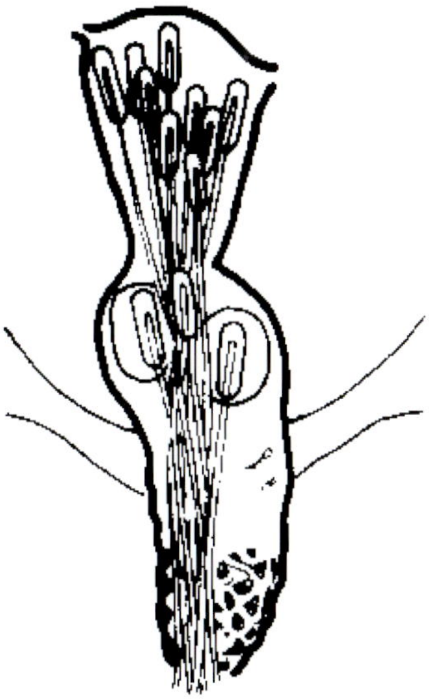

图 1-12　手工后装宫腔填充法

二、远距离控制的后装治疗（remotely controlled afterloading treatment）

远距离控制的后装治疗（remotely controlled afterloading treatment）由后装机实施。图 1-13为 Henschke 后装机机构造示意图，反映了 20 世纪 60、70 年代后装机基本构造特点，包括储源的主机和控制台二部分。后者远离治疗室，所在区内防护良好，治疗过程中，操作人员避免了放射受量。医生在简易的手术室中安放治疗容器，然后设计治疗计划，并将患者送入装有主机的机房内进行治疗。图 1-14 及图 1-15 分别示医生操作及患者在治疗中的情况。

在远距离后装治疗之初期，曾用传统腔内放疗的镭装在后装机内作为后装源。如瑞典的 Radiumhemmet。以后随着镭的淘汰，后装源为钴-60、铯-137、铱-192。

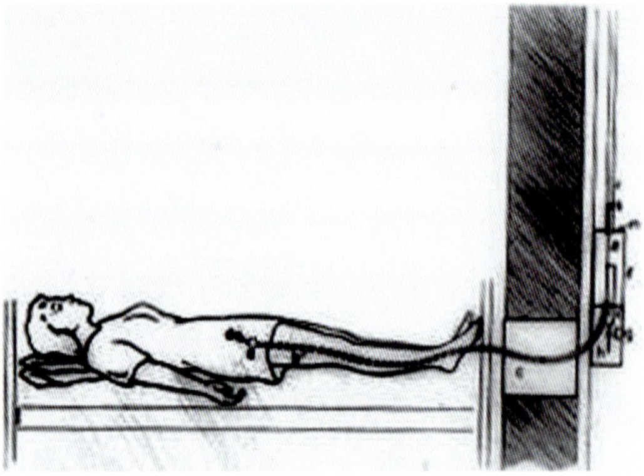

图 1- 13 Henschke 后装机机构造示意图

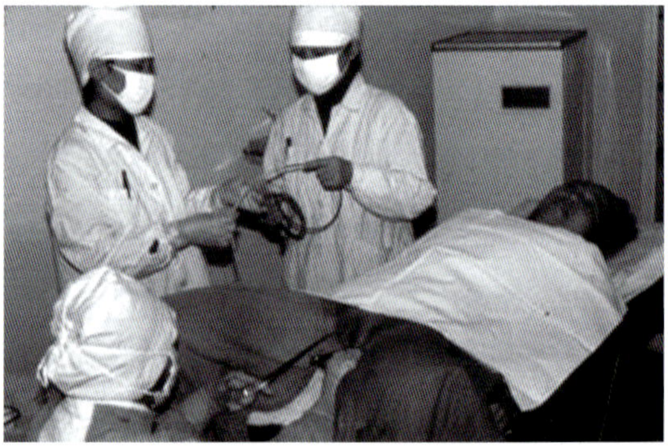

图 1-14 医生在无辐射的环境下放置后装容器及膀胱、直肠测量电离室

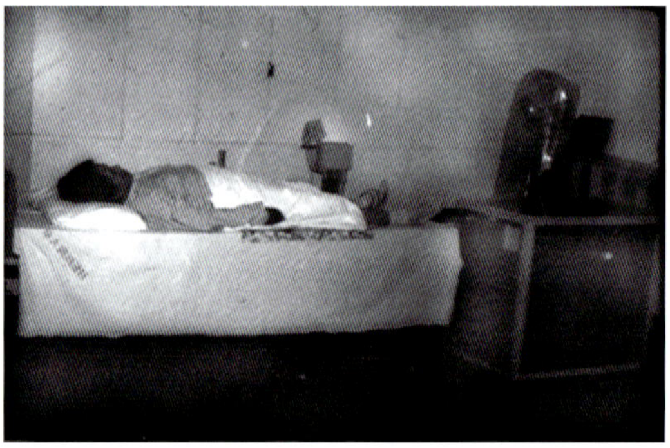

图 1-15 患者接受后装治疗中

（一）不同剂量率的后装治疗

按 A 点剂量率大小分高、中、低剂量率治疗。

高剂量率（high dose rate）指 A 点剂量率 >12Gy/h 或 >0. 2Gy/min。

中剂量率（medium dose rate）指 A 点剂量率在 2~12Gy/h 之间。

低剂量率（low dose rate）指 A 点剂量率0. 4Gy~2Gy/h。

此外，尚有间断剂量率或称脉冲剂量率（pulsed dose rate，PDR）后装治疗。它是利用高剂量率铱-192后装机，对肿瘤进行一系列间歇的高剂量率照射，但治疗的总时间、总的剂量率与低剂量率相似。倡导者认为此法具有低剂量率放射生物效应好的优点，又利用了当代高剂量率后装机的优点，如防护好，电脑控制等。但对妇科肿瘤临床报道少，我国也未见使用报道的信息。

1. 高剂量率（HDR）后装治疗　剂量率的范围颇大，有的高剂量率钴-60源后装机达到200~300cGy/min。剂量率高、治疗时间短，每次治疗以分计，免除了患者长时间治疗之苦；无特殊护理问题；治疗过程中容器变位可能小；机器治疗能力大，一台机器足能完成相当规模的治疗中心的近距离治疗任务；也免除了造价昂贵的观察病房。总的来说是经济的。

20世纪80年代前，高剂量率后装多为钴-60（^{60}Co）源，80年代中期后，随着新一代后装机的出现，铱-192（^{192}Ir）逐渐成为主要的高剂量率后装的放射源。

2. 低、中剂量率（LDR，MDR）后装治疗　低剂量率后装治疗沿袭了传统腔内放射的治疗方法、原则和经验。但治疗时间太长（最低也需一天），存在由此引起的系列问题，如护理、观察病房、患者长时间卧床的痛苦、治疗容器易变位、临床上常为一机一床或一机二床，治疗能力小，不经济等。所以在临床上几乎均将剂量率提高，使之每次治疗以小时计。故临床上常常未把低、中剂量率后装治疗严格区分。单纯报道中剂量率治疗亦很少，治疗常为高、中或低、中混合治疗，而且低、中剂量率后装治疗的放射源均为铯-137，故将低、中剂量率在此归之一起叙述。

3. 等效应校正系数的概念　等效应校正系数（iso-effect correction factor）是在后装治疗中必须重视的问题。它反映了不同剂量率对生物效应的影响。对γ线源而言，剂量率愈高，生物效应愈强。临床上，在进行高剂量率后装治疗时，要达到与传统的低剂量率相同的效应降低剂量。这种关系可用等效应校正系数来表示，即：

$$\text{等效应校正系数}=\frac{\text{传统治疗参照点剂量}}{\text{后装治疗参照点剂量}}$$

在高剂量率后装治疗早期，一些学者作过体外放射生物学试验，也参照一些数学模型和公式来制定治疗方案。随着临床经验的积累，以体外放射生物学试验，数学模型和公式得出的等效应校正系数并不那么适合临床的实际。临床治疗是涉及十分复杂的生物学问题，难能以一个公式或数据来解决，这已获临床学者所理解。但临床医师不能忽视等效应校正系数这一概念。一般来说，以往所采用的等效应校正系数多在0.5~0.8之间。需要指出，只有在两种治疗方法、治疗条件相同时，等效应校正系数才具有一定的临床意义。对半衰期短的γ线源，如铱-192，因其剂量率改变太大、太快，临床并没有解决剂量效应的好方法。

（二）后装治疗临床地位的确立

远距离后装治疗，特别是高剂量率后装治疗，解决了职业性放射受量。是否疗效得以保持是一个重要问题。若疗效不能与传统方法相比，即使解决了工作人员防护，这种方法也不被患者所接受，并且也不符合医学伦理原则。在远距离控制的后装治疗、特别是高剂量率后装治疗开始期间，曾受到不少学者的怀疑或反对。临床试验一直在小心谨慎进行。直至 20 世纪 70 年代后期，良好远期治疗结果不断报道，才肯定了后装治疗取代传统治疗的地位。表 1-1、表 1-2 列举妇科肿瘤治疗结果的国际年报 20 卷、21 卷统计的 5 年生存率。治疗时间分别为 1979~1981 年及 1982~1986 年。表 1-3 列举了国外不同学者报道的后装治疗的 5 年生存率

表 1-1 癌的放疗的 5 年生存率（1979~1981）

期别	传统腔内放疗		后装腔内放疗 低剂量率		后装腔内放疗 高剂量率	
	治疗数	生存率	治疗数	生存率	治疗数	生存率
Ⅰ	1233	65. 5%	422	71. 6%	160	76. 9%
Ⅱ	2896	53. 2%	796	54. 4%	358	58. 1%
Ⅲ	2559	32. 2%	588	38. 4%	386	38. 1%
Ⅳ	195	7. 2%	66	15. 2%	50	10. 0%
总计	6883	46. 3%	1872	51. 9%	954	50. 6%

表 1-2 宫颈癌的放疗的 5 年生存率（1982~1986）

期别	传统腔内放疗		后装腔内放疗 低剂量率		后装腔内放疗 高剂量率	
	治疗数	生存率	治疗数	生存率	治疗数	生存率
Ⅰ	1063	70. 5%	671	69. 4%	288	71. 6%
Ⅱ	2878	68. 42%	1695	60. 84%	655	65. 9 %
Ⅲ	2942	44. 9%	1346	48. 3%	755	43. 4%
Ⅳ	203	17. 8%	128	19. 2%	64	21. 2%
总计	7086	54. 2%	3840	53. 7%	1772	55. 7%

表 1-3 国外不同学者报道的后装治疗的 5 年生存率（%）

作者		Arai 日本	Bates 英国	Essen 美国	Ilic 南非	Alth 奥地利	Rote 德国	Uzel 土耳其	Vahrson 德国
期别	Ⅰ	87. 0	93. 0	89. 0	93. 0	82. 7	83. 3	91. 0	93. 0
	Ⅱ	75. 2	65. 0	58. 0	72. 7	62. 5	74. 5	51. 0	72. 7
	Ⅲ	49. 0		33. 0	53. 5	46. 8	36. 5	37. 0	53. 5

关于疗后并发症，由于标准不一致，很难比较。但疗后并发症颇受关注，特别是对高剂量率后装治疗。有作者报道子宫颈癌后装治疗疗后并发症低于传统治疗，有的则相反。如 Rote 后装治疗肠道并发症为 2.6%，膀胱并发症为 0.8%，而传统镭疗肠道并发症为 10.5%，膀胱并发症为 2.5%；Hashimoto 报道肠道并发症为 23%（其中中度为 12%，重度为 2%），膀胱并发症为 4.2%。在高剂量率后装治疗初期，并发症较高，以后则随经验的积累及治疗方案的改变，并发症降低了。如 Inoue 报道的 1974~1979 病例直肠出血发生率为 36%，而 1979~1982 降为 7%；Essen 报道 1970~1972 总并发症为 23%，1974~1979 降到 7%；Joslin 变更方案，使宫颈癌Ⅰ期疗后小肠并发症由 21.1%降到 9.4%，宫颈癌Ⅱ期疗后小肠并发症由 15.8%降到 3.6%，Ⅰ期尿路并发症由 28.4%降为 6.4%，Ⅱ期由 27%降为 4.2%。

以上列举的并发症方面资料可看出，并发症的发生存在着差异和变化，受一些因素的影响。Rote 后装治疗采用的是单源铱-192，由程序盘控制源的运动，并有细小电离室直接放入直肠、膀胱同时监测受量。Inoue，Essen，Joslin 采用的是钴-60 源，用类似传统曼彻斯特宫腔和阴道穹隆卵圆球治疗。当开展我们的后装治疗，制订自己的治疗方案时，曾考虑过这些具体问题。

在后装治疗的开始阶段，临床试验主要集中在子宫颈癌的治疗上。子宫内膜癌后装治疗报道不多。20 世纪 70、80 年代间，陆续出现子宫内膜癌的高剂量率后装治疗报道，但多为术前、术后照射，有关后装单纯放疗较少，病例数量也不多。但资料同样说明了后装腔内治疗可以取代传统腔内治疗。表 1-4 示一些学者报到的生存率和并发症。

表 1-4　子宫内膜癌的 5 年生存率（%）和并发症

作者	后装治疗					传统镭疗				
	生存率（%）			直肠炎	膀胱炎	生存率（%）			直肠炎	膀胱炎
	Ⅰ期	Ⅱ期	Ⅲ期			Ⅰ期	Ⅱ期	Ⅲ期		
Rauthe	82	68	3/7	2% *	1% *	66	53	43	1% *	
Rote	79.6	74.3	33.3	5.2%	1.7%	79.9	73.9	28.5	5.6%	1.8%
Kucera		60 **		2.0%	4.0%		50 **		10.3%	0.3%

* 瘘　　** 未分期别

三、锎-252 中子后装治疗

中子后装治疗在 20 世纪 70 年代已开始，没有经过 γ 线源传统治疗的颇长历史，但也经过不少的波折，如经费的缺乏；受原子弹爆炸，核弹实验影响，工作人员恐惧、厌恶及不愿参加中子治疗；受了多年快中子（来自 DT 管中子发生器及回旋加速器）体外照射对正常组织损伤太大的顾虑；反应堆事故，特别是由于切尔诺贝利核反应堆事故而致一些生产锎-252 的反应堆停产，锎-252 源供应出现问题，影响了锎-252 的有关研究的开展。目前，在俄罗斯、美国、日本、加拿大、捷克、乌克兰、澳大利亚均开展了锎-252中子后装治疗。涉及范围也包括了术前、术后及其他部位的肿瘤。但远没有γ线源后装那样普及。

临床的结果已证明，锎-252是治疗妇科肿瘤的良好的近距离放射源。俄罗斯锎-252治疗将子宫癌疗效提高10%～15%。Marjina曾报道Ⅲ期宫颈癌的5年生存率，锎-252为70.9%，铯-137为67.2%，钴-60为52.8%。

表1-5为俄罗斯锎-252治疗内膜癌5、10年生存率。

表1-5 俄罗斯锎-252治疗内膜癌5、10年生存率（1983～2003）

期别	病人数	5年	10年
Ⅰ	75	84.3	80.6
Ⅱ	135	71.4	71.4
Ⅲ	41	61.4	55.8
Ⅰ～Ⅲ	251	78.0	71.1

From：Maryina LA，Chekhonadsky VN，Nechushkyn MI et al. Cancer of Cervix and Corpus Ureri. Moscow，2004，338

锎-252治疗的并发症也不高。莫斯科癌症研究中心以锎-252治疗的1 045例患者中，疗后尿血发生率为6.3%、便血为4.9%。而与其相比钴-60γ线的疗后并发症，膀胱炎发生率为6.1%～17.1%，直肠炎发生率2.1%～22.3%。这些结果既看到锎-252治疗前景，又看到仍有改进的余地。

如果把20世纪50年代末、60年代初视为远距离控制的后装治疗的初期阶段，70年代末、80年代初则视为确立了取代传统妇科近距离放疗地位的时期。此后，世界各地逐步地、广泛地接受后装放疗方法，并随着后装机的改进及电脑化，后装治疗也进入了新的发展阶段。

第三节 我国妇科恶性肿瘤近距离放射治疗的历史沿革

一、简述

据作者调研，我国腔内镭疗始于20世纪20～30年代，最早于北京协和医院。1929年在上海由比利时人用“庚子赔款”购买镭在圣心医院开展镭疗，并在此基础上于1931年成立了镭锭医院。上海镭锭医院于1954年成为上海医学院附属肿瘤医院。1958年中国医学科学院肿瘤医院成立，协和医院镭全部移交肿瘤医院。原北京协和医院及上海镭锭医院各有镭1克多。除此而外，天津、广州、湖南、成都、济南等地及北京及上海某些医院也有数量不多的镭。我国镭总量估算有4～5克。

我国早年的子宫颈癌镭疗，方法基本是沿袭欧洲三大学派，如北京协和医院采用的是巴黎的弓形容器，而治疗方法上近似曼彻斯特法，每次镭疗40小时；上海镭锭医院则似斯德哥尔摩法，阴道容器为排管式（palisade），每次镭疗 24 小时。治疗疗效报道不多。1956 年上海刘泰福报道总的 5 年生存率为 40.2%，其中Ⅰ期 67%、Ⅱ期 45%、Ⅲ期 28%、Ⅳ期 0。1958 年北京曾绵才报道总的 5 年生存率为 31.1%，其中Ⅰ期 75.0%、Ⅱ期 25%、Ⅲ期 0。

1958 年中国医学科学院肿瘤医院吴桓兴院长（曾任上海镭锭医院院长）及妇瘤科刘炽明等在原排管式镭容器的基础上进行了新镭容器的研制及临床使用，形成具有特点的北京方法，其治疗容器俗称北京型（镭）容器。其后，孙建衡、祝庆林又建立了以放射源在盆腔三维坐标的空间标准位置为基础，进行了剂量分布的研究，完善了治疗方法。临床实践证明，北京型（镭）容器取得满意的疗效。吴桓兴在放疗方面的卓越贡献得到了国际的认可，1978 及 1985 分别获英国皇家放射学院及美国放射学院荣誉院士称号。

我国腔内后装治疗的概念起始于 20 世纪 60 年代中期。当时，中国医学科学院肿瘤医院治疗子宫颈癌人数多，镭疗负担大，工作人员防护受到重视，中国医学科学院肿瘤医院在传统腔内放疗中，曾采用了机械手、轨道车减少了技术员和护士受量；采用特制铅屏及铅玻璃降低了操作医师受量（图 1-16），但均未能很好地解决问题。此时受到国外出现的远距离后装治疗的影响，想用此技术解决工作人员放射受量问题，但由于“文革”原因此项工作停滞。

进入 20 世纪 70 年代，中国医学科学院肿瘤医院以铯-137 取代了镭-226。中、后期国内才又重视后装治疗。北京、上海、天津、安徽、四川有关方面协作研制后装治疗机，原子能研究单位开发了钴-60 后装源。70 年代中期，北京妇产医院首先引进了加拿大生产的后装治疗机 Brachytron（HDR），此后直至 80 年代末，国内先后又引进了 Cervitron（LDR）、Genetron（LDR）、Buchler（MDR/HDR）、Ralstron（HDR）、Selectron（HDR）等机型。90 年代初由电脑控制的带有治疗计划系统的国外后装机（以 micro-Selectron 为代表）和国产后装机（以广东生产的 WD-18 为代表）已普遍用于妇科肿瘤的近距离治疗中。

20 世纪 70 年代中期我国开始了近距离后装治疗。国内也曾有将原有的镭作为近距离后装源用于治疗，如天津总医院。此外，安徽许伯寿将 AH 型钴-60 源高剂量率远距离手动后装机用于临床治疗。1976 年北京妇产医院以引进的 Brachytron 治疗子宫颈癌，并在 1985 年首次发表我国大病例组（616 例）钴-60 源高剂量率远距离后装治疗报道，并有长期随诊结果。80 年代中期后，北京、上海等地先后举办了妇科后装学习班及研讨会，提高对后装治疗的认识。我国学者组于 1986 年首次参加在德国举行国际后装会议，交流临床经验并于 1988 年在我国武汉市举办国际后装学术会议。90 年代后有关后装治疗报道较多，后装治疗在全国范围内广泛地开展起来。

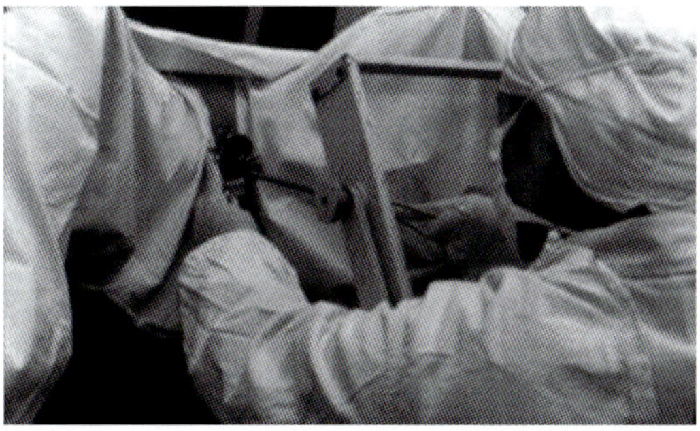

图 1-16　中国医学科学院肿瘤医院传统腔内放疗

20 世纪 90 年代末由深圳灵顿公司研发的锎-252 中子后装机在重庆第三军医大学大坪医院临床使用并取得不错的治疗结果，目前中子后装机在国内已有 20 台。该机由深圳中锎科技开发公司又进行改进，第二代中子后装机也已临床使用。

当前，国内后装机中荷兰核通公司产的 micro-Selectron 用户颇多，其有颇为先进的软件，使用者常以所谓“以影像学引导的三维腔内放疗”进行交流。但是存在一些问题应引起重视。目前，影像学达不到“引导”水平，显示只是治疗容器，传统的子宫颈癌局部是指盆腔，治疗中器官移动，不能“引导”而且，此种治疗也许适合于“曼彻斯特”治疗方法（二次腔内治疗），而我们国家基本是多次腔内治疗（4~8 次），治疗概念常把一些体外治疗概念用到腔内治疗中来，实际上，目前，仍脱离不了传统的概念（如以 A 点做计量参照点）。我们见到近期有作者已指出，这种方法复杂、需大量人力、物力支持、花费大、在发展中国家难以普及。与传统“二维”治疗比较看不出优点，而且腔内放射源的特点，做不到体外调强照射的剂量分布的优点。而且远期结果也很少见到。希望有条件单位及时报道经验，供大家参考。

二、临床治疗结果

（一）子宫颈癌

20 世纪 90 年代后，我国较早开展后装治疗的单位陆续报道远期的治疗结果。虽然我国起步较晚，但治疗结果是颇为满意的。表 1-6 列举的是有关报道的子宫颈癌后装治疗 5 年生存率。

表 1-6 国内不同作者报道的子宫颈癌后装治疗 5 年生存率（%）

作者	刘延富	糜若然	陈昆田	王香娥	马德美	楼洪坤	蒋兆香	何传泰	张新
Ⅰ期	100			92.3		90.0			
Ⅱ期	64.5	60.0 *	82.3	71.6	80.9	66.1	82.0	64.7 *	85.9 *
		58.3						61.5	
Ⅲ期	46.0	63.7 *	68.9	57.7	63.5	56.1	67.0	57.0 *	55.5 *
		58.3						52.0	
Ⅳ期				20.0					

* 低剂量率后装

中国医学科学院肿瘤医院子宫颈癌传统的腔内放疗与腔内后装治疗 5 年生存率的比较见表 1-7。

表 1-7　中国医学科学院肿瘤医院子宫颈癌放疗 5 年生存率（1958~1988）

期别	传统治疗（1958~1981）	后装治疗（1983~1988）	
		实验组	普通组
Ⅰ期	91.5%	1/1	2/2
Ⅱ期	74.2%	77.5%	74.5%
Ⅲ期	61.1%	61.7%	56.5%
Ⅳ期	22.4%	0/2	2/7
总计	65.7%	70.4%	65.4%

从上述列举的生存率、显示后装治疗后有满意的远期治疗效果。中国医学科学院肿瘤医院子宫颈癌传统放疗与后装放疗结果是类似的。

表 1-8 示国内学者报道的子宫颈癌后装治疗后所发生的直肠、膀胱远期并发症的情况。

表 1-8　国内报道的子宫颈癌后装治疗后并发症

作者	刘延富	糜若然	王香娥	楼洪坤	蒋兆香	张新
直肠炎	52.9%	16.6%	22.2%	15.9%	10.9%	12.5%
膀胱炎	5.2%	4.2%	9.9%	7.7%	4.5%	9.6%

表 1-9　中国医学科学院肿瘤医院子宫颈癌放疗并发症

并发症	传统腔内放疗 1962~1966 年	后装腔内放疗		
		1983~1984 年	1983~1988 年	1990~1992 年
直肠炎	8.9%	9.1%	4.5%	7.6%
膀胱炎	2.3%	7.8%	3.5%	4.1%

表 1-9 后装腔内治疗中 1983~1984 年部分是指临床实验组 152 例的直肠、膀胱并发症的发生率。治疗方法基本沿袭传统的北京方法。在标准的传统方法中，宫腔与阴道放射对 A 点剂量比为 2∶1，临床试验之初，设计治疗方案时，曾考虑剂量率的因素，将其比例改为 3∶1，但直肠、膀胱并发症仍未降低。1983~1988 年期间则是包括了进一步改进治疗，将阴道放疗作为消除之用，当外生肿瘤消除，则以宫腔源形成梨形剂量分布治疗的病例。此组病例直肠、膀胱并发症降低了。1990~1992 年直肠、膀胱并发症又有增高。

（二）子宫内膜癌

子宫内膜癌的放疗，国内报道不多。中国医学科学院肿瘤医院于 1991 年发表了该院 1958~1984 年 90 例子宫内膜癌单纯放疗的结果。表 1-10 示治疗方法与 5 年生存率。

表 1-10 治疗方法与 5 年生存率

治疗方法	例数	5 年生存率（%）
腔内治疗辅以体外照射	82	50.0
宫腔填充法	5	20.0
类似宫颈癌传统腔内放疗	46＊	47.8
部分宫腔填充+部分传统腔内放疗	26	50
腔内后装	5	100
体外为主辅以腔内放疗	8	25
旋转照射	6	16.7
五野等中心照射	2	50

＊其中 2 例未完成治疗

上述报告中若将 5 例后装病例（均生存超过 5 年）删除，则总的传统治疗 5 年生存率为 46.9%、Ⅰ期为 58.8%、Ⅱ期 46.9%、Ⅲ期 25%。

子宫内膜癌的后装放疗，国内报道不多。中国医学科学院肿瘤医院在总结传统腔内放疗时指出，传统腔内放疗存在着盲目性、剂量分布和参照点的不合理性。故在开始后装之初提出以 F、A 两个参照点（图 1-17 F 点、A 点位置示意图）来评估子宫内膜癌的腔内放疗剂量分布的合理性，并以期别、宫腔深度、子宫大小来选择方案，使疗效明显提高。Ⅰ期 5 年生存率由传统治疗的 58.8%升至后装治疗的 62.5%（1997）及 79.2%（2000，观察生存率）；Ⅱ期由 46.9%升至 62.7%（1997）及 75.3%（2000，观察生存率）。Ⅲ期由 25%升至 31.4%（2000）。直肠炎由传统治疗的 20.4%降至 0（1997）及 13.6%（2000）；膀胱炎由 4.6%降至 3.8%（1997）及 1.7%（2000）。这些资料说明后装放疗可以改进子宫内膜癌的放疗结果，但仍有需改进之处。

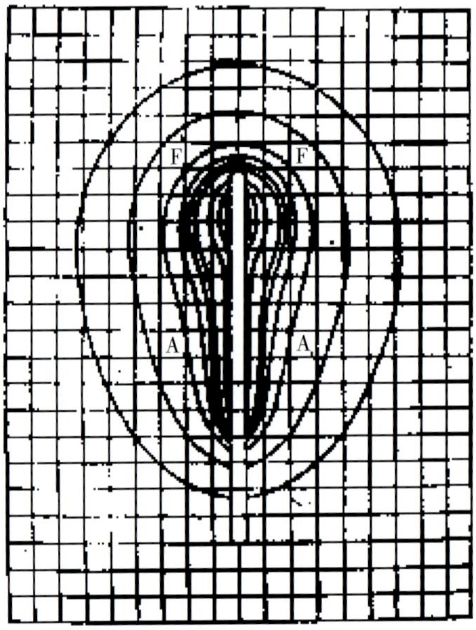

图 1-17 F 点、A 点位置示意图

1999 年第三军医大学大坪医院在国内首先用锎-252 治疗宫颈癌。已报告五年生存率Ⅱa期 90%、Ⅱb期 88.9%、Ⅲa期 77.3%、Ⅲb72.2%。北京武警总医院报道锎-252 治疗宫颈癌三年生存率总生存率 79.2%、Ⅱ期 84.3%、Ⅲ期 53.7%。腺癌 76.9%、鳞癌 78.5%。病变直径<4cm 为 71.2%、>4cm 为 68.1%。并指出与 γ 线相比对腺癌及大宫颈病变具有优势。但也要指出：中子源的剂量也按反平方规律衰减，A 点以外浸润区仍需体外照射补充。中子体外照射历经半个多世纪临床实践，因其反应大而不用，故体外仍需钴-60 及加速器。这也提示我们，远离源的部位，中子优势可能会逐渐减弱。

国内锎-252 治疗宫内膜癌报道很少，大坪医院 3 年生存率：Ⅰ B 期为 87%、Ⅱ 期 87%、Ⅲ ~ Ⅳ期 50%。

第四节 小 结

后装治疗是妇科恶性肿瘤近距离照射的重大技术改革，20 世纪 60 年代前后原子工业的发展，能提供临床所需的放射源。自动化技术和工艺发展保证了机器的安全灵敏及灵活可靠。微电子工业，特别是计算机技术的发展和临床运用，不仅完善了后装治疗的整个过程，而且解决了复杂的计算和优化处理过程，满足了临床治疗的个体化需要。目前后装机已具有颇高的科技水平。临床治疗效果，以宫颈癌为例，Ⅲ期的 5 年生存率可达到 60%。从放射治疗角度，再进一步发展，并非易事。目前存在的问题可反映出今后妇科恶性肿瘤近距离治疗的发展方向。

1. 尚未能摆脱长期的治疗传统和经验　自 1938 年曼彻斯特提出 A、B 点概念以来，大家公认其为临床治疗的剂量参照点，但其存在的缺点，也一直未获得很好地解决。从本书可以发现，不少的章节内有文字对其批评（如过于模式、不好确定准确位置、仅为点的剂量，反映不了剂量分布等）和提出一些措施来解决（如消除量、强调剂量分布、以 A、F 两个点评估子宫内膜癌剂量的合理性等）。1985 年 ICRU38 号报告曾提出参考体积的概念，及低剂量率 60Gy 吸收量作为标准，中、高剂量率治疗应与 60Gy 当量匹配。但均未得以公认和推广。近年以影像学为基础的近距离照射，也试图以一些体外照射的概念来影响近距离照射，但也未能摆脱长期治疗传统，如治疗体积内包括宫颈原发灶治疗，利用迅速递减的特点，使宫颈获得高剂量，单纯靶区的处方剂量不能代表的，而且勾画靶区存在问题等。所以尽管 A、B 点存在缺点，但仍离不开它。但也要认识到，这也是对传统概念的挑战，应予关注。反映在临床治疗上，强调经验的重要性。

2. 目前临床解决的剂量问题只是物理量，临床放射生物学的问题远未解决，尽管有过放射生物学不少的研究，甚至有生物模式，但与临床治疗实际仍有差距。有学识的放射生物学者如 Watson 告诫我们，若超过条件和范围运用生物模式时，会使你陷入“危险的”境地。有经验的临床学家也不把生物模式看成教条，而是看着 Ellis 所比喻的“罗盘”，根据临床实际情况加以校正。当前治疗方案颇多，必须考虑存在的实际问题，如剂量率效应这一基本问题也没能很好解决。

3. 影像学的发展使当代放射治疗得到很大的进步，但妇科肿瘤的放疗存在问题较多，不能仅依靠它来做治疗计划，期待它进一步发展，能提高盆腔病灶诊断的准确性，并能够对放射后改变与肿瘤进行鉴别。

4. 临床近距离放射治疗过程简单化的价值？治疗设备已达到相当高的科技水平，进一步发展方向？

现代近距离照射治疗的过程颇为繁杂，临床放置容器、影像学处理、制订计划、验证，若不满意重新重复以上过程。有的医疗单位尽管有很好的设备，也要以标准程序来做治疗，这样省钱、省力。

目前治疗设备已达到相当高的科技水平，进一步发展方向难以预料，但设备的先进并不一定治疗效果好，它不应是评定治疗水平的标志。

5. 当代放射治疗除临床医师外，要有物理师、技术员的密切协作。但临床医师是核心。从事妇科恶性肿瘤近距离放疗临床医师要具有多学科知识和经验，如何培养和谁来培养也是迫切问题。

（孙建衡）

第二章　妇科恶性肿瘤近距离放射治疗临床经验总结

从我国开始有镭疗算起，妇科恶性肿瘤近距离放射治疗已达 80 年左右。新中国成立之前，镭疗是零散的，分布在几个大城市，也只有少数富有阶层的病人才能有治疗机会，也未见镭疗结果的报道。1956 年及 1958 年上海刘泰福及北京曾绵才分别发表了镭治疗宫颈癌的报告（见第一章），结果并不理想。1958 年中国医学科学院肿瘤医院成立，原上海镭锭医院院长吴桓兴教授任首任院长、原协和医院妇产科的曾绵才教授、刘炽明医师任妇瘤科正副主任，他们为我国宫颈癌放疗的发展做了很大贡献。他们认为要有我们自己的治疗容器，开始了北京型镭容器的的研制。并重新考虑了以往沿袭曼彻斯特方法及使用 colpostat 存在的问题，即按相同的方式和剂量模式进行治疗，置镭不方便，防护不好等，并强调了个别对待的治疗原则。在北京型容器使用之前，曾短暂采用适于个别对待的排管式的治疗容器，疗效明显提高（表 2-1）。北京型镭容器于 20 世纪 60 年代初开始了临床使用。北京型镭容器方便、灵活，防护好（见第五章）。在使用它的早期阶段与排管式相比在Ⅱ、Ⅲ期宫颈癌 5 年生存率及直肠炎及阴道瘘发生率均有明显的改进（表 2-1）。

表 2-1　北京型与排管式二种容器治疗子宫颈癌疗效比较＊

	生存率				并发症		
	Ⅰ期	Ⅱ期	Ⅲ期	Ⅳ期	直肠炎	阴道瘘	膀胱炎
排管式	96.0	82.3	56.4	16.7	12.2	0.43	2.2
北京型	91.3	86.8	65.7	16.7	8.9	0.17	2.3

＊排管式治疗为 1959～1961 年 920 例患者；北京型治疗为 1962～1966 年 1211 例患者

北京型容器的出现、长期的临床实践和及以后的有关研究，形成了我们的治疗原则，下面将予以说明。

第一节　治疗原则

临床医学是一个实践科学，新中国成立之前的妇科镭疗，没有看到有关经验、方法和原则的记载。近半个多世纪以来，我国肿瘤事业得到很大的发展，在老一代学者的率领和启迪下通过临床实践，发现问题，解决问题，又通过临床工作的验证，得出我们当今反复强调的原则。

一、剂量与临床相结合

子宫颈癌的腔内治疗是建立在经验的基础上的，相当长的一段时没有剂量的概念。毫克小时沿用了很长的时间。1938 年 Tod 及 Meredith 提出了 A 点、B 点作为宫颈癌放疗剂量参照点（reference point）的概念（图 2-1），并把当时放射单位伦琴（Rontgen，R）的概念引入到腔内镭疗中来。虽然伦琴是照射量（exposure）的单位，在放射治疗中已被吸收量单位拉德（rad）或戈瑞（Gy）替代，但在腔内剂量学发展史上却有重要意义，总算有了“剂量”概念。

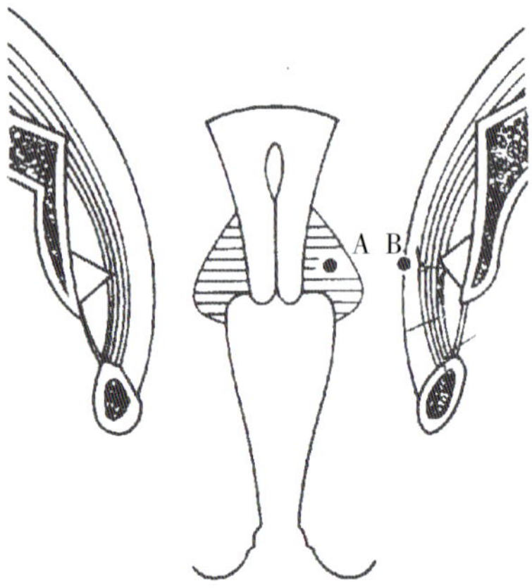

图 2-1 A、B 点位置

A 点、B 点作为宫颈癌放疗剂量参照点，并不是“凭空”想出，也是基于临床。近距离治疗空间剂量随离放射源的距离的平方衰减。盆腔体积内，不同点的剂量均不同，临床治疗上只能找出个别具有临床意义的点，作为剂量参照点。当时已认识到，常被认为是肿瘤复发的严重的晚期疗后直肠炎，直肠出血、溃疡、狭窄，乃至直肠阴道瘘并伴随着盆腔纤维化，不是放射直接照射直肠所致，而是宫旁剂量过高导致宫旁三角区内血管狭窄、闭锁，供应直肠血管正在此处，造成上述直肠病变发生。故将在宫旁三角区离子宫中轴 2cm，穹隆上方 2cm 的点作为 A 点。同一水平离子宫中轴 5cm 之点作为 B 点，此点相当于闭孔淋巴结的部位，为宫颈癌最常发生的淋巴转移区。

尽管有了 A、B 点剂量参照点和以伦琴作为剂量单位，但腔内治疗的剂量学问题并未能很好的解决。

首先，从图 2-1 可见，标识的 A、B 点位置太模式了，应属正常解剖情况。患者得了子宫颈癌，肿瘤有外生、溃疡、空洞、穹隆消失、宫颈情况改变、子宫偏位。解剖的改变，如何确定参照点？其次，以 A 点而言，代表的是正常组织受量，此处受量过高会引起严重的并发症；B 点反映淋巴转移区的剂量，此点离放射源较远，剂量不够需体外照射补充。这是有道理的，但这毕竟只是两个点的剂量，反映不出整个盆腔受量分布情况。巨大宫颈肿瘤时，消灭局部肿瘤剂量不好确定，宫颈局部的剂量，不是这两个点所能代表的。第三，计算上，即使个别点颇为困难。所以，一些体系的 A 点、B 点量只是参考，难能准确。世界上很多治疗中心长期仍使用毫克小时。临床医师仍靠经验来处理治疗问题。计算机用于计算镭的剂量始于 1958 年，20 世纪 60 年代初用于计算和绘制子宫颈癌腔内剂量和剂量分布，才能说剂量问题得到解决。中国医学科学院肿瘤医院的镭疗，在 20 世纪 50 年代末及 60 年代上半期曾测过 A 点、B 点的剂量和对盆腔多点的剂量进行过远距离测量，但由于治疗方法的变迁和时代的原因没有在临床很好的使用。计算机计算和绘制剂量分布图则是在 70 年代后。真正的以剂量作为近距离照射的临床依据，是在后装治疗之后。但解决的仅是物理量，临床需要的生物剂量并未解决。经验虽然起了很大的作用，但是没有剂量学的知识会使治疗产生错误的判断。如宫颈癌镭疗结束时，盆腔检查，发现宫口处较之宫颈其他处不平，稍硬，而认为剂量不够，需增加镭量。其实，此处剂量在传统治疗时可高达 A 点 4~5 倍，比宫颈边缘及穹隆部可高 2~3 倍，可参见第三章图 3-6。不能想象其他部位肿瘤控制，而高量区尚有肿瘤，活检证实只是严重放射反应。

后装治疗更有其复杂性。首先，临床上有高、中、低剂量率之分。而各自剂量率差异颇大，以高剂量率而言，其下限为 20cGy/分，上限则可达到 3Gy/分。剂量率是影响治疗的重要因素，如何校正？虽然有不少放射生物学研究，也有生物模式，但与临床颇有距离。铱-192，因半衰期短，每天衰变约 1%，我们一度铱-192 源供应困难。一个 10Ci 源，衰至 2Ci 仍在使用，临床很难校正。另外，当治疗结束时，判断肿瘤是否控制，并非易事，临床上要以细致的临床观察、盆腔检查和经验来处理。以上就是我们强调剂量与临床相结合的依据。在传统的治疗中，有 10%~20%剂量变化并不少见。剂量与临床相结合是治疗的深化，说明剂量不是不变的教条，也有利于克服单纯的经验主义和单纯经验的传承。

我们在后装早期，用 Buchler 机治疗，因剂量率改变，采用 0.625 的转换系数算出 A 点的剂量，临床发现，治疗虽获得好的生存率，但并发症未降低，血尿反而升高。通过计算直肠处的剂量率远高于 A 点的剂量率，故放射反应大，此后我们强调降低阴道量，减少了并发症。由于盆腔内各点剂量及剂量率不同，特别在高剂量率治疗中参照点的位置应准确定位。在外生型大宫颈肿瘤中，A 点定位长期不准确，我们提出对外生性肿瘤先予消除量的观点，以保证参照点定位。此外又因后装治疗不易使宫腔源与阴道源空间位置满意，采取宫腔与阴道分别治疗的措施，使剂量更为准确。为减少直肠每次受量，在设计标准程序时模拟了北京型容器宫腔 60mg+阴道 20mgYZ 平面的剂量分布，等等，这些都是在临床实践中发现问题，解决问题的实例。

二、腔内照射与体外照射合理配合

妇科恶性肿瘤近距离放射治疗是以子宫颈癌镭疗开始的，20 世纪 20 年代后增加体外照射。至今，经历了常规 X 线（180~400kV）→钴-60→加速器阶段，系列观察总生存率，每个阶段生存率有约 10%的增长。由于放射源的衰变，子宫颈癌常规腔内治疗有效区为宫颈、阴道上 1/3、宫体、A 点以内的宫旁浸润区（图 2-2）。对 A 点以外的宫旁浸润区和淋巴转移区，达不到有效剂量。若增加腔内量，必然引起直肠、膀胱受量过高，要靠体外照射补充。但也要注意，二者虽可互补，但不能等同。

子宫颈癌的传统放疗是以腔内放疗为主，随着体外照射条件的改善，体外照射的地位也有一定的改变，有的情况，甚至采用以体外为主、腔内为辅的治疗方式。一般而言，宫颈癌的放疗，A 点受量，2/3 以上来自腔内，则认为是以腔内放疗为主，体外照射为辅；2/3来自体外则认为是以体外为主；目前多采用腔内与体外给予 A 点的剂量大致相同的方法。但是，不管采用何种治疗方式，腔内放疗与体外照射是治疗计划的统一整体，应由同一组既掌握病情，了解病变范围，又具有放疗知识的妇科肿瘤临床医师制定或具有肿瘤学知识的妇科医师和了解妇科肿瘤的放疗科医师及有关的物理人员共同合作制订。体外与腔

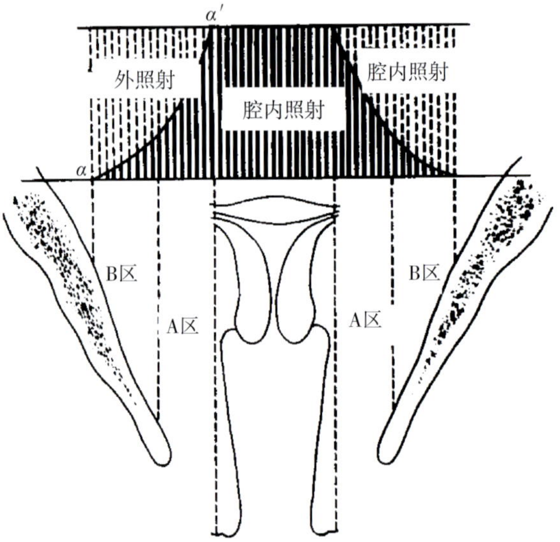

图 2-2 腔内放疗剂量衰减示意（黑色部分）

内由不同人员各行其是或由不同单位实施，很难得到满意的结果。腔内放疗与体外照射的合理配合，是成功治疗子宫颈癌的又一基本原则。

三、个别对待

本章开始处我们已提到中国医学科学院肿瘤医院开院之初，老一辈专家重新考虑了子宫颈癌治疗方法，强调个别对待原则。在北京型容器使用之前，曾短暂采用适于个别对待的排管式的治疗容器，北京型容器则将个别对待的实用性又进一步提高（详见第九章）。

个别对待或称治疗的个体化为我们肿瘤治疗一直强调的原则。患者本身存在着差异，如年龄、体质、免疫状态、对外界刺激（如放射线）反应等均有所不同；肿瘤也存在着差异，同一器官的肿瘤有不同的病理类型、不同的分化程度、肿瘤的大小、生长类型（外生、内生、溃疡空洞等）、转移方式、部位和出现的早晚、临床期别、对放射线的敏感性、肿瘤消退的速度等也有所不同。按一个模式治疗或固定的剂量显然有不妥之处。治疗计划在一定原则下有其灵活性、在治疗过程也应以出现的新变化作必要和合理的修改。当然，这是不容易做到和难用文字说清的问题，也影响了临床研究方法的可比性及实用价值。但个别对待是合理治疗患者的重要方面，它需要经验、知识作基础。下述一些情况，常规治疗方案不是最佳方案，需要个别对待：

宫颈早期浸润癌，单纯腔内放疗即可，但有高危因素，特别具有多个高危因素者，应考虑体外照射，可根据具体情况，如病人体型、宫旁情况，将射野长度、宽度和剂量加以调整。

大宫颈病变，如外生型菜花，应先予消除量，小宫颈病变可减少局部剂量。

阴道侵犯多且狭窄，宫颈呈空洞并发炎症，治疗从全盆照射开始，并可增加全盆照射剂量，相应减少腔内治疗剂量。

明显阴道浸润、肿物或孤立转移可用阴道塞子、模子或组织间放疗。

宫颈残端癌及宫体小患者，腔内总量减少，应适当增加体外剂量，具体剂量以残端宫颈管或宫体的长度、阴道弹性、病变情况及体外照射方式考虑。合并卵巢肿瘤或炎性包块者，可考虑手术切除。

宫颈癌晚期，如冰冻骨盆可考虑以体外照射为主的方式。当髂总组淋巴或盆腔多组淋巴受累，主动脉旁淋巴转移，应采用延伸野，其高度及剂量以具体情况调节。三维适形放疗（3DCRT）、调强放疗（IMRT）可提高剂量至60Gy。

半个世纪前，吴桓兴教授强调个别对待时，并未被很好的理解，时至今日个体化已被广泛认可为治疗肿瘤的基本原则。2009 年美国临床肿瘤协会（ASCO）时任主席，Schilsky 曾说：每个个体病人是不相同的。每位患者生物学特征、临床表现、社会经济状况、心理因素各不相同。个体化的诊断与个体化治疗密切相关。个体化治疗要考虑分子分型、临床因素（性别、年龄、病情早晚、局部、转移、器官功能、并发症、初治、复发）、经济条件（医疗需求、承受能力）、心理状态、沟通方式。可见个体化原则向深度和广度发展了。

四、妇科检查是从事妇科肿瘤放疗医师基本功

与其他部位肿瘤是基于影像学表现来设计治疗计划和随诊有区别。妇科的盆腔检查仍是基础，这是因为：

1. 当代影像学技术不能很好显示盆腔内妇科肿瘤病变灶（包括 PET-CT）。

当今，放疗技术的发展与影像学的进步密切相关，但它不能很好地显示盆腔内妇科肿瘤的情况，特别是宫旁浸润。当能显示宫旁浸润时肿瘤多已到晚期。对宫颈局部大肿瘤可以显示，但临床检查可以看得见、摸得到；对于淋巴结转移问题，总的影像学准确度有 80%±。若以影像学表现来定计划会遗漏病变。另外，影像学不能反映放射反应，治疗后宫颈出现的放射反应影像学看不出，而且不能与肿瘤鉴别。从影像学角度，也出现分期，但尚不能运用到妇科临床。国际妇产科联盟（FIGO）有自己的分期体系。妇科医师要重视影像学，了解影像学是当前妇科肿瘤医师必备的知识，在一些情况下，如疗后复发、淋巴转移也是重要诊断和治疗的依据。

2. 靶区在盆腔，以宫颈癌为例，GTV（肿瘤区）、CTV（临床靶区）PTV（计划靶区）不能区分，以传统的观点，宫颈癌的局部是指盆腔，这是依宫颈癌的发展转移和治疗特点而定，宫颈癌的放疗，实际上就是“全盆照射”，这也许是其放疗效果好的主要原因，也是我们觉得按目前的技术条件，做不到“精确”放疗的原因。

3. 影像学表现至今未被 FIGO 承认作为分期依据。但是被关注的。2009 年修订的子宫颈癌分期已指出对以影像学诊断技术来评估原发肿瘤的大小虽非必须，但是鼓励；并希望以 MRI/CT 评估肿瘤放疗体积和宫旁浸润的单位应予记载和送交 FIGO 妇癌治疗结果国际年报编辑部。另外一些研究也指出，在淋巴结标本检查中尚有未被病理检查发现的微转移，

说明影像学在肿瘤医学的应用仍有着巨大的发展空间。

总之，妇科的盆腔检查是基础，当前不会或不做盆腔检查而单以影像学表现来制定治疗计划或做随诊是一个误区。

五、精心的临床处理

临床处理是治疗的核心，精心的处理是治疗成功的关键。精心的临床处理包括准确的诊断、合理的治疗计划、治疗前的充分准备、并发症的处理及细致的、熟练的无菌、无瘤操作技术、预防和及时发现并发症、处理放射反应、心理疏导等。

不少的妇瘤患者并发有其他疾病，如贫血、结核、肝炎、心血管疾病、糖尿病、盆腔炎症及其他妇科病等，应在放疗过程中应很好的处理，否则不但影响放疗，而且可致并发症发展、恶化。以贫血而言，可致肿瘤缺氧，敏感度下降，是预后的不良因素。应纠正贫血。结核、肝炎、放疗均可致免疫力下降，而且彼此影响。子宫颈癌，特别是晚期，宫颈局部伴有感染、坏死，应予以清洁、消炎，不急于宫腔内放疗。治疗操作必须细心、避免反复的宫腔操作，宫腔避孕环应取出。盆腔炎致盆腔淤血，使局部缺氧，影响肿瘤敏感度。当有急性盆腔时，不应进行近距离放疗，甚至要暂停放疗。急性炎症（包括宫腔积脓）亦是影响预后的因素，要注意防治。出现放射反应，要及时和处理，以免影响治疗。在设计治疗计划时，需考虑多种因素，治疗中多注意观察，及时的和恰当的调节剂量，使患者获得最理想的剂量（optimal dose），就是指给予最大可能消灭肿瘤、而又不引致放射损伤的剂量。治疗过程中可予抗生素、提高免疫力的药物和中药治疗，以预防并发症的发生。妇癌患者，特别是年轻者，心理负担很重，应作心理治疏导，并全面介绍疗后注意事项，树立治疗信心。总之，要掌握患者全面情况，仔细对待，我们称为精心的临床处理。

六、关心女性生理功能和疗后生命质量的维护

以往对肿瘤的治疗，只重视肿瘤患者的生存，疗后的生命质量未予重视。回想 50 年前，我国放疗设备匮乏，物质生活条件差，患者，特别是中晚期患者，能得到治疗已属不易，哪里能想到生命质量。近代由于社会进步，经济、文化的条件的改善，疗后生活质量，特别对女性生理功能的维护受到普遍的关注，本书第七章会另有专述。

以上前五项是多年临床实践所得出的经验总结，第六点是当前肿瘤治疗发展的趋向，但对放疗而言，尚无成熟的经验。

从我们的经验的总结可以看出，虽然当代近距离治疗是带有相当科技水准的治疗方法，但它的核心仍是临床。医师是治疗的主体。任何忽视临床的倾向都是不可取的。

第二节 医师业务素质

当今的放射治疗，已非往昔放射治疗所能相比，物理师、技术人员直接参入治疗过程，但医师仍是治疗的主体。治疗计划需临床医师标画靶区，治疗计划要医师核准。

妇科的近距离治疗临床医师，在我国基本由两部分人员从事。一为妇科肿瘤医师，另

一为放疗科医师。实际上两个学科历来有着密切的关系。笔者曾经介绍过，最早的子宫颈癌的分期（1929）是放射科医师起草的（瑞典 J Heyman，法国 A Lacassagn，德国 F Voltz），历史上放射治疗曾为子宫颈治疗的基本手段，手术治疗被停滞了约 30 年，直至 20 世纪 40 年代后期，手术才得以复兴。这期间，以往从事子宫颈癌手术的妇科医师纷纷改作放射治疗。对他们而言这并非难事。他们具有妇科生理、解剖的知识，了解妇科疾病，有熟练的操作技术，当时的妇科放疗的知识并不复杂，经验在临床治疗中得以积累，他们很快成为妇科腔内治疗的重要力量，对妇科放疗的发展做出了重要贡献。前文中也提到，新中国成立前，我国镭疗除上海镭锭医院外基本上均在妇产科内，由妇科医师实施。1958 年中国医学科学院肿瘤医院成立，原协和医院镭全部转至肿瘤医院，由妇瘤科医师负责，同时将体外照射也归至妇瘤科负责。在吴桓兴院长、曾绵才、刘炽明主任的率领下将妇瘤科建成一个集手术、放疗、化疗于一体的科室。1960 年上海医学院附属肿瘤医院建立的妇瘤科，亦是一个集手术、放疗、化疗于一体科室。此后，全国的肿瘤医院系统多是此模式。事实说明，此种建制方便了病人的治疗，能以疾病治疗有利为前提，选择适当的治疗手段，并利于综合治疗的开展，也扩大了妇瘤放疗的范围（而不是仅限于子宫颈癌）。放疗效果也得到明显的提高，如子宫颈癌的放疗一直处于国际领先地位。子宫内膜癌的手术和放疗的综合治疗明显的提高疗效。妇瘤医师们也完成了后装治疗取代传统治疗和后装机换代的工作，并研定了适于我国国情，简化治疗过程、方便、易掌握和普及的标准程序用于临床。

20 世纪 80 年代前后一些单位的放射科要求将妇瘤放疗归属放射科，有些单位也的确这样做了，但是也看到了存在的问题，一些从事过放疗的医师，不熟悉妇科特点，将治疗其他部位肿瘤的方法用于妇科肿瘤，不做妇科检查，仅以影像学表现来制定计划和随诊，宫腔操作不能很好完成等。其实，归属不是重要问题，正如前辈妇科专家林元英教授所说“归属并不重要，要看对病人是否有利，要看科室领导人是否领导得起”。

要做好妇科肿瘤的放疗，要有具有高业务素质的医师，并不在于是妇瘤医师或是放疗科医师。

从事多年的妇科肿瘤临床实践，做妇科恶性肿瘤放疗医师必备业务素质可归纳如下：

要有妇科知识，包括生理解剖、妇科疾病的诊治、要会妇科检查、要熟练掌握妇科基本操作，如探宫腔、取内膜。

要了解基本放射物理、放射生物基本知识，要了解正常组织受量，放疗基本原则，放疗后改变，放射反应等。

总之，要有多学科知识，上述的两个方面是基本的，其他方面知识仍需了解，如影像学知识也必不可少。

要看到当今从事放疗的妇瘤科医师也存在的问题，特别是目前妇瘤科内偏重手术者多，能深入专心妇瘤放疗者不能与之相比，他们对放疗新知识了解不够。即使专心于妇科放疗也应与放射科做好协作，放射科医师也应看到，当今放疗也不是临床医师一人能够做好，仍需多方配合和协作。

做好妇科近距离放疗要有多学科知识，要有经验。从某种意义讲，经验显得特别重要，放射反应出现较慢，治疗计划完成时，常难以鉴别肿瘤是否控制，局部改变是肿瘤或是放射反应亦不易区分，需要一定时间的观察才得以结论。处理类似问题，有经验的医师把握更大一点。技能不可缺，试想探针连宫腔都探不进，如何能做子宫内膜癌的腔内放疗。我们在临床工作中发现，很多情况与医师有关，如我们子宫颈癌疗后直肠、膀胱并发症发生有过波动，在后装治疗早期便血、尿血分别为9.1%和7.78%，改进后降至4.5%及3.5%。以后随着年轻医生、进修生及研究生流动又升至7.6%和4.1%。这也说明知识、经验和技能的重要性。

（孙建衡）

第三章　近距离放射治疗放射物理的基本知识

本章涉及的是与近距离放疗有关的基本物理概念、放射源、剂量计算与剂量分布特点。

第一节　剂 量 概 念

一、居里（Ci）、贝克（Bq）

放射源强度，即放射性活度（activity），传统的单位是居里（Ci），指放射源每秒衰变速度为 3.7×10^{10}/秒，即

$$1\text{居里（Ci）}=3.7\times10^{10}/\text{秒}$$
$$1\text{毫居里（mCi）}=3.7\times10^{7}/\text{秒}$$

在确定镭的放射强度时与其质量单位统一起来。即

$$1\text{克镭}=1\text{居里镭（}1g\,^{226}Ra=1Ci\,^{226}Ra\text{）}$$
$$1\text{毫克镭}=1\text{毫居里镭（}1mg\,^{226}Ra=1mCi\,^{226}Ra\text{）}$$

即 1 克镭的放射强度为 1 居里，1 毫克镭的放射强度为 1 毫居里。

目前采用国际单位（SI 体系）是贝克（Bq），是贝克勒尔（Becquerel）的缩写，贝克勒尔系法国著名的物理学家。每秒衰变 1 次为 1 贝克。即

$$1Bq=1/\text{秒}$$
$$1kBq=10^{3}Bq$$
$$1MBq=10^{6}Bq$$
$$1\ GBq=10^{9}Bq$$
$$3.7\times10^{10}\ Bq=1Ci$$
$$37G\ Bq=1Ci$$

二、伦琴（R）、拉得（Rad）与戈瑞（Gy）

（一）照射量（曝射量，exposure）

伦琴（R）为照射量的传统单位，定义为射线通过 $1cm^3$ 标准空气时，产生 1 静电单位

的正、负电荷时的照射量。

照射量的 SI 单位库伦/千克（C/kg）。

有关量的传统单位与国际单位及彼此关系见表 3-1

放射源的强度与照射量的关系可用 K_γ 常数表示。K_γ 常数定义为：距 1mCi 的放射源 1cm 处，每小时的照射量。常用 γ 源的 K_γ 常数如下：

$$K_\gamma\ (^{226}Ra) = 8.25\ (RmCih^{-1}/cm)$$

$$K_\gamma\ (^{60}Co) = 13\ (RmCih^{-1}/cm)$$

$$K_\gamma\ (^{137}Cs) = 3.3\ (RmCih^{-1}/cm)$$

$$K_\gamma\ (^{192}Ir) = 4.8\ (RmCih^{-1}/cm)$$

用上述 1mCi 的四种放射源的 K_γ 常数，可得出各距其 1m 处的照射量。

$$^{226}Ra = 0.825\ (mRmCih^{-1}/m)$$

$$^{60}Co = 1.3\ (mRmCih^{-1}/m)$$

$$^{137}Cs = 0.33\ (mRmCih^{-1}/m)$$

$$^{192}Ir = 0.48\ (mRmCih^{-1}/m)$$

不同放射性同位素的 K_γ 常数与镭的 K_γ 常数比得出放射源强度的镭当量数。由于镭的放射性强度与质量单位统一，故习惯称为克镭当量（g. Ra. eq）或毫克镭当量（mg. Ra. eq），如，

$$\frac{K_\gamma\ (^{60}Co)\ 13\ (RmCih^{-1}/cm)}{K_\gamma\ (^{226}Ra)\ 8.25\ (RmCih^{-1}/cm)} = 1.6$$

即 1 居里 ^{60}Co 相当 1.6 克镭当量（g. Ra. eq）或 1 毫居里 ^{60}Co 相当 1.6 毫克镭当量（mg. Ra. eq）。

同样，

1 居里 ^{137}Cs = 0.4 克镭当量（g. Ra. eq）

1 毫居里 ^{137}Cs = 0.4 毫克镭当量（mg. Ra. eq）。

1 居里 ^{192}Ir = 0.58 克镭当量（g. Ra. eq）

1 毫居里 ^{192}Ir = 0.58 毫克镭当量（mg. Ra. eq）。

利用距某放射源 1 米远 1 小时测得的照射量×1.212 即可得出某放射源的毫克镭当量数，进而得到某放射源的强度。

例 1：离 ^{60}Co 源 1 米处测得 1 小时照射量为 13mR，问 ^{60}Co 强度？

1.3×1.212 = 1.6（mg. Ra. eq）

∴ ^{60}Co 源强度为 1mCi

例 2：在离 ^{60}Co 源 10.6cm 米处测得 1 小时照射量为 52.45R，问 ^{60}Co 强度？

按反平方计算，100cm 处每小时照射量的 mR 数为

$$\frac{52.45\times10^3}{X}=\frac{100^2}{10.6^2}$$

X = 589.3（mR）

589.3×1.212 = 714.2（mg. Ra. eq）

714.2 ÷ 1.6 = 446.4（mCi）

（二）吸收量

拉得（rad）与戈瑞（Gy）均为吸收量单位。前者为传统单位，后者为 SI 单位。吸收量指组织所吸收的能量。

每克组织吸收 100 尔格的能量时，称 1 拉得（rad），即，

1rad = 100 尔格/克

目前吸收量单位用戈瑞，简写符号为 Gy。

1Gy = 100 rad = 100cGy

虽然吸收量决定于经过组织的照射量，但两者概念却不同。Gray 曾以教师对学生讲课来比喻，通过学生耳朵的"话通量"相当于照射量，而被学生接受留记于脑海的部分则是吸收量。

照射量可以换算吸收量，转换因子取决于射线质和介质的性质，如 ^{192}Ir 在空气中的转换因子为 0.961.

表 3-1　有关放射量的传统单位与 SI 单位及相互关系

物理量	传统单位	SI 单位	相互关系
强度	curie（Ci）	becquerel（Bq）	1Ci = 3.7×10^{10}Bq
吸收量	rad	Gray	1rad = 1cGy
		（Gy）	1Gy = 100rad
照射量	rontgen	coulomb per kg	1R = 2，58×10^{-4}/kg
	（R）	（C/kg）	1 C/kg = 3876R

三、毫克小时

在妇科腔内镭疗中曾使用毫克小时（mgh）表示剂量，实际上毫克小时并不具备剂量的意义，如在传统北京型容器腔内治疗中使用宫腔中管（含 40mg. Ra. eq. ^{137}Cs）和阴道四盒（含 40mg. Ra. eq. ^{137}Cs），治疗 90 小时，共 7200 毫克当量小时，但盆腔不同的点，剂量相差甚大。如宫口外 0.5cm 处达 511.11Gy，口外 2cm 处为 184.05Gy，A 点 80Gy，B 点仅 18.9Gy。

以北京型三号阴道容器（含 30 mg. Ra. eq. ^{137}Cs）按常规放置 50 小时（宫口与容器间 0.5cm），此时宫口外 0.5cm 处为 130Gy，若宫颈表面多垫了 1cm。则该点剂量不过 35Gy。

毫克小时之所以沿用很长的时间，主要因为在镭疗早期尚无剂量学概念，是在经验基础发展起来的，以后由于剂量概念不完善和计算的复杂，而毫克小时为镭强度和治疗时间之积，简易方便而沿袭下来。当今已不应再用毫克小时了。

四、比释动能（Kerma）

是 kinetic energy released in material 取其字头字母组合而成。其意义是某放射源在空气中离源 1 米处每小时的 μGy 数，当满足电子平衡条件和韧致辐射可以忽视时，比释动能和吸收剂量在数值上相等。在近距离治疗中及工作人员防护可用作对剂量的估算。

五、希沃特（Sv）、瑞姆（rem）

希沃特（Sv）用于辐射防护的 SI 单位。是反映各种射线或粒子被吸收后引起的生物效应强弱的辐射量。定义是每千克（kg）人体组织吸收 1 焦耳（J），为 1 希沃特。即，

1 Sv = 1J/kg（焦耳/千克），相当于传统辐射防护瑞姆（rem）的 100 倍，1μSv = 0.1mrem，1mSv = 0.001Sv。

第二节 放 射 源

本书涉及的放射源有镭-226、钴-60、铯-137、铱-192、锎-252。它们均为封闭源。它们在我国不同单位、不同时期临床使用过。封闭源指放射源以其固体颗粒或粉状物（后者可与填充物混合）严密封闭于铂金或不锈钢的外套中。外套也有吸收衰变过程产生的非治疗用的 α、β 线作用。含放射源部分称活性区（有效长），加上外套两端长度称全长。

放射源的强度衰变至原强度的一半时的时间称为半衰期。临床上半衰期不等于安全使用期。放射源外套本身腐蚀、变性，加之后装治疗时的摩擦均大大地降低安全使用期，以铯-137 为例，半衰期 30 年，以往传统的铯-137 源安全使用期为 10 年，后装机运动源安全保证期为 1 000 小时。即使没有摩擦影响，5 年需换源，以保证安全。半衰期短的源应定期换源，以使剂量率基本稳定。

放射源出厂要经过严格的检验，一般需要有温度、气压、撞击、振荡、重力实验。放射源强度由生产厂家标定，一般均与次级标准源比较得出。放射源漏出测定不得超过 185Bq。

临床使用要经常检测是否有放射性泄漏。若有漏出，应立即将源封存，并报告有关单位作相应处理。临床工作中漏出检验并不困难，可采用以下方法：

填塞的废弃物或冲洗液的测定：如腔内治疗可测量阴道内填塞的纱布、棉球或冲洗液。测量仪所示的剂量会远高于本底。

涂擦试验：将乙醚或水浸洗的棉拭或组织，涂擦放射源或治疗容器内壁、管道及接口处，然后测量棉拭或组织有无放射性。

浸泡试验：将放射源浸泡于 50℃ 水中 4 小时，然后测量水是否有放射性。

一、镭-226

为首先用于妇科肿瘤近距离放疗的放射源，1898 年 Curie 夫妇发现的天然放射性核素。20 世纪初即用于临床，20 世纪 70 年代后逐渐在世界范围内淘汰。

临床上使用的镭-226 是硫酸镭或氯化镭与钡混合封装于铂金的外套中。标准铂金外套厚度为 0.5mm，每增减 0.1mm，它的强度相应减增约 2%。镭半衰期长达 1 590 年，每年衰变 0.04%，若有 10mCi ^{226}Ra，10 年之后仍具有放射强度 9.96mCi，所以被认为是剂量稳定的放射源。它经 α、β 衰变最后生成稳定的 ^{206}Pb，衰变过程产生 12 种能量为 0.18～2.2MeVγ 射线，平均能量相当于 0.83MeV 或 1.65 及 0.55MeV 两种射线。γ 线用于治疗，α、β 线则被镭外套所吸收。

$$\text{镭-226} \xrightarrow[\text{1590 年}]{} \gamma+\alpha+\beta \rightarrow {}^{206}\text{Pb}$$

常用 Kγ 常数来表示放射源强度与射线暴射量（Rontgen，伦琴）关系，镭的 Kγ 常数是指经 0.5mmPt 滤过的 1mCiRa 在 1cm 远处，每小时的伦琴量。镭的 Kγ 常数为 8.25Rh^{-1}/cm 或 0.825mRh^{-1}/m（指 1m 处每小时的 mR 数）。按 SI 单位则为 2.13×10^{-3}C/kg（C 为库伦，Coulomb 的简写）。其他放射源的 Kγ 与镭的 Kγ 相比则得出该放射源的克镭当量数。

镭经 α 衰变直接产物为氡-222，系放射性气体，半衰期仅 3.83 天。氡-222 再经一系列 α、β 衰边变，产生镭用于治疗的主要的 γ 线。由于氡-222 半衰期短，其放射寿命为 133 小时，故曾有过将氡-222 抽取封装成“氡籽”埋于组织中，经一段时间，氡失去活性，对组织不产生坏影响。这一方法临床上早已不被采用。

镭是有缺点的，如它的能量谱复杂，最高能量达 2.2MeV，不易防护，半价层为 14mm 铅。衰变产物放射性氡为气体；镭的半衰期长，使用期久，一旦镭管破损，氡气溢出，污染环境，不易处理；被吸收入机体，生物半衰期又长，对机体危极大。这些是镭的固有本性，无法克服。20 世纪 50～60 年代后，原子能工业的发展，而被反应堆生产的人工放射性同位素，钴-60、铯-137、铱-192 所取代。但因镭半衰期长，剂量率稳定，虽 20 世纪 70 年代后渐被淘汰，但在 80～90 年代一些有关放疗的研究中仍被采用。

二、钴-60

钴-60 在前苏联作为妇科近距离放射源使用较多，我国 20 世纪 60 年代前后有少量钴管于临床使用。钴-60 为钴-59 在反应堆中经中子轰击而成，由于其比度高，强度大，曾被普遍用着体外照射源及高剂量率后装源。

钴-60 半衰期为 5.3 年，每年衰变 12%，每月减少约 1%。钴-60 经 β 衰变后产生两种 γ 线，能量分别为 1.17MeV 及 1.33Mev，平均能量为 1.25MeV。衰变后产生稳定的镍。

$$^{60}\text{Co} \xrightarrow[\text{5.3 年}]{} {}^{60}\text{Ni}+\beta+\gamma$$

钴-60 产生的 γ 线能量亦高，半价层 12mm 铅，不易防护，不是理想的近距离放射源。钴-60Kγ 常数为 13 Rh^{-1}/cm 或 1.3 0mRh^{-1}/m。SI 单位则为 $3.41\times10^{-3}C/kg$，故 1mCi 钴-60 相当 1.6 毫克镭当量（13/8.25=1.6 或 3.41/2.13=1.6）。

三、铯-137

铯-137 曾被认为是镭较为理想的用于妇科腔内放疗的替代源。半衰期 30 年，每年衰变 2%。它经 β 衰变释放 0.66MeV 的 γ 线及稳定的钡。半衰期及能量均适中，但它是反应堆中裂变的中间产物，化学提纯不易，放射比度小。临床所用铯源为铯-137 及少量铯-134 与白陶土混合封装于铂或不锈钢外套中。铯-134 半衰期 2.3 年，用之于临床，剂量计算有一定困难。铯-137Kγ 常数为 3.3 Rh^{-1}/cm 或 0.33mRh^{-1}/m。SI 单位则为 $8.4\times10^{-4}c/kg$，故 1mCi 铯-137 相当 0.4 毫克镭当量（3.3/8.25=0.4 或 0.84/2.13=0.4）。

铯-137 半价层为 6mm 铅远较镭-226、钴-60 易于防护。20 世纪 70 年代初铯-137 在中国医学科学院肿瘤医院基本取代镭-226，在后装治疗中则多用着为中、低剂量率治疗的放射源。

$$^{137}Cs \xrightarrow[30\text{年}]{} {}^{137}Ba+\beta+\gamma$$

四、铱-192

铱-192 为 20 世记 70 年代即用做高剂量率的后装源，80 年代后半期微型、高强度铱-192 源用于多功能型的后装机中。铱-192 为反应堆生产的人工放射性核素，封装于铂或不锈钢的外套中，虽能谱复杂并有 1.062MeV 的 γ 线，但后者比例不大，平均能量仅相当于 350keV，半价层为 2.4mm 铅，是较易防护的放射源。

铱-192 半衰期为 74 天，每天衰变 1%，铱-192Kγ 常数为 4.8 Rh^{-1}/cm 或 0.48mRh^{-1}/m。SI 单位则为 $1.24\times10^{-3}C/kg$，故 1mCi 铱相当 0.58 毫克镭当量（4.8/8.25=0.58 或 1.24/2.13=0.58）。铱-192 衰变最终产物为铂-192 和锇-192。

$$^{192}Ir \xrightarrow[74\text{天}]{} {}^{192}Pt+{}^{192}Os+\beta+\gamma$$

从国内、外临床使用效果看，这几种放射源没有区别，中国医学科学院肿瘤医院多年分别使用镭及铯，治愈率一直保持稳定。2002 年周桂霞等报道铯-137 组与铱-192 组的 5 年生存率，Ⅱ、Ⅲ期铯-137 组 82.1%及 61.2%，铱-192 组为 85.1%及 61.5%。直肠炎与膀胱炎铯-137 组对铱-192 组分别为 7.3%对 6.3%及 9.6%对 9.0%，二者无明显差异。

上述介绍了妇科肿瘤的 γ 线源从传统近距离放疗到后装近距离放疗的发展过程；介绍了放射源的演变。治疗方法的优劣，是以生存率和并发症来衡量。从介绍的资料来看，各家报告有一定差别，从国内、外文献来看差异颇大，有的结果甚至相差一二个期别。这受很多因素的影响，彼此可比性存在问题。为减少可比性的差异，我们尽量列举同一单位的资料。总的说来，后装治疗替代传统治疗不影响疗效已无疑议，而且放射源、无论是镭-226 拟或是钴-60、铯-137、铱-192 都能达到相似的效果，但是要依它们来进提一步增进疗效则实属不易。从本质而言，虽然上述治疗用的 γ 线能量有一定的差别，但其发生的生物效应的机制却有相似性。它们属低线性能量传递（LET）射线范畴、对氧依赖性高、亚致死损伤恢复率较高等。这些均影响了它们的治疗肿瘤的结果。这也促使我们转向了另一种产生中子的放射源——锎-252。

五、锎-252

锎-252 生产于高通量的反应堆中，通过轰击超铀元素靶，连续俘获中子和 β 衰变获得。

锎-252 既发射中子，又发射 γ 射线，而且后者的发射率颇高，之所以通常称为中子源，是因为从辐射剂量学方面来比较，在空气中距源 1m 处的中子剂量当量率约是 γ 射线的 15 倍，另外，由中子辐射产生的剂量率高于由 γ 辐射产生的剂量率，加之中子的相对生物效应系数（RBE）较高，因此在人体组织内产生的等效生物剂量中占主要部分。如在标准水模中，距锎-252 源 1cm 处的吸收总剂量中约 80%是中子的贡献，剩余 20%是 γ 射线的贡献，故锎-252 常被视为中子源。

锎-252 衰变过程中产生 2.35MeV 中子及能量为 0.8MeV 的 γ 线，半衰期为 2.65 年。衰变最终产物为锔-244（^{244}Cm）。

锎-252 已在一些国家用于临床后装治疗，特别对晚期和腺癌有优于 γ 线源的临床结果。

$$^{252}Cf \xrightarrow[2.65\text{年}]{} {}^{244}Cm+\alpha+\gamma$$

俄罗斯锎-252 中子治疗子宫癌数量最多，与 γ 源比较提高了生存率 10%~15%。

表 3-2 放射源的物理特征

放射源	半衰期（年）	能量（MeV，平均）	半价层（mm 铅）
镭-226	1590	0.83	14
钴-60	5.3	1.25	12
铯-137	30	0.66	6
铱-192	74（天）	350keV	2.4
锎-252	2.65 年	2.35（n） 0.8（γ）	5cm（水）

第三节 剂量计算

一、γ 线源的剂量计算

镭-226、钴-60、铯-137、铱-192 以衰变过程产生的 γ 线用于治疗，它们称为 γ 线源。

近距离放疗的剂量计算颇为复杂，临床医师很难对具体个例进行计算，在以往传统镭疗中常借助一些学者计算好的表，如 Paterson-Parker 表，Quimby 表等进行推算。电子计算机用于放疗后，盆腔任意点的剂量，可以即时算出。我们正是将计算的基本公式输入计算机内进行运算。图 3-1 为线源剂量计算示意图，其下为计算公式。

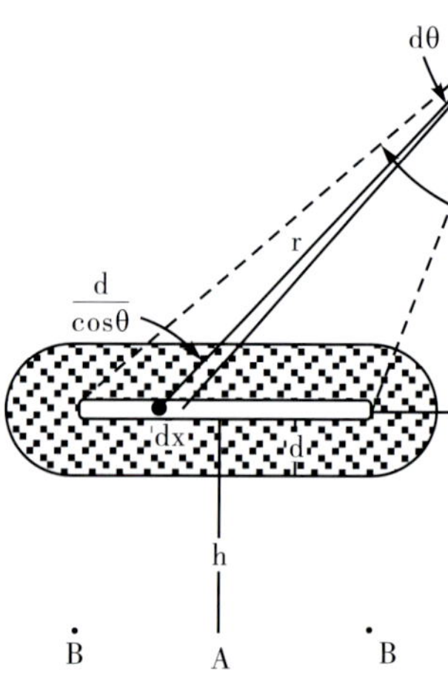

图 3-1 线源剂量计算示意图

图中 P 点剂量率为：

$$dI = K\rho dx \cdot 1/r^2 \cdot e^{-\mu d}/\cos\theta$$

公式中 K 为放射源的 Kγ 常数，ρ 为放射源的直线密度，dx 为放射源的长度，ρdx 为源强度，d/cosθ 为滤过直线吸收系数 μ 衰减校正。经积分后，整个线源在 P 点的剂量率 I 为：

$$I = K\rho \int_{\theta 1}^{\theta 2} e^{-\mu d}/\cos\theta \ d\theta/h$$

当滤过 d 的厚度薄时，角度外滤过校正影响可忽视，上述公式可写为：

$$I = K\rho \ (\Theta_2 - \Theta_1) \ e^{-\mu d}/h$$

按以上公式并对容器壁、防护、吸收和散射校正、伦琴与戈瑞（Gy）转换，最后得出盆腔各点每小时的吸收剂量，计算机计算了北京型（铯）容器各种不同的宫腔管及阴道盒及它们之间的不同组合的剂量及绘制剂量分布图（见第五章）。

二、锎-252 中子源剂量计算

由于锎-252 既发射中子，又发射 γ 射线，因而是一种混合辐射，需要同时考虑中子辐射剂量和 γ 辐射剂量，所以较单纯 γ 线源计算复杂。但计算仍是以积分为基本公式。

医用锎-252 源通常为圆柱体，双层（不锈钢材料）封装，以俄罗斯提供的腔内治疗源为例，其规格为：外包壳 Φ3×11mm，活性区 Φ1.4×5mm，结构如图 3-2 所示：

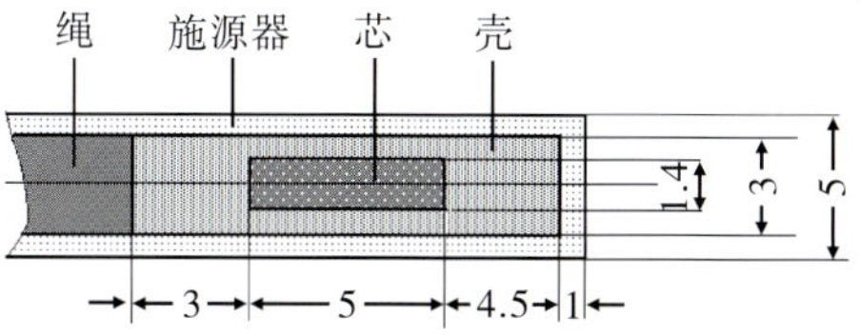

图 3-2 ^{252}Cf 源结构示意图

该源与线源类似，由于壳层极薄，包壳材料的屏蔽效应可以忽略，但源芯（活性区）的自吸收效应不可忽视，因此，可将该源视为几何尺寸为 Φ1.4mm×5mm 的柱状源，其剂量分布空间坐标系如图 3-3 所示：

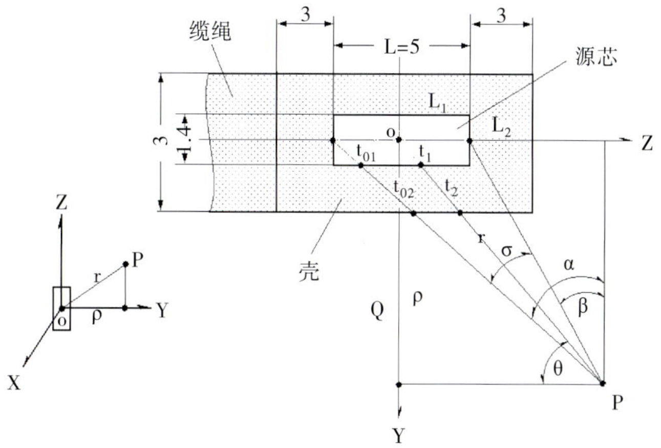

图 3-3 ^{252}Cf 源剂量分布空间坐标系

采用圆柱坐标系，空间任意一点坐标设为 $P(\rho,\theta,Z)$：

$$\rho = r \cdot \sin\theta \qquad Z = r \cdot \cos\theta \qquad r^2 = \rho^2 + Z^2$$

1. 中子剂量率 $\dot{D}_n$ 的计算公式

$$\dot{D}_n = \int \frac{\zeta \cdot F_n \cdot S_n \cdot dz}{r^2} = \frac{\zeta \cdot L \cdot F_n \cdot S_n}{L} \cdot \int \frac{dz}{z^2 + \rho^2}$$
$$= Q \cdot F_n \cdot S_n \cdot G_n \cdot (1+\Delta)_n$$

（1）ζ 为源的装料线密度，$\zeta \cdot L = Q$，Q 是装源质量，其单位是［μg］。

（2）分布函数 F_n：其物理意义表示 1μg 锎-252 点源，在距源 1mm 处产生的中子剂量率，其单位是［$\frac{mm^2 \cdot cGy}{\mu g \cdot h}$］。随着离源距离 r 的增加，中子的剂量率急速下降而成为 r 的函数：

$F_n = a_n \cdot e^{\alpha \cdot r + \beta \cdot r^2} + \frac{b_n}{1 + r^2}$　　式中 a_n，b_n，α_n，β_n 为中子的一套常数。

（3）几何因子 G_n 单位是［$\frac{1}{mm^2}$］

1）$\rho \neq 0$，$\theta \neq 0$ 时，P 点的几何因子为：

$$G_n = \frac{1}{L} \cdot \int_{z+\frac{L}{2}}^{z-\frac{L}{2}} \frac{dz}{z^2 + \rho^2} = \frac{1}{L} \cdot \left(\frac{1}{\rho} \operatorname{arctg} \frac{z}{\rho}\right) \uparrow_{z+\frac{L}{2}}^{z-\frac{L}{2}}$$

$$= \frac{1}{L \cdot \rho}\left(\operatorname{arctg} \frac{z + \frac{L}{2}}{\rho} - \operatorname{arctg} \frac{z - \frac{L}{2}}{\rho}\right) = \frac{1}{L \cdot \rho}(\alpha - \beta) = \frac{\sigma}{L \cdot \rho}$$

2）$\rho = 0$，$\theta = 0$ 时，P 点的几何因子为：

$$G_n = \frac{1}{L} \cdot \int_{z+\frac{L}{2}}^{z-\frac{L}{2}} \frac{dz}{z^2} = \frac{1}{L} \cdot \left(\left| -\frac{1}{x} \right|\right) \uparrow_{z+\frac{L}{2}}^{z-\frac{L}{2}} = \frac{1}{L} \cdot \frac{4 \cdot L}{4z^2 - L^2} = \frac{4}{4z^2 - L^2}$$

3）$\theta = \frac{\pi}{2}$ 时，P 点的几何因子为：

$$G_n = \frac{2r}{L \cdot r^2} \cdot \operatorname{arctg}\left(\frac{L}{2r}\right) = \frac{2}{L \cdot r} \cdot \operatorname{arctg}\left(\frac{L}{2r}\right)$$

（4）自吸收因子 S_n：　　$S_n = e^{-\mu \cdot r} \approx 1$

（5）积累因子 $(1+\Delta)_n$：　　$(1+\Delta)_n = 1 + c \cdot z^2 \cdot (t - t_o) = 1 + c \cdot z^2 \cdot t_o \cdot \left(\frac{r}{\rho} - 1\right)$

1）$\theta = \frac{\pi}{2}$ 时，$\frac{r}{\rho} = 1$，$(1+\Delta)_n = 1$

2）$\rho = 0$ 时，$t_o = 2.5mm$，$t = 6.5mm$，$t - t_o = 4mm$，$(1+\Delta)_n = 1 + 4c \cdot z^2$

式中 c 为一常数。

2. γ 剂量率 $\dot{D}_\gamma$ 的计算公式（与中子剂量的计算公式的形式相同）

$$\dot{D}_\gamma = Q \cdot F_\gamma \cdot S_\gamma \cdot G_\gamma \cdot (1+\Delta)_\gamma$$

（1）ζ 为源的装料线密度，$\zeta \cdot L = Q$，Q 就是装源质量［μg］。

（2）分布函数 F_γ：$F_\gamma = a_\gamma \cdot e^{\alpha \cdot r + \beta \cdot r^2} + \frac{b_\gamma}{1 + r^2}$，式中 a_γ，b_γ，α_γ，β_γ 为 γ 光子的一套常数。

（3）几何因子 G_γ：$G_\gamma = G_n$

（4）自吸收因子 S_γ：$S_\gamma = e^{-\mu \cdot r} = e^{-(\mu_1 \cdot t_1 + \mu_2 \cdot t_2)}$

$$\frac{t_1}{t} = \frac{t_{01}}{t_0} = \frac{0.7}{2.5} = 0.28, t = t_1 + t_2, t_0 = t_{01} + t_{02}, t = \frac{r}{\rho} \cdot t_0$$

1　$\mu_1 \cdot t_1 + \mu_2 \cdot t_2 = \frac{r}{\rho} \cdot t_0 \cdot (0.28\mu_1 + 0.72\mu_2)$

2　当 $\rho = 0$ 时，$t_1 = L_1$，$t_2 = L_2$

（5）积累因子 $(1+\Delta)_\gamma$：

1 $\rho \neq 0$ 时，$\Delta = \mu_1 \cdot (t_1 - t_{01}) + \mu_2 \cdot (t_2 - t_{02})$

2 $\rho = 0$ 时，$t_1 = L_1, _2 = L_2, \Delta = \mu_1 \cdot (L_1 - t_{01}) + \mu_2 \cdot (L_2 - t_{02})$

按上述剂量公式计算得到的 ^{252}Cf 源剂量分布图：

［等剂量曲线图，可以看到在长轴方向（ρ=0 时）出现较明显的自吸收特征］

锎-252 的计算颇为复杂，中国原子能科学院的陈常茂等曾于 1998 年推导出一个经验公式，该经验公式已应用于国产锎中子后装机中，并在临床实践得到验证。公式如下：

$$D = Q \times G \times F \times e^{-\mu t}(1+\Delta)$$

式中 D 为中子或 γ 吸收剂量率（cGy/h）；Q 为 ^{252}Cf 含量（μg）；G 为几何因子（cm^{-2}）；F 为剂量分布函数（$cm^2 \cdot cGy/h \cdot \mu g$）；$e^{-\mu t}$ 为 自屏蔽因子；$(1+\Delta)$ 为 累积因子。

该公式具有以下特点：①比较合理地反映了影响剂量结果的各种因素和参变量。②源距在 2.5～200mm 范围内，按经验公式计算的中子、γ 吸收剂量与 MC 理论计算值分别在±5%和±7%以内相符。③源距在 25～100mm 范围内，按经验公式计算的中子、γ 吸收剂量与实际测量值分别在±10%和±6%以内相符。

3. 锎-252 近距离放疗的剂量计算公式

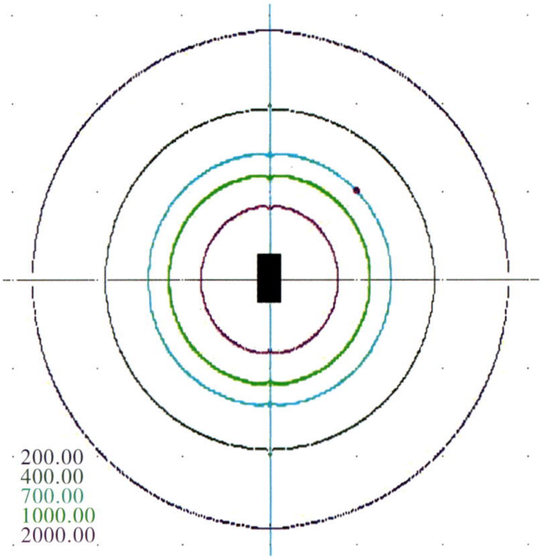

图 3-4 ^{252}Cf 源剂量分布图（中心黑色长方体代表源芯）

锎-252 既发射中子，又同时发射 γ，而且是两类不同性质的射线，因而计及总剂量时必须将这两种射线的剂量进行统一，我们建议临床采用考虑了相对生物效应的“等效生物剂量” Di 概念。

中子剂量率 Dn 计算公式：

$$Dn = Q \cdot Fn \cdot G \cdot Sn$$

γ 剂量率 D_γ 计算公式：

$$D_\gamma = Q \cdot F_\gamma \cdot G \cdot S_\gamma$$

总剂量率 Di 计算公式：

$$D_i = RBE_n \times Dn + RBE_\gamma \times D_\gamma$$

[D 加下标“i”，以区别于吸收剂量，为英文“iso-effect”（等效）的首字母。]

通常假定 $RBE_\gamma = 1$，单次照射的 RBE_n 由经验公式确定。

分次照射的 RBE_n 则根据俄罗斯 ORC 的经验数据修订为：（N 为治疗分次数）

$$RBE_n(N) = N^{0.2} \times RBE_n$$

源强 Q 随时间 t 的衰减规律：（^{252}Cf 的半衰期为 2.65 年）

$$Q = Q_0 \times e^{-\ln 2 \times t / (2.65 \times 365)}$$

式中 Q_0为初装源强度，单位：μg；时间 t 的单位：天。

（孙建衡 徐晓春 陈常茂）

第四节 近距离放射源剂量分布特点

妇科恶性肿瘤的近距离放射治疗，在盆腔体积内做不到均匀照射。随着离放射源距离的增加，组织受量按反平方规律迅速下降。这种特点是不能改变的，但临床上可以在妇科肿瘤治疗中很好地被利用。如图 3-5、图 3-6 所示，当用北京型（铯-137）容器，宫腔铯-137 40mgRaeq，阴道铯-137 40mgRaeq 治疗 90 小时，几个有代表意义点的剂量率及全疗程的总剂量（cGy/h，cGy）。

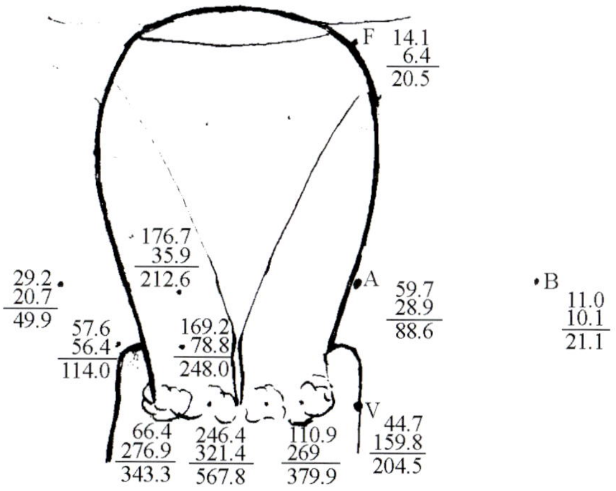

图 3-5 盆腔几个点的剂量率

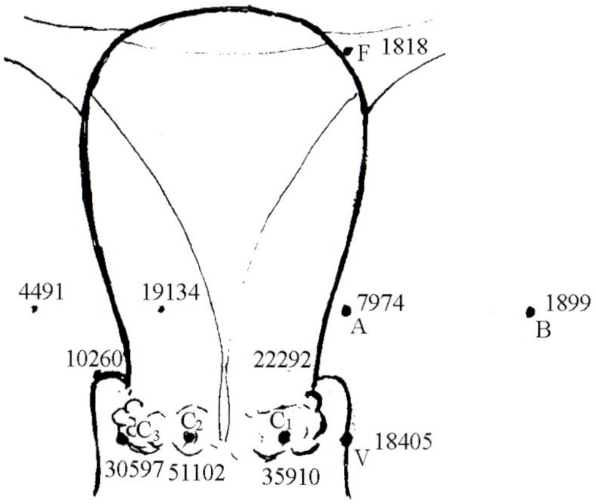

图 3-6 盆腔几个点的总剂量

由图中可见，治疗结束时，3cm 宫颈范围内受量高达 306~511Gy，A 点受量不过 80Gy。这就保证了宫颈病变局部受量。当一个巨大外生性肿瘤治疗完成时，肿瘤消失殆尽，留下萎缩的宫颈，就不足为奇了。医师又可通过填塞技术将膀胱、直肠推开，将治疗容器推上使肿瘤受量更大，周围正常组织受量减少。这也是宫颈癌病变浸润未超过 A 点，单纯腔内放疗即可及宫颈癌治疗效果好的原因。其他部位的肿瘤难以有这样好的解剖条件和利用近距离放射源剂量衰变特点了，而强调治疗范围内剂量分布均匀。英国 Paterson-Parker 曾提出对镭模、组织间单面、双面体积插值一些原则，以后法国 Pierquin 在组织间铱-192 单面、双面插值也提出原则，目的是做到治疗范围内剂量分布尽量均匀，达到合理的治疗。

当代后装机的治疗，可通过提出合理的优化条件，进行优化，通过贮留时间或进而调节贮留时间，达到合理的治疗。

近距离照射剂量衰变特点有其优点并可利用的一面，有学者认为子宫颈癌的腔内治疗是最合理的适形治疗，颇有道理。但当离开其治疗的有效范围，则需用体外照射加以补充了。腔内治疗与体外照射的合理配合是我们总结的原则之一，第二章中已经阐述，此处不再赘述。

对原发于浅表组织，周围又有浸润的肿瘤，如阴道癌，我们愿适当增加与放射源的距离，以减少剂量下降的梯度。在后装治疗时常将治疗源送入阴道塞子进行，一般不将治疗源直接置于阴道表面。

临床医师掌握近距离放疗剂量分布的特点，利用其有利治疗之处，同时灵活地采取一些措施减少其缺点，达到治疗合理，在临床上即可治好肿瘤，又避免了正常组织的损伤，这也是近距离治疗得以发展的基本条件。

（孙建衡）

第四章　近距离放射治疗放射生物的基本知识

1898 年发现放射核素镭以来，近距离放射治疗首先用于身体表面肿瘤的治疗。1903 年美国的 Alexander Graham Bell 提出了将放射活性源植入肿瘤这个战略性治疗方法，同年纽约的 Margaret Cleaves 报道了用镭治疗子宫颈癌的病例，开创了肿瘤近距离治疗的新纪元。此后欧美国家的许多治疗中心（如斯德哥尔摩的 Radiumhamment、巴黎的镭锭研究所和曼彻斯特的 Christie 医院等）不断将这种方法加以改进和完善，并形成了不同流派。

近距离治疗依剂量率的不同，主要有三种形式：低剂量率近距离治疗（low dose rate brachytherapy，LDR），高剂量率近距离治疗（high dose rate brachytherapy，HDR）以及中剂量率近距离治疗（middle dose rate brachytherapy，DR）。此外，脉冲近距离治疗（pulsed brachytherapy，PDR）也是一种近距离治疗模式。

早期的经典治疗系统都是采用低剂量率照射。LDR 近距离照射有三个主要特点：①由于照射的实施是在肿瘤内或肿瘤附近，因此通常可以达到理想的剂量分布，这是它的物理特点；②由于是在一段时间内持续照射，因此治疗期间会发生细胞亚致死损伤的修复；③通常在较短时间内完成治疗，因此治疗时间大大短于外照射。LDR 连续照射具有与超分割外照射相似的生物学优点。HDR 近距离治疗做为早期 LDR 的改良形式近 20 多年来已在临床得到了广泛的应用，并积累了一定的经验。与其物理学定义相对应（剂量率>12Gy/h）HDR 在生物学上被定义为：剂量率高到短于亚致死损伤的修复，从而使 1 分钟或 5 分钟内所实施的照射剂量效应差别不大，当照射时间长于 15~20 分钟时生物效应下降。HDR 具有逻辑学及安全性上的优越性并能很好地控制肿瘤，它还能在一定照射期间保持良好的物理剂量分布，因而在一定程度上消解了因使用大分次剂量所固有的明显生物学缺陷。

一、剂量率效应

正确认识肿瘤及正常组织在生物学上的剂量率效应特点对合理进行近距离治疗具有重要意义。剂量率效应是指随剂量率下降等效照射剂量增加的现象。剂量率效应在近距离放疗中的影响比外照射更明显。临床实践表明，两种相同剂量分布的治疗计划可能由于剂量率的不同而产生完全不同的疗效，这表明剂量率的作用绝不仅仅是个简单的物理剂量问题，而涉及复杂的放射生物学范畴。

（一）剂量率区域的时标

放射可以按其剂量率效应的不同分别称为急速照射、慢速照射和迁延性照射。急速照射是指剂量率在 2Gy/min 以上照射。在多数真核细胞系统中有生物学意义的照射剂量将在数分钟内给完，在照射过程中极少发生或不发生 DNA 单链断裂的修复，也看不见剂量率效应。慢速照射是指剂量率低于 2×10^{-3}Gy/min，在多数真核细胞系统中，有生物学意义的照射剂量将需要数小时才能给完，DNA 单链断裂的修复大致是完全的。介于急速和慢速之间的是迁延性照射。

（二）剂量率效应的机制

放射生物研究细胞和组织最常用的剂量率是 1～5Gy/分，这也是临床外照射常用的剂量率。因此对每次 2Gy 的照射而言，照射时间不会超过几分钟。在这段时间里可发生由照射引起的初始化学效应（如自由基的形成）但对 DNA 损伤的修复或任何其他生物过程的发生是不够的。随着剂量率的下降，完成给定照射剂量所需的照射时间延长，照射期间便可能发生一些生物学过程以修饰放射反应，这个过程可用“4Rs”来描述。

“4Rs”是指：①亚致死损伤的修复（repair of sublethal damage）：受照射细胞发生亚致死损伤的修复，它的速率一般为 30 分钟～数小时。计算说明，当剂量率范围从 1Gy/min 降低到 0.1Gy/min，这个速度的修复将会修饰放射效应。②周期内细胞的再分布（redistribution within the cell cycle），快增殖组织在几天内发生周期细胞的再分布。③再群体化（repopulation），再群体化是一个很慢的过程，人肿瘤或正常组织的再群体化不会低于 1 天，这个范围可能是很宽的，从几天到几周。只有当照射时间成为有意义的时间分数时，单次照射才会发生有意义的再群体化（快增殖组织在数周内再群体化）。因此，无论是肿瘤还是正常组织，当剂量率在很低的范围（低于 2cGy/min），将影响细胞的效应。④乏氧细胞的再氧合（reoxygenation），乏氧细胞的再氧合是一很重要的生物学因素，尤其是在肿瘤。目前还不知道再氧合的确切发生时间，可能是几天（Steel，1986）。在单次低剂量率持续照射期间只有当照射时间与天数显著成比例时才会发生明显的再群体化。因此剂量率低于某个范围（如 2cGy/min）肿瘤或正常组织的再群体化将会影响细胞的效应，这取决于细胞增殖速率。在中等剂量率范围再分布（即细胞周期过程）将会出现修饰效应，以及肿瘤的再氧合。不同肿瘤类型之间再氧合的动力学差异很大，其原因至今仍不清楚；然而这会显著降低总治疗时间很短的近距离治疗的效应［因治疗时间短，无法有效发生再氧合的敏化作用（Steel，1986）］。

降低剂量率将会导致某一给定照射剂量的完成时间延长。因此，上述因素在用 LDR 进行连续照射时将会影响生物效应。在 LDR 治疗，由于总照射时间的关系，亚致死损伤的修复是最重要的因素，再分布的影响相对次要。再分布可能只与用相对长的半衰期的放射性核素（如 ^{125}I 半衰期 59.6 天）的植入有关。一些实验室工作显示，同步化的停滞大大长于一个细胞周期，也影响进一步的放射以及近距离治疗与外照射的结合（Williams，等 1991）。中国医学科学院肿瘤医院放疗科放射生物室的研究人员采用实证研究方法对铱-192 高剂量率近距离治疗机（microSeleectron-HDR）的剂量率效应进行了测定。铱-192 高剂量率近距离治疗机（microSeleectron-HDR）是以高剂量率、不等剂量率为特点的近距离治疗机，至今已成功开展了多种癌瘤的腔内、管内和组织间插植治疗。在实际使用过程中，该种治疗机的放射源活度在大约半年时间内从新换源时的 3.3×10^{11}～3.7×10^{11}Bq 逐渐衰减为 3.7×10^{10}～7.4×10^{10}Bq（铱-192 的半衰期为 74.2 天）。实验采用的平均剂量率分别为 46.29Gy/h 或 5.79Gy/h，全腹或全胸照射。观察指标为小鼠小肠存活隐窝细胞数和肺 LD_{50}

值。实验结果显示：随平均剂量率的降低和照射时间的延长，早反应组织小肠和晚反应组织肺的生物效应也会随之下降。不同剂量率照射后，小肠的 ED_{10} 剂量之差为 2.46Gy（15.41～12.95Gy），等效剂量降低了 16.0%；肺的 LD_{50} 剂量之差为 4.25Gy（13.25～9.00Gy），等效剂量降低了 32.1%。

二、组织内插植围绕放射源细胞杀灭的变化

环绕插植源的不均匀照射体积会产生重要的放射生物后果。靠近源的部位剂量率高杀灭细胞的数量将会类似于急速照射细胞存活曲线的表现。随着细胞距源的距离变远会发生两个主要变化：在较低剂量率，细胞的敏感度将会下降，在给定的插植时间内累积剂量也会下降。这两个因素导致随着细胞距源的距离变远，细胞杀灭的快速变化。靠近放射源部位的组织（肿瘤和正常组织）细胞杀灭水平很高，任何放射敏感性的细胞（不管敏感还是不敏感的细胞）都会被杀灭，而距源稍远的细胞效应又会很低甚至可能那些最敏感的细胞也会存活。在这两种极端情况之间会有一个临界带，在此将会发生不同水平的细胞杀灭。正如 Steel（1989）所示，对任何给定的放射敏感性水平的细胞而言，模型计算的含义是在数微米的照射距离内将会出现局部控制概率从高到低的峭壁样变化。源的峭壁距离取决于处于低剂量率细胞的敏感性，更靠近的放射耐受细胞以及更远的放射敏感细胞。假如能够调整剂量分布或总剂量将会取得基本的治疗增益。同样的原理也适用于正常组织损伤：对正常结构损伤的严重性取决于确保它们是在所对应的峭壁之外。

三、中子放射治疗的生物学基础

中子是最早用于放疗的高线性能量传递（linear energy transfer，LET）粒子射线。LET 是用于描述在粒子轨迹上电离密度的术语，LET 是带电粒子穿过 1 微米距离所传递的平均能量，以 keV 表示。研究表明随 LET 的增高，每 Gy 辐射产生更大的细胞杀灭。氧合差与氧合好细胞之间的放射敏感性差异随 LET 增高而减小。因此目前放疗中存在的肿瘤部位乏氧问题，用高 LET 放射治疗可能会与乏氧细胞化学增敏剂以类似的方式获得益处。

低 LET 辐射的细胞效应强烈地受细胞周期时相的影响，S 期细胞比 G_2、M 期细胞放射耐受强。处于静止期的细胞也倾向于比处于活跃增殖的细胞放射耐受强。这两个因素对分次放疗效应的影响在快增殖细胞比增殖慢或不增殖细胞更明显。快增殖细胞最初的存活分数在统计学上的变化很可能是由后面敏感时相的拉动所造成，因此是被后续的剂量所杀灭的。这种由于细胞周期时相差异所致的差别随 LET 的增高而减小，这也就是我们期望高 LET 放疗会对那些对 X 射线抗拒的增殖慢的肿瘤有所增益的原因。

高 LET 放疗在生物学上的第三个合理性在于研究发现：与 X 射线相比，不同类型细胞间的放射敏感性差别随 LET 的增高而变小。图 4-1 概括了 20 个体外培养的人细胞系对光子和中子的效应。这种反应差异的缩小影响着预期的治疗增益（即肿瘤和正常组织间的效应差别）。因此，如果肿瘤细胞群对 X 射线的敏感性已经大于关键正常组织细胞群，则使用高 LET 照射的意义不大，因其将会抵消已有的差别（可能的例子是精原细胞瘤、恶性淋巴瘤以及霍奇金病，即这些敏感肿瘤可能不适用高 LET）。但如果肿瘤细胞对 X 射线的耐受性比

关键正常组织细胞大，则高 LET 辐射有可能缩小这种在敏感性方面的差别，从而有效地敏化肿瘤细胞（相对于一定水平的正常组织损伤来说），在这种情况下高 LET 辐射可能会是有益的。

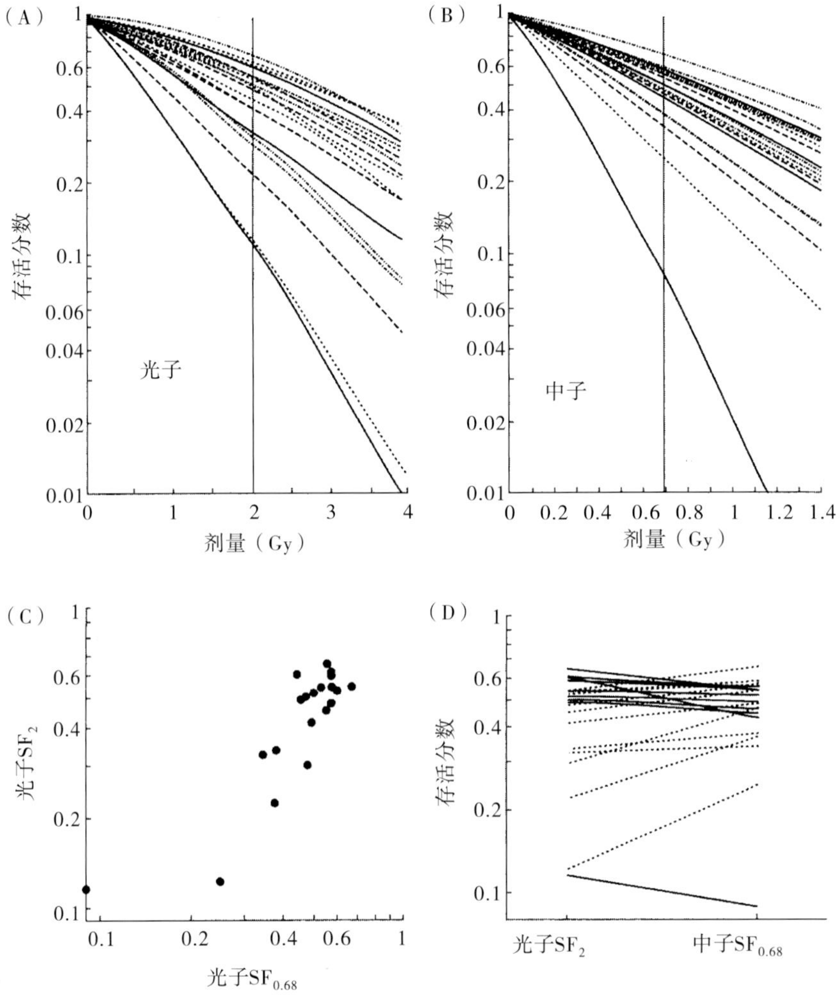

图 4-1 20 个人肿瘤细胞系的效应

（A）4MVp 光子，（B）p（62.5）-Be 中子，垂直线显示光子 2Gy 和中子 0.68Gy 产生相同的中度细胞存活；平均 RBE 为 2/0.68=2.94；（C）显示在中子参考剂量 0.68Gy 时细胞存活的范围低于光子的 SF2 值；（D）在这个剂量，有 9/20 的细胞系中子的细胞存活低于光子（引自 MC Joiner）。

上述三种放射生物学思考使我们期望高 LET 辐射可能对一些肿瘤患者有益。但至今所进行的中子外照射临床试验总的来说在所研究的肿瘤患者中并未察觉有这种优势，这在一定程度上这反映了剂量分布以及中子设备射线传输系统的不尽如人意。如果高 LET 辐射今后在临床应用，应是在那些确知是对常规 X 射线不敏感的患者，并且是在进行了乏氧、细胞动力学或放射敏感性分析的基础上。Wambersie 等（1994）总结了中子外照射对一些 X 射线耐受的肿瘤、生长缓慢的肿瘤以及一些可能含有大比例乏氧细胞的中晚期癌的一些可能益处。据 Wambersie 的调研，近期接受了放疗的患者有 10%～15%将会从使用现代高能同中心设备的中子放疗中获益（如果这些患者能够被可靠地辨认出来），可能能够从高 LET 放疗获益的是那些对目前兆伏级 X 射线治疗抗拒的肿瘤，这些肿瘤包括：涎腺肿瘤，前列腺腺癌，软组织肉瘤（生长缓慢、不能手术的），鼻窦癌（腺癌、腺样囊性癌）以及黑色素瘤和直肠癌（姑息治疗）。

中晚期宫颈癌的中子近距离治疗是开展较多和相对成功的肿瘤。早在 1980 年美国 Y Maruyama 等就进行了锎-252 对晚期宫体和宫颈癌近距离治疗的研究，结果显示：在肿瘤细胞极度乏氧时接受锎中子植入近距离治疗（即分次放疗前）是最有效的，肿瘤的消退和 5 年生存率更好一些。

（杨伟志）

第五章 剂量体系

在第一章里我们介绍了子宫颈癌腔内治疗最早最有影响的欧洲三大学派，即：斯德哥尔摩、巴黎、曼彻斯特。所谓治疗“学派”（体系），指有其独立的治疗方法，治疗容器，剂量概念，当然也要有追随者。纵观世界一些大治疗中心的不同流派，追溯其源总能与三大流派有所联系。在第一章内我们也指出我国最早的北京协和医院镭疗使用的巴黎容器，沿袭的是曼彻斯特方法，上海则类似斯德哥尔摩法。1958 年中国医学科学院肿瘤医院建立后，在吴桓兴院长带领下，强调了个别对待的原则，一度采用了适于个别对待的排管式容器，并与妇瘤科医师等一起开始了北京型容器的研制。北京型容器于 20 世纪 60 年代初用于临床，并形成了完整的治疗方法和常规。70 年代初吴桓兴院长又倡导了计算机计算放射剂量的研究。以后孙建衡、祝庆林完成了以放射源在盆腔三维坐标的空间标准位置为基础，进行了剂量分布的研究，完善了治疗方法。临床大量病例治疗结果证明，北京型（镭）容器取得满意的疗效（表 2-1）。

第一节 北京型容器及治疗方法

北京型容器（peking-type applicators）包括宫腔容器（宫腔管）及阴道容器两部分。

宫腔管分长、中、短三种，长度为 60mm、40mm 及 20mm，直径均为 4.5mm，分别含镭 60mg、40mg 及 20mg。阴道容器由容器托、放射单元、防护单元组成 2~6 不同型号容器。放射单元及防护单元既可方便安装于容器托又可方便取下。每个放射单元含镭 10mg（亦可装置其他同位素），位于单元前方，后方则为 10mm 直径的防护铅柱。治疗时依宫腔深度、阴道弹性、病变情况选择不同组合。若阴道某处需要保护，可在容器托相应部位安置防护单元。图 5-1 示北京型容器（宫腔管及阴道容器），图 5-2 示 4 号阴道容器，两侧为防护单元。

北京治疗方法为分次治疗，每次治疗 20~22 小时，一般一个疗程 4~5 次。治疗更为强调个别对待，即个体化治疗原则，与其他方法的最大区别是，不把剂量看成死的、固定的

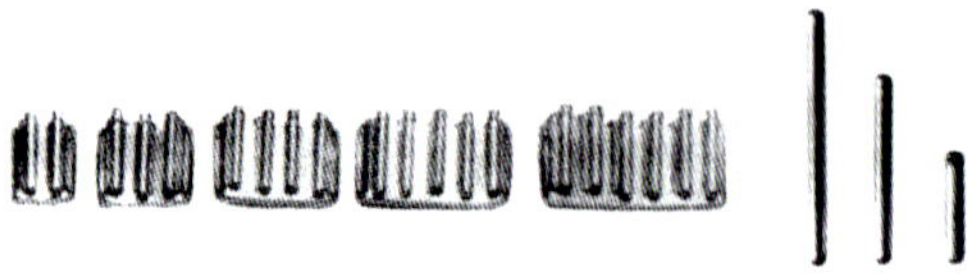

图 5-1 北京型容器（宫腔管及阴道容器）

“教条”，而是结合临床具体情况，包括肿瘤情况及患者反应，剂量可加以调节，即临床与剂量相结合的原则。治疗方法为腔内治疗与体外照射同期进行，按其特点合理配合。腔内治疗每周一次，宫腔管与阴道盒同时使用。宫颈肿瘤较大者，如菜花型、巨块型肿瘤可选择合适的阴道盒先行消除。使用阴道盒时，利用阴道的弹性和填塞将阴道盒推向上方，以增加宫旁剂量。填塞又可推开膀胱、直肠，减少了它们的受量。在腔内治疗3次后，休息一周后再继续行腔内治疗。一般腔内治疗4~5次，A点剂量60~80Gy。重视临床检查及常规检验，通过检查除了解肿瘤消退情况外，尚可了解正常组织的反应，如肛指带血，血、尿常规出现多量的红细胞，可反映直肠、膀胱受量情况，有助于治疗计划的调节。北京型容器用于临床后，至1981年治疗子宫颈癌5年生存率为：Ⅰ期91.5%，Ⅱ期74.2%，Ⅲ期61.1%，Ⅳ期22.4%，总生存率65.7%。

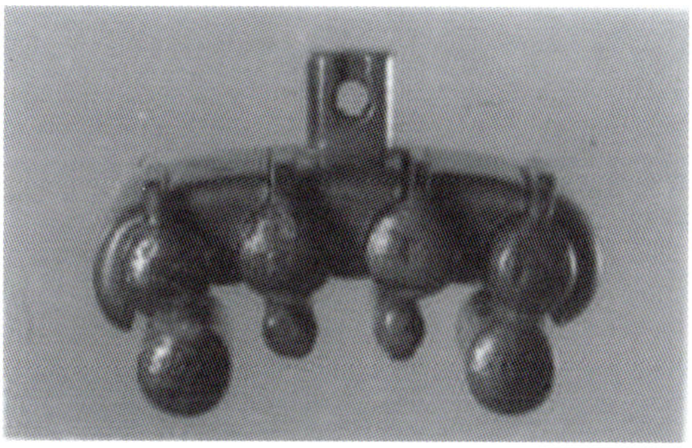

图5-2　阴道4号容器（两侧为防护单元）

第二节　剂量体系

北京剂量体系的内容包括：

1. 以宫颈口作为三维坐标的原点，计算三个平面内各点的剂量。坐标系中X-Y平面为冠状面，Y-Z平面为矢状面，X-Z平面为通过子宫外口的横断面。治疗容器在三维坐标中的标准位置为宫腔源位于Y轴（相当子宫中轴），阴道源与其垂直，X-Y平面通过宫腔源及阴道源中点。A、B点位于X-Y平面内。

2. 临床上通过拍摄正、侧位X线片所示放射源二端距三个坐标轴的距离作为计算机输入数据进行运算，输出则以三个平面相距5mm各个点每小时的剂量和同等剂量分布曲线表示。图5-3为宫腔及阴道放射源在空间位置示意图。图5-4、图5-5分别为北京型容器的正、侧位X线片。

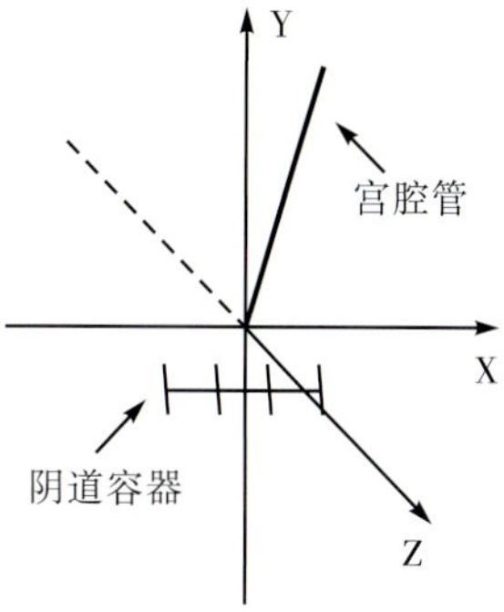

图5-3　宫腔及阴道放射源在空间位置示意图

3. 20世纪70年代，我们开始使用的是Tsy-Ⅰ型计算机时，属第二代计算机，以打孔纸带光电输入（图5-6）。计算基本公式已在第三章中介绍。并且经过对容器壁、防护、吸收和散射校正、伦琴与戈瑞（Gy）转换，最后以每小时的吸收剂量 cGy 表示，同等量曲线所示量纲亦为 cGy/h。输出可通过打印机打出数据（图 5-7），笔绘仪直接画出剂量分布（图 5-8）。通过上述步骤计算出宫腔管与阴道盒及各种不同组合的剂量及剂量分布图（图 5-9，图 5-10）。

表 5-1 为临床常用的宫腔管及阴道盒对 A、B 点每小时的吸放量 cGy 数。

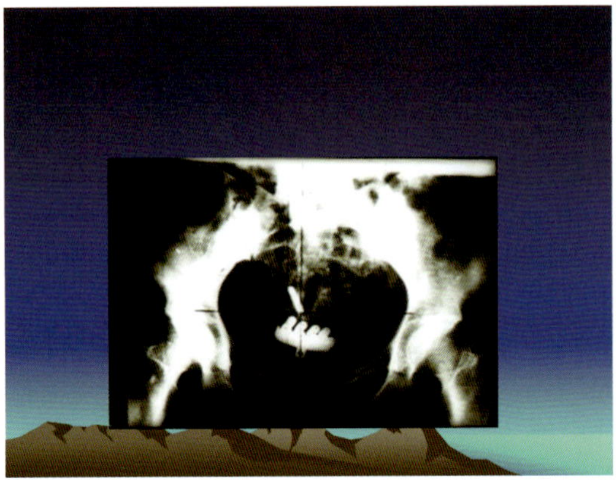

图 5-4 北京型容器的正位 X 线片

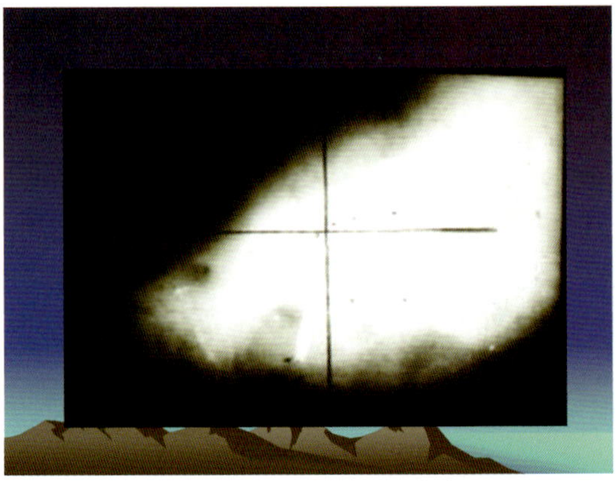

图 5-5 北京型容器的侧位 X 线片

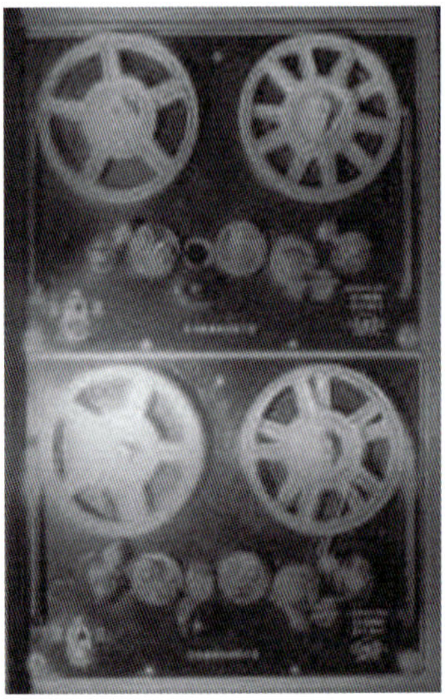

图 5-6 Tsy-Ⅰ型计算机光电输入放射源空间位置图

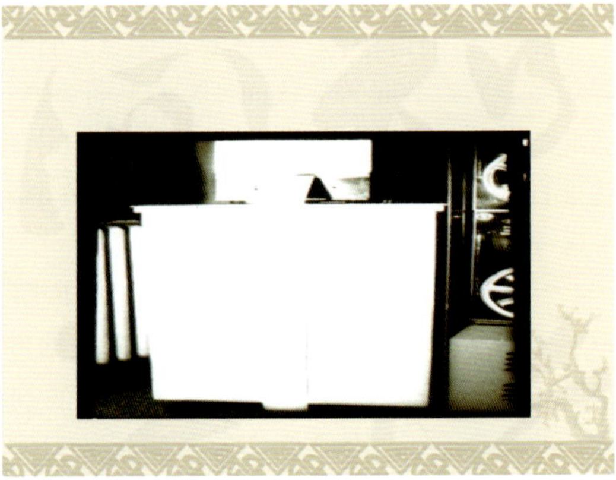

图 5-7 打印出计算数据

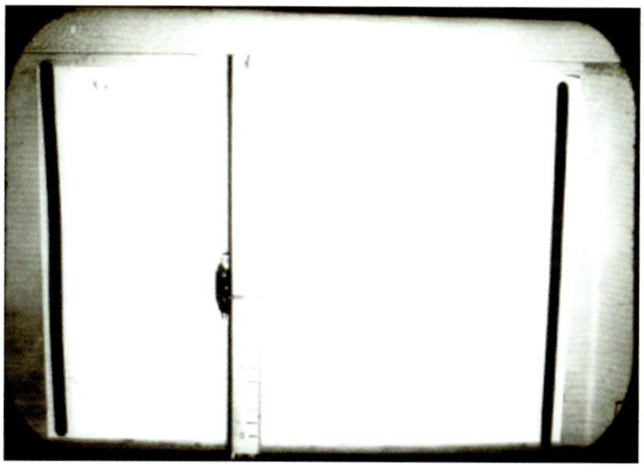

图 5-8　笔绘仪直接画出剂量分布图

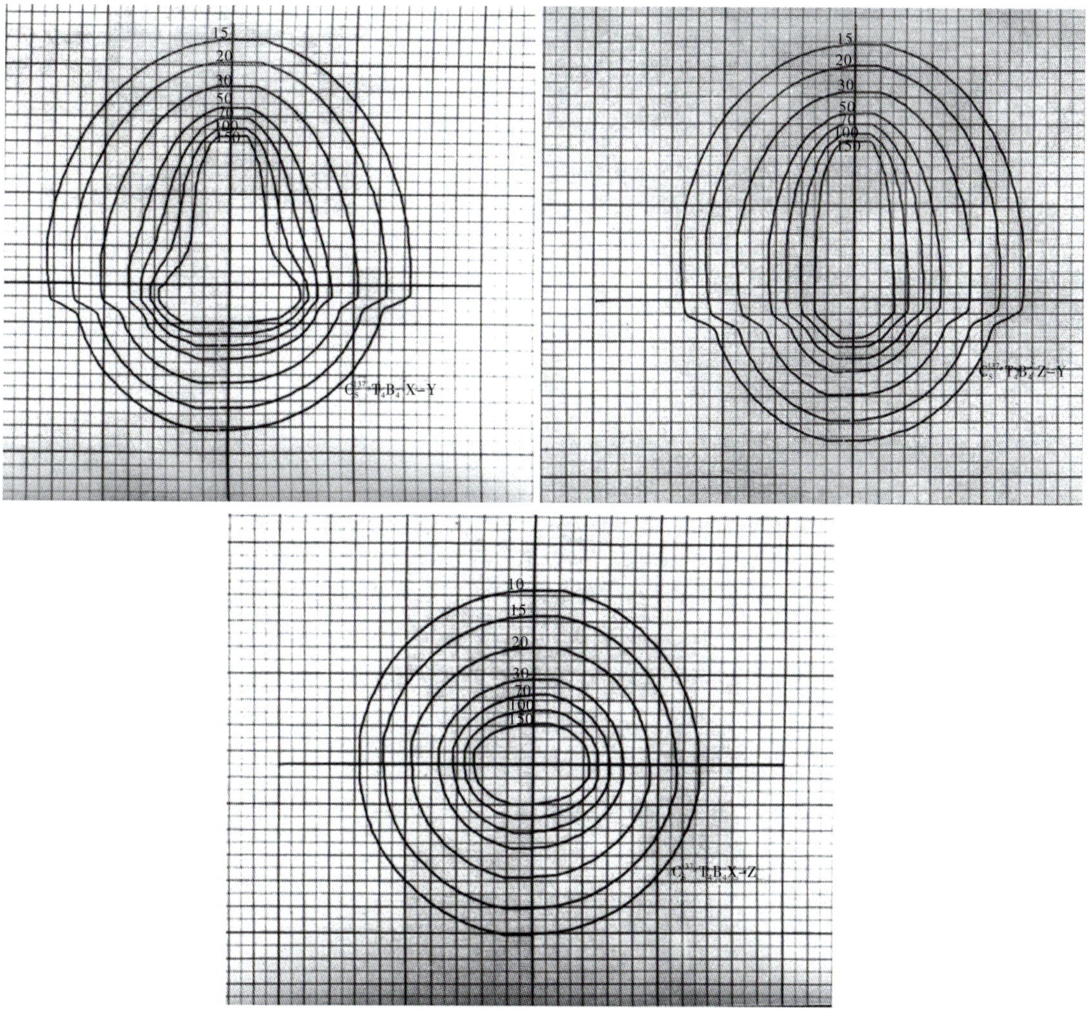

图 5-9　北京型容器 XY、YZ、XZ 平面剂量分布

（宫腔铯-137 40mgRaeq. 阴道铯-137 40mgRaeq.）

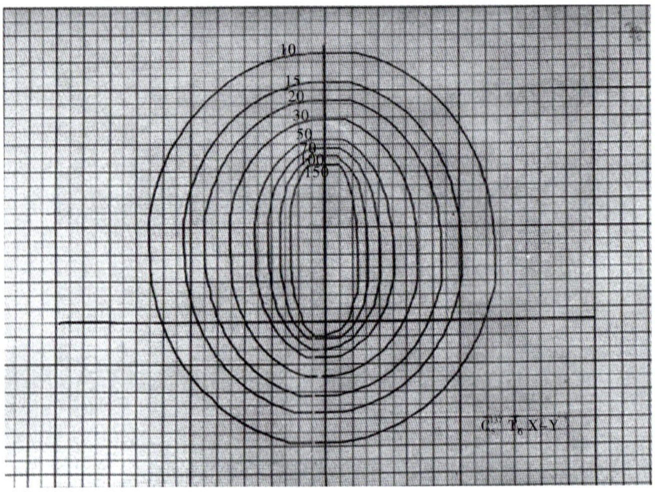

图 5-10 宫腔铯-137 60mgRaeq. XY 及 YZ 平面剂量分布图

表 5-1 北京型容器（铯-137）A、B 点剂量率

型号	长管	中管	短管	2 号	3 号	4 号	5 号
强度 （mg. Ra. eq）	60	40	20	20	30	40	50
A（cGy/h）	74	60	25	14	22	29	36
B（cGy/h）	19	11	5	5	7	10	13

以上是以北京型容器为核心，建立起的剂量体系的内容。计算出的盆腔各点的剂量及三个平面的剂量分布是我们后来开展后装治疗设计治疗计划和设计标准程序的基础和依据。北京型容器的形状和源的排列，也在我们后装容器体现，保持了我们对宫颈癌治疗的传统，在下述有关后装治疗的章节中将有介绍。

（孙建衡）

第六章 妇科近距离放射治疗对女性生殖器官的影响

近距离放射治疗是妇科恶性肿瘤放射治疗主要途径之一。近距离照射的剂量与离放射源的距离呈反平方衰减，距离放射源越近处剂量越高，因此剂量分布不均匀。女性盆腔内生殖器官肿瘤的放疗多与体外照射相结合，都在放射范围之内，易受放射线损伤，引起一系列急慢性放射性反应。女性性腺卵巢对放射线极其敏感、耐受量很低，接受放射治疗后容易引起卵巢功能衰竭。随着肿瘤发生的年轻化，放射治疗对女性生殖生理的影响就显得非常重要。放射治疗一方面治疗女性生殖道肿瘤，同时造成生殖器官损伤，影响了生活质量。

一、近距离放射治疗致女性生殖器官的病理改变

（一）外阴、阴道

外阴属放射敏感部位，但近距离放射治疗对于外阴的影响小。除外阴组织间放疗，放射源在外阴部，使其受到直接的较高剂量外，一般均系后装发射源经过外阴及阴道口，受量不大，不致引起明显的放射反应，至多可引起局部充血。

外阴组织间放疗，距放射源周围受量较高处，可致浅溃疡，白斑化。晚期局部可形成皮下纤维化和瘢痕，甚至外阴萎缩。

临床上也见过在子宫癌治疗时，出现了外阴溃疡。分析其原因是由于放射源未到位，停留于阴道及外阴部位，造成放疗敏感的外阴出现溃疡，这是不应发生的事。

阴道：阴道是后装放射治疗受累的主要部位。一般均在近距离治疗的靶区内，如子宫颈癌、阴道癌，子宫内膜癌等。虽然阴道属耐受性较大的器官，但因受量高，放射性近、远期反应均明显可见。急性反应表现为阴道黏膜充血、水肿、上皮脱失，在子宫颈癌腔内放疗与放射源接近的阴道穹隆，更为明显，并很快出现穹隆消失。治疗后 2~3 月，急性反应消退。显微镜下可见放射治疗后阴道黏膜层及黏膜下结缔组织透明变性和纤维化，导致阴道润滑机制消失、阴道狭窄、血管闭塞、肌纤维的透明变性和纤维化。常伴阴道黏膜下出血。阴道旁组织血管扩张及炎症改变，并可逐渐出现血管内膜炎、血管狭窄闭锁、管壁弹性消失，结缔组织内弹力纤维减少或消失，纤维细胞增生、胶原化，由此导致相应组织营养不良、组织硬化性水肿，上皮组织萎缩、变薄。阴道萎缩、狭窄、缩短。

阴道肉眼所见：阴道反应急性期过去后，上皮逐渐变白、变薄、黏膜萎缩，黏膜易出血。少数受量过高者可有溃疡或坏死，患者常并发严重感染、导致生殖道瘘形成（阴道直肠瘘、阴道膀胱瘘等）。少数患者阴道壁部分或全部粘连，阴道腔明显狭窄、缩短。此类患者常并发盆腔纤维化及阴道弹性消失，个别病人甚至阴道完全闭锁。放射治疗后阴道改变

个体间差异很大，和年龄、激素状态、肿瘤分期、放射治疗剂量及个人卫生习惯等相关。阴道黏膜本身，在传统腔内放疗及近距离照射耐受量可达到 90~100Gy，但其邻近的膀胱、直肠耐受量远低于阴道。它们分别限于 60Gy 及 50Gy。后装治疗由于剂量率差别大，对其耐受性难以确定。但超过 40Gy 时，需注意。

（二）子宫体及子宫颈

宫颈和子宫腔作为近距离治疗的靶区，接受的放射剂量可达 200Gy 以上。宫颈癌、子宫内膜癌及阴道癌常规腔内放疗及盆腔照射剂量可引起子宫内膜功能层及基底层永久性破坏，发生子宫性闭经。Critchley 等对全盆照射后的患者研究发现子宫的长度明显缩短，Doppler 超声不能探及子宫血流，30%患者显示子宫内膜对激素无反应。子宫壁及子宫血管均明显受损，表现为子宫肌层充血、水肿、组织质脆，宫腔操作过程中容易发生子宫穿孔及腹腔器官损伤，继发盆腔腹膜炎、弥漫性腹膜炎、败血症等危及生命的状况。宫颈管组织充血、水肿，颈管内膜渗出及颈管粘连、狭窄、萎缩，导致宫腔积液，继发感染、宫腔积脓及子宫自发性穿孔。

大剂量射线照射后相关的组织病理学改变包括子宫内膜腺体和间质萎缩，子宫内膜细胞中可见含脂肪颗粒的泡沫细胞。后装治疗后切除子宫的标本中常可见子宫内膜溃疡及坏死形成，溃疡或坏死区域由胶原纤维瘢痕愈合，显微镜下表现为点状出血、不典型成纤维细胞、腺体稀疏、伴有核异型和毛细血管扩张。在子宫肌层与溃疡愈合面之间的组织细胞中可见含铁血红素、类胆红素结晶及巨细胞，是溃疡、坏死愈合后的结局，子宫的内 2/3 肌层中小血管内皮细胞明显增生，子宫外 1/3 肌层的动脉明显硬化。

子宫颈是腔内放疗的高量区。宫颈癌发展到一定程度，宫颈局部可全为肿瘤组织取代。腔内治疗过程可见肿瘤消退，局部充血、水肿、渗出、癌细胞退化性变、核断裂、分解，炎细胞侵入，肉芽组织形成等，继之宫颈萎缩。

肉眼所见：近距离放疗后的宫颈、宫体均呈萎缩。双合诊检查子宫颈缩小、消失，与阴道无明显界限。多数情况下仅可见有宫口，质硬、活动或固定。子宫腔的容积明显缩小，肌壁弹性减弱，子宫的膨胀性明显降低，子宫血管闭塞及子宫内膜受损。阴道超声显示未接受放射治疗的女性子宫腔可容纳 5ml，子宫局部放疗后宫腔容积缩小。超声观察到接受盆腔放疗的患者子宫动脉血流异常，舒张期血流明显减少。

有些情况，如宫颈病变早、病变范围小、正常组织多、年轻患者子宫颈及宫体萎缩较慢。宫体上段受量较低加之卵巢位置较远，功能未被完全破坏，宫体上方仍可见未受损的腺体，个别的病例甚至可有少量月经出现。

（三）卵巢

卵巢位于盆腔深部、子宫两侧，内侧通过卵巢固有韧带与子宫连接，外侧通过骨盆漏斗韧带与骨盆侧壁连接。卵巢与子宫中轴线的距离个体差异很大，同子宫体积和形态、盆腔粘连、卵巢体积、并发盆腔子宫内膜异位症等因素有关。因此不能确切计算出后装治疗中卵巢的受量。卵巢对放射线非常敏感，累计受量 800cGy 以上可发生永久性卵巢功能衰竭（表 6-1）。引起卵巢功能衰竭的临界剂量是 300cGy，300cGy 以下只有 11%~13%的患者表现为卵巢早衰，300cGy 以上卵巢早衰的发生率为 60%~63%。射线对卵巢功能的影响与照射剂量、照射方式、分割剂量的方式及患者的年龄有关。外照射卵巢接受的射线量同肿瘤组织相近，近距离治疗卵巢受量远比肿瘤受量小。年轻患者发生卵巢衰竭的剂量较年长患者高。

卵巢衰竭机制从处于分裂期的颗粒细胞开始，射线照射几小时后就发生颗粒细胞固缩，发生在卵母细胞形态改变之前。随着颗粒细胞坏死，卵母细胞失去生存能力，卵泡逐渐萎缩。大量始基卵泡在走向成熟卵泡途中闭锁。卵巢的始基卵泡全部或接近全部消失，伴随卵巢皮质的基质细胞消失卵巢萎缩变小，卵巢皮质由胶原替代。卵巢动脉或小动脉硬化、血管内皮细胞增生，最终导致血管腔完全闭塞、血管壁中层的透明变性。放射线剂量高加速卵巢动脉或小动脉管壁的硬化，小动脉血栓形成或纤维斑块形成。

射线对卵巢功能的影响取决于接受射线时卵巢周期的时段，处于颗粒细胞分裂期则影响最大，相反排卵后颗粒细胞停止分裂，卵巢处于放射线的相对抗拒期，射线对卵巢的影响相对较小。因为近距离治疗的治疗时间短、每周一次分割照射，射线对卵巢的影响与外照射有所不同。

（四）宫旁组织

正常宫旁组织受照射后短期内出现血管改变，如小血管扩张、渗出性增加及炎症改变，之后逐渐出现放射治疗后远期改变，如血管内膜炎、血管狭窄闭锁、管壁弹性消失，结缔组织内弹力纤维及其他细胞成分失去再生能力，弹性纤维细胞增生、胶原化。盆腔纤维化是盆腔器官放射治疗后的一个主要改变。表现为盆腔呈板状、质硬，与肿瘤未控、复发不同，宫旁组织发生的病理改变，常有继发病变的发生，如宫旁血管闭锁可致供应直肠营养障碍，导致直肠溃疡、阴道直肠瘘的发生。这也是早年曼彻斯特提出 A 点的依据。盆腔纤维化又可导致输尿管狭窄，上段输尿管扩张，引起肾盂积水，肾皮质压迫性缺血性坏死、肾功能不全甚至肾衰竭。肠粘连导致肠道功能受损、肠梗阻等。

二、近距离放射治疗放射反应的临床表现

（一）外阴、阴道

外阴及阴道的放射性急性损伤是黏膜红疹、湿性脱屑、黏膜炎。在接触近距离照射放射源的部位常常出现脓性分泌物，阴道黏膜严重充血、水肿及黏膜下出血，持续至治疗结束后 2~3 个月，部分患者因血管受损和缺血导致的阴道上皮脱落，溃疡形成和坏死。常有外阴、阴道瘙痒及疼痛、排液较多。

外阴阴道慢性改变包括：外阴阴道上皮变薄、萎缩、白斑化及毛细血管扩张，阴道外口及阴道狭窄、阴道缩短、阴道旁组织纤维化及阴道弹性消失。阴道容积缩小、缺乏润滑性，导致性生活困难。阴道粘连、变薄，接触性出血。阴道粘连如未能适时的手术分离可形成永久性粘连、阴道闭锁。

阴道狭窄是常见的放射治疗后远期并发症，其严重程度与多种因素相关，研究发现宫颈癌行阴道后装放疗后阴道狭窄的发生率高于因子宫内膜癌放疗者。手术联合放疗者较单纯放射治疗者更多见。资料显示子宫内膜癌手术治疗后行外照射联合后装治疗较单纯后装治疗阴道狭窄的发生率高。阴道狭窄的严重程度同每次后装治疗的分割剂量、分割次数及

阴道后装容器的直径有关，分割剂量越大、分割次数越多、阴道容器直径越小，越容易发生阴道狭窄。阴道狭窄导致性生活障碍、疗后常规盆腔检查困难，影响治疗效果分析及肿瘤未控、复发的判断。

（二）宫颈、子宫

宫颈癌近距离放疗后不可避免的出现宫颈放射反应。急性期表现为持续出现分泌物，严重者继发感染。宫颈充血水肿、白膜出现。宫颈癌或子宫内膜癌高剂量率后装治疗后可发生宫颈口及宫颈管狭窄，由此导致宫腔内液体不能排出，患者常主诉下腹部抽搐样疼痛或下腹部胀。盆腔检查显示子宫增大、变软、压痛，严重者可发生子宫穿孔。

子宫内膜癌放射治疗后可能发生子宫内膜坏死，患者自觉盆腔抽搐样疼痛及腹胀，伴异味阴道排液。盆腔检查阴道、宫颈外观正常，子宫质软、增大，压迫子宫可见脓性分泌物排出，需排除肿瘤未控及肿瘤复发。

（三）卵巢

绝经前的宫颈癌、阴道癌患者接受标准的盆腔照射期间或治疗后均可以引起卵巢衰竭，导致生育功能与内分泌功能丧失。出现卵巢内分泌功能降低的一系列表现，包括血管舒缩的不稳定，如潮热、失眠、萎缩性外阴炎、阴道炎伴瘙痒和性生活困难，逐渐肥胖，乳房发生相应改变，骨钙流失加速，潜在心血管疾病的风险增加，性功能降低。早老性痴呆发生风险增加。卵巢功能改变的个体差异很大，与生活态度、肾上腺和外周血的雌激素水平有关。

（四）生育功能的改变

近距离放疗后，卵巢功能丧失。子宫萎缩导致闭经、不育。个别罕见有放疗后妊娠者，需及时终止妊娠。

（五）性功能

盆腔恶性肿瘤放射治疗后性功能异常很多见，其发生原因包括心理因素及解剖改变。最常见的心理改变是不同程度的悲伤、沮丧、缺乏欲望，担心性生活可能导致生殖道创伤和肿瘤复发，自感缺乏女性特征和性欲望。解剖因素包括放射治疗导致的外阴阴道炎、阴道排液、阴道缩短和狭窄，性生活过程中明显不适或疼痛，感觉阴道缩短及狭窄、阴道干涩、不愉悦、阴道排液增加。性生活的频率、性高潮及愉悦感均降低。

（六）骨盆

放射治疗后可以增加骨盆功能不全性骨折（pelvic insufficiency fractures PIF）发生的风险。绝经后由于雌激素水平低下，骨钙流失，导致骨质疏松，易发生骨折。盆腔放疗对骨盆骨质的影响增加绝经后 PIF 发生的风险。临床观察发现绝经后接受盆腔放疗的患者疗后发生 PIF 的风险明显增加，大部分 PIF 表现为骶骨骨折。因为研究人群、诊断方法的不同，文献报道 PIF 的发生率差异较大，甚为 2.8%～34%。PIF 主要症状是腿疼、腰痛，仍有部分患者无症状，PIF 多发生于多产、低体重的患者。建议绝经后患者应在不影响肿瘤治疗的情况下，降低骶骨及骶髂关节的放射剂量，降低 PIF 的发生风险。

三、临床处理

（一）外阴、阴道放射性损伤的处理

阴道外口的纤维化可用阴道扩张器以避免阴道粘连和狭窄。有明显炎症的情况下需要积极处理，应予抗生素治疗。

在放疗中及放疗后均应行阴道冲洗。一般以盐水冲洗即可。有感染者可加抗生素于冲洗液中。妇科恶性肿瘤放疗后要坚持长年冲洗，预防阴道粘连、狭窄，保持阴道清洁度、提高阴道壁弹性。若有阴道壁溃疡，冲洗后可予溃疡部涂以抗生素油膏。放疗后性生活不应过晚，但配偶应密切配合，即达到扩张阴道，预防阴道狭窄，又达到不损伤脆弱的阴道黏膜及不影响愉悦性生活的目的。用阴道扩张器后仍然有11%的患者出现不同程度的阴道狭窄，可能同阴道扩张器置入位置不准确、置入频率过低有关。

放射性生殖道瘘患者可行横结肠造瘘或输尿管插管、肾造瘘。膀胱造瘘对解决漏尿并不理想。

（二）宫颈及子宫

放疗过程中及放疗后阴道冲洗是处理急、慢性放疗反应的基本方法。放疗后应做定期颈管扩张、探宫腔，避免颈管狭窄和宫腔积液。

（三）卵巢功能的保护

卵巢是一个对放射非常敏感的器官，随着生殖道恶性肿瘤发病的年轻化，肿瘤放疗后由于卵巢功能衰竭或降低对患者生活质量造成的影响突显重要。卵巢功能及生育功能的保护已经成为妇科恶性肿瘤治疗中一个重要组成。保护卵巢功能的方法包括：

1. 放射治疗前卵巢移位术

（1）卵巢移位的理论基础：宫颈癌最多见的转移方式是直接浸润和淋巴转移，血行转移少见。直接浸润转移达宫旁、阴道及阴道旁组织，晚期侵犯膀胱直肠。淋巴转移达宫旁淋巴、盆腔各组淋巴等，卵巢转移较少见。文献报道：ⅠB期宫颈癌保留卵巢并不增加卵巢转移的危险。宫颈癌患者保留卵巢和不保留卵巢5年生存率无显著性差别。ⅠB期宫颈鳞状细胞癌卵巢转移的发生率是0.5%，宫颈腺癌卵巢转移的发生率是1.7%。Yamamoto等人对ⅠB~ⅢB期宫颈癌卵巢移位后卵巢转移的观察发现：485例宫颈鳞状细胞癌患者2例发生卵巢转移，非鳞状细胞宫颈癌卵巢转移率8.2%（12/146），组织学类型和血管受侵是卵巢转移的独立因素。卵巢激素对宫颈癌预后的影响不明确，无直接证据表明卵巢激素可增加宫颈癌的复发危险。因此对年轻宫颈癌患者卵巢移位术可以保留卵巢功能，但要严格掌握指征，减少移位卵巢转移率。放射生物学的研究发现宫颈癌盆腔照射4000cGy，放射野外3 cm受量280cGy，放射野外4 cm受量200cGy。从技术上讲，卵巢移位到放射野外3~4cm是可行的。卵巢移位到放射野外，移位卵巢的受照射量只有原位卵巢的5%~10%。Covens等根据宫颈癌患者腔内照射及外照射野（盆腔野+腹主动脉旁淋巴结45Gy）设定卵巢移位部位，右侧移位14.4cm，左侧移位14.3cm，移位卵巢从腔内照射的平均受量是126cGy左右；当外照射的剂量4500cGy时，移位卵巢的平均受量是135~190cGy；腹主动脉旁淋巴结照射4500cGy时，移位卵巢的平均受量是230~

310cGy，移位卵巢总受量未达到引起卵巢早衰的射线量。因此认为卵巢移位是可行、安全、有价值的。

（2）卵巢移位方法：卵巢移位术又称卵巢固定术，是把健康卵巢游离置于肋弓侧腹上方，或将卵巢游离固定在横结肠下方，以防止和减少放射治疗对卵巢功能的破坏。具体方法是放射治疗前开腹或腹腔镜下断离卵巢固有韧带及骨盆漏斗韧带前后腹膜组织，把卵巢和输卵管固定到盆腔以外，尽可能向上、向两侧固定。卵巢移位的部位取决于放射野的设定，对宫颈癌来说，卵巢应该固定到盆腔以外。卵巢移位的并发症包括良性卵巢囊肿、慢性盆腔痛和卵巢转移（1%）。其他并发症包括血管损伤、输卵管梗阻和卵巢复位，无严重手术并发症的报道。

（3）卵巢移位的时机：通过观察卵巢移位术后的卵巢功能，发现放疗与卵巢移位的时间间隔同卵巢功能有关，间隔时间越长术后发生卵巢早衰的风险越大，可能同卵巢移位术后卵巢复位有关。Treissman 等人报道移位卵巢恢复原位率达 39%，因此主张应在放射治疗前短期内实施卵巢移位术。

自体卵巢移植术是应用显微外科技术，把经检查证实无肿瘤转移的卵巢，移植到患者的乳房外侧胸外壁皮下或腋下及肩胛骨下。国内已有个别医师实施过。

（4）卵巢移位的效果：超声观察发现卵巢移位术后半年卵巢开始周期性增大，15 个月后，雌激素水平基本恢复正常，并有周期性排卵，未出现潮热、多汗、烦躁等绝经症状，乳房、臀部、声音等第二性征保持良好。进行带蒂卵巢移位术后放疗的患者，放疗后卵巢功能半年内得到恢复。放疗期间 FSH、LH 水平开始上升，E2 水平下降，放疗结束后 FSH、LH 达绝经水平，部分患者有潮热、多汗、烦躁等症状，阴道涂片检查示雌激素水平呈现高度低落，之后 FSH 及 LH 逐渐下降，血管舒缩异常症状逐渐缓解，大部分卵巢开始恢复排卵，放疗结束 6 个月后各项指标基本恢复正常水平。超声检查显示放疗后卵巢的形态及血流均正常。随访发现：虽然放射治疗前进行卵巢移位，可以保持卵巢功能，但移位卵巢衰竭时间较未接受放射治疗的患者早，50%或更高移位患者发生卵巢早衰（premature ovarian failure，POF）。术后放疗的患者卵巢移位后发生卵巢早衰明显高于单纯卵巢移位的患者。未接受放疗者，移位卵巢的功能平均持续 7. 37 年。接受放疗者，移位卵巢的功能平均持续 5. 1 年或更低。卵巢移位本身并不是造成卵巢早衰的主要原因。移位卵巢功能持续的时间主要和患者的年龄及移位部位有关，40 岁以上患者移位卵巢维持功能的时间短。移位的部位越远离放射野，发生卵巢早衰的风险越低。

卵巢移位后放射治疗虽然有很高的卵巢早衰发生率，但卵巢移位术毕竟可使年轻患者卵巢功能延长一段时间，提高患者疗后的生活质量。目前未发现卵巢移位相关的肿瘤复发、转移率增加的证据。卵巢移位的价值还有不同的看法，需多中心、长期随访观察积累资料。

2. 放射治疗时遮挡卵巢降低卵巢受量，因为卵巢体积小，卵巢所处的实际部位很难精确定位，卵巢遮挡对妇科恶性肿瘤治疗中不能有效实施。

（四）生育功能问题

妇科恶性肿瘤接受放疗的妇女，直接累及生育器官，不主张保护其生育功能。因为无论对患者或胎儿均有严重的问题。目前对疗后生活质量的着眼点是保持一定卵巢内分泌功能，解决更年期症状问题。

表 6-1 放射线剂量和患者年龄对卵巢功能的影响

卵巢受照射剂量（cGy）	结　局
60	无明显损伤
150	对年轻妇女无明显损伤，年龄≥40 岁有引起卵巢性绝育的危险
250~500	15~40 岁，60%永久性绝育，其余发生一过性闭经，年龄≥40 岁，100%发生永久性绝经
500~800	15~40 岁，60%~70%永久性绝育，其余发生一过性闭经，40 岁以上发生永久性绝经
>800	100%发生绝经

（王淑珍）

第七章 评价治疗方案

当今的妇科近距离放疗方式、方法颇多。以后装放疗而言，有高、中、低剂量率之分，放射源有钴-60、铯-137、铱-192、锎-252。镭-226虽属临床淘汰之源，相信仍有使用者。后装机有多型。有的更具当代先进科技特点。治疗方法更是繁多，临床上如何评价，是一个迫切问题。评价治疗方案一般包括三个方面：生存率、生活质量、价值医学。

第一节 长年生存率

临床评价一个治疗方案，要达到像统计学要求的条件并不实际。因为研究的病例本身（包括治疗组和对照组）很难做到一致性，影响了可比性。对一些有根治方法的肿瘤历来是以5年生存率来评价一种治疗的优劣。因为肿瘤复发多在疗后5年内，5年后复发机会很少（<10%）。对一些预后良好的肿瘤或较多病例的研究可采用更长时间的生存率，如10年、15年来表示。

过去常用所谓的绝对生存率是指开始治疗后活过一定年限的病例数与治疗后观察满同年数病例之比。这一计算方法得出的生存率，治疗时间长的绝对生存率往往反而高于治疗后时间短的绝对生存率，这是违反常理的结果，现已基本放弃。目前常用的是基于生命表法计算的观察生存率及Kaplan-Meire生存率。

当然长年的无瘤生存率更应成为反映治疗方案的金标准，因确定有无肿瘤存在要付出很多人力物力，临床报道尚较少。

目前看到一些新治疗方案，特别是与放疗方法比较时，采用CR、PR来做标准并不妥当。因为一些妇科肿瘤放疗是根治疗法，有的生存率很高。CR、PR并不能放映长年的生存情况，而且放疗不同治疗方法，不同的剂量肿瘤出现反应的时间不同。从临床角度，起码应有3年以上生存率才有比较才有意义（妇科肿瘤复发约80%左右在3年内）。

1979年世界卫生组织（WHO）制定的CR（完全缓解）、PR（部分缓解）、NC（无变化）、SD（稳定）、PD（进展）等标准是近期疗效评估，常用于新药使用和新药方案的评估，若CR、PR不佳，临床就无何意义了。

临床上，我们看到评价子宫颈癌晚期化疗两个方案采用的是用药后生存时间，第一个方案的患者生存6个月，第二个方案生存7个月，评价为第二个方案优于第一个方案。这并不恰当。且不说死亡的原因及有无统计学意义，就与宫颈癌的自然生存期比较，也有差距。20世纪60年代初中国医学科学院肿瘤医院对一些来院检查为晚期宫颈癌，其后对未经任何治疗的患者进行了追踪，这些患者的平均生存期为10.4个月。他们在当时一项研究中，曾把疗后1年内死亡者定位无效。

（孙建衡）

第二节 生活质量

当前已把疗后生活质量看作与肿瘤疗后的生存时间同等重要的问题，生活质量是疗后康复治疗的核心。由于社会的发展，人群对生活质量的要求日趋上升。癌症发生的年轻化，肿瘤治疗的进步，生存率的提高，癌症患者，特别是年轻患者放疗后生活之路很长，医师的责任既要减少肿瘤患者的躯体和精神痛苦，又要尽最大努力使她们活得幸福和尊严。以往的陈旧观念“好死不如赖活着”早已被摒弃。生活质量成为评价治疗方案的重要因素。

放疗后生活质量一个重要方面，是无严重放疗并发症存在。对近距离放疗而言，我们第二章提到的，使患者获得最理想的剂量（optimal dose），是指给予最大可能消灭肿瘤、而又不引致放射损伤的剂量最为重要。对妇科恶性肿瘤的放射损伤主要指严重的放射性直肠炎、膀胱炎，严重者，往往需要外科干预，但仍难以根本解决，如瘘的形成，不能修复，只能改道。

生活质量看来似乎简单，但实际并非如此，它的内容不仅限于医学，而且涉及心理学、康复学、伦理学和社会学等，正在成为一个新的交叉学科。

生活质量是患者对目前状况的满意程度的评价。包括了对肿瘤的存在与否的担心、形体改变及疗后出现的症状、功能变化及与之有关的心理状况、在社会与家庭的地位及获得的支持等。

妇科恶性肿瘤的近距离放疗对患者疗后生活质量有不利影响。特别由于卵巢功能的缺失，生殖器官的萎缩所致的性功能和绝经期综合征问题。

单纯子宫颈癌早期的腔内治疗，由于卵巢活动性较大，受量可能减少，疗后尚能有一定功能。加之子宫上段及底部受量较低，部分内膜能残留下来，极个别病人会有少量月经来潮，甚至有罕见妊娠的报道。一般月经维持不了多久，随卵巢功能衰竭而终止。至于妊娠结局均不佳，一旦碰到此情况，应及早终止，放射线致畸作用是肯定的。

一般妇科恶性肿瘤的近距离放疗均与体外照射联合实施，放疗后卵巢功能尽失。未绝经的患者，开始治疗之后，可能在疗中或在治疗结束前后来经一次，即不复再来，但绝经期综合征随之而来；随着病人放疗后康复，又面临性生活问题。二者均是影响疗后生活质量的既特殊又重要的方面。

一、疗后性生活

（一）妇科恶性肿瘤近距离放射治疗后性功能异常的表现

大部分生殖道恶性肿瘤放疗后出现不同程度的性功能障碍。资料显示接受放射治疗的患者性欲明显下降49%，性生活频率下降47%，润滑度下降46%，性高潮下降49%，性交痛36%，愉悦度下降47%。放射治疗后性功能障碍的程度较手术治疗更明显。宫颈癌ⅠB和ⅡA患者放射治疗后性功能障碍发生率66%，而手术治疗的患者仅32%。

生殖道恶性肿瘤疗后性生活异常表现为心理异常和生理异常两方面。疗后心理异常最常见的表现是情感悲伤、沮丧、抑郁、焦虑和对生命的恐惧。担心性生活可能导致生殖道创伤、性生活导致肿瘤复发及性生活过程中肿瘤转移至性伴侣。自认为缺乏女性特征、失去女性魅力。自我形象及性欲望因存在生殖道恶性肿瘤而严重影响。同时患病带来的经济压力、社会或家庭角色的改变或与伴侣关系的紧张等均是性功能损伤的因素。流行病学资料显示放射治疗后58%患者情感悲伤、无性欲或抑郁，42%担心肿瘤复发，32%患者感觉无愿望，26%与性伴侣分离。心理异常导致性调节明显异常，观察发现大多数宫颈癌患者放疗后存在明显的性调节异常，如性频率、性欲望、性高潮及兴奋性异常。

生理异常的表现是性交困难、性生活不适或疼痛，感觉阴道缩短及狭窄、阴道干涩、不愉悦、阴道分泌物增加。几个研究显示放射治疗后性器官解剖发生明显改变，阴道改变的患者占80%，其中约80%的患者表现为性功能障碍。31%宫颈癌阴道狭窄的患者存在性功能障碍。大样本资料显示放射治疗后79%患者存在性交痛，74%患者感觉阴道干涩，79%患者感觉阴道缩短或狭窄。治疗后性生活的频率、性高潮及愉悦感均明显降低。

（二）妇科恶性肿瘤近距离放射治疗后性功能异常的病理生理基础

女性生殖道恶性肿瘤近距离放射治疗后发生性功能异常与患者的心理改变、生殖道结构改变及内分泌异常三方面因素有关。

生殖道恶性肿瘤本身导致的某些症状，如接触性阴道出血、阴道排液、性交痛等使患者对性生活产生恐惧，由此导致性功能异常或障碍。恶性肿瘤诊断后对肿瘤的恐惧及对生殖器官疾病的认识不足使患者认为疾病使性功能丧失、放射治疗过程中不适、全身症状使患者的悲观、沮丧、抑郁、焦虑加重，均可影响性欲望。自我认知的改变影响自信心，是性功能异常的另一个重要因素。

放射治疗的疗程持续长达2个月，对性生活的影响超过化疗。放疗期间乏力、恶心、腹泻等使性欲明显降低；近距离放射治疗导致阴道充血、水肿、渗出甚至溃疡等阴道炎表现，需停止性生活；放疗后阴道僵硬、阴道纤维化、弹性消失、狭窄和短缩，产生明显的性交困难、疼痛、甚至性嫌恶；放疗晚期并发症如放射性膀胱炎和直肠炎、特别是阴道瘘更严重损伤性功能。

盆腔近距离放射治疗及外照射后产生卵巢放射性损伤，短期内即可引起卵巢激素分泌明显减少，导致外阴皮肤、阴道黏膜变薄、萎缩，腺体分泌减少，阴道润滑度明显下降，阴道黏膜弹性及延展性降低，性欲望明显降低，导致性交痛、性生活困难、性欲降低，性频率、愿望、性高潮及兴奋性可进行性下降。

（三）妇科恶性肿瘤近距离放射治疗后性功能异常的处理对策

1. 心理干预　性功能损伤的心理干预和性健康教育是肿瘤医生的职责之一。开始治疗前充分向患者及家属交代疾病的特征及与性功能的关系，告知疾病本身及治疗后生殖道结构和功能的改变对性功能的影响及处理对策，使患者感到一切都在控制中，有助于性功能的保护及恢复。最好与心理医师一起对患者的不良情绪，给予积极引导，减轻其对性功能的影响。充分告知患者及家属性生活对生殖道结构及功能的影响；告知性生活与肿瘤复发及转移的关系，明确性生活不能引起肿瘤转移给对方；但同时需告知生殖道人乳头瘤病毒

（HPV）感染与性生活的关系及预防性传播的措施，使患者能够了解性生活对肿瘤发生、预后之间的关系，解除对性生活的恐惧。

2. 对症处理　放疗期间及放疗后坚持阴道冲洗、必要时局部应用抗生素，控制阴道感染，同时注意保护阴道微生物状态。治疗后尽早开始性生活有助于防止阴道狭窄；适时应用阴道扩张器，减轻阴道缩短和狭窄的程度，尽量维持阴道形态及功能。阴道扩张器局部应用润滑剂，以水、矿物油、甘油为主要成分的保湿剂，保持阴道湿润状态。性生活前应用无味、无刺激性、非油性润滑剂。维生素 E 可明显改善性生活满意度，口服维生素 E 可增加阴道润滑度。

3. 激素治疗　妇科肿瘤医师对病人的激素使用颇具戒心。特别对一些激素依赖性肿瘤，不主张放射治疗后使用雌激素或激素替代疗法。放疗后外阴、阴道黏膜干涩、阴道弹性消失，无雌激素使用禁忌证的患者可局部应用雌三醇软膏，如欧维婷，可有效改善泌尿生殖道黏膜薄化、干涩及黏膜损伤，对伴发老年性阴道炎的患者可明显缓解症状。普罗雌烯（更宝芬）软膏及氯喹那多普罗雌烯（可宝净）片剂，机体吸收很少，易为患者所接受，对激素依赖性肿瘤患者尤为适宜。

二、疗后更年期综合征

对未绝经的患者，经放疗之后由于卵巢功能的丧失，出现更年期综合征，表现为：潮热出汗、感觉异常、失眠、忧郁、焦躁、疲倦乏力、肌肉痛、头痛、头晕、关节痛、心悸、多疑等，严重影响患者的生活和工作，甚者可出现轻生的念头。多年以来一直在探索解决办法。放疗前的卵巢移位及悬吊，大部病人有卵巢早衰，并可能出现其他问题，如腹痛、囊肿等。而以往最常用的是雌激素及激素替代治疗，但多年来一直不被妇瘤科医师看好，对雌激素与肿瘤关系存有顾虑。20 世纪 70 年代雌激素与少女阴道透明细胞癌发生的关系（其母亲在妊娠早期服用雌激素）；60 年代后美国子宫内膜癌发病率上升原因分析及治疗乳腺癌的三苯氧胺的使用，致子宫内膜增生，息肉和子宫内膜癌的发生的增加；21 世纪初妇女健康倡议（Women's Health Initiative，WHI）激素替代治疗（HRT）增加了乳腺癌发生的研究和当前关注的雌激素对卵巢癌的负面影响，都说明激素对肿瘤发生的负面作用。中华医学会妇产科分会绝经学组提出的 HRT 禁用和慎用情况多数反映了激素与肿瘤相关。如：

禁用：已知或怀疑妊娠，原因不明的阴道流血；已知或怀疑乳腺癌；已知或怀疑有性激素依赖性恶性肿瘤；患有活动性静脉或动脉血栓栓塞性疾病；严重肝肾功能障碍；血卟啉；耳硬化症；脑膜瘤。

慎用：子宫肌瘤；子宫内膜异位症；子宫内膜增生史；尚未控制的糖尿病及高血压；乳腺良性疾病及乳腺癌家族史；有血栓形成倾向；胆囊疾病；癫痫；偏头痛；哮喘；高催乳素血症；系统性红斑狼疮。

妇瘤科医师一直期盼有非激素类药物解决更年期综合征。一些非激素植物药的研究如黑升麻异丙醇提取物（莉芙敏）的研究已有 50 余年的历史。目前在我国临床使用良好，已被中华医学会妇产科分会绝经学组推荐为不适合激素治疗的选用药。

（王淑珍）

第三节 价值医学

患者放疗后往往会有自卑感或感到被社会及家庭孤立。产生的原因多是经济问题，涉及要介绍的价值医学。

价值医学（value-based medicine）指在评价治疗方案时应将成本效用考虑其中。在西方发达国家对成本效用极为重视，它与循证医学均为临床决策提供依据。目前，我们对此尚不够熟悉，相信随着我国卫生事业的发展，价值医学会愈来愈受重视。

价值医学利用成本效用等分析方法对不同治疗措施进行评价，可以衡量相同领域不同治疗方案的价值。它结合了患者对生活质量期望，同时考虑了社会的经济因素及患者的承受能力。帮助我们判断哪种治疗方案是最佳的、合理可行的、哪种是没有价值的，甚至是有害的。既为每位患者提供高质量的医疗服务，又可能最大限度地减轻个人和社会的经济负担。

肿瘤治疗的费用是相当高昂的。相当多病人由于医疗费用使个人和家庭陷入经济困境，往往被社会视为另类人群，家庭不和、失去关爱。必须重视这一问题，应尽量的减轻患者经济负担，并应权衡有关治疗方案的利弊，向病人或家属讲清，避免“人财两空”。有相同治疗效果的方案，费用较少的是选用的最佳方案。所以价值医学是评价方案的条件或工具。为患者提供好的医疗服务，又减轻个人和社会的经济负担。

第四节 小　　结

本章提到评价治疗方案的三个方面是互相联系的。若带有肿瘤，患者存在对肿瘤未愈的压力或反复治疗痛苦，哪有生活质量可言。治疗后的严重并发症其痛苦也不亚于肿瘤。医疗费用也会造成社会和个人问题，会使病人丧失幸福感和尊严。所以评价治疗方案这三方面都不能忽视。目前评价治疗方案只侧重于生存率，有的甚至只有 PR、CR，显然是不全面的。有些甚至在评价治疗方案时竟不涉及上述三方面内容，而是以是否能实施和具有某种新技术和新设备来衡量，这显然是一种错误，应切实注意。单纯的盲目追求新技术和设备，并不一定能提高医疗质量，要重视上面提到的，尚未被深入认识的价值医学的概念。

（王淑珍　孙建衡）

第二篇

临床运用

第八章　后　装　机

在第一章内我们介绍了后装治疗出现的背景，解决了工作人员的职业照射，但是若治疗效果不如传统放疗，也是不能被接受的。在我们列举的国内外治疗结果中，可以看出已达到和超出传统治疗。所以妇科近距离后装放疗得以取代传统放疗。

在后装治疗发展过程中，曾有过手工后装、远距离手工后装及远距离机器控制的后装治疗。当前基本上是后者。

第一节　γ 线源后装机

前文已介绍过后装治疗包括高、中、低剂量率照射。

高剂量率照射，治疗时间短、每次治疗以分计，不需有严格防护要求的病房，无治疗中护理问题，病人也免去长时间卧床治疗之苦，减少了放疗中感染的机会，方便了病人及家属，颇受欢迎，特别在发展中国家。中、低剂量率治疗以小时或天计，没有上述的优点，但在欧洲，如法国对低剂量率治疗颇为青睐，认为生物效应好，采用低剂量率治疗。在后装开始治疗之初，有些单位对高剂量率照射有顾虑，也曾采用过中、低剂量率治疗。所以常把后装机分为高，中低剂量率型。但是以后的发展，高剂量率治疗普及快，应用广泛。原为低剂量率机型，也可改为高剂量率机型。高剂量率机型亦可行低剂量率治疗，如间断剂量率或称脉冲剂量率（pulsed dose rate，PDR）后装放疗（见第一章）。本文作者曾于 20 世纪 90 年代将 γ 线源后装机分为妇科腔内放疗为主的后装机及当代多功能型后装机。

一、妇科腔内放疗为主的后装机

此类后装机多是 20 世纪 80 年代中期前用于妇科腔内治疗的后装机。基本上是以电机、机械驱动的后装机。但在 80 年代中后期某些机型中已开始用微型铱-192 源及机内有微处理器控制的功能，说明已向当代多功能型后装机型过渡。

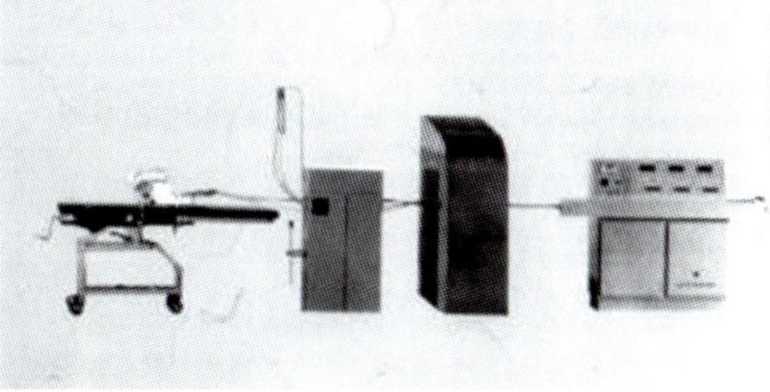
图 8-1　四川的 HZJ-I 型远距离手工后装机

图 8-1 为我国四川的 HZJ-I 型远距离手工后装机，高剂量率，钴-60 源。源也是国产的。全机有控制台、连接管、储源库、计时、报警、源到位指示。源按一定组合排成 6 条源辫，控制台上每条管道均有操纵手柄。治疗时可推动所需管道的手柄，将相应

源辫由储源库送至治疗容器。该机型在 20 世纪 80 年代在四川开始临床使用。

图 8-2 为英国产 Cathetron 后装机，20 世纪 60 年代初已在临床使用。Cathetron 钴-60 源、高剂量率后装机。总源强度可达 30Ci 以上，A 点剂量率可达 3Gy/分，共有 9 条管道，每条管道有固定的源辫。源辫由真假源珠按一定要求串联而成。由电机牵引重锤运行，源辩到位固定，开始治疗。若有故障，电源中断，重锤降落，将源拉回源罐。9 条管道中可有 1~2 条管道作传送模拟源之用，模拟源强度为治疗源的 1/1 000~1/2 000。治疗时先将模拟源送至治疗部位进行测量，在子宫颈癌治疗中，直肠的剂量达 A 点剂量的 60%，则需重新放置容器以减少直肠受量。本机是高剂量率后装机早期机型，1978 年伦敦国际后装会议有大量报道，累积了丰富的经验。本机由于体积、重量大，源辨多，多年没有改进，我国未引进。20 世纪 80 年代已不再生产。

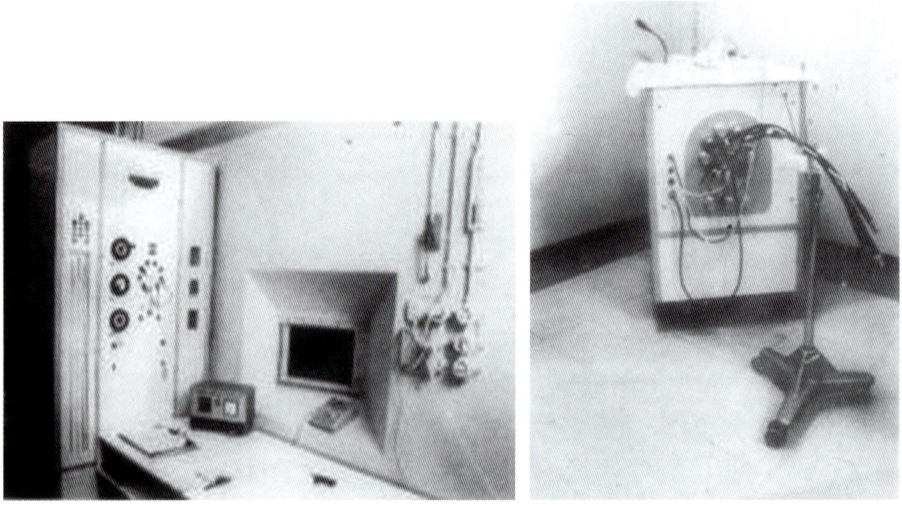

图 8-2 Cathetron 后装机

左为 Cathetron 控制台，右为 Cathetron 主机

图 8-3 为 Brachytron 后装机示意图。为高剂量率后装机 Cathetron 同期机型。加拿大产。钴-60 源，3 管道，源强 10~20Ci。该机特点为治疗时源可固定可摆动，所以尽管管道数不多，源数量减少，仍有较大的治疗范围。源运行依靠电机牵引重力。我国 20 世纪 70 年代北京妇产医院曾引进一台，1985 年刘延富等人有总结报告发表，为我国发表最早的大病例组的高剂量

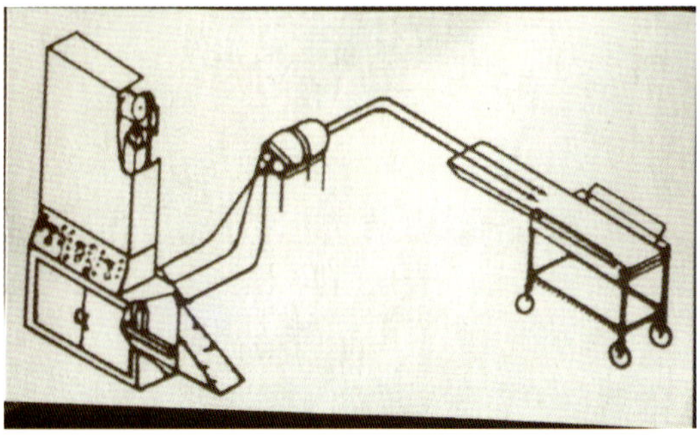

图 8-3 Brachytron 后装机示意图

率后装、有长期治疗结果的报道。该机在我国仅引进一台，早已停用。厂家也早已停止生产。

图 8-4 为法国产 Curietron 后装机，20 世纪 60 年代中期临床使用。原为铯-137 低剂量率机型，放射源总强度不过 300mCi，治疗时将机器推至床边进行治疗。4 条管道，一机一床（每次治疗一人），电机传送。备有蓄电池和曲柄，当电源故障用以退源。该机法国多用，保持低剂量率连续照射的传统。我国曾有两台。为适应市场需要，该机不断改型。亦有中、高剂量率机型，放射源可钴-60、铱-192。亦有用该机做 PDR 治疗。

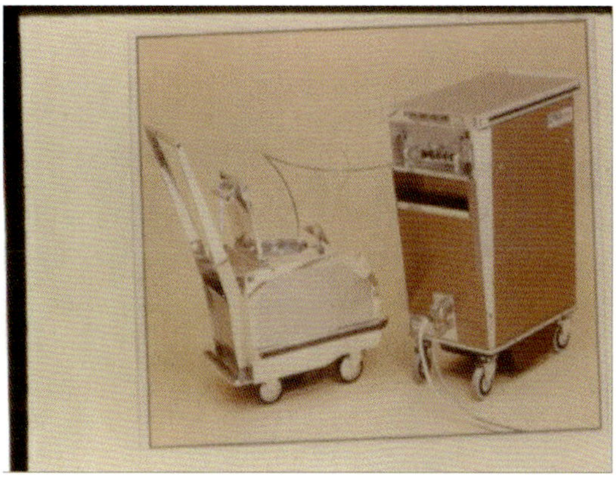

图 8-4 Curietron 后装机

图 8-5 为日本产 Ralstron 后装机。20 世纪 60 年代后期产品。钴-60 源，高剂量率后装机。3 条管道，源强达 20Ci。用于宫腔治疗的放射源，受步进机控制，呈步进式跳动。源位置及每步停留时间可自动调节。储源罐中另有模拟管，供假源模拟治疗用。机器另有储源装置，以备电源故障，保障源安全返回。我国曾有 6 台。

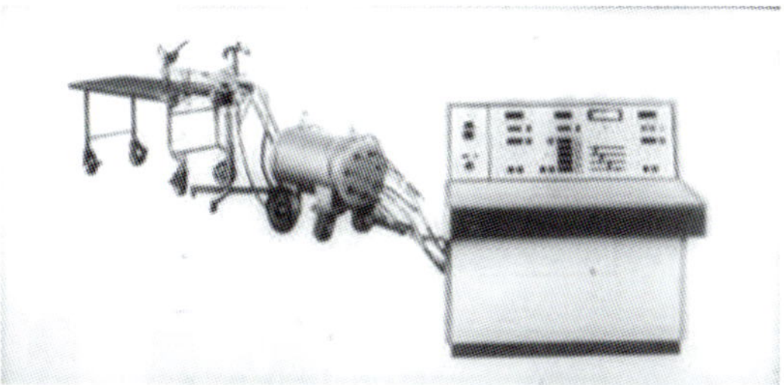

图 8-5 Ralstron 后装机

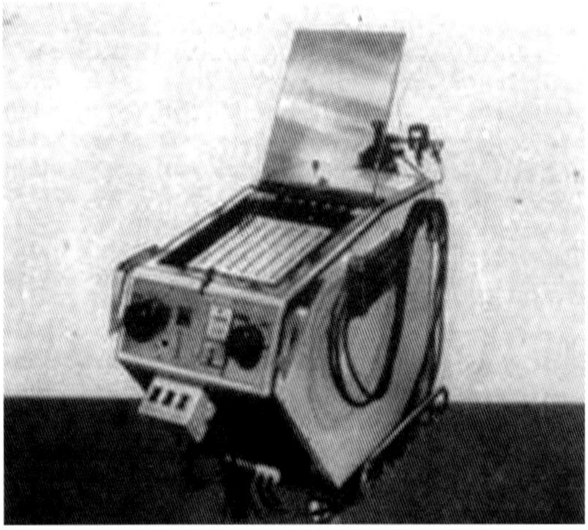

图 8-6 Cervitron 后装机

图 8-6 瑞士产 Cervitron 后装机，20 世纪 70 年代初期临床使用，我国曾进口一台铯-137 源低剂量率机型。

图 8-7 为 Buchler 后装机，德国产。原为单一管道，铱-192 源，源强为 10Ci。有 2 台 PTW 剂量测量仪与控制台相连，可直接进行膀胱、直肠测量，当达到预定剂量时，即使 A 点未完成计划剂量时，放射源亦可自动返回。80 年代初中国医学科学肿瘤医院订购一台 3 管道，铯-137 源，为保持该院腔内治疗传统，将阴道容器及源的排列做成类似北京型容器式样。中间源可摆动、亦可固定，由程序盘（program disc），工业中称为凸轮控制，而侧源为固定源。为中、高剂量率。此后，我国引进约 20 台 3 管道铯-137 源 Buchler 机。80 年代中后期曾一度有国产铱-192 源用于此机。我国有多篇临床报道。

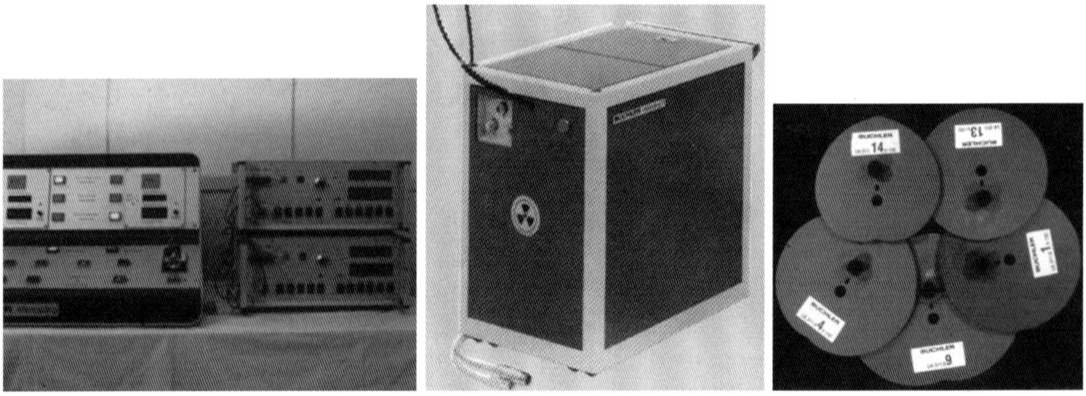

图 8-7 Buchler 后装机

左为 Buchler 控制台及 2 台测量仪；中为 Buchler 主机；右为控制源运动的凸轮

图 8-8 左为 Selectron-MDR/LDR，MDR/LDR 实为同一机身，治疗时用的放射性源珠数量不同可作为 MDR 或 LDR 治疗。该机可有 3 条管道或 6 条管道，后者可同时治疗两人，为铯-137 源。右为 HDR 型，为钴-60 源。上述 Selectron 在治疗时以临床需要，真假源珠在微处理器控制下即时完成组合、由压缩空气送入治疗容器。Selectron HDR 在 20 世纪 80 年代后期我国曾引进一台。

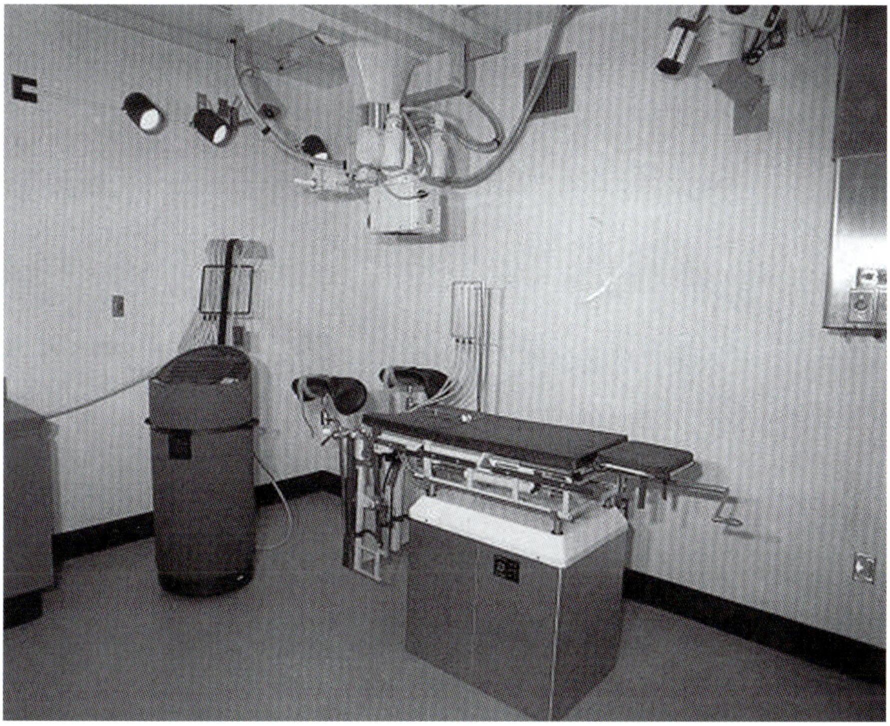

图 8-8 Selectron HDR（右）及 MDR/LDR（左）

图 8-9、图 8-10 分别为前苏联的 AΓAT-B3 及前东德的 Decatron 的机型，但我国未引进。AΓAT-B3 是钴-60 源，高剂量率后装机，曾在我国展示过。Decatron 高剂量率铱-192 源，

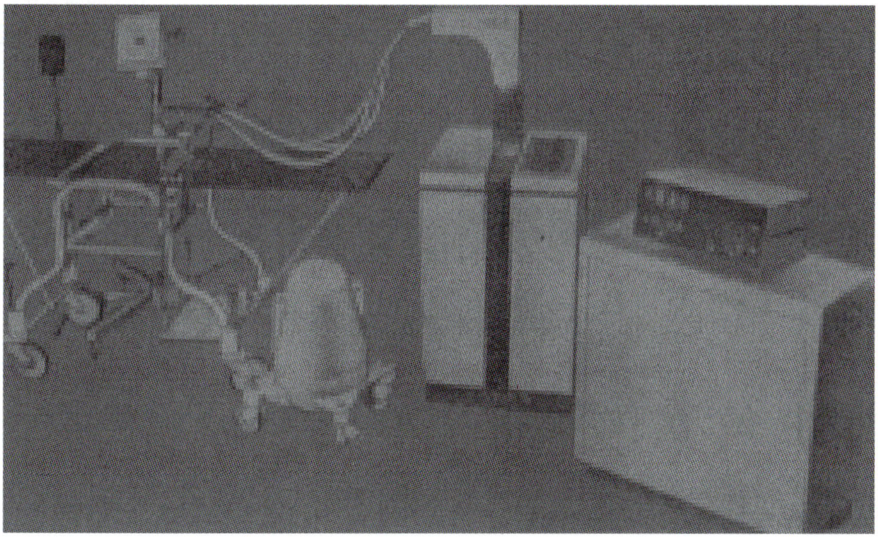

图 8-9 AΓAT-B3 后装机

源强可达 20Ci。20 世纪 70 年代已用治疗妇科肿瘤。系电机控制步进源运动。

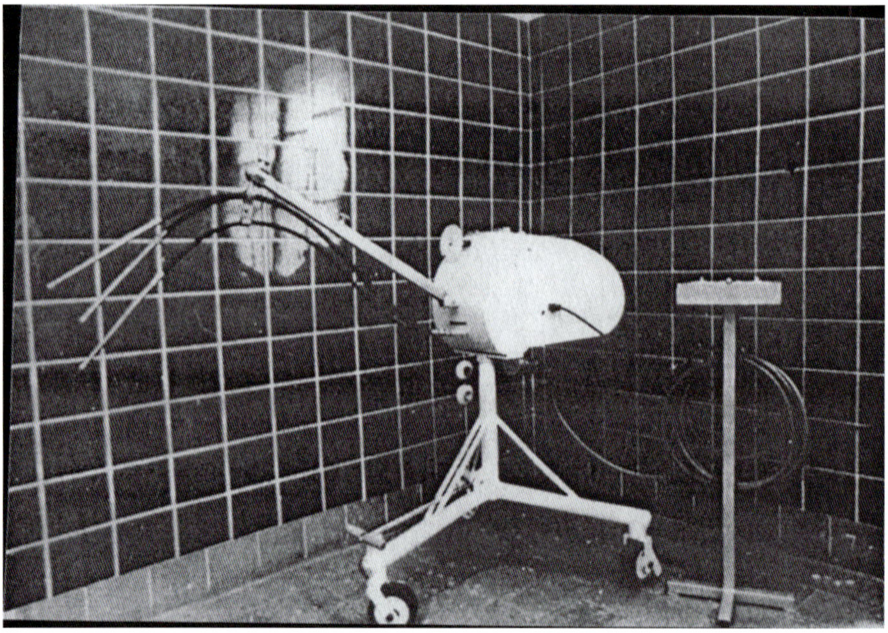

图 8-10 Decatron 后装机

二、当代多功能型后装机

20 世纪 80 年代后半期逐渐发展出新一代后装机，我们称为当代多功能性后装机。这一代机型国外主要有；GammaMed Ⅱi（德国），microSelectron（荷兰），Buchler-facts（德国），Ominitron（美国），而尤以 microSelectron 影响较大。进入 90 年代后，类似机型在国内出现，主要有广东的 WD-HDR18，天津 ZL-HDR18，山东等地也均有生产。

（一）当代后装机共同特点

1. 单一高强度铱-192，源外径 0. 5～1. 1mm，长 3. 5～10mm，源强可达 10Ci。源运动靠电脑控制的步进机执行。步进距离可 2. 5mm、5mm、10mm。虽仅一个源，但可进入 10～18 通道进行治疗，保证了各种功能的完成。

2. 具有电脑控制治疗的计划系统和控制系统　计划系统保证了准确的放射源位置重建，方式可有：①将用于定位的模拟串放入治疗部位，用等中心法或正交等法拍摄 2 张 X 线片，将模拟源位置输入，显示出源在空间的位置，然后输入有关参数，进行优化处理。得出剂量分布及参照点剂量和治疗时间。②将治疗床与模拟机、电脑、控制台相连，将模拟机显示的位置直接进入电脑进行优化计算，将结果送入治疗控制系统进行治疗。此过程免除了摄片、输入等过程，有学者称之为“一体化”治疗。③将治疗容器位置与 MRI 相连，进行优化计算，再送至治疗控制系统，进行治疗。以上均可称为以影像学为基础的腔内内治疗，尚做不到像 Cyberknife 那样导向追踪定位治疗。由于后装机的电脑化，做到了剂量运算的准确、即时，保证了放射源的位置及自动进入不同管道，治疗过程及资料的储存。

3. 多功能　当代多功能型后装机不仅可行妇科肿瘤的腔内放射治疗，也可行管内及组织间后装治疗，并能用于其他部位肿瘤的近距离放疗。也可前术前、术中及术后治疗。

4. 安全性能高　放射源为单一的微型铱-192。易于防护。离远 1 米处测得剂量均远较国际标准为低。机器内各种内锁、自检、模拟源探路运行、报警、紧急退源、监视系统均保障治疗过程的安全。

（二）机型介绍

1. microSelectron　荷兰 Nucletron 公司产品。该公司自 1978 年推出低、中剂量率 Selectron 后，产品不断发展，并很快由低、中剂量率改为高剂量率。当代高剂量率机型为 18 个通道，有 48 个贮留点，有独立的计划系统和控制系统。放疗时先将治疗计划存入磁卡中，再将磁卡送入控制系统进行治疗。1989 年我国引进开始临床使用。该机软件不断改进，并已与影像学，如 CT、MRI 联机。能得出三维剂量分布。铱-192 外径 0.9mm，长 3.5mm。步进距离为 2.5mg→5mg→10mm。由于目前影像学条件所限。肿瘤靶区不能很好显示，治疗时以治疗容器所显示的位置制定治疗计划，且受传统的曼彻斯特系统影响，治疗上不够灵活。价格又较昂贵（图 8-11）。

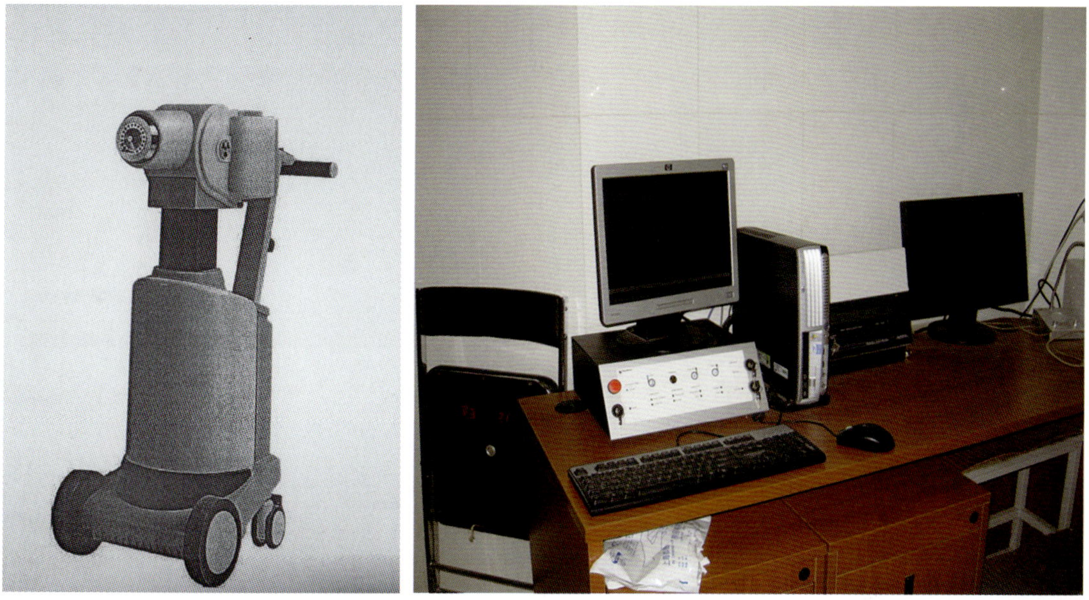

图 8-11　microSelectron 机型

左为 microSelectron 主机；右为 microSelectron 控制台

2. Buchler-facts　为 Buchler 公司于 20 世纪 80 年代末推出机型。有 12 条管道。除通常使用源活性区 Φ0.5mm，长 5mm 放射源外径 1.1mm 铱-192 源外，尚有点源，直径 1.1mm。

(点源外径 1.6mm). 放射源最小步进距离为 1mm。柱型源最小步进距离 5mm。有 60 个贮留点，保持原 Buchler 传统，有 2 台 PTW 测量仪。各类容器均可使用。我国曾引进二台（图 8-12）。

3. GammaMed Ⅱi 德国 Dr. Sauerwein 放射技术公司产品。该公司 20 世纪 60 年代已生产后装机，并最早以铱-192 源可移动的后装机对脑瘤进行术中照射。80 年代后期推出 GammaMed Ⅱi 多功能型当代后装机，有 12 个通道，常用源活性区 Φ0.6mm，长 4mm，外径 1.1mm。亦有点源，源直径 1.2mm（外径 1.8mm），有 40 个贮留点，步进长度 5mm 或 10mm。机器体积小，重量轻。我国未引进此型后装机（图 8-13）。

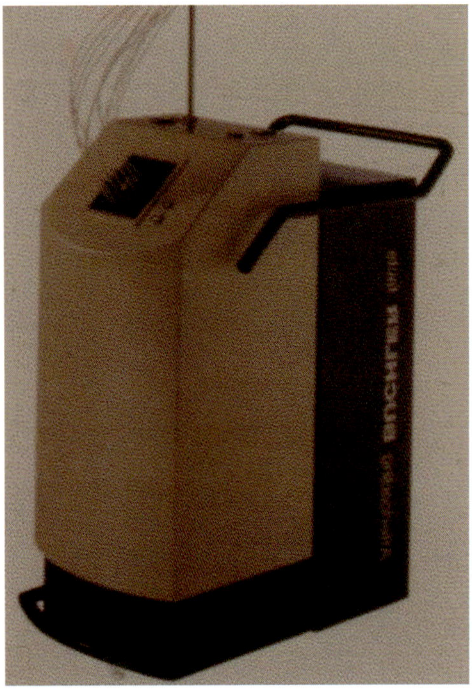

图 8-12 Buchler-facts 主机

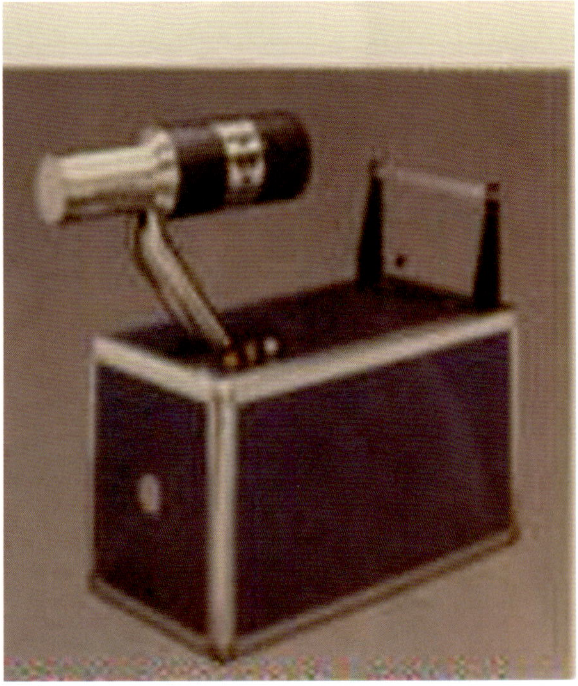

图 8-13 GammaMed Ⅱi

4. Omnitron 美国产，有 10 个通道。有别于其他机型之处是其放射源铱-192 直径最小，活性区 Φ0.34mm，外径仅 0.57mm，长 10mm，适于组织间插植。我国未曾引进（图 8-14）

（5）WD-HDR18 为广东威达集团公司 20 世纪 90 年代初产品，具有上述当代多功能后装机的各种特点。产品初期放射源铱-192 亦为国产。该产品问世后促进了我国后装机的换代及国产化。计划系统及控制系统等均由一台计算机完成，并附有 S-系列妇科肿瘤治疗程序，该程序简化了治疗过程，易于普及，得到广泛应用（图 8-15）。现使用的初始源强已超过 10Ci，放射源活性区直径 0.7mm，有效长 3.5mm。源外径 1.1mm，长 6.5mm。

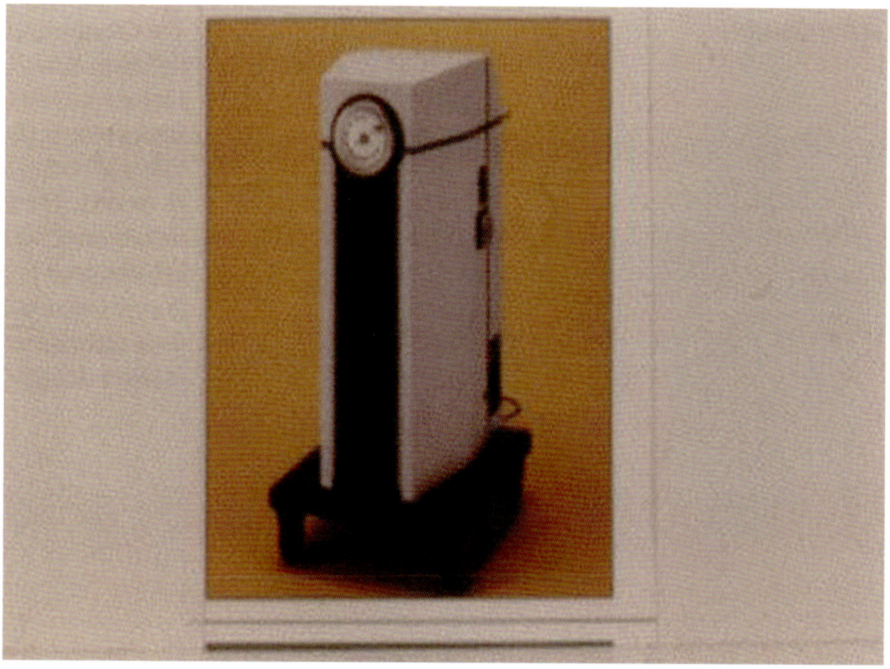

图 8-14 Omnitron 后装机

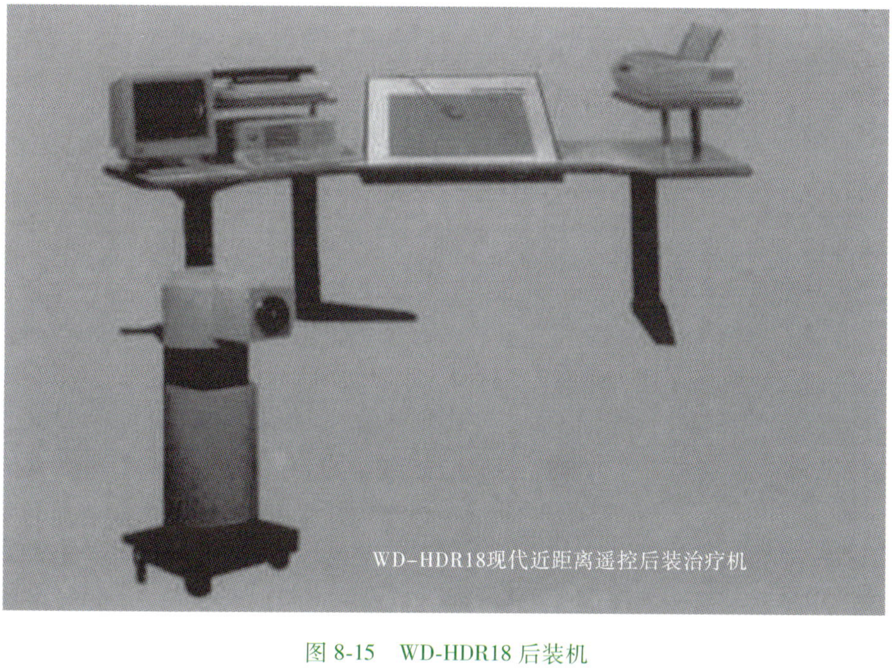

图 8-15 WD-HDR18 后装机

（孙建衡）

第二节 锎-252 中子源后装机

在第一章中我们曾提到：锎-252 中子治疗没有经历多久传统治疗方法很快转入了近距离后装时代的治疗。但是虽经历了多年，在国际市场上我们尚未见过定型的锎-252 中子源后装机。我国于 20 世纪 90 年代末灵顿公司生产出第一台中子后装机，并在第三军医大学大坪医院临床使用，至今已有 20 台在有关医院治疗病人。而且深圳中锎普瑞科技公司在灵顿中子后装机（第一代）的基础上，已开发研制出新型锎中子后装系统（第二代），见图 8-16。我国中子后装机具备上述当代后装机的共同特点，唯目前放射源直径较大，不适于常规组织间放疗。

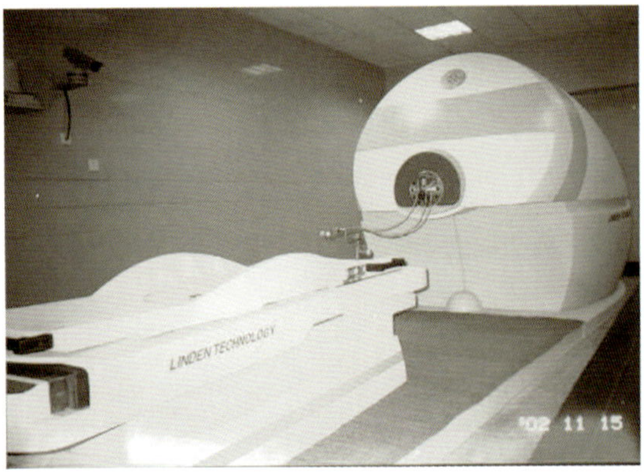

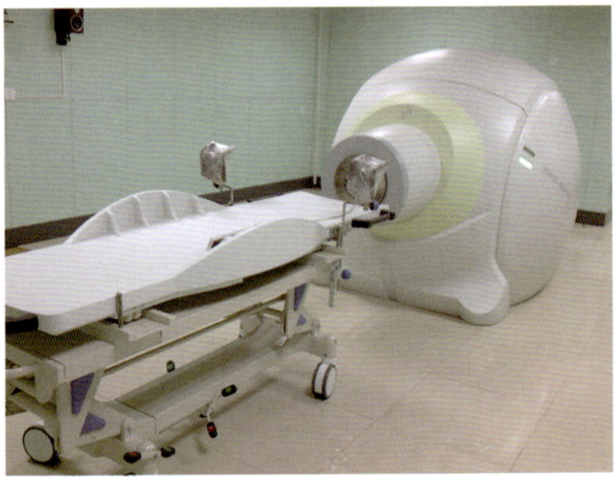

图 8-16 ^{252}Cf 中子后装治疗机（主机外观）
左为灵顿中子后装机（第一代），右为深圳中锎普瑞科技公司后装机（第二代）

通过近些年的临床实践，体会到中子源比 γ 线源有治疗上的优势，如中子射线对肿瘤内乏氧细胞的杀伤力大、照射后几乎没有亚致死损伤修复，相对生物效应（RBE）高等。俄罗斯多年治疗子宫癌的经验告诉我们，中子治疗子宫癌将 5 年生存率提高了 10%～15%。我国大坪医院及武警总医院均有较好的治疗结果的报道。武警总医院报道中特别指出中子对腺癌及宫颈大病灶有治疗上的优势。对妇科肿瘤而言，凡适于近距离治疗的均可用锎-252中子源，对一些放疗不敏感的肿瘤，如腺癌、宫颈大病灶癌、子宫局部复发癌、肉瘤及黑色素瘤有治疗上的优势，有条件者均应考虑中子治疗。深圳中锎普瑞科技公司第二代后装机与第一代相比，主机结构小型化，软件升级。在二代机中将 SL（n）标准程序包括其中，明显地简化了治疗过程，方便了医师和病人，治疗时只需依病人情况调出所需程序即可治疗。因为标准程序是在以往对近距离放疗剂量学研究和后装治疗经验的基础上借助影像学的帮助，在电脑中行放射源位置空间再造、优化处理等步骤制作而成，具有更大的适用性、而且不需其他附属设备（如模拟机等），更易普及，对一些剂量学知识不够的医师则帮助更大。

此外，为做好中子规范化治疗，机器中打印记录中增加了操作过程，每次剂量总结及妇科放疗总结单等内容。

一、设备结构

（一）^{252}Cf 中子后装治疗机设备

由主机、控制台、打印机、模拟机、治疗床、治疗容器等组成。

1. 主机（内有贮源器中子源在其内）、主机外壳内有液体防护材料（图 8-17），泄漏辐射达防护标准。本机使用的^{252}Cf 源的外壳尺寸为 Φ3mm×10mm，源芯尺寸为 Φ1.4mm×5mm，设计允许的^{252}Cf 含量最大值为 1000μg（图 8-17）。

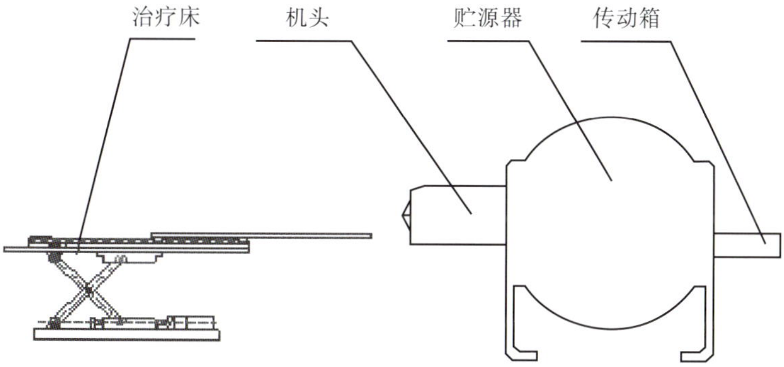

图 8-17　中子后装治疗机主机结构示意图

2. 控制台　①治疗控制系统：由电源、源驱动器、控制微机、声像监视系统、紧急回源系统和安全联锁装置组成（图 8-18）。②治疗计划系统：由硬件部分和软件部分组成（图 8-19）。

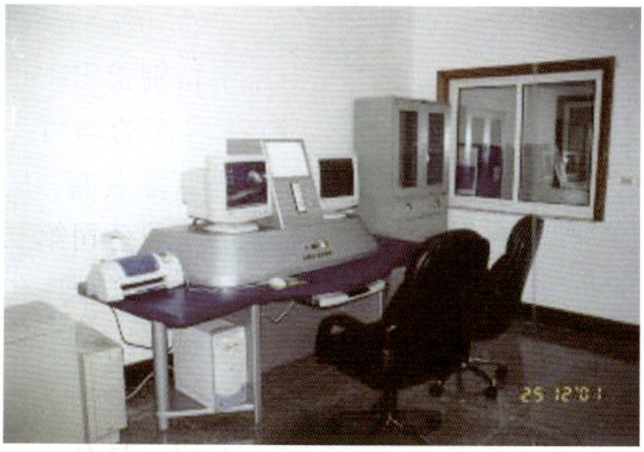

图 8-18　治疗控制系统

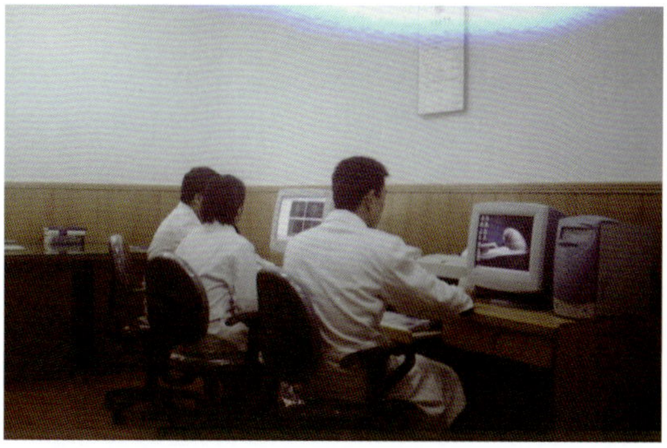

图 8-19　治疗计划系统

3. 硬件部分 有输入设备及微机

4. 打印机 将治疗计划、剂量分布、治疗过程（包括治疗当日放射源的强度，源在治疗容器的运动情况、均可自动打印记录）。

5. 模拟机 可与治疗计划系统及治疗床内联，形成一体化的治疗过程，亦可在操作室中放置好治疗容器，将病人送至机房。转移到治疗床，在做模拟定位做治疗计划，亦可不做模拟定位，直接调出 SL（n）标准程序治疗。

6. 治疗容器 见第九章。

（二）主要性能指标

1. 与剂量学有关的参数 辐射源强度：^{252}Cf 实际含量为 1000μg 左右，即中子发射率为 $2.3\times10^{9}/s$，γ 射线发射率为 $1.3\times10^{10}/s$。

（1）泄漏辐射：距可触及的主机表面 100mm 处的剂量当量率不超过 100μSv/h，距可触及的主机表面 1 米处的任何位置的泄漏辐射剂量当量率不超过 10μSv/h。

（2）辐射源半衰期：2.65 年。

2. 主机机械系统参数

（1）主机外形尺寸（长×宽×高）：3925mm×2332mm×2145mm。

（2）总重量：8 吨。

（3）出源通道数：12 个。

（4）通道最小曲率半径：≤100mm。

（5）治疗床床面高度范围：700～1000mm。

（6）治疗床床面前后移动行程：1000mm。

（7）治疗床承载重量：200kg。

（8）到位精度：源到位精度和重复到位精度均为±1mm。

（9）步进精度：放射源在治疗范围内步进精度为±1mm。

（11）驻留时间精度：在驻留点的驻留时间精度为±1s。

（12）最大出源距离：被送离机头通道口的最大距离不小于 1500mm。

（13）出源到位和退源到位时间：出源到位和退源到位时间应分别不大于 15s。

（14）正常工作时的噪声：≤65dB（A）。

3. 电气控制系统参数

（1）整机输入功率：≤3kVA。

（2）不间断（UPS）电源：220V AC 3kVA 在线式。

4. 治疗计划系统参数 治疗计划系统得出的中子剂量和 γ 剂量与实际剂量的相对误差：≤5%。

（三）先进的治疗软件（图 8-20）

各子系统采用统一的数据库（动态刷新）；各子系统之间实现网络化的数据传输；系统运行高效、准确，无纸化管理；控制子系统操作界面可直观监测治疗进程和各种故障信号；计划子系统提供分别适应于不同治疗方式的计算方法，自动优化方案、SL（n）标准程序。

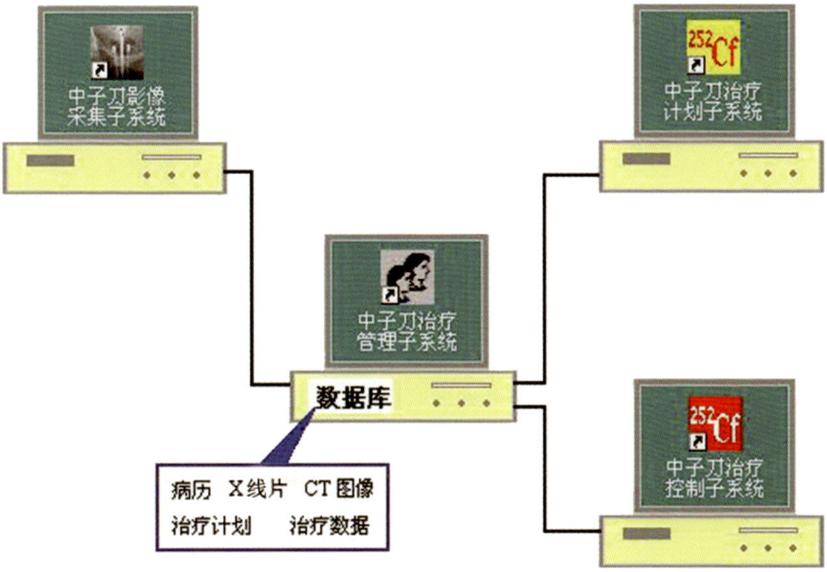

图 8-20 治疗软件结构示意图

反映了国产锎-252 中子源后装机具有时代性、安全性。软件具有多功能，可采用模拟定位、一体化治疗过程，又可不用模拟机直接用标准程序，简化治疗过程，易于普及，有广泛的实用性。

下方为软件中包括的妇科恶性肿瘤近距离放疗总结单。认真填写有助于规范化治疗和治疗经验总结。每次治疗过程随打印治疗过程传出。

本次治疗小结

治疗过程：

宫颈情况 宫颈大小 类型 宫颈阴道部的长度

宫腔位置 深度 避孕环

容器放置顺利否

其他情况

治疗程序（或其他治疗方式）

参照点 A 剂量 Gy（iso-effecf，i）

宫腔源给予 A 点剂量 Gy（i）

阴道源给予 A 点剂量 Gy（i）

阴道消除量 Gy（i）

其他参照点（位置） GY（i）

治疗医师
机器操作者

年 月 日

医院妇科放疗总结单
姓名 年龄 住院号
临床诊断
病理诊断
腔内治疗
起止日期
治疗程序
其他
参照点 A 剂量 Gy（iso-effect，i）
宫腔源给予 A 点剂量 Gy（i）
阴道源给予 A 点剂量 Gy（i）
阴道消除量 Gy（i）
其他参照点（位置 ） GY（i）
体外照射
起止日期
照射机器 钴-60 加速器（MeV）
照射方式 盆腔前后野 四野
六边野 延伸野
三维适形 调强 其他
盆腔中平面剂量
靶区及剂量
放射治疗过程中的特殊情况
医师

填写时间 年 月 日

（徐晓春）

第九章　后装治疗容器

后装治疗总是先把治疗容器（applicator）放置于治疗位置，然后将源送入治疗容器。妇科后装容器基本上是沿袭传统治疗容器，并加以改进，以适应后装治疗方法。容器种类不少，作者曾将用于妇科肿瘤的最常用的容器分为两大类，下面将有代表性的予以介绍。

一、放射源在容器中的治疗位置与源的传送方向一致

该类容器包括宫腔管、组织间插植针（图 9-3）、Hanschke 阴道后装容器（图 9-1）、灵顿阴道后装容器（图 9-2）、宫腔双管道后装容器（图 9-4）、宫腔三管道容器（图 9-5）、阴道塞子等。它们运行安全，不易卡源。对穹隆有一定弹性、宫颈阴道部明显、外生性肿瘤用 Hanschke 阴道后装容器治疗颇为有利。宫颈肿瘤于 2 个半球间，肿瘤受量大，消除肿瘤有利。灵顿阴道后装容器，有不同长短的有效治疗区，可依外生肿瘤长短及阴道壁受累情况选用（亦可将容器翻转，使其平面对向病变部位）。此类容器对阴道前后壁（膀胱、直肠）受量较高。

组织间插植针应保证材料的质量，不易弯曲或折断。细针对组织损伤小，但易折断，需特别注意。图 9-3 下方有马蹄形筛板，可置放在外阴部固定插植针之用。

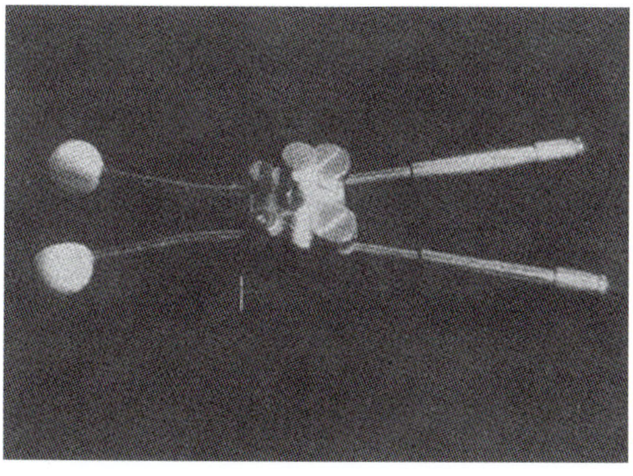

图 9-1　Hanschke 阴道后装容器

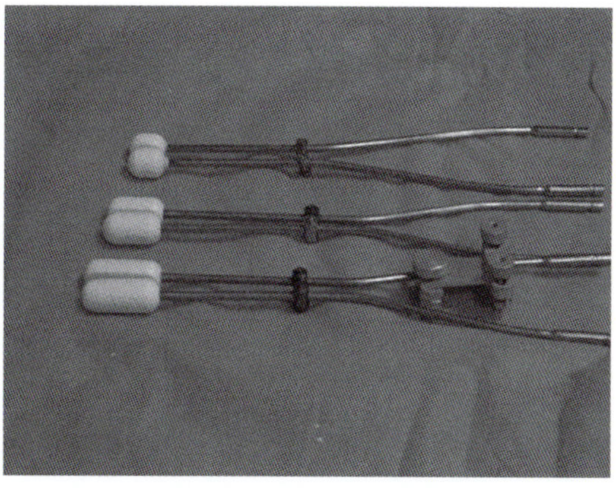

图 9-2　灵顿阴道后装容器

图 9-4、图 9-5 均可用于子宫内膜癌的腔内治疗，国外常用，国内很少用。第三军医大学大坪医院曾采用双管道后装容器治疗子宫内膜癌。此类容器能予子宫内膜癌以合理剂量分布。国外治疗时要用麻醉，将此类容器放置于宫腔不困难。国内腔内治疗不用麻醉，故未普遍采用，而用单管道通过优化处理或用标准程序得到合理剂量分布，并以两个参照点（F，A）评估治疗的合理性（图 1-17）。

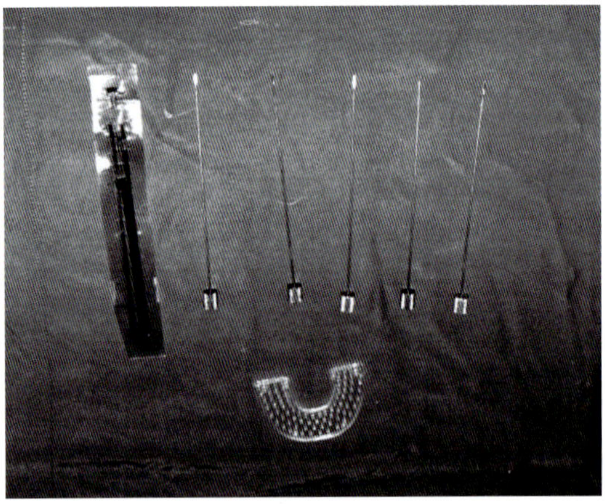

图 9-3 组织间插植针

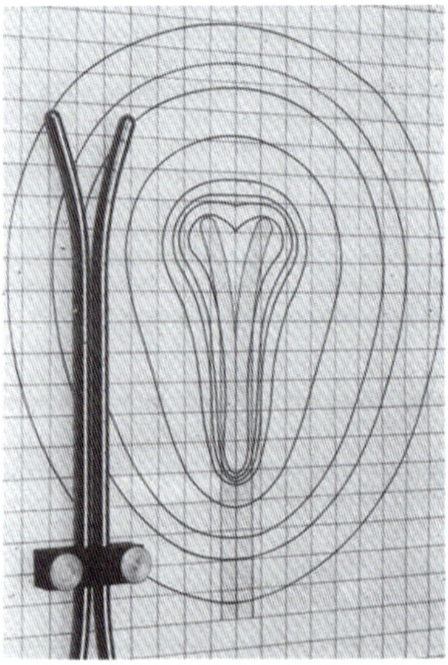

图 9-4 宫腔双管道后装容器

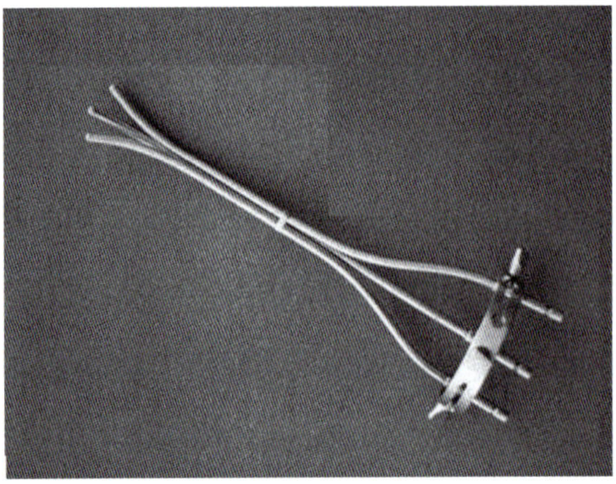

图 9-5 宫腔三管道后装容器

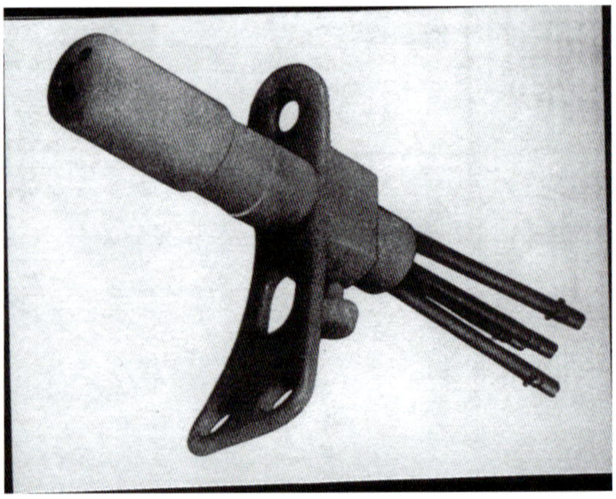

图 9-6 多管道阴道塞子

多管道阴道塞子（图 9-6）对多壁阴道病变治疗十分有利。我们常用的为单管道阴道塞子。图 9-7 为在传统腔内治疗时使用的阴道塞子。将放射源置于相应部位，其他部位置以填充棒。后装治疗时可以将治疗管放于其内治疗

二、源在容器中的治疗位置与源的传送方向成一定角度

在正常解剖情况下，宫腔轴与阴道轴是成一定的角度（表 9-1），一个标准治疗位置是宫腔源与阴道源垂直。在传统腔内治疗中保持此位置并不困难。但在后装治疗中由于管道的存在，不易保持此位置，所以将阴道容器成一定角度（图 9-8，图 9-9）。而且角度的存在，增加放射源传送的安全性，不易卡源。

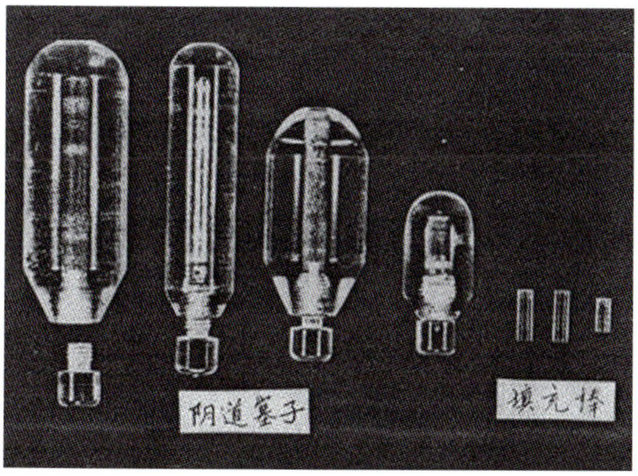

图 9-7　阴道塞子

表 9-1　宫腔轴与阴道轴角度

角度	百分比
90°	15%
115°	40%
135°	35%
180°	5%
200°	5 %

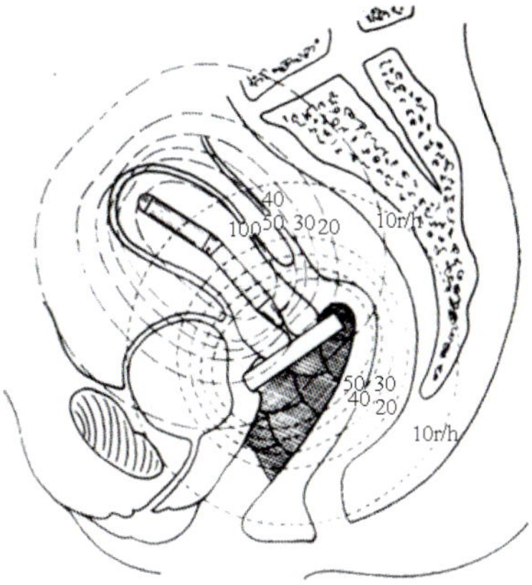

图 9-8　传统腔内放疗宫腔容器与阴道容器的标准位置

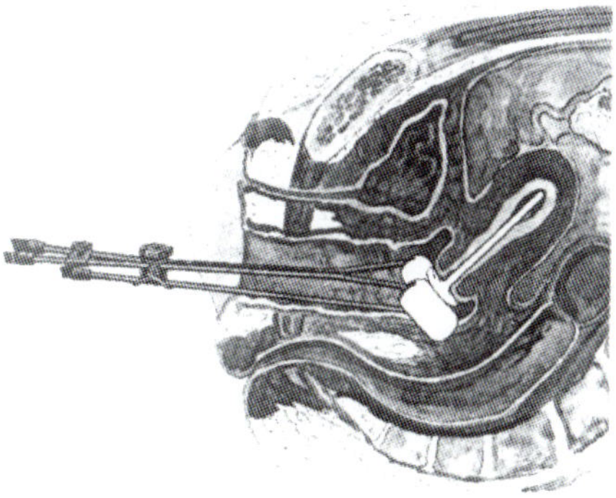

图 9-9　后装腔内放疗宫腔容器与阴道容器的标准位置

这一类容器有 Fletcher-Suit 阴道后装容器（图 9-10 左 1，2）、模拟传统的北京型阴道容器 Buchle 机（图 9-11）和 WD-18 后装机的阴道容器及其改良型（图 9-10 右 1，2；图 9-12；图 9-13）等。

图 9-11 左 1 为阴道塞子，2~5 为不同型号阴道容器。

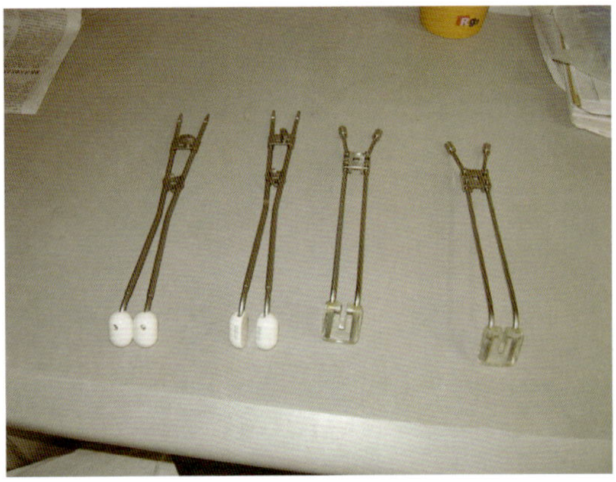

图 9-10 Fletcher-Suit 阴道后装容器（左 1、2）和 WD-18 改良型阴道后装容器（右 1、2）

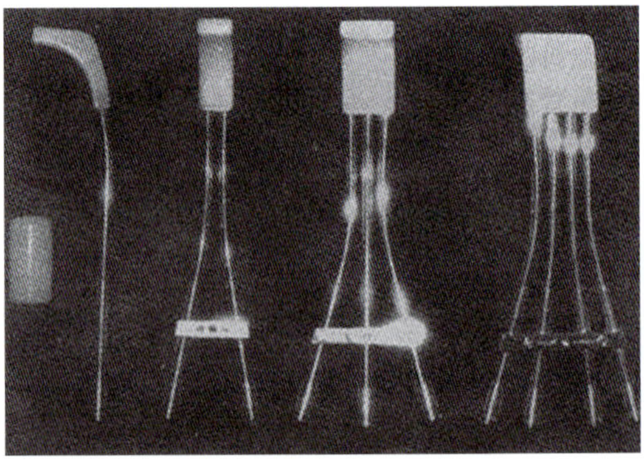

图 9-11 北京型后装容器（Buchler 机用）

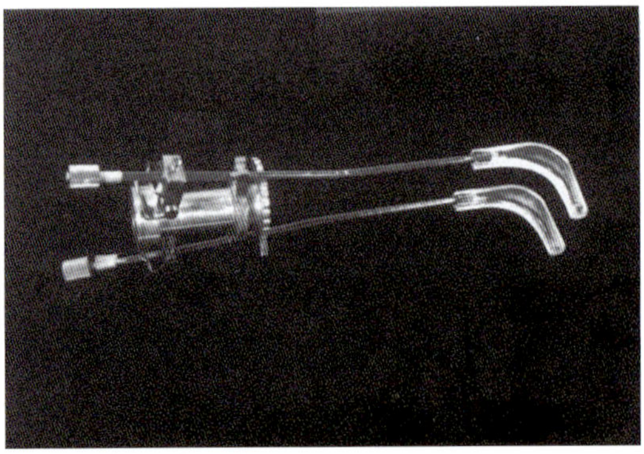

图 9-12 WD-18 北京型阴道后装容器

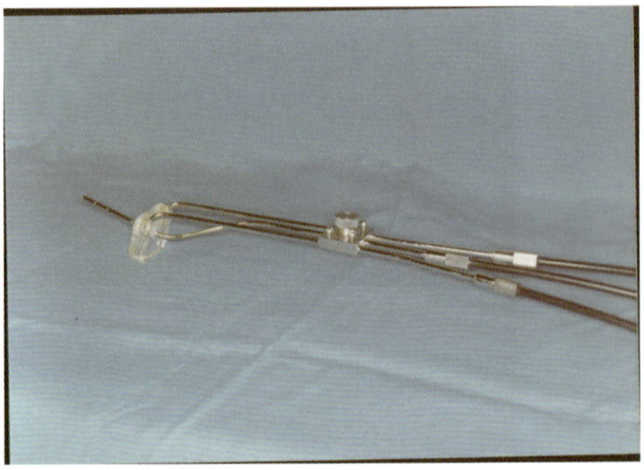

图 9-13 WD-18 宫腔及改良型阴道后装容器

此类后装容器可面对宫颈病变，对肿瘤消除有利，受穹隆及弹性影响较小。阴道前、后壁（膀胱、直肠）受量相对较小。

阴道环形容器（图 9-14、图 9-15）未见国内使用报道，不在上述两类范围内，因国内不用也未将其另分一类。

每种容器各有其优缺点，临床医师可以各自条件及习惯选用。

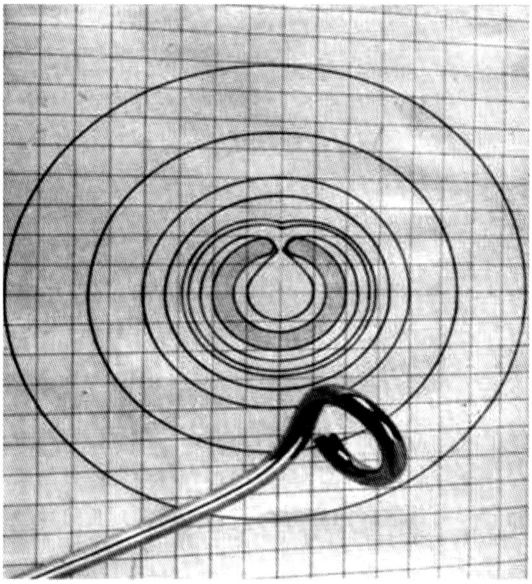

图 9-14　阴道环形容器

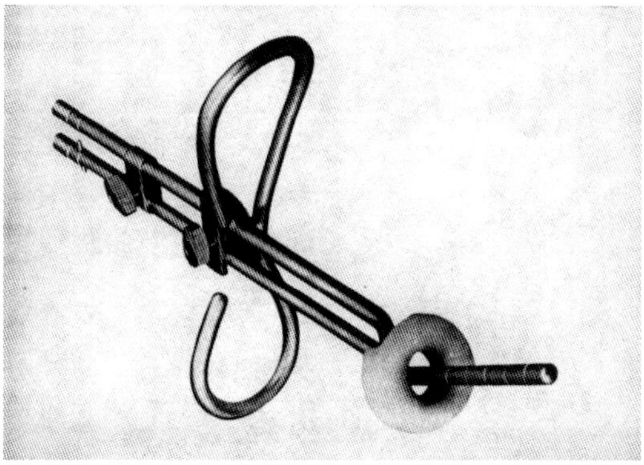

图 9-15　阴道环形容器与宫腔管组合

（孙建衡）

第十章 妇科恶性肿瘤的近距离放射治疗规范化过程及有关说明

妇科恶性肿瘤的近距离放射治疗起始于子宫颈癌，子宫颈癌放疗是根治的主要方法。长期临床工作中形成的常规流程，代表了妇科近距离放疗规范化治疗过程。肿瘤治疗原则上均应在同一个有条件医院治疗为佳。特别是近距离治疗与体外照射是统一的治疗整体。若有特殊情况，不能在同一医院治疗，医院间应很好沟通，密切协作。

一、治疗前

1. 放疗前完成各项检查及病历书写　全身检查，血、尿、便常规，肝肾功能，肿瘤标志物，影像学检查，阴拭细菌培养，必须有病理活检确诊。病历收集应详细，包括现病史、既往史、家族史、月经、婚产史及有无避孕环。

2. 进行仔细妇科盆腔检查并将病变范围绘图。图 10-1a 为冠状图。表示出宫颈病变大小、宫体大小及位置、阴道侧壁、双侧宫旁浸润及盆壁情况；图 10-1b 为阴道窥具打开显露的宫颈及阴道壁上 1/3 肿瘤情况；图 10-1c 为通过宫颈的横断面，显示宫旁、宫骶韧带的浸润情况；图 10-1d 为通过宫体的矢状面，显示子宫位置、大小、阴道前、后壁及膀胱、直肠情况。

图 10-1 为中国医学科学院肿瘤医院妇瘤科自开院使用至今，依 1937 年子宫颈癌分期修订后出版的图谱、前辈学者曾绵才教授修改绘制。该图反映了宫颈癌在盆腔内病变的全貌。该图已不仅用于宫颈癌，在收治的各种妇科肿瘤中绘制此图已为常规。看后对病变范围一目了然。

3. 以临床检查情况进行国际妇产科联盟（FIGO）临床分期。FIGO 分期有临床分期和手术分期。宫颈癌与阴道癌目前无手术分期，子宫内膜癌有手术分期及临床分期，但首选放疗的仍用临床分期（1971 年）。

2009 年 FIGO 对 1994 年子宫颈癌分期做了一些修改，主要是ⅡA 期，根据宫颈肿瘤直径<4cm 和≥4cm 再分为ⅡA1 期及ⅡA2 期。目前，临床应按 2009 新分期定义进行分期。此外，对检查方法也做了些修改，如膀胱镜、乙状结肠镜、静脉肾盂造影可以有选择性地做，不是必须的。

分期须严格遵循分期通则，如分期是治疗前临床检查，需要两位医师执行，若两位医师意见不统一，以资深医师检查为据。当不能确定期别时，按偏早定期，即若Ⅱ期与Ⅲ期不能肯定时按Ⅱ期定。分期一旦确定，不能更改（包括治疗后新发现或治疗后的变化）。

4. 分期后开始制定治疗方案。治疗前应与患者及家属交待病情，签署知情同意书。

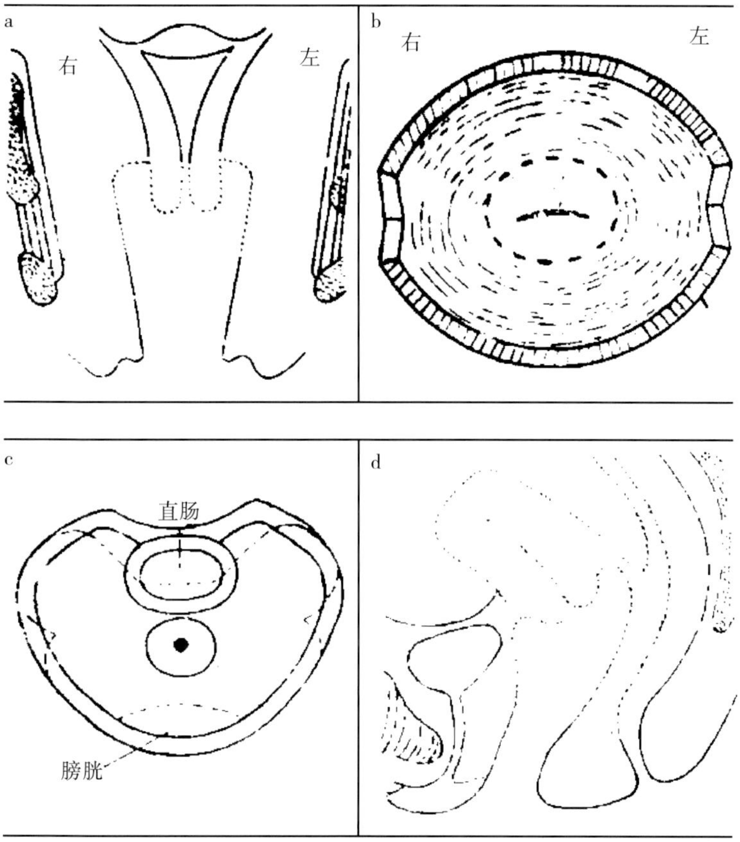

图 10-1　妇科盆腔检查图

5. 若有并发症者，应同时治疗并发症。并开始阴道冲洗。

6. 治疗计划的制定是以妇科盆腔检查为基础，但应有影像学资料（CT、MRI、PET-CT 等）作参考。根据病变的具体情况和治疗单位的条件进行设计。一般说来，对妇科恶性肿瘤的根治性放疗而言，基本上均以近距离（腔内放疗为基本形式）与远距离（体外照射）放疗合理配合实施。将近、远距离配合方式（如以腔内为主或体外为主或二者对 A 点剂量相似）及剂量确定后，再分别制定体外与腔内的各自计划。

体外照射一般用钴-60 机或加速器（图 10-2、图 10-3）。

钴-60 机有国内生产机型，其具有经济性，但因防护问题不受欢迎。加速器昂贵，尚未有高质量的国产加速器。

体外照射基本开始于全盆照射，或盆腔四野垂直照射（可按源皮距离以百分深度量计算照射，亦可按肿瘤空气比等中心照射）。盆腔照射的范围：常规体外放疗包括盆腔淋巴区和部分髂总淋巴区。照射方式有：①盆腔前后对穿野全盆照射。照射范围：上界位于腰 5~

骶1，下界为耻骨联合上缘下3～5cm，侧界不超过股骨头中线。②盆腔四野照射。四野照射可于全盆照射野中间挡铅3～4cm。③对于腹主动脉旁淋巴结转移，或可疑转移病例，可在盆腔野基础上沿腹主动脉走向设野，野上界最高可达10胸椎下缘，野宽8cm，与盆腔野结合形成凸形。

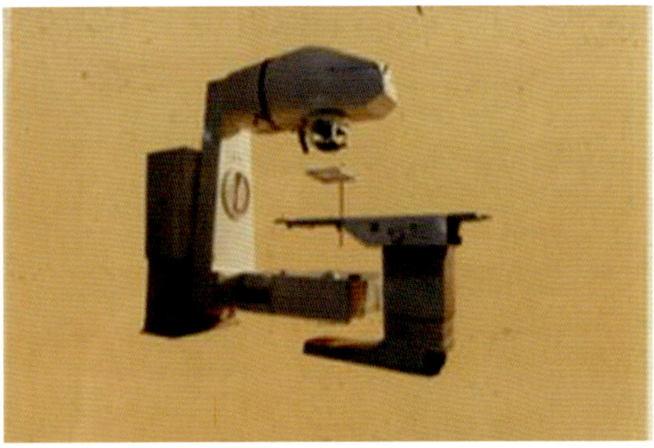
图10-2 国产钴-60机

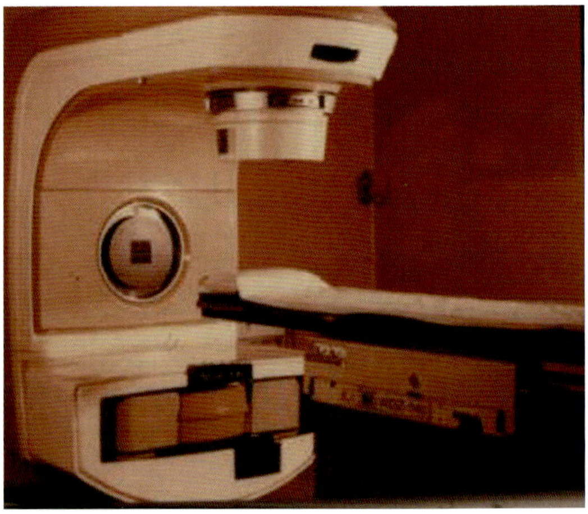
图10-3 加速器

上述野的高度可以病变情况调节，如Ⅰ、Ⅱ期野上界于腰5～骶1即可，Ⅲ期或有盆腔淋巴结转移者野上界可至腰4～5，多组盆腔淋巴结、髂总淋巴结转移、主动脉旁淋巴结转移者可设延伸野照射，其高度也可调节，并考虑放化疗同期治疗。为减少放疗反应上述放射野可遮挡不必要部分，形成多边形野。

体型肥胖患者，为减少腹壁及小肠受量可采用盆腔四野盒式（BOX）照射技术，即前后两野+左右两侧野照射。对一般体型的女性患者，治疗用8MV加速器前后野照射即可，此技术优势不多，计划不当可致股骨头受量高，及治疗面积扩大或缩小问题，临床需注意。野的界限及方法在上下文中表述。

临床设野时可借助骨性或皮肤标志及影像学资料协助，亦可在模拟机下设野。因皮肤的可动性，定位往往不够准确，需注意。以下为一些淋巴结的定位及骨性标志可作设野的参考。

Fletcher用下述方法确定盆腔淋巴结位置：骶椎S_1及S_2交界处与耻骨联合中点联线，取其中点向双侧延伸6cm，上方由腰椎L_4椎体中点向二侧延伸2cm，然后与下方两点连接成梯形。下方两点代表双侧髂外淋巴结部位，上方两点代表主动脉旁下方淋巴结部位，梯形侧边中点代表髂总淋巴结部位（图10-4）。图10-5为Chassagne盆壁参照点定位，是以髋臼骨性标志定位远端宫旁组织及闭孔淋巴区。

7. 一般由外照射开始，先开始于全盆照射者，两周左右可开始腔内治疗（但外生型、

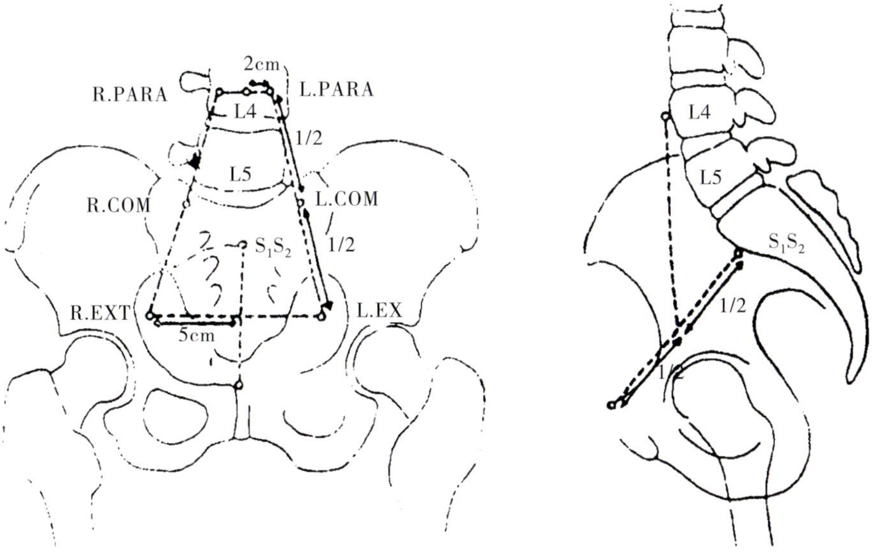

图 10-4　盆腔淋巴结梯形定位

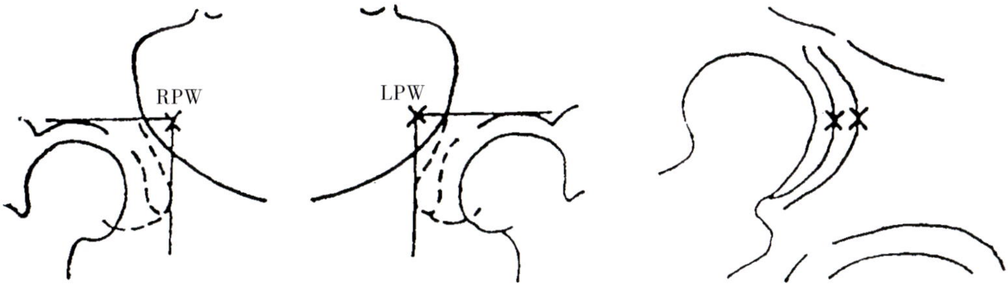

图 10-5　Ohassagne 盆壁参照点定位

大宫颈病变可尽早予以阴道消除量)，开始腔内治疗前应作盆腔检查并绘图记录。

二、治疗中

宫腔有避孕环者，首次宫腔治疗应取出。但局部感染明显或外生大肿瘤者，可于感染好转后及外生肿瘤消除后取出。要注意，避孕环放置过久者，取环有时不易，当出血多，操作困难，不要勉强，否则可致穿孔及感染，甚至盆腔腹膜炎。可等几次宫腔治疗后甚至治疗刚结束时再取。若不取走，随着宫腔缩小，异物刺激，常致病人腰腹疼痛等不适。随着子宫体及宫颈萎缩，再取除避孕环就困难了。

应于每次腔内治疗时将宫颈改变的情况记录，腔内治疗中期及计划中的末次腔内治疗前亦需妇科盆腔检查，绘图记录。后者颇为重要，因要以此考虑是否能按原计划完成治疗或需加减剂量。

每次腔内治疗完成治疗后，应填写好腔内治疗单（包括治疗机类型、放射源强度、治疗时间、宫腔深度、子宫位置、选定程序、治疗过程顺利否、治疗过程特殊情况、操作医师及机器操作者签名）。

疗程结束治疗前，应常规血、尿、便常规及肿瘤标志物检查，以评估治疗。若此时对肿瘤控制否存有疑问，可以盆腔检查（如指套带血否，直肠水肿否）及尿便常规（有否血尿、血便）结合完成剂量情况评估是否加量。

三、治疗后

1. 结束治疗时，应向病人介绍疗后注意事项，如阴道冲洗、养生、康复、性生活问题等。

2. 疗后第一次随诊颇为重要，一般可于疗程结束 2~4 周后进行，对剂量已足或曾加量，高出常规剂量，仍有可疑者，可再观察 4 周，随诊时进行妇科检查、影像学检查、SCC。腺癌可查 CA199、CEA、CA125 等。此时一般肿瘤是否控制多可肯定，若再加量仍属原疗程内。

第一次随诊应探宫腔。了解宫颈管是否通畅，若不通畅，应扩颈管。对子宫内膜癌尤为重要，宫腔深度是反映肿瘤是否控制的条件，若放疗后 3 个月宫腔不见缩小，则可考虑取宫腔组织检查。

有宫腔积液应保持宫颈管通畅，必要时宫腔引流（顽固者可用 Foley 导尿管引流）。

放疗后 3 个月液基细胞学检查（TCT）有一定参考意义。

3. 对治疗过程中或疗后需外院会诊者，应将病变、治疗情况（包括病理、宫颈大小、分期、腔内治疗阴道量、宫腔量、治疗使用方法、程序、剂量、体外照射机器、能量、照射野、剂量及治疗中的问题）详细介绍予会诊单位。

4. 治疗与随诊在同一家医院对患者最为有利。若需另外单位随诊时，原治疗单位应提供以往材料。

治疗结束时可 2~4 周随诊，主要观察局部情况（如宫颈萎缩、局部白膜反应，有无宫腔积液）和放疗中出现的反射反应消退情况（如尿频、腹泻、直肠水肿）。对放疗前未经绝患者，会有更年期综合征的发生，明显者可予莉芙敏服用。疗后 3 个月内，细胞学、病理、CT、MRI 及肿瘤标志物检查，一般意义不大。若无特殊放疗后一年内可 3 个月随诊一次，放疗半年后随诊应注意晚期并发症发生，并开始注意患者生活质量。疗后两年内可 3~6 个月随诊一次，3 年后可半年一次，5 年后可每年一次。对无条件在原治疗单位随诊者可在当地随诊，并与原治疗单位保持联系。

（白　萍）

第十一章　标 准 程 序

第一节　S-系列标准程序

一、背景

20 世纪 70~80 年代妇科肿瘤后装放疗已在我国逐渐开展。当时有手动后装机及电机控制远距离后装机，机型有国产、进口。以进口为多。治疗按传统治疗方法转型并不困难。90 年代初以 WD-18 为代表的国产后装机型出现，而且发展很快，但临床运用需一定条件。从设备而言，须有模拟机及摄片设备，在当时并不普及（包括中国医学科学院肿瘤医院，虽有模拟机，妇科病人使用机会颇少）；从技术人员而言，要有腔内妇科近距离放疗的剂量学基础，否则，即使有了后装机及有关设备，也不能开展合理的治疗。当时此方面人员不多；病人多、压力大，若每个病人均做治疗计划，无法解决临床病人的治疗；而且也需解决其他单位的治疗问题。于是我们在近十年的后装治疗经验和对北京型容器剂量分布研究的基础上，决定设计标准程序。一方面解决我们自己病人的治疗问题，另一方面为其他使用此类机型单位，得以开展治疗，即使他们剂量学的知识不够，使用该程序，也不致在临床出现大问题。所以标准程序应易于普及，治疗过程应简化，做到方便病人与医生、省事、省力、灵活、经济。

二、S-系列标准程序设计

S-系列标准程序是在首台 WD-18 后装机临床使用时设计的。单凭“A 点”的剂量学是远不够的，应以标准的剂量分布为基础，同时需结合 WD-18 后装机特点。该机放射源由电脑控制，按步进形式运动，并以步进在某点（贮留点）停留的时间不同得到不同的剂量分布。中国医学科学院肿瘤医院在 20 世纪 70 年代对北京型容器（铯-137）的剂量分布进行了详细的研究，包括各个型号的宫腔管和阴道容器及它们间的不同组合（见第五章）。并考虑到到源运动的安全，膀胱、直肠受量、宫腔与阴道解剖位置、阴道容积与后装管道和以往后装治疗的经验，作为设计标准程序要点：

（一）以宫腔管治疗为治疗基本形式

考虑到宫颈癌腔内放疗以梨形为标准剂量分布的特点，选定模拟传统腔内 60mgRaeq（铯-137）+阴道 20mgRaeq（铯-137）（图 11-1）或宫腔 60mgRaeq（铯-137）+阴道 30mgRaeq（铯-137）的 Y-Z 面剂量分布。

选定此剂量分布是由于宫腔与阴道量如此比例，盆腔前后受量低，且北京型阴道容器

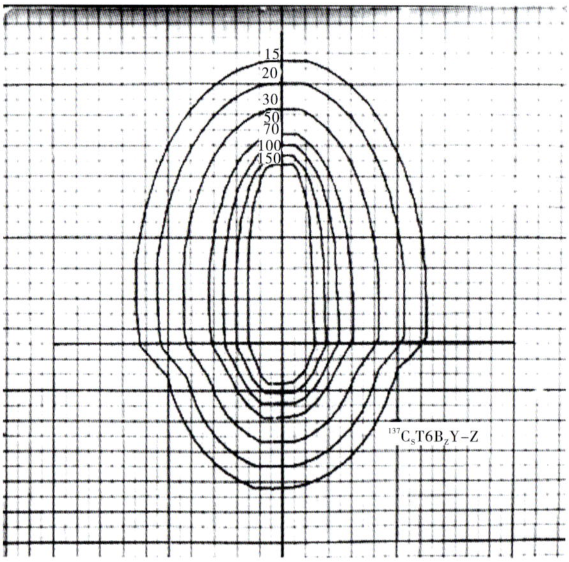

图 11-1 60mgRaeq（铯-137）+阴道20mgRaeq（铯-137）Y-Z平面剂量分布

由于阴道容器下方有铅防护致Y-Z面中直肠受量亦较低。

（二）放射源空间位置重建

重建方法有正交法、变角法、半正交法、平移法及等中心法。我们选定等中心法进行重建，因为其较为准确，方便、不需辅属装置。放射源空间位置重建，需先将治疗容器放入治疗部位，再将定位用的金属标志串送入治疗容器内，摄片时应先确定中心点，其中心轴应通过此点，此点作为三维坐标重建的原点。中心点可为肿瘤中心，亦可为解剖或临床治疗上有意义的点。我们设制标准程序是以宫口为中心点，等中心对称角度设为30°，拍摄两张X线片参见第十二章图12-1。

图11-2为将拍摄两张定位片中显示的金属定位标志逐个输入计算机内，完成重建，其后再将有关数据输入，进行优化。下述以WD-18的妇瘤S-系列标准程序中的S_1标准程序为例说明。

最初设计的S_1标准程序是宫腔标准位置位于子宫中轴。当时源长度为7mm，设步进距离为10mm，宫腔深度60mm，步进长度为50mm，源贮留点为6点，此标准程序元点在第6点（相当于宫口），贮留点4外20mm处相当A点。表11-1为标准程序S_1中与驻留点相应的参照点的距离。这些点的剂量与A点相同。剂量分布模拟图11-1。

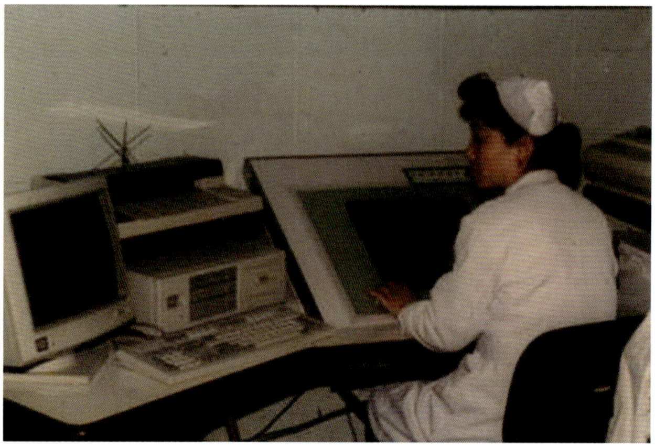

图11-2 将X线片显示的金属标志输入计算机

表 11-1　标准程序 S_1 中与驻留点相应的参照点的距离

驻留点	点 1	点 2	点 3	点 4	点 5	点 6
对应距离	11mm	14mm	17mm	20mm	20mm	18mm

（三）分组优化

确定了与驻留点对应的参照点，下一部则需给予参照点剂量并进行优化处理。优化处理时，若驻留点不多，则可行一组优化，若驻留点多则需二组、三组优化处理。在上述 S_1 标准程序中，对通过 A 点的同等量曲线中，点 1、点 2、点 3 与点 4、点 5、点 6 剂量比为 27∶73，此种比列按计算出的不同时间体现。图 11-3 即为标准程序 S_1 的剂量分布，正常大小子宫可直接使用。

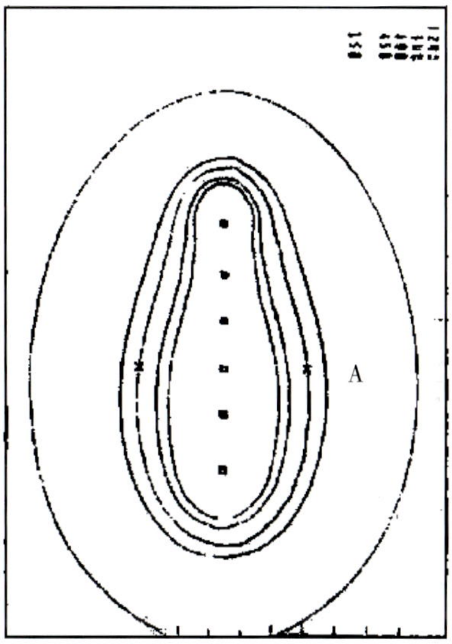

图 11-3　经优化计算处理后 S_1 标准程序剂量分布

（四）S-系列标准程序临床使用

S-系列标准程序除包括梨形剂量分布外，尚有其他柱形。梭形、阴道哑铃型等适合妇科肿瘤近距离放疗的剂量分布。对于子宫内膜癌，如前所述采用 F 点及 A 点两点作为评估剂量分布合理的依据，设计出不同长度的倒梨形等适于不同临床期别的标准程序。图 11-4 为 S_{21} 剂量分布，适合于子宫内膜癌 I A 期；图 11-5 为 S_{22} 剂量分布，适于 I B 期的腔内后装放疗，它们适于宫腔增大均不明显的病例。

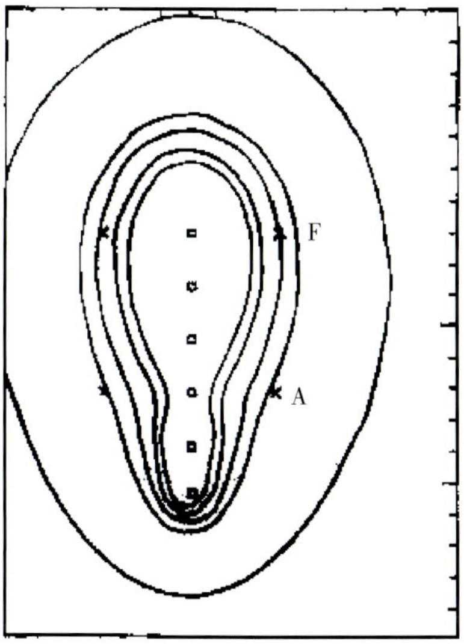

图 11-4　S_{21} 剂量分布

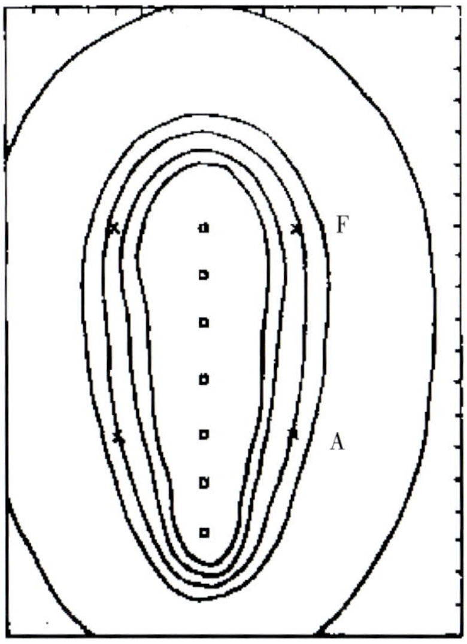

图 11-5　S_{22} 剂量分布

实践证明，S-系列标准程序方便了治疗，简化了治疗过程。对一些较为基层、经验及专业知识欠足的从事妇瘤放疗人员帮助犹大。需要强调的是个例的宫颈癌腔内放疗不是靠采用某一个标准程序完成，而要与其他标准程序相结合。如采用 S_1 时，尚需辅助柱形剂量分布，以增加子宫中、上部分的剂量，以防宫体复发。并可采用 ST_2 增加宫颈、阴道上 1/3 剂量或用来消除宫颈大肿瘤。此外从 S_1 的剂量分布及确定的对应的参照点可见，宫口部的剂量反而偏低。这是因为病例均需加阴道后装治疗，避免宫颈部剂量过高之故。S-系列标准程序早已在使用 WD-18 后装机的单位使用。以后也发现在其他类似机型中也采用。

从上述可见，S-系列标准程序梨形与倒梨形剂量分布的设计特点是与源步进驻留点相应的参照点、彼此距离不同。这些不同的距离却不易被未从事腔内剂量研究的人员确定。而且点间及分组优化组间剂量分配比也难以确定，有时为符合计算要求，常出现时间负数。没有根据的剂量分配比，常无法进行优化处理。早年曾有过抱怨，认为软件有问题，其实是提出的要求或条件不合理。此外，治疗子宫颈癌、子宫内膜癌的基本程序是以宫腔深度来选定，子宫有其一致的解剖位置，若有偏位时，通过较长的宫腔管很易校正至盆腔中位；若用阴道容器，放射源之间距离可通过测量阴道容器外阴部间距获得（图 11-6）。特殊情况下，可拍一张 X 线片即可确定源之间距离，从而选择阴道程序，十分方便。通常重建放射源空间位置、设计治疗计划的过程，颇为繁琐，往往费时 1~2 小时而治疗仅以分计。而采用标准程序，则能即时调出治疗方案，而且能根据剂量分布情况调节驻留点的贮留时间，使剂量分布更符合临床需要。在行使组织间后装放疗时也可选用临床所需的程序。所以我们说，标准程序的使用简化了临床过程、省时、省力、灵活，方便了临床医生和患者，也减轻了患者的经济负担。

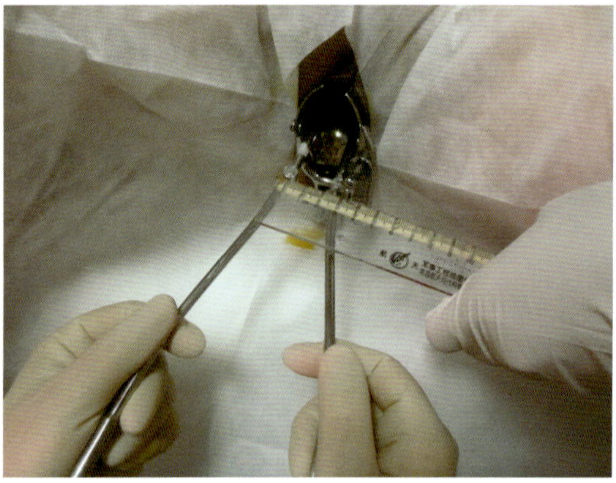

图 11-6 测阴道源间距

第二节 SL（N）系列标准程序

一、背景

20 世纪 90 年代末期，我国成功制造出第一台中子后装机（neutron afterloading），称为灵顿中子刀（Linden neutron knife）并在第三军医大学大坪医院临床试用。此后批量生产了灵顿中子后装机。20 世纪初，已有几台中子后装机在临床使用。初期治疗是借助于俄罗斯经验，临床使用中存在一定问题和困难。俄罗斯中子后装放疗是 3 个锎-252，其中间源强度达 1 500μg，由于锎-252 中子治疗尚未被我国专业人员认识，源的半衰期较短，价格昂贵，在临床使用中用了单源（600μg）。软件设计中有自己的国际同道认可的经验公式，但治疗计划中也存在着不切临床实际的问题，也需有影像学设备，很类似 WD-18 早期面临的问题，需要借助于我国自己的后装放疗经验加以改进，此时 S-系列标准程序在临床使用已近 10 年，使用广泛，得到认可。2001 年在杭州由中国抗癌协会妇科肿瘤专业委员会举办的近距离放疗学习班上，生产灵顿中子后装机负责人表达了合作设计锎-252 中子治疗标准程序的意向，于是有 SL（N）标准治疗程序的出现。

二、SL（N）标准治疗系统

SL（N）标准治疗系统是在 S-系列标准程序原型的基础做了一些重要的改进，其主要区别如下：

1. SL（N）程序中包括相对生物效应（relative biology effect，RBE）的因素。中子的 RBE 非常复杂，受很多因素影响，计算出的剂量用 D_i 表示（i 为 iso-effect 缩写）[曾用 D_{eq}（eq 为 equalence 缩写），显然设有 D_i 确切]。所以 SL（N）剂量包含有生物剂量的含义。

2. SL（N）采用各贮留对参点的权重不同作为得到不同剂量分布的依据。权重数据则以北京剂量体系的计算结果及 S-系列标准程序为基础。如此可简化优化过程。表 11-2 是 SL（N）系列中 PS-6 驻留点对 A 点的权重。图 11-7 则为按此权重得出的剂量分布图。

表 11-2　SL（N）系列中 PS-6 驻留点对 A 点的权重

驻留点	1	2	3	4	5	6
权重	0.42	0.27	0.35	0.84	1.0	1.0

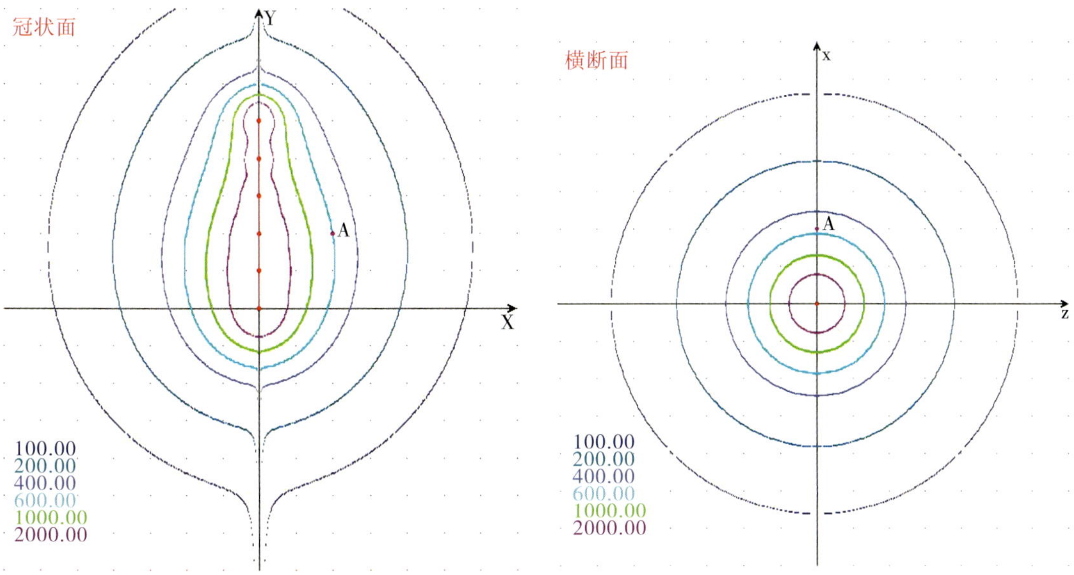

图 11-7　PS-6 剂量分布（X-Y 和 X-Z 平面）

A 点权重是反映各驻留点对 A 点所贡献剂量比，它由电脑计算出的驻留点贮留时间体现。当上述 6 个点权重均相同时则出现梭形剂量分布（图 11-8）。

显然，当宫颈部剂量高时，可用梭形程序减少宫颈剂量。

3. S-系列标准程序是基于宫腔与阴道分别治疗设计的，它有单管治疗及双管治疗，并可行组织间治疗。SL（N）系统则可用宫腔与阴道同时治疗，模拟传统的治疗方法和当时锎-252 中子治疗单位的治疗习惯。SL（N）扩大了医生选择治疗方法的范围。对于阴道狭窄，仍习惯运用宫腔与阴道同时治疗的单位，又设计了宫腔一管+阴道一管（左、右）的程序，二次治疗后合成剂量分布与三管道相同（图 11-9、图 11-10、图 11-11）。

4. 威达后装机与灵顿中子后装机所用的阴道容器不同，前者为放射源治疗位置与源传送方向成角，后者为放射源治疗位置与源传送方向一致，故阴道参照点采用的位置有所不同。前者在宫口旁 2cm，后者是源旁 1cm，由于容器不同，剂量分布有一定差别。但对消除量，意义不大。但须注意的是，外生性大肿瘤不适用 A 点作参照点，因 A 点可能在肿瘤内。术后，子宫缺失，阴道放疗也不可用 A 点作参照点，否则阴道残端部剂量可高出数倍，故可用 V 点作术后阴道放疗的参照点。

5. 现国产多功能铱-192 源后装机，放射源活性区直径 0. 7mm，有效长 3. 5mm。源外径 1. 1mm，长 6. 5mm。而目前我国使用的锎-252 源由于源的比度低，致源较粗，直径 1. 4mm，有效长为 5mm，全长 10mm，外径 3mm。由于目前源较粗，尚不适于组织间治疗，但随着锎-252 源的生产发展，SL（N）系统也能适于组织间治疗。

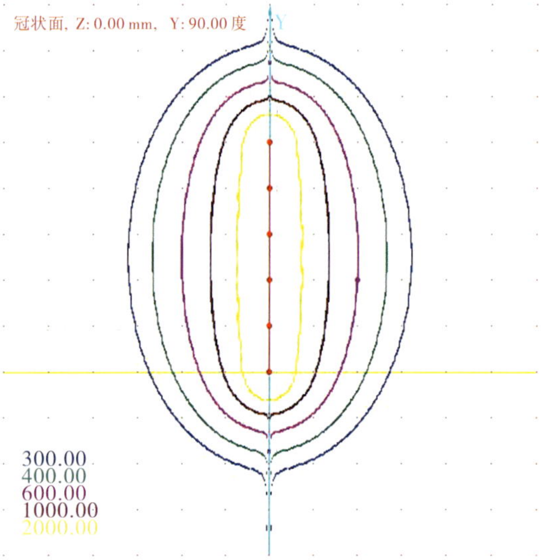

图 11-8 梭形剂量分布

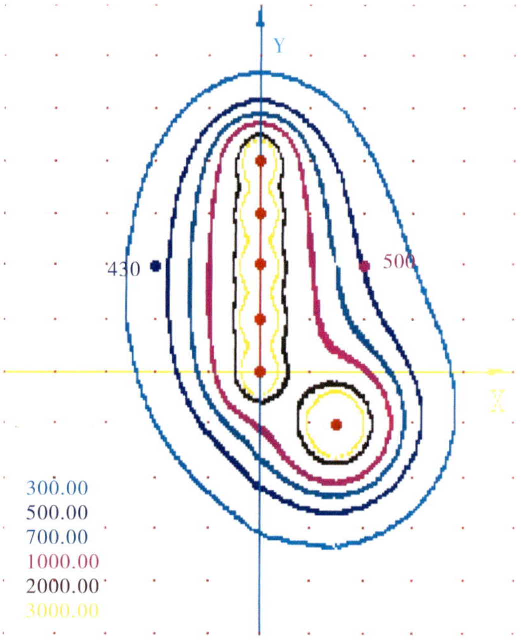

图 11-9 宫腔+阴道（左）

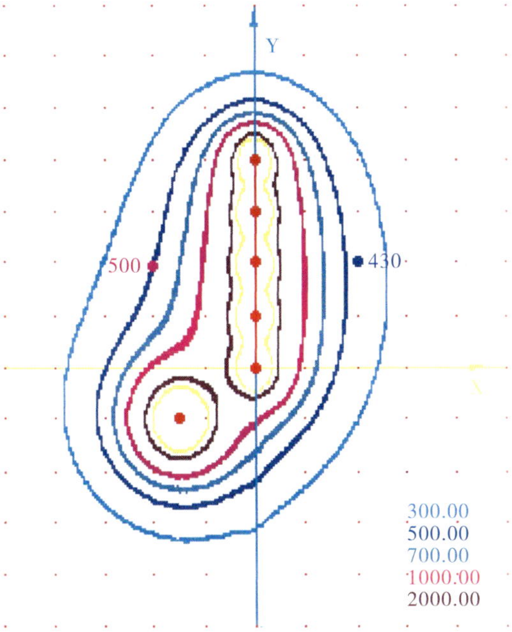

图 11-10 宫腔+阴道（右）

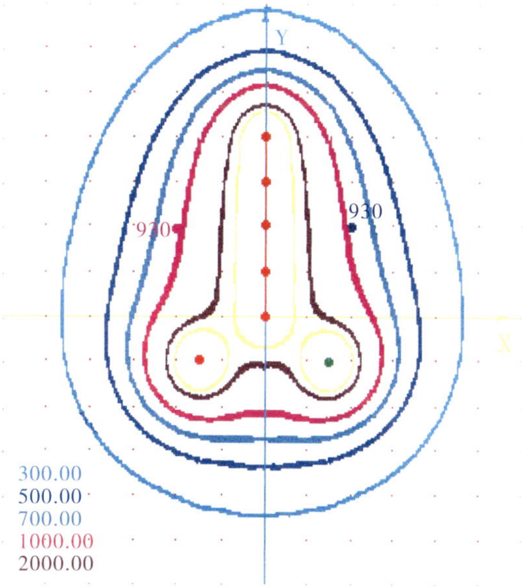

图 11-11 宫腔+阴道（左、右）二管治疗二次剂量分布

第三节 SL（N）标准程序的临床运用

一、使用 SL（N）标准程序应关注的事项

上文我们介绍了 WD-18 S-系列标准程序与 SL（N）标准程序的由来和特点。SL（N）标准程序是以灵顿中子放疗机治疗妇科肿瘤，且在以往的 S-系列标准程序的基础上发展起来的。由于程序内考虑了 RBE 因素，原则上在剂量与方法上可与以往治疗相似。但因^{252}Cf中子的 RBE 相当复杂，我国尚无此方面研究和经验借鉴，采用的是国外的资料，这些资料来自放射生物学的研究。我们在临床工作中体会，它只能作为临床治疗的参考。我们强调要关注放射生物学的研究，当前更需仔细临床观察，剂量与临床相结合，积累经验。

在 S-系列标准程序中，主要考虑了宫腔单管治疗（阴道治疗主要用于消除剂量），而 SL（N）标准程序中，除仍保留此特点外，还增加了治疗双管、三管治疗的标准程序。后者模拟了传统的宫颈癌腔内放疗、宫腔、阴道同时治疗的方法和剂量分布。另外，我们发现有的同道偏爱宫腔与阴道同时治疗，但患者阴道狭窄，仍勉强行三管治疗，致容器放置不到位，故又增加了一侧阴道球+宫腔管，及另一侧阴道球+宫腔管的程序（二次合成为二球+宫腔的三管道治疗）。使用者可以根据自己的经验进行选择，扩大了选择范围。

在标准程序中，我们提供了许多剂量分布图，对宫腔治疗而言，有梨形的、柱形的、倒梨形的、梭形的，但在临床使用中，不是某种肿瘤仅能使用一种剂量分布。如在子宫颈癌的治疗中，梨形剂量分布是基本分布方式，但为了提高子宫中、上段剂量，可部分选用柱形剂量分布程序；当阴道消除量较大，阴道上方及周围组织剂量偏高时，可选择梭形剂量分布，以减少阴道及宫颈受量。再如子宫内膜癌Ⅰ期标准剂量分布为倒梨形，但宫腔较深，大于8cm时，可选用柱形分布，以避免子宫下段剂量不足；为增加底部的剂量，可增加小于宫腔深度的程序，所以应根据临床情况灵活选择，切不能误认为某种程序只能用于某种肿瘤。

SL（N）标准治疗程序是以源驻留点对参考点的剂量权重来得出剂量分布的，当治疗区内某些部分需要增加剂量时，可以改变权重以调节剂量分布，所以SL（N）标准治疗程序保持了原S-系列标准治疗程序的灵活特点。

使用标准治疗程序简化了繁琐的治疗过程，但并未减少临床的需要，如需要了解膀胱、直肠剂量，可注入造影剂或插入导尿管、肛管，通过拍X线片或模拟机扫描，直观了解膀胱、直肠离放射源的最近位置，在剂量分布图内即可找出它们的相应受量，这要比第二十二章所介绍的膀胱、直肠参照点方法更为实用、简便。

标准剂量分布，是指按标准治疗程序在标准位置时的剂量分布，所以放置治疗容器时，位置要准确。子宫位置不正，很容易用宫腔管校正。容器放准后要固定好，以防移动。

要合理使用SL（N）标准治疗程序尚需了解^{252}Cf及所使用容器的情况，如源外壳直径为3mm，长度为10mm，活性区直径为1.4mm，长度为5mm，驻留点位置为源长度的中点；源头端距宫腔治疗容器顶端为1mm；宫腔管外径为5mm，内径为4mm；在阴道容器内，源的第一驻留点与容器外突面的距离为9mm，与容器平面的距离为7mm。这些实际情况都需要事先了解和确定。

宫颈癌腔内治疗参照点为A点，子宫内膜癌腔内治疗参照点为F点及A点两个参照点，以阴道放疗消除宫颈外生肿瘤参照点为V点，位于阴道容器顶端源旁10mm。采用阴道双源容器治疗时应确定二源间距。距离的确定可以以尺量两个阴道容器在外阴部的距离。

某种SL（N）标准治疗程序可以有多种用途，如用于宫腔单管治疗程序，如柱形、梭形等剂量分布程序，同样可用于阴道某些病变的治疗，也可以用于直肠、食管的近距离放疗。用于直肠的放疗容器也可用于阴道的放疗。

还要强调的是，目前使用的铱-192及锎-252常衰变到很低的强度，临床仍在使用，剂量率变化大，但无校正的好方法。我们反复指出剂量要与临床相结合，要通过细致的临床观察和累积的经验，解决临床剂量问题。单纯的标准程序解决不了临床的所有问题。

此外，腔内与体外是统一的整体，放疗时应互相配合。但是，体外的剂量与腔内剂量不是盲目的、等同的叠加、叠减关系。即体外照射增加A点10Gy剂量，不等同于腔内放疗减少给予A点10Gy剂量。这在图3-5与图3-6中已足以说明此问题。临床上可见不少例子，为缩短治疗时间或腔内治疗次数，增加体外照射剂量，等同的减少腔内A点剂量。这可能造成宫颈及其邻近肿瘤组织剂量不足。

我们的治疗理念是：临床治疗应简单化，要适用，易于普及，经济，不要使治疗过程复杂，既不利于病人，也使医师陷入繁琐的工作中。也要考虑我国当前的技术人员和基层的现状。有的单位没用模拟机，仅以标准程序放疗，注意临床操作，合理选择程序，照样得到较为满意的治疗结果。但是这不等于对患者的临床的细致观察和处理的简单化。

二、SL（N）标准平面与 SL（N）标准程序识别码

（一）SL（N）标准平面

图 11-12 与图 11-13 分别为 SL（N）两种情况的标准平面，均以三维坐标三个平面表示：X-Y 平面为通过子宫中轴的冠状面，Y-Z 平面为通过子宫中轴的矢状面，X-Z 为通过宫口的横断面。坐标原点为子宫外口。

图 11-13 适用于宫腔单管治疗，在此情况下，X-Y 与 Y-Z 平面剂量分布一致，因此，在下面图谱中，为了节约篇幅省略了 Y-Z 平面剂量分布图。图 11-13 为宫腔与阴道同时三管治疗时的标准平面，反映了宫腔、阴道正常解剖关系——宫颈阴道部正常外形，穹隆存在、弹性好，二侧阴道半球容器内放射源中点相当于宫口水平。

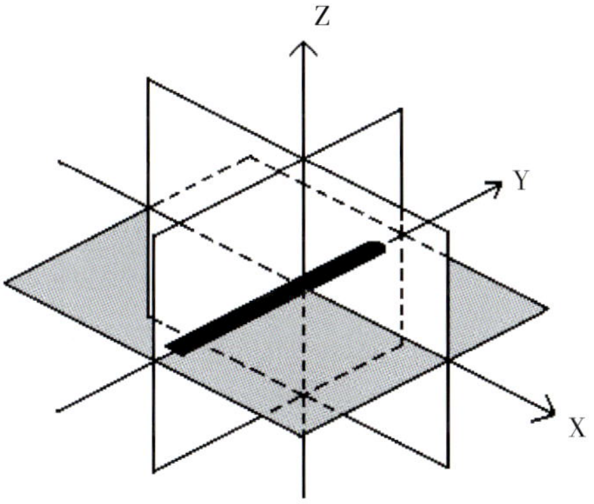

图 11-12 标准平面（1）

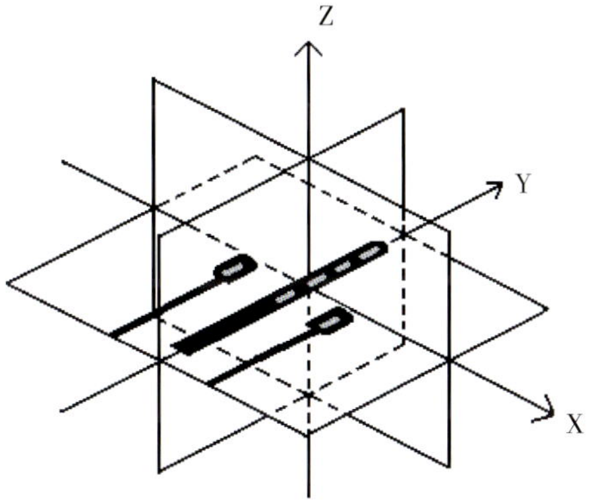

图 11-13 标准平面（2）

三、SL（N）标准治疗程序识别码

SL（N）标准治疗程序基本按 X-Y 平面剂量分布形状来编码识别。如：

梨形 （pear-shaped，PS）

倒梨形（inverse-pear-shaped，IPS）

柱形 （cylinder-shaped，CS）

梭形 （spindle-shaped，SS）

以上四类为宫腔单管治疗的剂量分布。

哑铃形（dumbbell-shaped，DS），此类则为双管治疗的剂量分布。

对宫腔+阴道三管道治疗亦有梨形剂量分布，以 PSU+V （uterus+vagina）表示。

上述宫腔单管治疗并以数字标志驻留点数。

如 PS5 示 5 个驻留点的梨形剂量分布，PS8 示 8 个驻留点的梨形剂量分布。IPS5 与 IPS8 分别为 5 个及 8 个驻留点的倒梨形剂量。

二管道的阴道治疗除表示驻留点数外，尚以厘米（cm）数表示二管道放射源的间距，

如 DS3（4cm），表示每管道有三个驻留点，二管道内放射源间距为 4cm；DS2（3cm），表示每管道有两个驻留点，二管道内放射源间距为 3cm。

对三管道的宫腔+阴道的治疗，除用数字表示宫腔驻留点数外，尚用厘米（cm）数表示阴道源间距，如 PSU5+V1（4cm）示宫腔驻留 5 点，阴道驻留 1 点，阴道源间距 4cm。

阴道狭窄的宫颈癌患者，不宜同时用三管道治疗。可采用一次腔内治疗时选择一侧阴道球+宫腔管，另一次可另一侧阴道球+宫腔管的程序（二次合成为二球+宫腔的三管道治疗），标识为 SSU_5+V1L（1.5cm）3∶1，是宫腔 5 点的 SS 程序+左侧阴道球贮留一点，距宫口 1.5cm，宫腔源与阴道源对 A 点剂量权重比为 3∶1. 同样，SSU_5+V1R（1.5cm）3∶1，是宫腔 5 点的 SS 程序+右侧阴道球贮留一点，距宫口 1.5cm，宫腔源与阴道源对 A 点剂量权重比为 3∶1。如此类推。

四、病例示教

前文已提到，近距离放疗的有效治疗范围是在离放射源 2cm 以内。以子宫颈癌而言，是在 A 点以内。即在肿瘤原发灶周围。所以选择标准程序是否合适，原发灶的变化是判断的重要依据。下面将举几个实例说明。

【病例 1】患者，63 岁。因绝经 10 年，阴道不规则出血 4 月于 2003 年 2 月 9 日收入院。妇科检查：外阴经产式，阴道通畅，黏膜光滑，宫颈直径 3cm，外形不规则，局部凹陷、溃疡，质硬，触之易出血，子宫前位，正常大小，活动，双侧附件片状增厚，未固定。盆腔 CT：子宫颈部增大，直径 3.3cm×5.2cm，有较明显的强化，浆膜粗糙，子宫体密度尚均匀。阴道镜检查：宫颈形态消失，局部凹陷、溃疡，质脆，表面见大血管。病理：（宫颈）腺鳞癌。诊断：宫颈腺鳞癌ⅡB 期。

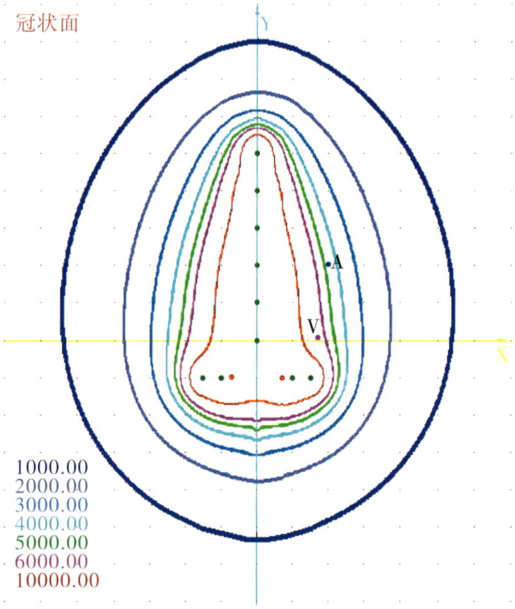

图 11-14 病例 1 腔内治疗剂量分布

治疗：在 2003 年 2 月 11 日至 4 月 3 日间行全盆外照射+^{252}Cf 腔内照射（图 11-14），外照射与腔内照射同期进行，每周 4 次外照射，1 次腔内照射。盆腔野：上界腰 4 椎体下缘，下界闭孔下缘，侧界真骨盆外 1cm，野大小 14.5cm×17.5cm，8MeV-X 线两野对穿照射，盆腔中平面 D_T3 000 cGy/17f/29d，四野照射宫旁中平面 D_T1 500cGy/8f/11d，^{252}Cf 腔内照射 7 次，其中阴道 1 次系 SL（n）程序 DS1，宫腔管 4 次系 SL（n）程序 PS6，三管道 2 次系 SL（n）程序 PSU5+V1（4cm）。每次剂量 D_T600～700cGy（i），A 点累积剂量 4 500cGy（i），V 点消除量 800cGy（i）。放疗中无明显不良反应。治疗后妇科检查见宫颈变浅，宫颈逐渐萎缩，黏膜渐光。

【病例 2】患者，33 岁。因阴道不规则出血 2 年于 2003 年 4 月 14 日收入院。妇科检查：外阴经产式，阴道通畅，黏膜光滑，宫颈凹陷，直径 4cm，后唇可见菜花状肿物，质硬，触之易出血，子宫前位，正常大小，活动，左侧宫旁稍增厚，未固定，右侧宫旁阴性。病理：（宫颈）鳞癌。诊断：宫颈鳞癌ⅡB 期（菜花型）。

治疗：在 2003 年 4 月 14 日至 6 月 6 日间行全盆外照射+^{252}Cf 腔内照射（图 11-15），外照射与腔内照射同期进行，每周 4 次外照射，1 次腔内照射。盆腔野：上界腰 4 椎体下缘，下界闭孔下缘，侧界真骨盆外 1cm，野大小 16cm×19cm，8MV-X 线两野对穿照射，盆腔中平面 D_T3000cGy/17f/29d，四野照射宫旁中平面 D_T 1500 cGy/8f/11d，^{252}Cf 腔内照射 8 次，其中阴道 1 次系 SL（n）程序 DS1，宫腔管 6 次系 2 次 SL（n）程序 PS6，1 次 CS7，3 次系 SL（n）PSU5 + V1（4cm）、PSU6 + V1（4cm）及 PSU7（4cm）+V1 程序各一次。每次剂量 D_T600 ~ 700cGy（i），A 点累积剂量 4100 cGy（i），V 点消除量 600cGy（i）。疗中直肠反应轻度。治疗后妇科检查见宫颈变浅，黏膜光，宫颈萎缩。

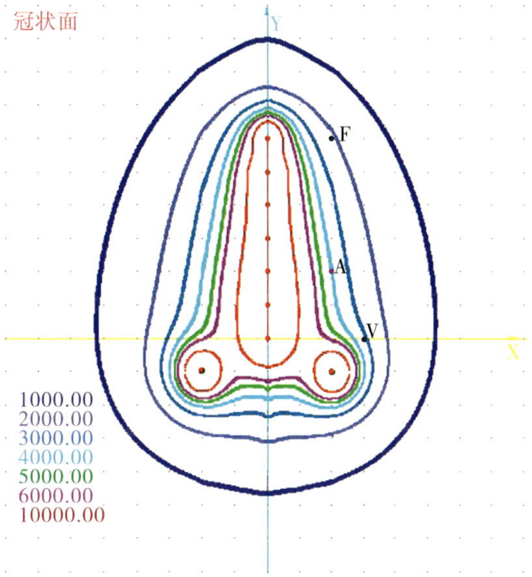

图 11- 15　病例 2 腔内治疗剂量分布

【病例 3】患者，61 岁。因白带增多、腰酸 5 个月于 2003 年 10 月 20 日收入院。妇科检查：外阴经产式，阴道通畅，黏膜光滑，少量白色分泌物，宫颈凹陷，直径 3. 5cm，外口 1cm 范围大小空洞，肿瘤侵及全周，质硬，触之易出血，子宫中位，正常大小，活动，左侧宫旁增厚达盆壁，未固定，右侧宫旁阴性。辅助检查：血常规、肝肾功能正常。盆腔 CT：子宫颈部增大，其内见密度减低区，肿块与直肠分界不清，与膀胱界限较模糊，未见肿大淋巴结。病理：（宫颈）腺癌，中低分化。诊断：宫颈腺癌ⅡB 期（空洞型）。

治疗：在 2003 年 10 月 23 日至 12 月 4 日间行全盆外照射+^{252}Cf 腔内照射（图 11- 16），外照射与腔内照射同期进行，每周 4 次外照射，1 次腔内照射。盆腔野：上界腰 4 椎体下缘，下界闭孔下缘，侧界真骨盆外 1cm，野大小 14. 5cm×17. 5cm，8MeV X 线两野对穿照射，盆腔中平面 D_T3000cGy/17f/29d，四野照射宫旁中平面 D_T1500cGy/8f/11d，^{252}Cf 腔内照射 8 次，其中阴道 2 次系 SL（n）程序 DS1（3cm），宫腔管 6 次，系 3 次 SL（n）程序 PS6，3 次 CS6。每次剂量 D_T600 ~ 700cGy（i），A 点累积剂量4100 cGy（i）。V 点消除量 1200cGy（i），疗中直肠反应轻度。治疗后妇科检查见宫颈变浅，黏膜光，空洞消失。治疗后6个月复查宫颈萎缩，黏膜光，穹隆消失，临床满意。

【病例4】患者，81岁。因阴道不规则出血4个月于2002年12月10日收入院。绝经30年，孕5产5，末次妊娠38年前。妇科检查：外阴经产式，阴道通畅，黏膜光滑，宫颈直径2.5cm，黏膜正常，前穹隆可见点状隆起，子宫前位，增大如孕10周大小，活动可。盆腔平扫+增强CT：宫腔内可见类圆形低密度影，边缘见弹壳状及点状钙化影，增强见子宫内膜壁强化明显，腔内类圆形无明显强化。考虑子宫内膜癌。子宫内膜诊刮病理：（子宫内膜）高分化腺癌。诊断：子宫内膜高分化腺癌ⅠB期。

治疗：2002年12月10日至2月20日间行全盆外照射+^{252}Cf腔内照射（图11-17），先行^{252}Cf腔内照射3次，系SL（n）程序IPS8，每周1次，每次剂量F点D_T700cGy（i）。然后行全外照射，盆腔野：上界腰4椎体下缘，下界闭孔下缘，侧界真骨盆外1cm，野大小15cm×18cm，8MeV X线两野穿照射D_T3000cGy/16f/24d，再行4次^{252}Cf腔内照射，均为宫腔管照射，宫腔深度8cm，系1次SL（n）程序IPS7，3次CS8。腔内治疗每周1次，每次剂量F点D_T600~700cGy（i），F点累积剂量4800cGy（i）。治疗中患者出现排尿次数增多，给予对症处理。治疗后2个月复查，子宫大小基本正常，行子宫内膜诊刮未见特殊。

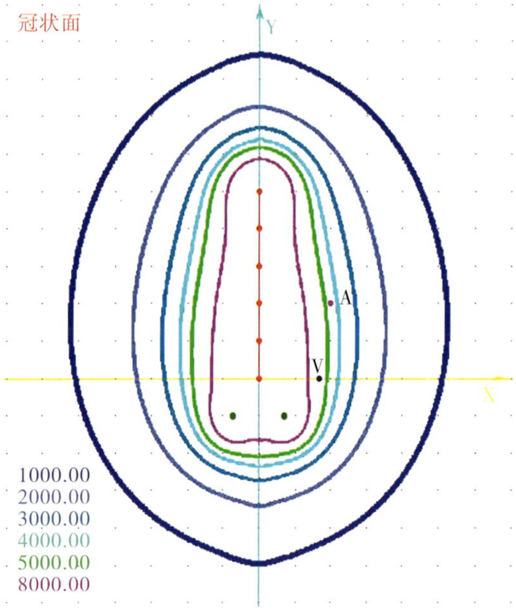

图11-16 病例3腔内治疗剂量分布

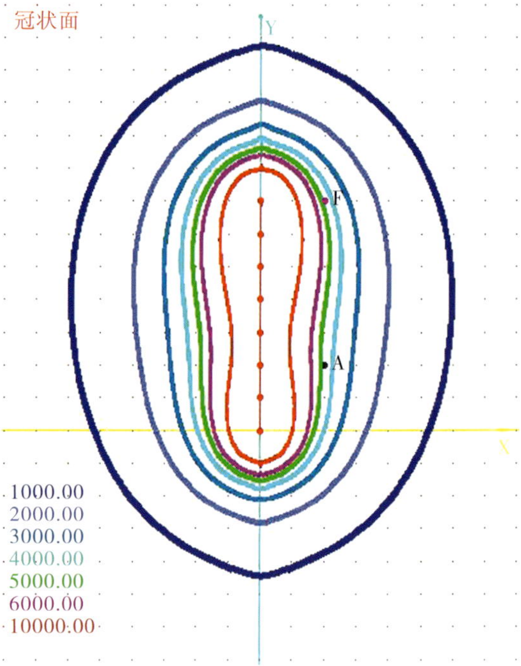

图11-17 病例4腔内治疗剂量分布

【病例5】患者，56岁。因宫颈残端癌术后半余，阴道出血4月于2003年8月15日收入院。患者于1994年因子宫肌瘤行次全子宫切除术，2002年子宫残端活检病理为乳头状腺癌，行残端宫颈部分切除术，妇科检查：外阴经产式，阴道通畅，黏膜光滑，宫颈残端见结节及溃疡，范围6cm×4cm，中间空洞4cm深，出血多，纱布填塞后仍出血不止。血常规示轻度贫血。外院病理：（宫颈）乳头状腺癌。诊断：宫颈残端乳头状腺癌术后，局部未控。

治疗：来院检查当日，虽纱布压迫仍出血不止，当即给^{252}Cf腔内照射（图11-18），用三管道，中间管道置入空洞内，V点剂量D_T600cGy（i），治疗后出血逐渐减少，共治疗5次，采用1次SL（n）程序为DS1（4cm）、2次CS2、1次DS3（4cm）、1次CS2+V2（4cm）。V点累积剂量D_T2 800cGy（i）。采用内照射2次后同期行全盆外照射，盆腔野：上界腰4椎体下缘，下界闭孔下缘，侧界真骨盆外1cm，野大小16cm×17cm，8MeV X线两野对穿照射，盆腔中平面剂量D_T4 500cGy/25f/33d。腔内照射两次后阴道出血明显减少，治疗结束后阴道出血基本消失，肿瘤及空洞消失，但残端边缘有结节感，取活检未见肿瘤细胞。

疗中直肠反应轻度。治疗后7个月曾来院复查，阴道残端黏膜光，未及结节。

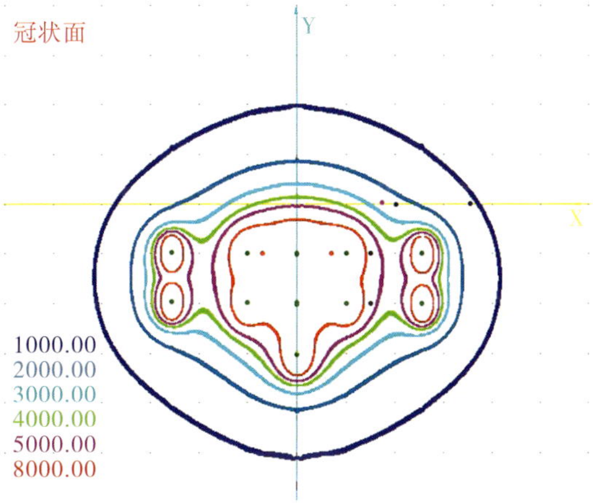

图11-18　病例5腔内治疗剂量分布

上述5例患者腔内使用SL（n）程序治疗结束后，肿瘤均得到控制，但是仍有不能控制着。下述两个病例，宫颈特别巨大，SL（n）治疗，很难控制。在本书二十八章中介绍肿瘤未控的判定的一些临床表现，可结合参阅。类似病例，若有手术指征患者，与手术综合治疗是一种选择。

【病例6】患者，37岁。接触性出血半年，当地诊断宫颈鳞癌Ⅲ期于2005年3月来京治疗。治疗前妇科检查，阴道上累及1/3，宫颈大菜花，最大直径处达10cm，宫体不清，宫旁达盆。因宫颈肿瘤巨大，曾用介入化疗一次，效果不明显，与2005年3月3日至6月2日行加速器8MeV X线体外照射50Gy+锎-252腔内放疗10次，先采用4次SL（n）程序为DS2、DS3、两源间距4~5cm。阴道消除量24 Gy（i），宫腔采用SL（n）程序PS5、PS6各1次、3次CS6。A点37Gy（i）。治疗结束时，宫颈缩小，宫旁软化。疗后近三周，检查，宫颈仍有4$^+$cm直径，中央并有溃疡，坏死、充血而硬，宫体中位，稍丰满，宫旁增厚，有弹性。认为宫颈肿瘤未控，放疗量已高，宫旁尚好。建议手术。2005 年 7 月 6 日行筋膜外子宫切除术，手术顺利。手术标本病理检查：宫颈中分化鳞癌，伴大片坏死。肿瘤已达宫颈纤维膜，未累及宫旁。瘤细胞退变不明显，余未见特殊。

【病例 7】患者，50 岁。因阴道流血半年，外院检查为宫颈鳞癌于 2006 年 12 月 12 日来院初诊。妇科检查：外阴、阴道（-），宫颈 7cm 直径的外生型大肿瘤，宫体中位，右侧宫旁增厚固定于盆，并有一团增厚组织，左侧增厚近盆，肛指（-）。诊断为宫颈癌Ⅲ期。其后即开始加速器 8MeV X 线+锎-252 腔内治疗及化疗增敏。体外 DT45Gy，腔内治疗 10 次。采用 3 次 SL（n）程序 PS5、1 次 CS6、1 次 CS5。此外，采用宫腔 PS5+V1（4cm）共 4 次。A 点 50Gy（i），阴道消除量 7Gy（i）。2007 年 2 月放疗结束。疗后一直不适，腹痛，阴道排液。宫颈虽萎缩成 1.0cm，但表被坏死组织，不平感，宫腔 6.5cm。疑未控。其后出现不全性肠梗阻，经保守处理有所缓解。但患者发热，腹痛，宫颈、子宫情况如旧。且双宫旁均有界限不清包块，经抗炎治疗未改善。疑有肿瘤存在，而于 2008 年 1 月 23 日行全宫附件+右髂外及右主动脉旁淋巴活检。图 11-19 为此病例子宫附件手术标本。术后病理为宫颈腺鳞癌，侵犯宫颈基层外膜及宫体深肌层，累计双宫角，双附件及双宫旁，淋巴结 2/2。术后曾考虑调强照射。

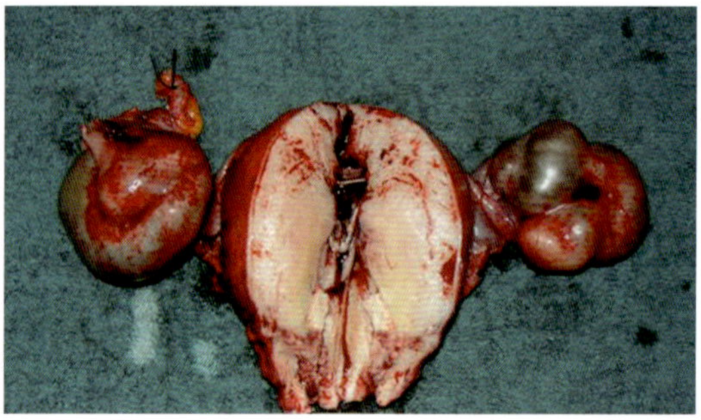

图 11-19　子宫附件手术标本

（孙建衡　布　洁）

第十二章　以影像学为基础的近距离放射治疗

子宫颈癌腔内后装放疗取代了传统的以镭-226 开始的腔内放疗，是治疗技术的一个“革命性”的重大的变化。但基本治疗原则长期以来未有根本性的变化。近 10~20 年间影像学的进步并促进了体外放疗技术发展，其代表为三维适形调强技术用于临床。但腔内治疗技术进展迟缓。实际上，自 20 世纪 80 年代后期，国外一些后装机逐渐出现并完善有电脑控制的治疗计划系统和控制系统，也试图探索腔内三维放疗。我国 20 世纪 90 年代初也出现了带有计划系统和控制系统的当代多功能型后装机，并思考向三维腔内治疗方向发展。中国医学科学院肿瘤医院妇瘤科在运用当代后装机放疗及制定标准程序的过程，也是以影像学为基础的。整个过程是以安放治疗容器放置定位串开始，然后拍摄定位片，进行放射源空间位置再建，制定治疗计划，核对剂量分布，启动治疗控制系统，完成治疗而结束。下面将其过程以图表示，简单地复习一下（图 12-1~图 12-11）。

先确定焦点及中心间垂直距离，并以此距离为半径，左右移动相同角度，拍摄二张 X 线片（图 12-1），FID 为焦点与等中心间距离，IFD 为等中心间距离与 X 线片距离。

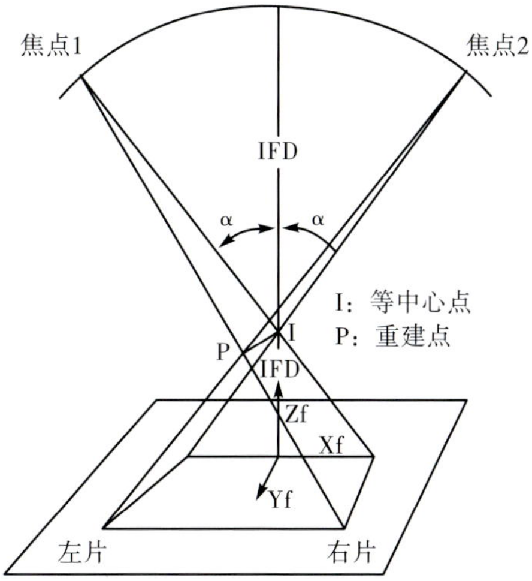

图 12-1　以等中心拍摄二张 X 线片

腔内放疗与体外照射不同。体外照射可通过影像学引导，及机器内一些装置改变射线的能量和多数子野，在三维方向上得出与肿瘤形状一致的剂量分布，即逆向调强放射治疗

(IMRT)。腔内治疗则不同，放射源的能量是固定的，不能改变。虽然在制定标准程序时考虑了三维剂量分布，如采用北京型容器宫腔管 60mgRaeq（^{137}Cs）+阴道 20mgRaeq（^{137}Cs）的 Y-Z 平面的剂量分布（图 11-2），采用单管治疗能得到多维空间剂量分布，但仍有其不足。

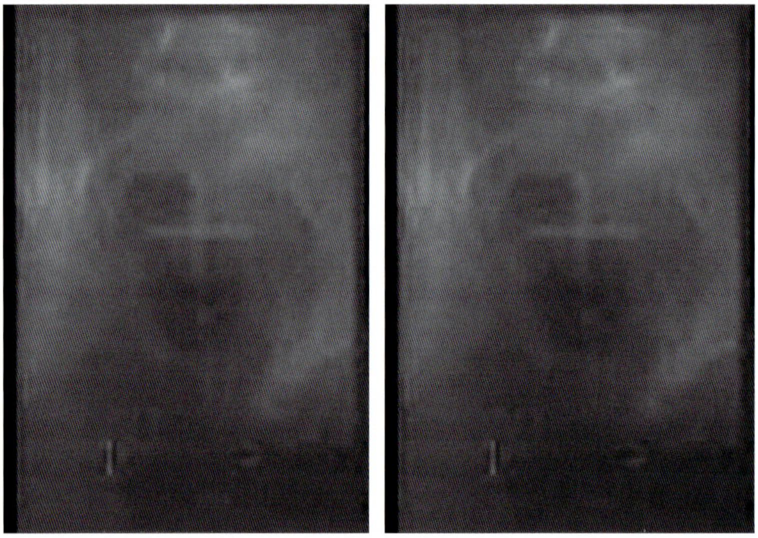

图 12-2 拍摄的 X 线片

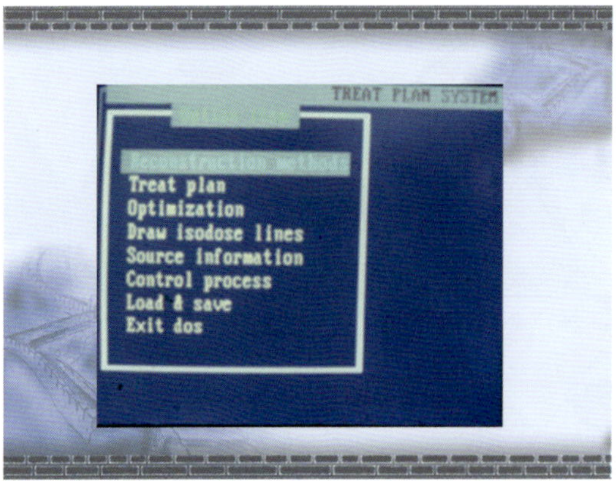

图 12-3 打开菜单，找出重建项

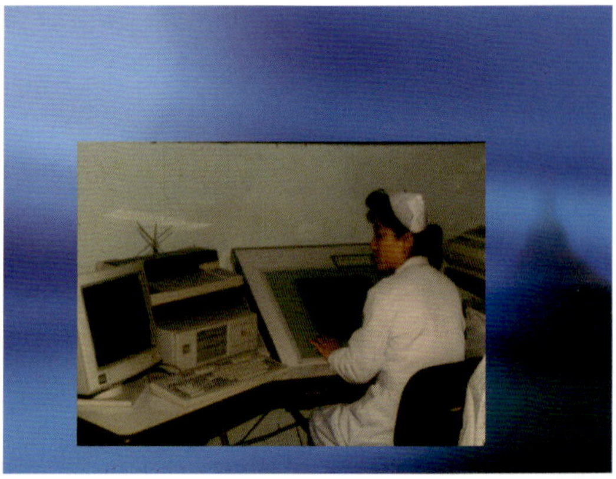

图 12-4 将 X 线片治疗管内模拟定位串输入计算机进行放射源空间位置再建

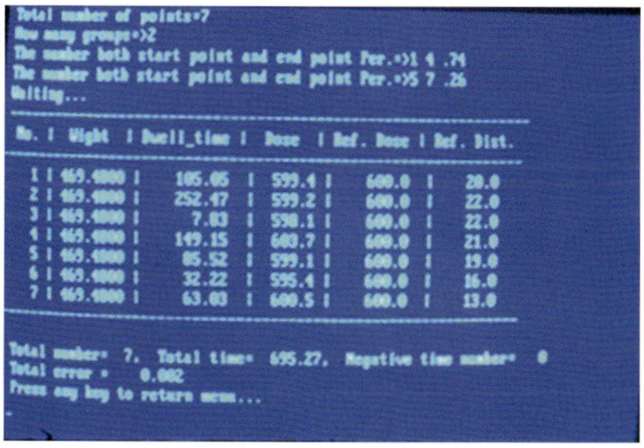

图 12-5　再建完成，输入与贮留点相应的参照点，进行优化计算

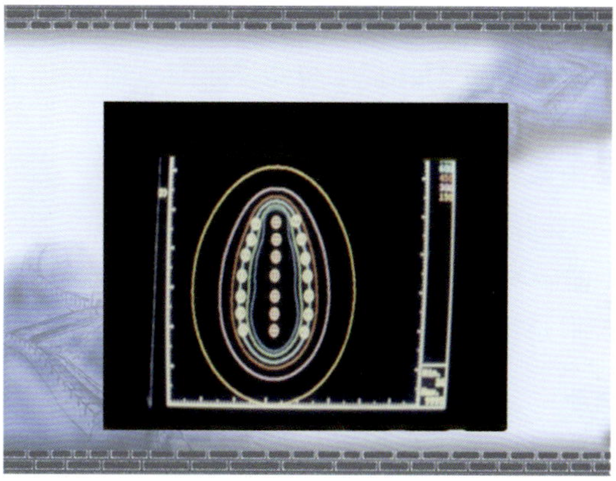

图 12-6　得出剂量分布图

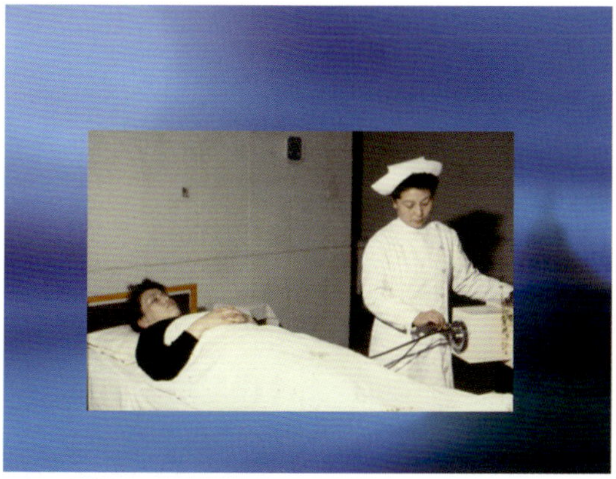

图 12-7　患者被送入机房，连接主机准备治疗

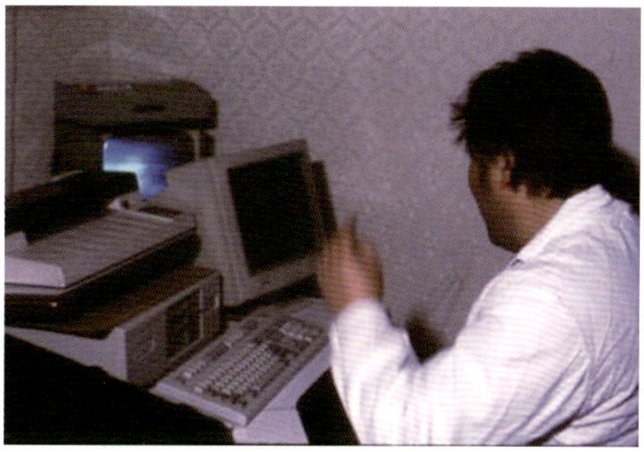

图 12-8　启动控制台开关开始治疗

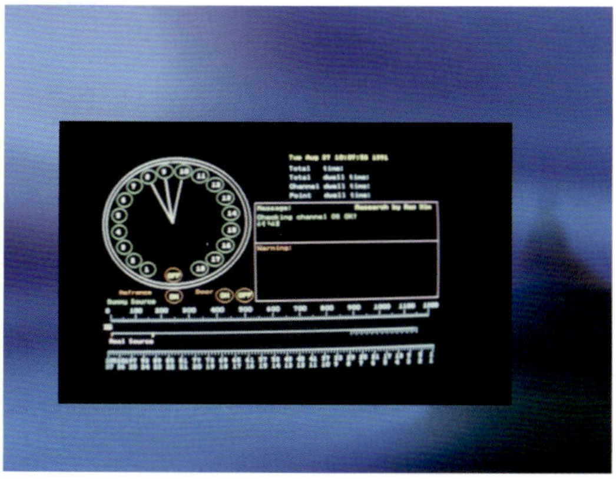

图 12-9　电脑在放射源出储源库之前，先开始安全自检

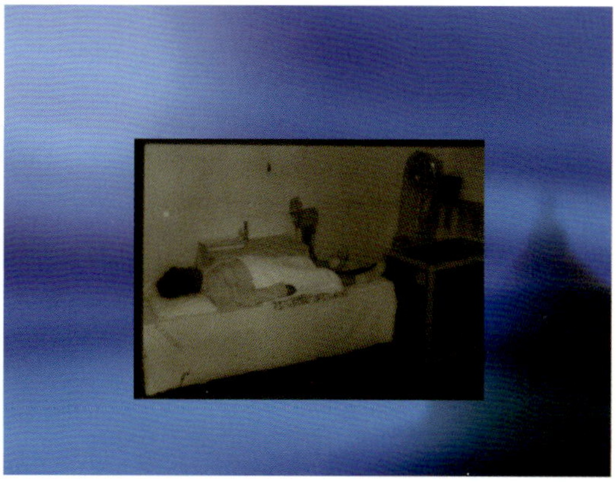

图 12-10　患者在机房接受治疗

进入 21 世纪，影像学、特别是 MRI 的显像进步更激发了研究三维腔内放疗的热情。我国近年山东省肿瘤医院以 CT 为基础，勾画靶区，进行三维一体化腔内放疗。中国医学科学院肿瘤医院曾报道 10 例系统的、在每次治疗前进行影像学检查，勾画靶区，实施治疗，指出：该法费人力、物力，技术力量、经济、设备在发展中国家有一定问题。其他医院治疗多未反映本法治疗的特点，如未能在每次治疗前做影像学检查，重新勾画靶区，反映治疗时肿瘤情况。所以有同道认为这种做法并不优于二维治疗。

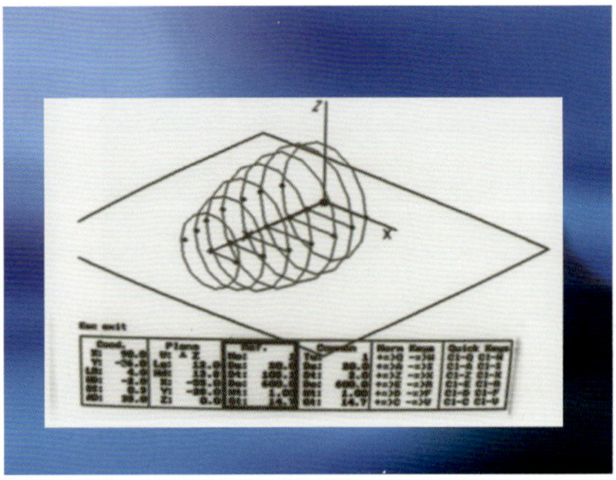

图 12-11 S-系列标准程序宫腔 7 个贮留点空间剂量分布

我们也应看到，三维腔内放疗也想把当今体外照射的概念引用到腔内治疗中来。如肿瘤体积（TV）、临床靶体积（CTV）、计划靶体积（PTV）等并想以此代替传统的以 A 点作为剂量参照点，笔者也很欣赏，但这几年的临床实践表明，仍未跳出传统腔内放疗的影响，如参照点的剂量、高危器官的位置定位，特别是肿瘤靶区周围的剂量离不开传统的不同平面的剂量学知识。另外，绝大多数宫颈癌均是以体外与腔内合理配合治疗，腔内三维治疗如何与体外治疗合理配合有待解决。此外治疗过程中器官的移位、充盈程度均影响做三维腔内治疗。而且，目前的影像学对盆腔病变显示的也不够满意，显示的只是容器的位置，不是病变的实际情况，容器放置位置的不准确，治疗时的移动，达不到“影像学引导”。TV、CTV、PTV 的勾画存在主观性和盲目性。总之，三维的腔内放疗尚不能说是成熟的方法，有很多存在的问题尚未解决。有条件的单位应多做些临床研究。但它毕竟是对腔内放疗传统观念的一种挑战，需引起我们的关注。

（盛修贵）

第十三章　体外照射不能取代近距离妇科肿瘤放射治疗

一、单纯钴-60 旋转及钟摆照射治疗晚期宫颈癌的临床研究

1958 年中国医学科学院肿瘤医院建院后，钴-60 体外照射取代了常规 X 线机。钴-60 产生两种 γ 线，能量为 1. 17MeV 及 1. 33MeV，平均能量为 1. 25MeV。当时国内镭疗单位不多，镭量有限，不能解决大量宫颈癌患者的治疗问题，而且工作人员受量也大，存在健康问题。产生了以高能量钴-60 体外照射取代镭疗的想法。当时妇瘤科主任曾绵才教授提出了单纯钴-60 旋转及钟摆照射治疗晚期宫颈癌的临床研究。此项研究于 1960 年 8 月～1961 年 12 月进行，结果发表在《天津医学杂志》肿瘤学副刊，1966 年 4 卷 1 期。

旋转治疗是以宫颈为中心作 300°旋转，避开直肠 60°以减少直肠受量。宫颈每日受量 160～200cGy，总量 6000～8000cGy，A 区 5600～7500cGy，B 区 4200～5600cGy，直肠4200～5600cGy，膀胱 5400～7200cGy，疗程 6～8 周。

其剂量分布见图 13-1。

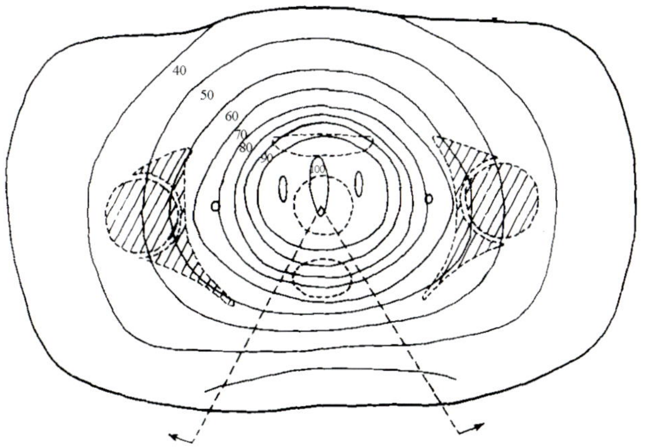

图 13-1　宫颈为中心 300°旋转治疗剂量分布

钟摆治疗是以双侧 B 区为中心作 160°～180°弧形摆动（160°系前后各有 10°未被照射区）。宫颈每日受量 160～210cGy，总量 5900～7600cGy，A 区 5900～7600cGy，B 区 6000～8000cGy，直肠 4800～6400cGy，膀胱 4800～6400cGy，疗程 6～9 周。其剂量分布见图 13-2。

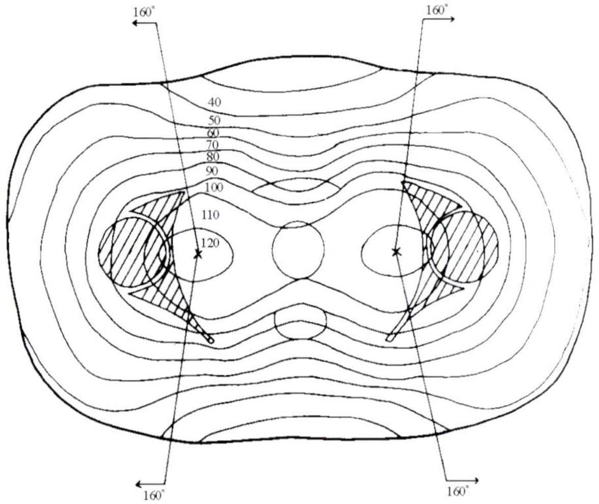

图 13-2 双侧 B 点为中心行 160°钟摆治疗剂量分布

旋转治疗组 3 年生存率为 18%，钟摆治疗组 3 年生存率为 42.9%。曾对 24 例治疗结束时宫颈不满意患者辅加少量腔内放疗（镭或体腔管），结果旋转治疗组 3 年生存率升高到 34.1%，钟摆治疗组 3 年生存率升高到 48.8%。放疗后晚期并发症中便血发生率，旋转治疗为 21.2%、钟摆治疗 61.5%。肠道障碍（无规律腹泻，大便次数增多，有时便中有黏液，肠道易受激惹；少数病例有便秘等）旋转治疗为 15.5%，钟摆治疗为 53.8%（我院后装治疗 3 年生存率为 67.0%，便血 9%）。旋转治疗病人中有一例出现膀胱阴道瘘，可能由于为减少直肠受量，避开直肠 60°作 300°旋转，致旋转中心上移。增加膀胱受量所致。钟摆治疗病人中有一例发生直肠阴道瘘，为放疗后 8 个月，肿瘤复发附加镭疗后出现。

从以上结果可见单纯体外照射不能与常规宫颈癌放疗相比，其生存率明显低，而并发症高。从子宫颈受量，两组均远较常规镭疗为低，而膀胱、直肠受量已达其耐受量，可以为生存率低而并发症高的原因，但也看出附加了部分腔内放疗提高了 3 年生存率。所以其后一段时间曾对部分病人采取部分钟摆治疗+部分腔内治疗的方法，特别对晚期病例 20 世纪 60 年代~70 年代初有 2452 Ⅲ期患者采用此法，获得 61.2% 5 年生存率，后因机器的摆动有伤及机器之虑而终止，但仍有采用此法治疗的单位。此种治疗方式也减少了当时腔内镭疗不足的压力。

国内亦有其他单位用单纯体外照射治疗宫颈癌，如多野、前后大野等，结果均不理想，说明体外照射不能取代腔内治疗。

二、调强放疗也不能取代腔内放疗

调强放疗是近年来放疗技术的重大进步，能够使肿瘤组织受到高剂量的照射，而正常组织受量减少，受到保护。该技术出现，特别使未有腔内放疗经验，习惯用影像学表现来做放射治疗计划的医师的很大兴趣，想以调强放疗取代腔内放疗。一度颇为流行，理论上介绍调强放疗的优点，临床上以 CR、PR 报道治疗结果，学术会议上总有交流，而且负面报道不多。但有妇科放疗经验的妇瘤医师态度审慎或有异议。经过了近几年的临床实践，大家取得了经验和教训。目前国内外学者均认为调强放疗不能取代腔内治疗。早在 2008 年美国学者 Benjamin Greer 来华报告指出：宫颈癌放疗近距离治疗是至关重要的，IMRT 作为首选治疗是不成熟的，或许可作为再放疗的选择。国内学者多次强调子宫颈癌的传统腔内放疗，宫颈局部剂量高达 300~500Gy，后装以 S-标准程序治疗，减少宫颈局部受量，仍可可达 100~150Gy。膀胱、直肠与阴道间隔不过 3~5mm，调强放疗无法给予如此高的剂量。图 13-3 与图 13-4 为两例宫颈癌调强治疗计划图，可见膀胱、直肠均在处方剂量范围内。

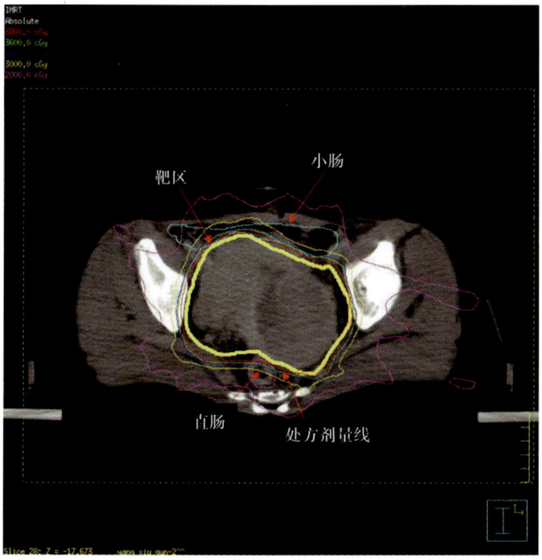

图 13-3 调强放疗治疗计划（例 1）

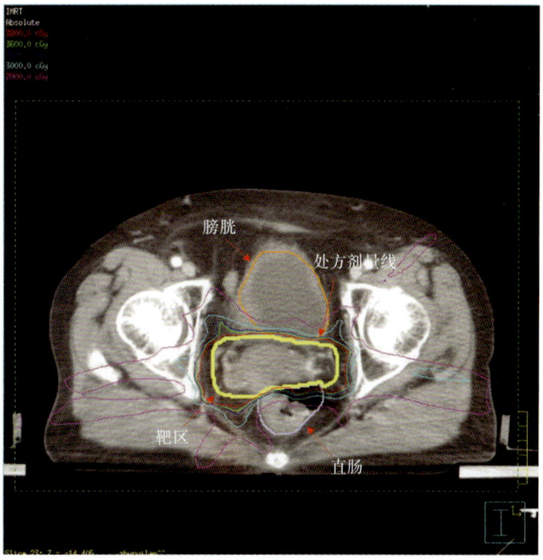

图 13-4 调强放疗治疗计划（例 2）

近距离放疗的局部控制好在于高的宫颈剂量。IMRT 不能达到近距离放疗给予宫颈的剂量。直肠、膀胱受量不低于靶区。根据杨书明对调强技术剂量学的分析，在 6 例模拟病例的计划中，膀胱、直肠最大受量均高出宫颈，即使整个膀胱、直肠平均剂量也为靶区 89%±及 85%±，而认为采用单纯调强方式治疗子宫颈癌，在保证靶区剂量的条件下，膀胱、直肠的剂量是不可耐受的；靶区勾画不易，CT、MRI 不能很好反映病变范围，其边界仍以传统体外照射为依据和经验确定。调强治疗靶区应包括原发灶、子宫、宫旁、阴道、淋巴引流区、转移淋巴结，照射体积大，若减少体积，可能减少，甚至漏掉某些局部肿瘤受量。原发灶及危险器官的内运动，器官充盈很难掌握和控制，靶区位置和膀胱充盈有关。危险器官的耐受量与靶区耐受量差别大，而且与靶区距离太近，均是制定治疗计划的难题。由于在治疗中及治疗间位置的改变难以确定，加之又常做不到重新勾画靶区改变计划，使之调强放疗的优点大为逊色。

我们在临床上见到过以单纯调强治疗子宫颈癌的病例，她们在半年或一年前，放疗后曾被评价为 CR，因局部肿瘤转来再作腔内治疗，但此时治疗为时已晚，失去治愈的机会。

近期我们注意到有些单位，子宫颈癌的放疗采用部分调强+部分腔内后装的做法，但治疗方案有区别，由于时间尚短，未见评价的介绍。

（孙建衡 杨书明）

第三篇

子宫癌、阴道癌、外阴癌、卵巢癌介绍

第十四章　子宫癌、阴道癌、外阴癌、卵巢癌近距离放射治疗发展简介

放射治疗在妇科恶性肿瘤的治疗中有很重要的地位。子宫颈癌 70%~80%，子宫内膜癌 60%~80%，阴道癌 68%~80%，外阴癌 37%~60%，卵巢癌 1.4%~7%与放疗有关。妇科恶性肿瘤的放疗，始于近距离放疗。在一些放疗可根治性的妇科恶性肿瘤，近距离放疗处于主导地位，如子宫颈癌、子宫内膜癌、阴道癌。外阴癌放疗通常不作为根治方法，放疗可作为与手术综合治疗的重要组成部分，近距离放疗可选择使用。只有卵巢癌近距离放疗的地位有限，使用的范围不大。

当前肿瘤的治疗均强调综合治疗，妇科肿瘤的治疗也是一样。本书尽管是近距离治疗，不可避免地也要涉及相关疗法。从事妇科肿瘤近距离治疗的医师也必需了解涉及的肿瘤有关知识。本篇的目的也在于此。

子宫颈癌的放疗始于腔内镭疗，20 世纪 20 年代后的腔内镭疗+体外照射一直处于治疗该病的主导地位，曾使手术停滞了近 30 年。它适应证广泛，病例无特殊选择，也一直是放射治疗效果最好的肿瘤。在其发展的历程中，腔内放疗早期就形成一些各有特点的流派，促进了子宫颈癌的放疗的发展。但是，存在的放射防护问题却长期未获解决。直至 20 世纪 50 年代后，原子能、自动化工业和机械工艺的发展促成了近距离放射治疗在历史上的最大变革——后装技术的出现和临床上取代了镭和腔内镭疗。此后的微电子工业，特别是计算机技术的发展加之影像学的进步，更进一步完善了后装治疗，解决了复杂的剂量计算和个体化治疗。当前，在一些大的、有经验治疗中心子宫颈癌Ⅱ~Ⅲ期的 5 年生存率可达 70%以上，总的 5 年生存率已超出 60%。从后装的技术看已是相当高的科技水平，治疗效果达到和超过传统治疗，进一步发展不是易事。综合治疗无疑地成为关注的方向，比如对大宫颈病灶和桶状病灶近距离照射存在困难，曾有根治性放疗后筋膜外子宫切除的做法。此外，大家将提高治疗效果的途径注视到与化疗的配合。放疗后的化疗没有帮助早已共识，又转向新辅助化疗（放疗前化疗），仍未被看好。20 世纪末及 21 世纪初美国的 5 篇同步放化疗的多中心研究，良好的效果引起了世界的关注。子宫颈癌的同步放化疗仍是目前热点，随着广泛的使用，临床必定会出现一些问题，这也不应小视。关于中子源锎-252 的近距离放疗，20 世纪 60 年代已在宫颈癌腔内放疗使用，它有着比 γ 线源更好的放射生物学效应，我国在 20 世纪末已开始对宫颈癌治疗，当前存在着规范化治疗和面临进一步深入的探讨。

当前近距离照射临床上存在一个重要问题是剂量率变化大，特别在铱-192，半衰期短，等效应转换没能解决，经验仍具有重要意义。影像学引导的腔内放疗，尚存在诸多问题，

而且尚摆脱不了传统腔内治疗的影响。所以近距离照射治疗宫颈癌仍有发展的空间。

子宫内膜癌的治疗在 20 世纪 40 年代前基本为“手术在宫体，放疗在宫颈”的观点，即放疗治宫颈癌，手术治宫体癌。这一方面受一些老放射生物学家观点的影响，如腺癌对放射线不敏感；另一方面，在治疗方法问题，是按宫颈癌的方法治疗，效果当然不会好。20 世纪 40 年代后，Heymam 宫腔填充法及以后宫腔特殊容器（如图 9-4，与图 9-5）的使用提高了疗效，其根治地位才得以承认。但子宫内膜癌的腔内放疗有一定的盲目性和技术难度。所以长期以来，腔内治疗与手术综合治疗为主要选择。但 20 世纪 80 年代后治疗模式逐渐发生了变化。表 14-1、表 14-2、表 14-3 列举了几个国家的治疗情况（作者根据妇科肿瘤治疗结果的国际年报 19、21、22 卷粗略统计）。

表 14-1 不同国家治疗子宫内膜癌的方法（1976~1978 年）

	手术（%）	手术+放疗（%）	放疗+手术（%）	放疗（%）	化疗+手术或放疗（%）
加拿大	24.44	39.26	24.49	8.93	2.88
芬兰	2.02	9.68	63.29	24.10	0.9
法国	3.13	15.87	52.64	27.16	1.2
瑞典	0.88	21.82	47.97	29.07	0.27
美国	23.16	28.30	35.33	11.58	0.98

表 14-2 不同国家治疗子宫内膜癌的方法（1982~1986 年）

	手术（%）	手术+放疗（%）	放疗+手术（%）	放疗（%）	化疗+手术或放疗（%）
加拿大	25.85	56.76	9.97	5.36	1.1
芬兰	3.75	21.16	59.39	15.17	0.68
法国	13.3	33.73	35.56	16.47	0.92
瑞典	3.69	27.20	51.28	17.22	0.62
美国	34.63	37.55	18.09	8.47	1.08

表 14-3 不同国家治疗子宫内膜癌的方法（1987~1989 年）

	手术（%）	手术+放疗（%）	放疗+手术（%）	放疗（%）	化疗+手术或放疗（%）
加拿大	26.22	52.98	10.79	3.22	4.89
芬兰	5.69	43.93	36.69	1.81	10.85
法国	10.56	36.07	39.59	7.92	5.28
瑞典	2.16	36.55	45.24	9.96	3.68
美国	51.36	33.90	2.63	3.66	6.95

主要变化有：

单纯放疗减少，手术增多；术前放疗减少，术后放疗增多；此外，手术范围扩大了，首选是手术治疗，放疗作为不适于手术患者的治疗方法（如有严重并发症者）。有些以往不适于手术的患者（如病变超出子宫）也进行手术。对此学者们意见并不统一。

实际上单纯放疗也有很好的生存率，如 Kupelian，Ⅰ期 5 年生存率为 88%，Ⅱ期为 89%，Ⅲ~Ⅳ为 49%。Tamim 报道不适于手术的Ⅰ、Ⅱ期子宫内膜癌，15 年生存率达 78%，Ⅰ期为 90%，Ⅱ期 42%。

俄罗斯 Marjina 锎-252 治疗结果，Ⅰ~Ⅲ期 5 年生存率 78.0%，10 年生存率 71.1%。我国子宫内膜癌单纯放疗报道不多，有代表的当属中国医学科学院肿瘤医院。自后装取代传统腔内放疗后疗效有所提高（见第一章）。但由于内膜癌腔内放疗有一定的盲目性，常采用放疗和手术综合治疗。中国医学科学院肿瘤医院术前全量腔内放疗，然后手术 5 年生存率Ⅰ期达 96.5%，Ⅱ期达 90.9%。内膜癌的腔内放疗治疗容器在我国仍多用单腔管，已有单位采用多腔管治疗，但不像国外在麻醉下放置。内膜癌的近距离放疗，不论是单纯放疗还是其与手术结合的综合治疗都有改进之处，如腔内容器、治疗方法、与手术之间隔、手术的范围等。

阴道癌是放疗为主的疾病。除早期局限性、边界清晰，范围不大或穹隆部肿瘤考虑局部手术外，一般均考虑放疗。因为手术涉及范围颇大，术后仍需放疗。放疗历来也以近距离放疗（腔内及组织间）为主。由于阴道癌的多样性且病例不多，难以找出合适的治疗模式，以往只是提出一些参考原则。像阴道癌的分期长期未变一样，存在具体问题，也不能很好地指导治疗和反映预后。

阴道癌的放疗是亟需个别对待的。近些年来，一些大治疗中心的报告，虽病例跨度年代大，但仍累积了经验和教训，而且放疗技术的进步也对治疗产生了影响，本书第十七章阴道癌会提到。当前要强调的是除个别对待外，还需临床与剂量相结合。这需临床医师细致的临床观察。

外阴癌的治疗是以手术为首选治疗。X 线体外照射时期由于外阴部皮肤反应大，很少用作治疗外阴癌。镭疗仅用于个别病例。20 世纪 50 年代后钴-60 开始普及，用于外阴癌体外照射的渐多。我国近距离放疗的使用基本是在后装放疗之后。通常放疗不作为单独的根治手段，而是作为综合治疗一部分。如术前放疗常为缩小肿瘤范围以利于手术或为保留尿道口、肛门口而实施。术后放疗则为消除手术可能遗留下病灶或切缘离肿瘤及尿道口、肛门口太近而实施。放疗方法是近距离与远距离照射相结合。近距离放疗用于阴道口周围的下段阴道和邻近外阴部的治疗，可用阴道塞子及阴道非成角容器或组织间放疗。体外则调转机头对外阴部直接照射，这种与手术结合的综合治疗方法仍能取得满意的效果，如中国医学科学院肿瘤医院Ⅲ~Ⅳ期外阴癌手术与放疗综合治疗 5 年生存率达 60.8%，而单纯手术仅 30.3%，且前者生活质量高。

卵巢癌放射治疗的地位下降，虽用过放射性核素如放射性胶体金-198 于腹腔治疗，但目前基本不采用，也不属本书介绍的封闭源的范围。近距离放疗目前多用于卵巢癌术后阴道残端和阴道转移灶的局部治疗。

（孙建衡）

第十五章 子宫颈癌

第一节 概 述

子宫颈癌（carcinoma of the uterine cervix）是妇女常见的恶性肿瘤之一，特别是在发展中国家。全世界每年新发生子宫颈癌近 50 万人，约 80%在发展中国家，中国约占 1/4。全世界每年大约有 20 余万妇女死于子宫颈癌，我国约近 5 万。近年来我国局部地区子宫颈癌发病率及死亡率有增长并有年轻化的趋势。子宫颈癌的防治仍然是广泛关注的重要问题。

子宫颈癌的发生有一个过程，由癌前病变即子宫颈上皮内瘤变发展为子宫颈癌，这个过程可能需要几年甚至十几年时间。20 世纪 70 年代后，子宫颈癌的病因学研究取得了显著进展，80 年代德国病毒学家 Harold Zur Hausen 提出生殖道人乳头瘤病毒（HPV）感染与宫颈癌的相关性假设，直至 1995 年国际癌症研究机构（IARC）确定高危型 HPV 感染是宫颈癌明确的致病因素，2006 年 HPV 疫苗上市，经大量临床实际验证，HPV 疫苗对预防生殖道尖锐湿疣、子宫颈上皮内瘤变以及子宫颈癌均取得良好效果。

子宫颈癌发病相关因素除最主要的高危型 HPV 感染外，还与下述因素相关：较早性生活、多个性伴侣、早婚、早产、多孕、多产、吸烟、包皮垢、经济状况低下和卫生条件差等。

子宫颈癌的根治疗法有手术及放射治疗，二者均有 100 余年的历史。Wertheim 实行手术治疗及 Curie 发现镭均于 1898 年。20 世纪 50 年代前子宫颈癌手术由于放射治疗的发展曾停滞近 30 年。直至 20 世纪 40 年代后期子宫颈癌根治术才又复兴。手术主要流派有 Wertheim-Meigs，冈林，Schaüta（经阴道），手术在子宫广泛切除与淋巴清扫的处理上有整块切除（en bloc）及分别切除。不少学者在临床实践中作了改良。我国子宫颈癌根治手术始于 20 世纪 50 年代。放射治疗始于腔内镭疗，腔内放疗与体外照射为子宫颈癌基本疗法。腔内放疗流派颇多，早年斯德哥尔摩、巴黎、曼彻斯特三派最有影响。我国子宫颈癌放疗始于 20 世纪 20~30 年代，并有北京型镭容器用于临床治疗，形成北京治疗体系。由于镭的缺点 20 世纪 50 年代后，镭逐渐被淘汰，被人工放射性核素钴-60、铯-137、铱-192 所取代，而腔内镭疗沿袭下来的传统腔内放疗被后装治疗取代。当代后装治疗由电脑控制的治疗计划系统及治疗控制系统实施。现代后装治疗放射源主要为铱-192，此外我国在 20 世纪末锎-252后装机也用于临床。体外照射由早期的深层 X 线机→钴-60 机→加速器实施。

长期以来化疗一直未在子宫颈癌治疗中取得根治治疗的位置，但近些年来在综合治疗中的作用受到关注（如新辅助化疗），特别是 20 世纪末 21 世纪初的放化疗同期治疗取得明显效果，这一工作正在临床进行深入的研究中。

子宫颈癌易于早期发现，是看得见、触得到的肿瘤，临床前期又有细胞学、阴道镜协助得以诊断。子宫颈癌是治疗效果颇好的恶性肿瘤，随着经济情况改善、国民素质的提高、防癌宣传深入、知识的普及及疫苗的成功接种，子宫颈癌的防治充满乐观的前景。

第二节 诊 断

一、诊断步骤

（一）询问病史

按病历各项内容详细询问病史并记录，尤其要询问初次性生活年龄、性伴侣数、初次孕产时间，孕产次数，以及有无性传播疾病、宫颈上皮内瘤变（CIN）病史，是否经过治疗，治疗方法及效果。临床症状方面应注意阴道流血、接触性出血、阴道排液情况，并注意有无盆腔疼痛、腰痛、尿频、尿急、血尿、肛门坠胀、便血、下肢水肿等晚期继发性症状。

（二）体格检查

包括全身检查及妇科检查，并按要求填写检查结果。

1. 全身检查 除观察全身一般情况外，还要仔细检查全身浅表淋巴结有无肿大，尤其是锁骨上及腹股沟区等淋巴结。此外，还应检查有无远处转移灶，如可疑，应作进一步检查。

2. 妇科检查 除妇科双合诊外，还需进行三合诊检查。检查结果要绘图并记录。

（1）外阴检查：注意外阴部有无癌瘤侵犯及湿疣等病毒感染病灶。

（2）阴道检查：观察阴道穹隆深浅，有无肿瘤浸润及浸润范围。

（3）宫颈检查：宫颈肿瘤的形状、大小、质地。有无触血或出血。

（4）子宫：双合诊检查子宫的位置、大小、活动度、质地等。

（5）宫旁：了解子宫颈及宫旁情况需要进行三合诊检查，检查两侧附件及宫旁结缔组织，注意宫颈旁、阴道旁有无增厚、肿块、结节、癌灶浸润，组织的质地及弹性等。三合诊检查时除注意上述情况外，主要检查盆腔后半部及盆壁情况。如宫颈的粗细和硬度，宫旁组织及宫骶韧带等的弹性，有无增厚、结节形成，癌灶浸润是否已达盆壁、盆腔淋巴结有无肿大以及直肠有无浸润等。

（三）辅助检查

1. 宫颈细胞病理学 凡已婚妇女在妇科检查及人群防癌筛查时均应做宫颈细胞病理学检查。多年前普遍使用“小脚板”刮取宫颈外口鳞柱状上皮交界处，直接涂片后立即置于95%酒精中固定，至少15分钟后染色。目前大中型医院已经普遍采用液基细胞学技术（thin prep cytology test，TCT）。取材用具为凸形塑料一次性刷，取材后置于特定液体中，经过特定仪器制作薄片。无论直接涂片还是液基制片，均常规采用帕帕尼古劳染色法（Papanicoloou staining method）。细胞病理学检查之后，把诊断结果通过报告单转达给临床医师。其报告方式主要有两种，即分级报告法帕帕尼古劳（Papanicoloou）和描述性诊断（TBS）法。现将两种方式术语学简介如下：

（1）帕帕尼古劳（Papanicoloou）五级分类法（1943年）

Ⅰ 未见异形性或异常细胞

Ⅱ 细胞有异形性，但无恶性特征

Ⅲ 怀疑恶性，但证据不足

Ⅳ 高度提示恶性

Ⅴ 肯定恶性

（2）1978 年，全国宫颈癌防治研究协作会议上，杨大望教授主持制定了以帕帕尼古劳五级（旧称巴氏五级）为基础的改良宫颈细胞学诊断标准。

Ⅰ级　未见异常细胞，基本正常

Ⅱ级　见有异常细胞，但均为良性

轻度（炎症）核异质细胞、变形细胞等

重度（癌前）核异质细胞，属良性，需定期复查

Ⅲ级　发现可疑恶性细胞

性质不明的细胞：细胞形态明显异常，难于肯定良恶性质，需近期复查核实

未分化的或退化的可疑恶性与恶性裸核

Ⅳ级　见有待证实的可疑的恶性细胞（有高度可疑的恶性细胞）。细胞有恶性特征，但不够典型而数目少，需要核实。如高度可疑的未分化的癌细胞，或少数低分化的癌细胞

Ⅴ级　见有癌细胞，细胞有明显的恶性特征或低分化的癌细胞

（3）the Bethesda system（TBS，2001）

2001 年修改后的 TBS 与子宫颈异常上皮细胞相关术语：

上皮细胞异常：

鳞状上皮细胞

- 非典型鳞状上皮细胞（ASC）
  - 无明确诊断意义的非典型的鳞状上皮细胞（ASC-US）
  - 不除外 HSIL（ASC-H）
- 低度鳞状上皮内病变（LSIL）
  - 包括：HPV 感染/轻度非典型增生/CIN_1
- 高度鳞状上皮内病变（HSIL）
  - 包括：中、重度非典型增生，原位癌/CIN_2 和 CIN_3
  - 指出有可疑浸润的特征（如果怀疑浸润）
- 鳞癌

腺上皮细胞

- 非典型细胞
  - 宫颈管细胞［不作特殊说明（NOS）或在注解中说明］
  - 子宫内膜细胞［不作特殊说明（NOS）或在注解中说明］
  - 腺细胞［不作特殊说明（NOS）或在注解中说明］
- 非典型细胞
  - 宫颈管细胞，倾向瘤变
  - 腺细胞，倾向瘤变

宫颈内膜原位癌
腺癌
宫颈腺癌
子宫内膜样腺癌
宫外腺癌
不明来源的（或不能分类的）（NOS）

2. 碘试验 将制成的碘溶液涂在子宫颈和阴道黏膜上，观察其碘染色的情况。不着色者为阳性，在该部位取活检。当宫颈细胞涂片异常或临床可疑癌而又无阴道镜时，借助碘试验可发现异常部位。常用的碘溶液有两种，一是 Lugol 溶液，另一为 2.5%的碘液。

3. 阴道镜检查 当临床可疑或细胞学检查异常而又无肉眼可见明显的子宫颈癌体征时，均应进行阴道镜检查。阴道镜下的醋酸白色上皮、点状血管和镶嵌是宫颈病变的基本特点，应在异常部位行定位活检，提高诊断准确性。在阴道镜检查不满意，即不能观察到宫颈鳞柱交界面时，应行宫颈管刮取术。

4. 子宫颈活体组织检查及子宫颈管内膜刮取术 这是诊断宫颈癌最可靠的，也是不可缺少的方法。肉眼可见的宫颈肿瘤可直接取活检，早期或病变不明显时，应在碘试验及阴道镜下取活检，所取组织应包括宫颈上皮及间质组织，最好在癌灶边缘部。当疑有宫颈管内病变时，应同时做宫颈管刮取术，从前后左右四壁刮取。所取的活体组织均应置于 10%福尔马林中浸泡固定送病理检查。

5. 子宫颈锥形切除术及子宫颈切除术 宫颈锥形切除术是将宫颈阴道部及宫颈管作圆锥形切除，阴道脱落细胞学检查多次找到癌细胞，但阴道镜下定位活检及宫颈管刮取术活检为阴性者，或当活检诊断为 CIN_3 或原位癌但临床不能排除浸润癌时，可作宫颈锥形切除，以明确诊断。宫颈锥切术包括环形电切术（LEEP）及冷刀锥切术。对不适于锥形切除者，如萎缩性宫颈、肥大性宫颈，宫颈病变范围大者可考虑行宫颈切除。切除之标本，应于 12 个点各做连续切片多张，以免遗漏诊断。

6. 其他辅助检查 包括胸部 X 线检查、静脉肾盂造影、肾图、骨扫描、膀胱镜、B 超等，为确定临床分期或病情需要选择进行。CT、MRI、PET-CT 检查可作及制定治疗方案的参考，有条件的单位可选择进行。

二、病理诊断要点

（一）子宫颈上皮非典型增生

根据上皮非典型增生累及范围层次分为三级：①轻度非典型增生；②中度非典型增生；③重度非典型增生（包括原位癌）。

上述子宫颈非典型增生统称子宫颈上皮内瘤变（cervical intraepithelial neoplasm，CIN），并根据病变程度分为 CIN_1，相当于极轻度、轻度非典型增生；CIN_2 相当于中度非典型增生；CIN_3 相当于重度非典型增生（原位癌）。

（二）宫颈浸润癌

1. 大体分型 根据肿瘤的生长方式和大体形态可有以下 4 型：①糜烂型；②结节型；

③菜花型；④溃疡（空洞）型。

2. 病理分型 主要分为三大类型即鳞状细胞癌、腺癌及混合癌。根据组织分化程度为高、中、低分化癌。根据细胞形态特点各类型还分出多个亚型。

（1）鳞状细胞癌：疣状鳞癌、乳头状鳞癌、梭形细胞鳞癌、淋巴上皮瘤样癌、鳞癌玻璃样变。

（2）腺癌：宫颈管黏液腺癌、宫内膜样腺癌、浆液乳头状腺癌、透明细胞腺癌、肠型黏液腺癌、中肾管腺癌。

（3）混合癌：腺鳞癌、黏液表皮样癌、毛玻璃癌、腺样囊腺癌。

（4）其他：如小细胞未分化癌。

三、临床分期

（一）分期规则

1. 根据仔细的临床检查，分期必须在治疗之前确定。分期一经确立，其后不得变更。检查应由有经验的医师进行。

2. 临床分期往往疑决不下时，应划入较早期。

3. 确定分期可采用触诊、视诊、阴道镜检查、宫颈管刮取术、子宫镜检查、膀胱镜*及直肠镜检查*、静脉肾盂造影*、肺及骨骼X线检查。要判定膀胱或直肠受累，必须经过活检组织学证实。

4. 淋巴造影、血管造影、腹腔镜检查、CT、MRI、PET-CT等有助于制定治疗计划，但因这些方法不能作为或更改临床分期的依据。

5. Ⅰa期的诊断，必须根据包括全部宫颈病变在内的宫颈切除或宫颈锥形切除、全宫切除标本的切片显微镜检查以后，才能确定。

（二）临床分期［2009年国际妇产科联盟（FIGO）分期］

Ⅰ期 癌灶局限于宫颈

Ⅰ A期 肉眼未见癌灶，仅在显微镜下见浸润癌。间质浸润最深5mm，宽度≤7mm

Ⅰ A1期 间质浸润深度≤3mm，宽度≤7mm

Ⅰ A2期 3mm<间质浸润深度<5mm，宽度≤7mm

Ⅰ B期 临床可见癌灶局限于宫颈，或镜下病灶>Ⅰ A2期

Ⅰ B1期 肉眼可见病灶最大径≤4cm

Ⅰ B2期 肉眼可见病灶＞4cm

Ⅱ期 癌浸润超出宫颈，但未达盆壁，或累及阴道，但未达到阴道下1/3

Ⅱ A期 无明显宫旁浸润

Ⅱ A1期 肉眼可见病灶最大径≤4cm

Ⅱ A2期 肉眼可见病灶最大径>4cm

Ⅱ B期 明显宫旁组织浸润

Ⅲ期 癌侵犯达盆壁和（或）累及阴道下1/3和（或）肾盂积水或肾无功能

Ⅲ A期 累及阴道下1/3，伴宫旁浸润未达盆壁

ⅢB 期 宫旁浸润已达盆壁，和（或）肾盂积水，或肾无功能

Ⅳ期 癌播散超出真骨盆或临床侵犯膀胱或直肠黏膜

ⅣA 期 肿瘤播散至邻近器官

ⅣB 期 肿瘤播散至远处器官

（三）分期注意事项

1. 0 期取消，宫颈原位癌归于宫颈癌前病变（CIN_3）

2. ⅠA 期是显微镜下病理确诊的浸润癌，包括最小的镜下间质浸润及可测量的微小癌。浸润深度不超过上皮基底膜下 5mm，水平扩散不超过 7mm。

3. ⅠA 期再分为ⅠA1 及ⅠA2 期，旨在进一步了解这些病变的临床行为。ⅠA1 及ⅠA2 期的诊断必须根据切除组织的显微镜检查结果确定。过去的“ⅠB 隐匿癌”的名词早已取消。子宫体受侵和淋巴结转移不列入在分期中。

4. 宫旁组织增厚，肿瘤与盆壁间距离缩短，但宫旁之增厚为非结节状者，应定为Ⅱ期。只有当宫旁组织增厚呈结节状直接蔓延到盆壁，或肿瘤本身扩展到盆壁上时，方能定为Ⅲ期。

5. 即使根据其他检查定为Ⅰ或Ⅱ期，但出现肿瘤侵及宫旁导致输尿管狭窄而产生肾盂积水或肾无功能时，亦应列为Ⅲ期。

6. 膀胱泡样水肿者不能列为ⅣA 期。膀胱镜检查见到隆起及沟裂，并在同时通过阴道或直肠触诊证实该隆起或沟裂与肿瘤固定时，应视为膀胱黏膜下受侵。膀胱冲洗液有恶性细胞时，应在膀胱壁取活体组织检查证实。

*2009 年分期中注明：麻醉下检查，膀胱镜、乙状结肠镜、静脉肾盂造影等，可选择使用，不再是必须做的。

除上述 FIGO 分期法外，尚有 TNM 分期法，它是国际抗癌联盟（UICC）与美国癌症联合会（AJCC）联手发展和推荐的肿瘤分期法。其中，T 表示原发肿瘤，N 表示局部淋巴结转移情况，M 表示远处转移情况。但妇科肿瘤仍采用的是 FIGO 分期。

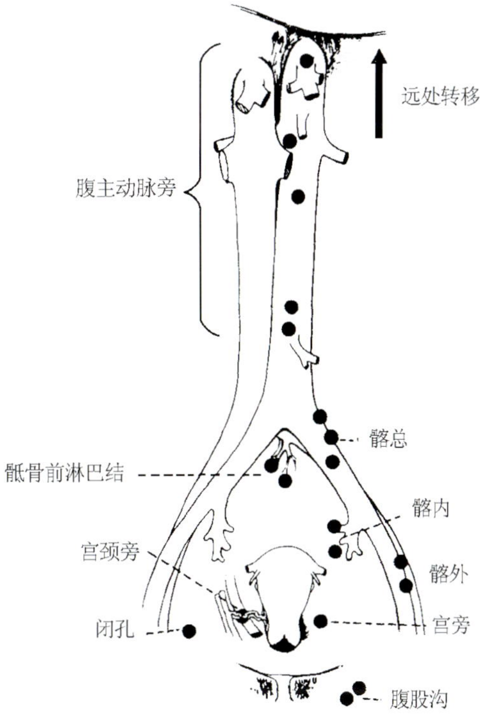

图 15-1 子宫颈癌淋巴结转移

四、转移（图 15-1）

（一）直接侵犯

直接侵犯是子宫颈癌的重要浸润方式，癌细胞穿透基底膜后进一步浸润基底膜下间质，然后可能向两侧侵犯主韧带和向后侵犯宫底韧带，向上侵犯子宫内膜，向下侵犯阴道，向前侵犯膀胱，向后侵犯 Douglas 凹陷和直肠。

（二）淋巴转移

盆腔各组淋巴结都能累及，可由宫颈旁淋巴结转移至闭孔、髂内/外淋巴结，转移至髂总淋巴结转移至腹主动脉旁淋巴结，亦也沿宫骶韧带引流至骶前淋巴结转移至腹主动脉旁淋巴结。

（三）血行转移

常见转移器官是肺、肝和骨，少见部位是肾上腺、脾、脑。

第三节 治 疗

一、治疗原则及治疗方案的选择

子宫颈癌的治疗有手术、放疗及化疗。手术及放疗视为根治疗法，化疗则为综合治疗的一部分。每种治疗均有其适应证，决定治疗方法主要根据宫颈肿瘤情况，如临床期别、局部肿瘤大小、肿瘤病理类型，以及患者年龄、全身情况、重要器官功能及对治疗方法的承受能力等全面权衡治疗方法对患者的利弊，个别对待选择治疗方案，并征得患者及家属的同意并签署知情书。由于某些原因需转院治疗者，原医院应当将以往诊断、治疗情况全面详细给予介绍（包括病理诊断、手术具体情况、放射治疗记录、影像学检查资料等）。

子宫颈癌治疗选择的基本原则是对患者有利，包括生存率高，并发症少，疗后生活质量高。如果手术后有很大可能需加用放疗或放化疗，最好不首选手术治疗；避免三种治疗方法的副作用，特别是根治手术+根治性放疗，因为好处不肯定，副作用及并发症高是肯定的；要清楚认识单独化疗无根治疗效及早期患者手术与放疗结果相同；不要盲目地扩大手术指征，想以术后辅助治疗来弥补手术的缺陷和改善预后是不实际的；放疗适于局部晚期（Ⅰb_2~Ⅳa）。

二、手术治疗

（一）临床常用的手术方式

手术适应证原则上为ⅠA~ⅡA期患者。手术有以下方式：

1. 子宫颈锥形切除术及宫颈切除术　既是治疗方法又是诊断方法。子宫颈锥形切除术为处理宫颈癌前病变及ⅠA1期宫颈癌的主要方式，已经阴道镜检查并进行多点宫颈活检病理诊断为 $CIN_{2\sim3}$，可作宫颈锥形切除，但对宫颈大，病变范围大或萎缩性宫颈可行宫颈切除。

2. 筋膜外全子宫切除术　一般原位癌及ⅠA1期可以作全子宫切除术，同时应切除阴道穹隆1~2cm，因原位癌多见多中心原发灶，也好发于阴道穹隆部。年轻患者可以保留双侧正常卵巢。

3. 次广泛全子宫切除术　ⅠB期适于此类手术，有高危因素如脉管间隙受侵，腺癌以及其他非鳞癌组织类型。细胞分化差，术中探查怀疑淋巴结转移者，应同时进行淋巴清扫术。

4. 广泛全子宫切除术+盆腔淋巴清除术　切除范围包括输尿管充分游离，主韧带及宫骶韧带各切除3cm。ⅡA期常侵犯穹隆或阴道上段，手术应切除阴道3~4cm，还需重视切除阴道上段相应的阴道旁组织。如果输尿管游离满意，切除足够长度的阴道并非难事。年轻女性如系鳞癌可考虑保留正常卵巢。同时清扫盆腔淋巴结，常规安置盆腔腹膜后引流管左右各一。

手术的适应证。公认ⅠA 期为早期病例。

对ⅠB2 期、ⅡA2 期宫颈病灶大者，可考虑术前近距离后装放疗以缩小局部肿瘤，以利于手术。

（二）广泛全子宫切除术+盆腔淋巴清除术常见并发症

1. 尿潴留　尿潴留指宫颈癌术后两周残余尿>100ml 者，是宫颈癌根治术最常见的并发症之一。因为根治术必须切除宫颈周边可能受侵的组织。广泛全子宫切除术须切除足够的主韧带、骶韧带和阴道旁组织，支配膀胱功能的交感神经和副交感神经附于其间，然后达膀胱，因此切除旁组织的多寡，直接影响膀胱功能。

术后尿潴留者，可继续保留导尿管一周，同时加强护理，每日清洁，擦洗外阴和尿道口，每周两次尿常规检查，使用抗生素。一般 2~4 周恢复膀胱功能，少数患者延至 4~6 周，如伴有发热，须加强抗生素使用、膀胱冲洗及膀胱理疗。

2. 尿失禁　少数病例，尤其年迈体弱者，由于长期留置导尿管，尿道括约肌松弛，导尿管拔除后易发生尿失禁。发生此并发症后可嘱患者坐热盆浴。锻炼盆底肌肉收缩，恢复尿道括约肌功能。

3. 肾盂肾炎　由于膀胱炎上行感染或根治术后输尿管功能恢复不佳等致排尿不畅，发生肾盂积水并继发感染。临床症状有发热、寒战、肾区叩击痛明显。尿常规检查找到大量白细胞。肾盂肾炎不及时控制，可危及患者生命。一旦确诊后，应及时使用大量抗生素控制感染，同时注意尿路通畅，尽可能去除保留的导尿管，增加水分摄入和营养等。

4. 肾功能受损（输尿管梗阻）　宫颈癌根治术后肾盂积水或肾功能丧失频有发生。主要原因往往是术中游离输尿管过长致扭曲，或近输尿管处大块结扎致输尿管扭曲或受压，术中止血不彻底或处理输尿管营养血管不当，形成血肿压迫，或术中损伤输尿管经修补缝合或吻合术后引起输尿管吻合口狭窄等。

防治肾功能受损的措施主要针对以上各种造成受损的原因，术者必须手术操作细致，认真避免以上情况发生。术后 3 个月作肾脏 B 超或放射性核素检查，发现肾盂积水等异常情况者，进而进行静脉肾盂造影检查。如果发现输尿管某部狭窄明显，狭窄上段输尿管扩张和肾盂积水严重，则须考虑手术治疗（包括放置输尿管支架）。

5. 输尿管瘘和（或）膀胱瘘　子宫颈癌根治术后发生输尿管瘘，一般发生率为 0~3%，主要原因在于术中不同程度损伤输尿管，致局部组织坏死，穿孔，或术中损伤输尿管作吻合术后发生，形成输尿管阴道或腹壁瘘。一般临床发现输尿管瘘多见术后 3~14 天之间，偶有输尿管瘘术后 30 天以上发生。

诊断和治疗：除临床症状和体征外，考虑不同位置，可膀胱或静脉注入美蓝，或作膀胱镜和肾盂造影检查，以确定输尿管瘘或膀胱瘘的位置，如果瘘口不大，一般可自行愈合，瘘口大不能自愈者，可先作患侧肾盂造瘘，3 个月后作输尿管吻合或输尿管膀胱植入术，或回肠代膀胱等手术。

预防：术后输尿管瘘的发生是可避免的，根治术时应尽量避免和减少输尿管损伤，除术者操作熟练，解剖清晰，方法合理外，分离输尿管的方法和技能极为重要。

6. 盆腔淋巴囊肿　宫颈癌术后并发淋巴囊肿的发生率为0.5%～4%，其发生率随盆腔淋巴结清除方法而异，如选择性淋巴结摘除和整块切除术比较，前者发生率低于后者。淋巴囊肿指淋巴液和渗液汇集于局部形成假性囊肿。淋巴囊肿一般术后2～7天多见，患者初感下腹疼痛，一侧或双侧可触及椭圆形肿块，大多有边界，有压痛，伴有感染时有发热，局部疼痛加剧。个别囊肿较大并贴近髂外部者，可在严格消毒下进行穿刺吸取囊肿内容物治疗。

预防：行盆腔淋巴清除术时，对髂外和闭孔两组淋巴脂肪组织清除必须结扎腹股沟上部的断端和闭孔神经出闭孔上缘的断端，以上两区为下肢淋巴液回流至盆腔的主干。缝合盆腔腹膜前，盆腔腹膜后左右各置一根负压引流管，以持续吸净盆腔腹膜后的积液，术后48～72小时拔除引流。盆腔腹膜后应用负压吸引管可减少术后盆腔淋巴囊肿的发生。

7. 肠道并发症　术后可有肠粘连，导致部分肠梗阻、完全肠梗阻，少数病例可有直肠麻痹。

8. 生活质量降低　子宫颈癌根治性手术阴道切除较多以及卵巢的切除，影响疗后生活质量，特别是年轻妇女，手术时应考虑这方面问题。

应当注意根治术后辅助放射治疗会加重并发症的发生率及严重程度。

三、放射治疗

各期子宫颈癌均可行放射治疗，病例无选择，早期患者手术与放疗结果相同（表15-1）。

表 15-1　ⅠB～ⅡA 期子宫颈癌手术与放疗比较

治疗方式	手术	放疗
5年生存率	85%	85%
严重并发症	尿瘘 1%～2%	肠道及尿路狭窄和瘘 1.4%～5.3%
阴道	缩短但规律性交可增长	纤维化特别对绝经后妇女可能狭窄
卵巢	可以保留	破坏
慢性影响	膀胱张力降低	肠道及膀胱纤维化 6%～8%
对象	最好为年龄<65岁 体重<200磅，身体好	无特别选择

子宫颈癌的放射治疗包括腔内治疗和体外照射两部分，二者的合理配合是治疗成功的关键之一。

（一）腔内放射治疗

指将放射源置入子宫腔及阴道内进行治疗，主要治疗宫颈原发灶及邻近受累区。目前腔内治疗多用后装治疗，后装治疗是先把不装有放射源的容器置于治疗部位，然后再将放射源送入容器内。腔内治疗通常以 A 点作为剂量参照点，A 点相当于宫口水平上方 2cm，距子宫中轴旁开 2cm。腔内后装分为高剂量率（A 点剂量率>20cGy/min）、低剂量率（A 点剂量率为 0.4～2Gy/h）及中剂量率（A 点剂量率 2～12Gy/h）治疗。我国基本采用高剂量率后装治疗。放射源为钴-60、铯-137 及铱-192（均以衰变产生的 γ 线治疗，称为 γ 线源）。国内已有单位用锎-252 中子后装治疗，并有 5 年生存率的报道，有关原则与 γ 线源相似。

（二）体外照射

子宫颈癌放射治疗常规是腔内放疗与体外盆腔照射合理配合。体外照射以加速器（高能 X 线）或钴-60（γ 线）实施，照射方式有：①盆腔前后对穿野全盆照射；②盆腔四野照射；③延伸野照射。

盆腔照射的范围：体外常规放疗包括盆腔淋巴区和髂总淋巴区下段，以加速器（高能 X 线）或钴-60（γ 线）实施。照射方式有：①盆腔前后对穿野全盆照射；照射范围：上界位于腰 5～骶 1，下界为耻骨联合上缘下 3～5cm，侧界不超过股骨头中线；②盆腔四野照射：可于全盆照射野中间挡铅 3～4cm；③对于腹主动脉旁淋巴结转移，或可疑转移者，可在盆腔野基础上沿腹主动脉走向设野，野上界最高可达 10 胸椎下缘，野宽 8cm，与盆腔野结合形成凸形（经过肾区时，应注意肾保护）。

上述野的高度可以以病变情况调节，如Ⅰ、Ⅱ期野上界于腰 5～骶 1 即可，Ⅲ期或有盆腔淋巴结转移者野上界可至腰 4～5，多组盆腔淋巴结、髂总淋巴结转移、主动脉旁淋巴结转移者可设延伸野照射，并考虑放化疗同期治疗。为减少放疗反应，上述放射野可遮挡不必要部分，形成多边形野。目前放射野的设计可在模拟机下定位，治疗计划可在治疗计划系统中完成。条件不具备者可采用皮肤骨性标志勾画照射野，计算等效应边长查得百分深度量。

（三）治疗方案

1. 高剂量率腔内后装照射+全盆照射加盆腔四野照射　先全盆照射，其后同期进行腔内后装与盆腔四野照射。

全盆前后野对穿照射，每周照射 5 次，每次 D_T1.8～2.0Gy，盆腔中心总剂量 20～30 Gy/3 周左右完成。

腔内后装治疗，每周 1～2 次，宫腔与阴道可同时进行或分别进行，每次 A 点剂量 5～7Gy，A 点总剂量 35～42Gy。

盆腔四野照射，每周 4 次，每次 2 野，前后交替，每次 D_T1.8～2.0Gy，宫旁总剂量 15～20Gy/2～3 周左右。

若增加全盆照射剂量则需减少腔内治疗剂量；若体外照射均以全盆照射方式进行，则腔内后装治疗可于体外照射结束后两周进行。

2. 中剂量率腔内后装照射+全盆照射+盆腔四野照射　方法与上述照射顺序及方法基本相同，唯 A 点总剂量略高，为 40～45Gy。若不做全盆照射则体外四野照射给予宫旁组织总量为 40～50Gy。腔内后装给予 A 点总剂量为 50～55Gy。

3. 低剂量率腔内后装放疗+盆腔四野照射　腔内治疗与体外照射可同期进行。

腔内治疗，每周 1 次，宫腔与阴道可同时进行，A 点总量 52～65Gy。

体外照射，每周4~5次，每次D_T1.8~2.0Gy，宫旁总剂量40~50Gy。

（四）宫颈癌放疗中应注意的问题

1. 消除量　对宫颈外生型大肿瘤，先给予消除量。消除量是指外生型大肿瘤经治疗后恢复至正常宫颈大小或萎缩宫颈的剂量，一般参照点剂量10~20Gy。消除剂量不应以A点作为参照点，常以源旁1cm处作为参照点。消除量以阴道腔内或组织间插植实施。应注意肿瘤消除所需要的时间，行消除治疗一般2周后才能看到肿瘤明显消除。消除次数不宜过多，一般1~2次，10Gy/次。消除量可于治疗开始时进行。

目前后装机中具备电脑控制计算程序，可计算治疗区内各点剂量，及绘制剂量分布图。治疗时按计划给予的参照点剂量算出治疗时间。

2. 注意宫腔剂量　宫腔受累虽不是分期条件，但宫腔受累常见，且影响预后，治疗中应注意宫腔受量。

3. 子宫位置　某些原因，如肿瘤浸润、炎症，手术可造致子宫偏位，从而影响宫旁剂量，故子宫移位明显时，应考虑原因，腔内治疗时宫腔位置可行校正，或通过体外照射对宫旁剂量加以调整。

4. 对有或疑有主动脉旁淋巴结转移者，可行延伸野照射，即在前述全盆照射野的基础上，沿主动脉走向设野，野宽8cm，上界可达第10胸椎下缘，剂量可35~45Gy，照射时应注意脊髓、肾脏受量，术后照射者，应特别注意肠道并发症。

5. 个别对待　上述方案不一定适合每个具体的患者，应根据患者的具体情况及治疗设备和经验，在上述原则的基础上进行调整，如：①宫颈早期浸润癌，单纯腔内放疗即可；②阴道侵犯多且狭窄，宫颈呈空洞并发炎症，治疗从全盆照射开始，并可增加全盆照射剂量，减少腔内治疗剂量；③明显阴道浸润肿物或孤立转移可用阴道塞子或模子进行治疗；④宫颈残端癌应适当增加体外剂量，腔内剂量因无宫体总量减少，具体剂量以残端宫颈管的长度、阴道弹性、病变情况及体外照射方式考虑；⑤并发卵巢肿瘤或炎性包块者，可考虑手术切除。

（五）放疗并发症

见第二十五章。

第四节　不同单位治疗宫颈癌方法介绍

一、中国医学科学院肿瘤医院

中国医学科学院肿瘤医院从1958年建院以来，治疗子宫颈癌上万例，按时间大致可分为下面几种治疗方式：

（一）传统腔内放疗加盆腔四野照射

1958~1981年基本采用北京型镭容器腔内治疗与体外照射同期进行。治疗强调个别对待，即个体化治疗原则，根据肿瘤的情况、患者的反应，调整剂量，重视临床与剂量相结合。

腔内治疗每周1次，宫腔与阴道可同时进行，A点总量60~80Gy。

体外照射每周4~5次，每次D_T1.6~1.8Gy，宫旁总剂量40~50Gy。5年生存率Ⅰ期

91.5%，Ⅱ期74.2%，Ⅲ期61.1%，Ⅳ期22.4%，总5年生存率65.7%。

（二）腔内后装照射+全盆照射+盆腔四野照射

1. 1983年至90年代初期，基本以Buchler 铯-137中高剂量率后装治疗。

具体方法是先行全盆照射，其后同期进行腔内后装与盆腔四野照射。

20世纪80年代初开始全盆前后野对穿照射，以骨性标志设野，照射野下界为耻骨联合上缘下3~4cm，野面积一般18cm×（14~16）cm，每周照射5次，每次D_T1.8~2.0Gy，盆腔中心总剂量20~30 Gy/3周左右完成。

腔内后装每周1次，宫腔与阴道分别进行，每次A点剂量7Gy，A点总剂量45Gy。

盆腔四野照射每周4次，每次2野，前后交替，每次DT1.8~2.0Gy，宫旁总剂量15~20Gy/2~3周。

若增加全盆照射剂量则需减少腔内治疗剂量；若体外照射均以全盆照射方式进行，则腔内后装治疗可于体外照射结束后两周进行。

2. 20世纪90年代初开始，以国产WD-18高剂量率铱-192当代后装机为主要机型治疗。采用S-系列妇科后装标准程序治疗。每周一次，基本采用宫腔、阴道分别治疗。A点总剂量42Gy（不包括消除量）。当宫颈肿瘤≥4cm直径时，给予阴道容器（或组织间）治疗，消除外生肿瘤。消除量以阴道穹隆为剂量参照点，一般总剂量20~30Gy，分2~3次完成，此剂量不计入A点剂量。

2000年后体外照射稍有改进。从源皮距改为等中心技术，设野仍以骨性标志为依据，在模拟机下完成，照射野上界为腰5或骶1水平，相当于髂内外动脉分叉上2~3cm，髂总淋巴结水平，照射野下界平闭孔或闭孔下1cm，实际包括阴道上1/3~1/2，两侧界骨盆外1.5~2cm。体外照射野的高度及宽度可以病变的具体情况加以调节。

当盆腔多组淋巴结转移及髂总淋巴转移时时，可采用六边野。放射野上界上调至腹主动脉旁肠系膜下动脉水平，骨性标志为腰椎3~4间，形成六边形野。若腹主动脉旁淋巴结肿大怀疑转移，放射野应再上移形成凸形延伸野。目前放射野的设计可在模拟机下定位，治疗计划可在治疗计划系统中完成。

5年生存率Ⅰ期1/1~2/2，Ⅱ期77.5%~74.5%，Ⅲ期61.7%~56.5%，Ⅳ期0/2~2/7，总5年生存率65.4%~70.4%。

近年来，三维适形或调强放疗技术应用于宫颈癌体外放疗，特别适用于盆腔淋巴结或腹主动脉旁淋巴结转移者，可以提高转移淋巴结区剂量，达到更好的肿瘤控制率。

3. 进入2000年中期后，以影像学为基础的三维近距离放疗受到关注。中国医学科学院肿瘤医院引进一台核通后装机，对部分病例作了治疗，但完整的、系统治疗不多。近期发表材料指出，无论在人力、物力、技术条件，在发展中国家使用存在一定问题。中国医学科学院肿瘤医院医疗任务重，故仍将原WD-18的S-系列标准程序的概念引用到micro-Selectron机中用于大部患者。

2000年来部分患者接受同步放化疗，化疗方案有：DDP+5FU，单药DDP周疗，紫杉醇+DDP等。放疗方法没有改变，白萍，程敏等相继发表文章总结同步放化疗疗效，Ⅰ~Ⅳ期宫颈癌与单纯放疗相比5年生存率基本相当，没有明显提高。

二、山东省肿瘤医院

（一）腔内治疗过程

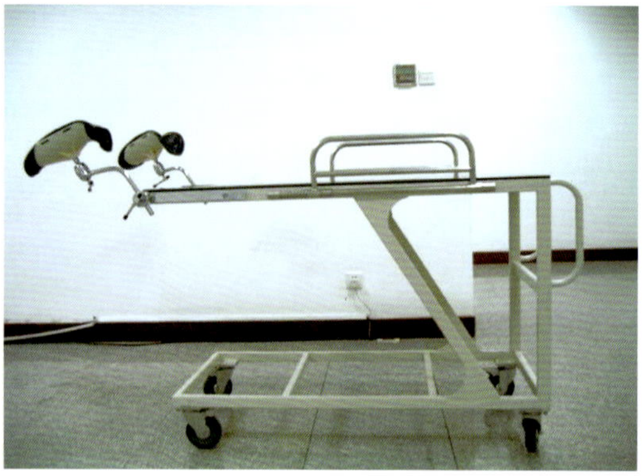

图 15-2 特制的后装治疗床

山东省肿瘤医院妇科于 2004 年 3 月起开始临床应用一体化后装治疗系统，以期克服传统后装治疗系统的不足，适应个体化治疗的需求，提高了治疗的准确性。一体化后装治疗系统是将施源器的置放、模拟定位机定位、影像传输系统、治疗计划系统、后装治疗系统有机地结合起来，使后装治疗过程一次性完成，并在后装治疗的同时能同步监控放射源的到位情况。

模拟定位初采用变角方式后采用等中心方式，左右分别离中轴 45° 及 135°（图 15-3，图 15-4）进行模拟定位。放射源空间位置再建、参照点位置、剂量及分布、优化处理等治疗计划的制定过程均基本参照了 S-系列标准系统。完成治疗计划后，直接由机器控制系统完成一体化的治疗。完成治疗计划后再行妇科盆腔检查以确定是否追加剂量。

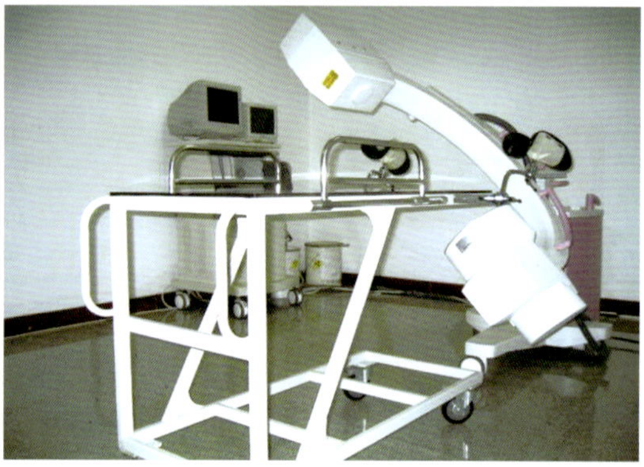

图 15-3 45°定位

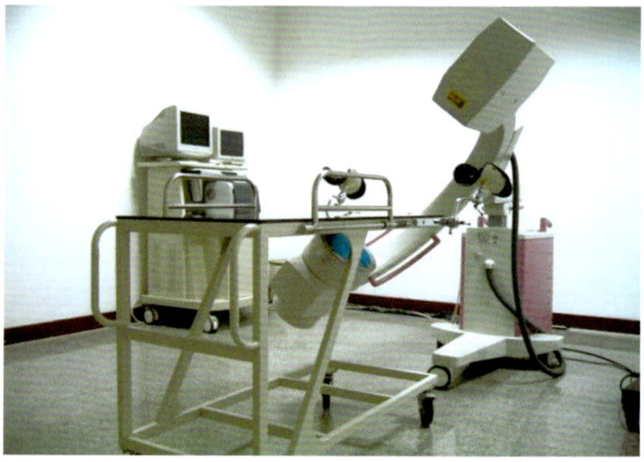

图 15-4 135 °定位片

2010 年山东省肿瘤医院引进了核通后装治疗机和 GE Brivo CT 325 CT 机，具有三维成像系统，在二维一体化后装治疗系统经验的基础上，于 2011 年 3 月开始应用三维一体化腔内治疗系统。

治疗关键问题是在CT三维成像基础上勾画靶区。靶区勾画需包含完整的目的治疗区域（宫颈病灶、整个宫颈及可能侵犯的宫体、宫旁、部分阴道），并充分避开直肠、膀胱。将宫颈及周围高密度宫旁组织区勾画为大体肿瘤体积（GTV），在GTV基础上，向宫体及阴道方向各外放1~2 cm作为CTV，治疗剂量限定在CTV上。之后，通过治疗计划系统将勾画靶区进行三维成像，并对各断层靶区进行合理修改和完善。最后，根据置放施源器情况，设置治疗管道数和治疗剂量，目的是将CTV最外延表面受照射剂量限定为治疗剂量。随后进行治疗计划的优化，即设置参考点（A点及直肠、膀胱参考点等），计算参考点剂量及膀胱、直肠受量，根据输入参考剂量进行时间、剂量的计算，反复优化，从而得到最佳剂量曲线。参照点剂量代表着靶区剂量，与常规腔内放疗的剂量相同。

（二）体外照射

采用8MeV直线加速器，先以全盆腔照射25~30Gy后改四野照射至中平面剂量45~50Gy。体外照射每周4~5次/周（腔内治疗当日不做体外照射）。治疗范围见本章第三节内放射治疗体外照射部分。

三、复旦大学附属肿瘤医院

（一）腔内治疗过程

宫颈癌ⅡB期以上（或ⅠA~ⅡA期无法耐受手术），治疗方案选择根治性同步放化疗，包括：体外照射、腔内治疗及同步化疗。

腔内治疗（以A点剂量为基础，参考三维剂量分布）采用单源^{192}Ir源高剂量率后装机，在模拟机下通过显示屏幕纠正宫腔管和阴道球尽量靠近骨盆中线位及水平位。A点每次5Gy，一周二次，每次宫腔管和阴道球同照或轮照。根据肿瘤退缩情况决定加内照射的时机。腔内治疗当天不进行体外照射。

阴道中下段有浸润者加用阴道模（图15-6），给予黏膜下0.5cm处30Gy/4~6f/2~3w。

表15-2　治疗方法

期别	外放射		腔内放射（A点剂量）		总疗程（周）
	全盆腔	分隔野	阴道球	宫腔管	
Ⅰ、Ⅱ		45Gy	25Gy	25Gy	6
Ⅲ、Ⅳ	30Gy	20Gy	20Gy	15Gy	6

在临床治疗中，根据肿瘤病理，宫颈肿瘤大小，解剖情况，治疗反应等遵循个别对待原则。参考后装三维剂量分布，调整腔内和体外放射剂量。参照国际辐射防护委员会（IC-RU）38号指导文件，A点常规剂量为25~42 Gy（每周1~2次，每次5~7Gy，3~7周）。对于阴道壁肿瘤可采用阴道塞子容器布源消除。A点的体外照射+腔内治疗2Gy的等效生物剂量总剂量应达到75~85Gy。同时注意对膀胱及直肠剂量的监测（见第二十二章），避免膀胱及直肠的放疗反应。

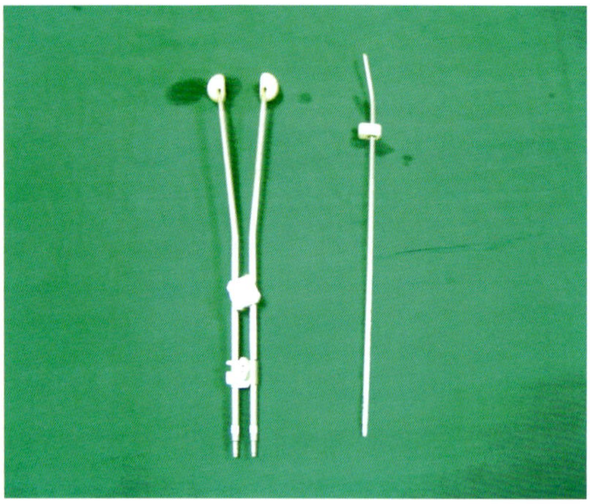

图 15-5 复旦大学附属肿瘤医院目前使用的后装容器

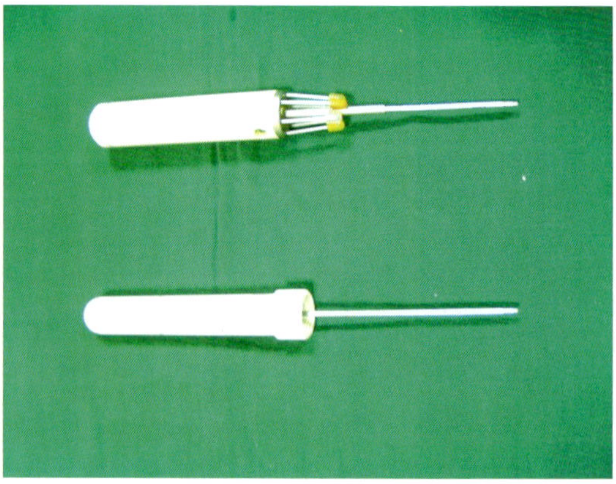

图 15-6 复旦大学附属肿瘤医院目前使用的阴道模

(二) 体外方式、方法、野大小、设野方法

1. 二维方法（盆腔 AP-PA 前后对穿照射及四野 BOX 照射） 治疗前采用普通 X 线模拟机骨性标记定位。AP-PA 照射：野上缘根据 CT 以主动脉分叉作为上界，包括完整髂总淋巴结（必要时可上延），野的下缘于闭孔下缘水平（根据阴道累及情况调整），两侧缘位于真骨盆外旁开 2cm。参照点为野的几何中心与患者体厚 1/2 的重合点。采用 6~18MeV 光子以 0°及 180°前后两野等中心对穿照射。第一阶段大野照射，剂量根据肿瘤消退调整。第二阶段原野中间野铅挡，根据 CT 或 MRI 片个体化挡铅，挡宫颈子宫，野宽 4cm。两阶段总量 D_T=45Gy/25f /5~6w（1.8 Gy/f）。第三阶段根据对宫旁消退不满意及ⅢB 期宫颈癌患者进行宫旁加量，前后野对称照射，D_T=10~14Gy/5~7f /1~2w（2 Gy/f）；对肿大淋巴结加量，D_T=10~14Gy/5~7f /1~2w（2 Gy/f）。四野 BOX 照射：在 AP-PA 照射基础上增加两个侧野，采用 6~18MV 光子以 0°、90°、180°及 270°四野等中心对穿照射。

2. 三维方法（适形、调强放疗） 采用 CT 模拟定位，在三维计划系统内勾画靶区：GTV、CTV、PTV，同时勾画 OAR 进行受量评价（参考 ICRU 62 号指导文件）。宫颈癌的 CTV 包括：CTV 勾画范围的上界主动脉分叉（必要时可上延），下界达闭孔下缘水平（根据阴道累及情况调整），包括子宫，宫颈，阴道，附件区，宫旁组织，髂总淋巴结，髂内外淋巴结，闭孔淋巴结，骶前淋巴结。由 CTV 外放一定范围制定 PTV 作为处方剂量的参考体积。计划的实施拟采用直线加速器（6~18MeV 光子），可配备有动态多叶光栅准直器或低熔点铅模调节放射野的不规则形状。处方剂量：95% PTV=45Gy/25f /5~6w（1.8 Gy/f），必要时剂量可加到 50Gy。对于转移的盆腔淋巴结等病灶另设 GTV，酌情加量。计划设计时注意保护直肠、小肠膀胱等 OAR 器官。

3. 对于肿瘤消退不满意的ⅡB、ⅢB 期患者应进行宫旁加量 D_T=10~14Gy/5~7f /1~2w

（2 Gy/f），对于肿大淋巴结也应给予加量，注意保护小肠等危及器官。

4. 对于活检或影像学检查证实有髂总或腹主动脉旁淋巴结转移的患者，应给予淋巴结清扫后补充腹主动脉旁淋巴结放疗，或直接给予腹主动脉旁淋巴结放疗，酌情给予肿大淋巴结加量。

四、江苏省肿瘤医院

常规放射治疗适用于各期患者，特别适用于中晚期（ⅡB 期以上）和身体条件不适于手术者。中晚期患者主要采用同步放化疗。

照射剂量：

A 点 7000~7500cGy

B 点 4000~5000cGy

（完成体外常规剂量后，若局部消退不满意，可以缩野，增加局部剂量 500~1000cGy）

疗程：6~8 周完成，延长治疗时间影响疗效。

ⅠB~ⅡA 期：盆腔野照射，包括盆腔组织和淋巴区以及闭孔淋巴结。

ⅡB、Ⅲ和ⅣA 期：盆腔野照射，包括髂总动脉旁淋巴区，其大小约为 15cm×18cm。照射野侧缘包括骨盆边缘 1.5~2cm。当阴道受累达下 1/3 时，阴道全长应包括在照射野内。

有腹主动脉旁淋巴结转移时，应照射盆腔延伸野。

全盆照射+部分盆腔四野照射+高剂量率腔内后装治疗的方法：先以全盆照射开始 2500~3000cGy，以后予以中间挡铅 4~5cm 四野照射剂量 1500~2000cGy。B 点照射总量达 4500~5000cGy。

全盆腔照射完成后，开始腔内后装及盆腔四野垂直照射，腔内放疗当日不作四野照射。

腔内治疗每周 1 次，宫颈及阴道可同时或分别进行，A 点剂量每次 500~700cGy，总剂量根据盆腔照射的剂量而定，多数不超过 4000cGy。

五、第三军医大学大坪医院

（一）ⅠB1，ⅡA1（<4cm）期宫颈癌

1. 外照射 8-MV 以上的高能 X 射线，盆腔前后野照射，ⅠB1 期患者盆腔野上界可设在 L5 椎体下缘，外界真骨盆旁开 1.5cm，下界在闭孔下；ⅡA1 期患者射野上界在 L5 椎体上缘，外界真骨盆旁开 2cm，下界在闭孔下。2Gy/次。ⅠB1 期患者可以一开始盆腔野就中央挡铅 4cm，也可以照射 16~20 Gy 后，盆腔野中央挡铅 4cm 继续照射至剂量 42~46Gy。ⅡA1期患者盆腔野照射 20~24Gy 后，中央挡铅 4cm，继续照射至剂量 46~48Gy。

2. 盆腔野中央挡铅可以采取全挡铅，也可以采取半挡铅（骶 3 椎体以上不挡铅）。

3. 对肥胖患者也可采取箱式四野照射。

4. 外照射期间穿插 4 次宫腔和穹隆管的中子腔内后装治疗。ⅠB1 期患者外照射 2~3 次后就可以进行中子腔内后装治疗，ⅡA1 期患者外照射 4~5 次后进行中子腔内后装治疗，连续 3 次（次/周）中子腔内后装治疗后停止后装治疗一次（一周），再进行第 4 次中子腔内后装治疗。

5. 对35岁以下的年轻ⅠB1宫颈癌患者可以在PET-CT监测盆腔淋巴结阴性的情况下，采取锎-252中子单纯内照射治疗，A点总剂量为40Gy（i）。

（二）ⅠB2～ⅡA2（>4cm）期宫颈癌

1. 外照射采用盆腔前后野照射，设野同ⅡA1期患者，2Gy/次，ⅠB2期患者盆腔野照射20Gy后，中央挡铅4cm，继续照射至剂量46～48Gy/4～5周。ⅡA2期患者盆腔野照射24～28Gy后，中央挡铅4cm，继续照射至剂量48Gy/4～5周。

2. 对肥胖患者也可采取箱式四野照射。

3. 外照射期间穿插4次宫腔和穹隆管的中子腔内后装治疗。ⅠB2期患者外照射3～4次后就可以进行中子腔内后装治疗，ⅡA2期患者外照射5～6次后进行中子腔内后装治疗，连续3次（次/周）中子腔内后装治疗后停止后装治疗一次（一周），再进行第4次中子腔内后装治疗。

4. 宫腔和穹隆管的中子腔内后装治疗的等剂量线形状为正梨形。

（三）ⅡB期宫颈癌

1. 外照射采用盆腔前后野照射，设野同ⅡA1期患者，但下界可根据肿瘤侵犯阴道的情况适当下移，2Gy/次。患者盆腔野照射30～36Gy后，中央挡铅4cm，继续照射至剂量48～50Gy/5周。

2. 对肥胖患者也可采取箱式四野照射，也可以采取调强外照射，肿瘤局部剂量30～36 Gy，盆腔淋巴结剂量52～54 Gy。

3. 外照射期间穿插4次宫腔和穹隆管的中子腔内后装治疗。患者外照射6～8次后进行中子腔内后装治疗，连续3次（一周一次）中子腔内后装治疗后停止后装治疗一次（一周），再进行第4次中子腔内后装治疗。

4. 如肿瘤侵犯到阴道中段，可以给2.5厘米直径阴道塞子治疗一次，参考点在阴道黏膜表面，剂量15Gy（i）/次。

5. 由于ⅡB期宫颈癌宫体侵犯较多，宫腔和穹隆管的中子腔内后装治疗的等剂量线形状应为二次正梨形加二次柱形，以照顾到宫体侵犯。

（四）ⅢA期宫颈癌

1. ⅢA期宫颈癌患者在整个宫颈癌病人中所占比例较低，如宫颈腺癌宫体侵犯较多，下段阴道侵犯我们见到的较少

2. 外照射采用盆腔前后野照射，设野同ⅡA1期患者，但因ⅢA期患者肿瘤侵犯阴道下1/3，下界要放在阴道口。

3. 外照射期间穿插4次宫腔和穹隆管中子腔内后装治疗和两次2.5cm直径阴道塞子治疗［参考点在阴道黏膜表面，剂量15Gy（i）/次，总剂量30 Gy（i）］。患者外照射3～4次后就可进行中子腔内后装治疗。

（五）ⅢB期宫颈癌

1. 外照射采用盆腔前后野照射，设野同ⅡA1期患者，但下界可根据肿瘤侵犯阴道的情况适当下移，2Gy/次。患者盆腔野照射36～42Gy后，中央挡铅4cm，继续照射至剂量48～50Gy。整个内、外照射结束后，根据宫旁侵犯情况给予宫旁小野照射10～12Gy。

2. 对肥胖患者也可采取箱式四野照射。

3. 外照射期间穿插 4 次宫腔和穹隆管的中子腔内后装治疗。患者外照射 8~10 次后再进行中子腔内后装治疗。

4. 如肿瘤侵犯到阴道中段，可以给 2.5cm 直径阴道塞子治疗一次，参考点在阴道黏膜表面，剂量 15Gy（i）/次。

5. 由于ⅢB 期宫颈癌宫体侵犯很多，宫腔和穹隆管的中子腔内后装治疗的等剂量线形状应为一次正梨形加三次柱形，以照顾到宫体侵犯。

（六）ⅣA 期宫颈癌

1. 外照射采用盆腔前后野照射，设野同ⅡA1 期患者，但盆腔野全程不挡铅，因为肿瘤已侵犯直肠或膀胱，设野中间挡铅会影响肿瘤的照射，2Gy/次，总量照射至 48~52Gy。

2. 外照射期间穿插三次宫腔和穹隆管的中子腔内后装治疗。病人外照射 10~12 次后再进行中子腔内后装治疗。

（七）ⅣB 期宫颈癌

1. 因为宫颈癌转移已超出盆腔。所以要根据具体情况考虑主动脉淋巴结的照射或某些转移灶的局部治疗。放化疗同步治疗是指征。

2. 盆腔放疗仍是局部控制治疗的有效手段

3. 如患者年龄较大，一般情况稍差，也可酌情采取姑息。

（八）锎中子内照射操作步骤

1. 治疗当天排空直肠和膀胱，治疗前注射镇静剂鲁米那钠。

2. 阴道、直肠双合诊及三合诊后常规消毒、铺巾，阴道窥器下观察宫颈和阴道情况，扩宫后插入子宫和穹隆三腔施源器，并用纱布紧密填塞阴道。

3. 膀胱内插入导尿管，治疗初期曾常规插置尿及直肠管目前已不作常规（但因治疗时间较长，插置尿管帮助患者排尿）。

4. 治疗计划　在锎-252 中子后装计划系统内根据宫腔深度和穹隆间的距离确定治疗计划。

5. 照射剂量　A 点参考剂量为 9~11Gy（i）/次，也可以采取 7~8Gy（i）/次。根据病变及病变消退情况给予 4~6 次治疗，对宫颈鳞癌患者，A 点总治疗剂量在 36~42Gy（i）。宫腔和穹隆管的中子腔内后装治疗的等剂量线形状为正梨形最常用，如宫体侵犯，可以选择 SL（n）柱形，甚至倒梨形程序。阴道狭窄者可选择一球一管 SL（n）程序。

6. 治疗过程中，每周阴道窥器下观察宫颈和阴道情况，或复查 B 超，了解病变消退情况，以肿瘤完全消失为完全缓解。

7. 根据我们的经验下列情况考虑增加 A 点剂量：①绝经前的患者应比绝经后的患者 A 点剂量高 10%。②体形高大的患者应比体形瘦小的患者 A 点剂量高 10%。④宫颈腺癌患者应比鳞癌患者 A 点剂量高 10%。⑤贫血患者应比非贫血患者 A 点剂量高 10%。

六、武警总医院

2003 年始采用 ^{252}Cf 中子腔内治疗与体外照射相结合的方法治疗宫颈癌。体外照射采用瑞典医科达公司 Precise 直线加速器 8MV-X 线，患者取与治疗时相同体位在 X 射线模拟机下定位，射野上界：腰 4、5 之间，下界闭孔下缘（视病变情况有时在坐骨结节下缘），侧界：真骨盆外 1.5～2.0cm，等中心前后对穿照射，全盆照射 D_T20～30Gy 后，中间挡铅 4cm，加量至 D_T45～54Gy，每周 4～5 次，D_T1.8Gy/f。腔内治疗：采用深圳灵顿公司生产的 Z-1000 型 ^{252}Cf 中子治疗机，应用 SL（n）中子腔内治疗程序，对于宫颈肿瘤直径≥4cm 的先予腔内治疗消瘤，余均先行外照射 5 次后，每周一次腔内治疗，一般 6～8 次，每次 D_T 6～8 Gy（i），A 点剂量 D_T 30～49Gy（i）（其中不包括消瘤剂量），中位剂量 D_T 42 Gy（i）。

（白 萍 盛修贵 黄 啸 孙志华 雷 新 布 洁）

第十六章　子宫内膜癌

第一节　概　　述

子宫内膜癌（carcinoma of the endometrium）是原发于子宫内膜的女性生殖器官常见的恶性肿瘤，又称子宫体癌（carcinoma of the corpus uteri），在西方发达国家发病率高，占妇科恶性肿瘤首位。我国近些年来，发病增加颇快，在东部一些城市发病与子宫颈癌、卵巢癌几乎相似，甚至超过子宫颈癌，如 2006 年发表的肿瘤登记材料，广州宫体癌发病率为 7.1/10 万、卵巢 6.3/10 万；北京宫体癌发病率为 7.1/10 万，卵巢癌 8.8/10 万；杭州宫体癌为 7.2/10 万均列在女性肿瘤发病的前 10 位内，而子宫颈癌在前 10 位之后。再如 2013 年发表的“中国 2009 年宫体癌发病和死亡分析”中，依全国 72 个肿瘤登记地区材料，2009 年宫体癌发病数为 2916 例，死亡数为 642 例。广东中山市、江苏连云港、北京市发病率分别为 9.94/10 万、8.99/10 万、7.90/10 万。北京地区女工四病保险赔付比反映了工薪阶层妇科肿瘤的发病情况：2006 年赔付卵巢癌占 9%，子宫颈癌占 9%，子宫体癌占 9%；2007 年卵巢癌占 8.24%，子宫颈癌占 8.24%，子宫体癌占 7.89%；2008 年卵巢癌占 8.09%，子宫颈癌占 7.54%，子宫体癌占 10.11%。

子宫内膜癌与子宫颈癌是同一器官的两个不同部位的癌，主要的病理类型不同，而且还有许多其他截然不同特点，如子宫内膜癌在发达国家明显高于子宫颈癌，子宫颈癌则在发展中国家明显高于子宫内膜癌；子宫内膜癌在经济地位、文化素质较高的人群比例较高，子宫颈癌则好发于贫穷、落后、卫生差的人群；子宫内膜癌在未婚、晚婚、不育的妇女常见，子宫颈癌则常发生于早婚、早孕、多产的妇女；子宫内膜癌的发生多与内、外源雌激素有关，子宫颈癌的发生与 HPV 感染有关；子宫颈癌易于发现，易于开展普查，子宫内膜癌有一定的隐匿性，普查有一定困难（包括方法及经济），但在子宫颈癌普查及妇科门诊中常规作盆腔 B 超检查，了解内膜情况及对高危人群的监控是及早发现子宫内膜癌重要途径。子宫内膜癌高危人群应包括：长期月经不调；早来经、晚绝经；晚婚、未婚、不育；肥胖、糖尿病、高血压；服用雌激素、三苯氧胺史；患有子宫肌瘤、乳腺癌、功能性肿瘤、多囊卵巢综合征史；家族史；盆腔放射治疗史等。

子宫内膜癌一般分两大类型，一为激素依赖性，另一为非激素依赖性。前者发病与雌激素有关，约占内膜癌 80%。发病过程较清晰，子宫内膜在内源性或外源性雌激素作用下，内膜细胞增生→非典型增生（Ⅰ级、Ⅱ级、Ⅲ级）→癌。患者多具有卵巢内分泌不调表现。受体检查阳性，腺癌细胞分化多良好，病程发展缓慢，预后较好。另一类为非激素依赖性，比例不足 20%，其代表为浆液性癌、透明细胞癌。发病有关因素尚不清楚，多发生于绝经后老年女性的萎缩性内膜，受体检查可阴性，病程较短，可出现早期浸润和转移，预后较差。由于Ⅰ类中癌细胞分化差的（G_3）预后也差，故有人将子宫内膜腺癌 G_3 与其他Ⅱ类癌称预后不良型。

子宫内膜癌的治疗最初强调手术，20 世纪 40 年代后腔内放疗方法的改进，如 Heyman packing 及宫腔治疗工具改进，如 Y 型、hysterostat 等宫腔容器，使单纯放疗的效果提高，放疗亦成为子宫内膜癌的根治疗法，但是手术与放疗综合治疗仍为治疗的基本疗法。单纯放疗者仍是少数（见表 14-1、表 14-2、表 14-3）。1988 年 FIGO 手术分期出现后，治疗模式有所变化：强调了手术治疗为首选方法，手术范围扩大了，不仅包括广泛子宫切除+盆腔淋巴清扫，而且包括了主动脉旁淋巴切除；放疗只作为不适于手术病例的治疗方法；术前腔内放疗为主的方法减少，术后放疗增加。2009 年 FIGO 对 1988 年手术分期做了修订，但 1971 年的临床分期未再改变，仍用于首选放疗的病例。选择治疗方法前，应对病变情况有所估计，临床分期有所帮助，所以临床分期仍有意义。目前对手术分期、治疗问题仍存在不同意见。本章下面还会提到。

第二节 病理、转移播散途径及诊断要点

一、病理特点

（一）大体形态

可有程度不同的子宫增大，多为饱满子宫到 8~12 周妊娠大小子宫，少数老年妇女患者子宫可正常大小，甚至比正常略小。子宫表面可光滑，或结节不平。子宫内膜癌的生长方式一般有二种：

1. 弥漫型　癌组织累及大部分子宫内膜，肿瘤充满宫腔，可向肌层及颈管浸润。晚期可侵透浆膜层并累及盆腔邻近器官膀胱、直肠。

2. 局限型　癌组织局限于宫腔内某一部分，呈菜花状或结节样生长。

（二）组织分类

2003 年 WHO 子宫内膜癌分类如下：

1. 普通腺癌　为子宫内膜癌最主要的病理类型，细胞分化程度可有高、中、低之分。以往的腺棘癌、腺鳞癌已不再列为独立的类型，而包括在此类伴鳞状分化的亚型中。

2. 黏液性腺癌　肿瘤细胞内含有明显的黏液。对放化疗均不敏感。

3. 浆液性腺癌　多含乳头，恶性度高，预后差。

4. 透明细胞癌　肿瘤由透明细胞组成，此种类型预后差。

5. 混合性腺癌　包含Ⅰ型及Ⅱ型两类癌细胞。

6. 鳞癌　颇为少见。

7. 移行细胞癌　颇为少见。肿瘤细胞类似泌尿道移行上皮细胞。

8. 小细胞癌　细胞小，核分裂多。类似肺的小细胞癌。少见。

9. 未分化癌、缺少任何子宫内膜细胞特点的癌。

（三）分级

子宫内膜癌按其结构及细胞分化程度分为三级，即 G_1、G_2、G_3。

按肿瘤的结构特征分级：

G_1：高分化腺癌非鳞状或非桑葚实体状生长形态<5%。

G_2：中分化腺癌非鳞状或非桑葚实体状生长形态在 6%～50%间。

G_3：低分化腺癌非鳞状或非桑葚实体状生长形态在 50%以上。

按细胞核的异型性程度分级：

G_1：细胞核长圆形，染色质及核仁变化轻微，偶见核分裂。

G_3：细胞核圆形，不规则增大，核仁明显，嗜酸型，核分裂多见。

G_2：细胞核的异型性程度介于 G_1 和 G_3 之间。

在分级时应注意：有明显的核异型性时，应将 G_1 或 G_2 提高一级；对浆液性癌、透明细胞癌按细胞核的异型性程度分级；对有鳞状细胞分化的腺癌按腺癌成分分级。

二、扩散与转移途径

子宫内膜癌可通过直接蔓延、淋巴、血行转移及种植性方式侵犯临近组织及器官或转移至远处器官（图 16-1）。

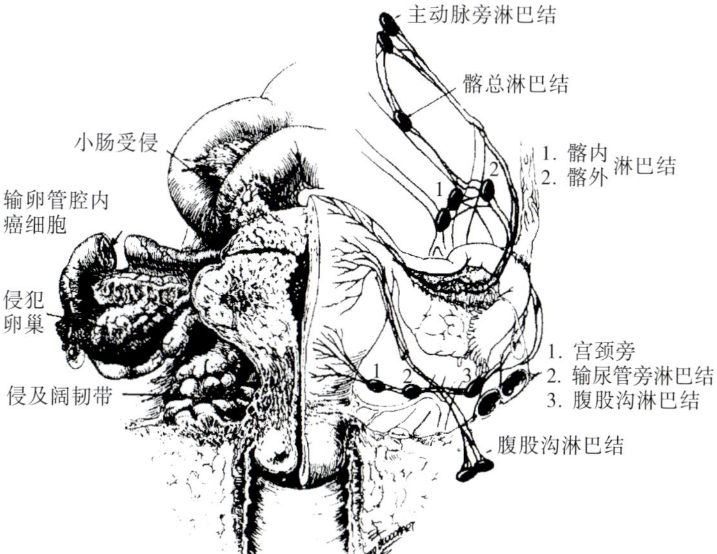

图 16-1 子宫内膜癌的扩散与转移

（一）直接蔓延

沿子宫内膜直接蔓延至颈管、附件、阴道及邻近器官。

（二）淋巴转移

子宫内膜癌淋巴转移主要有下述引流途径：

1. 子宫底部→阔韧带上部→输卵管、卵巢→腹主动脉旁淋巴结。

2. 子宫中、下段→髂内、外淋巴结→髂总淋巴结→主动脉旁淋巴结。

3. 子宫后壁→子宫骶骨韧带→骶前淋巴结

4. 子宫角部→子宫圆韧带→腹股沟淋巴结

由于子宫肌层淋巴管丰富，互相交汇，可同时出现多方向淋巴转移。

（三）血行转移

可转移至肺、肝、脾、脑、骨等处。

（四）种植转移

癌细胞可经由输卵管种植于盆腔、腹腔，癌细胞也可脱落导致阴道残端种植转移。

三、临床表现及诊断

（一）临床表现

1. 阴道不规则出血　是子宫内膜癌的最主要症状，出血量一般不多，绝经前可表现为经期延长或经间期出血。

2. 阴道分泌物增多。

3. 腹部肿块　当子宫增大超出盆腔或腹腔有较大转移灶时，患者可自行触及腹部包块。

4. 疼痛　肿瘤晚期可压迫神经导致腰、腹及下肢疼痛，并可伴有下肢水肿。

5. 其他症状　晚期患者可出现肺、肝、骨等处转移的症状，出血多者则可出现贫血症状，少数患者可因宫腔或宫旁感染严重而以发热等为主要表现。

6. 体征　体检可发现许多患者是肥胖者。子宫常呈不同程度增大。

（二）诊断

子宫内膜癌的诊断需要对患者的病史、临床检查和病理检查进行全面的综合分析，病理学检查取材方法包括有内膜活检、分段取内膜及全面刮宫，其中以分段取内膜最为常用。影像学检查也是重要辅助诊断方法，对肿瘤的浸润、转移颇有价值。子宫内膜癌的诊断需要对患者的病史、临床检查和病理检查进行全面的综合分析，采取正确检查方法，以免漏诊或误诊。

1. 病史　对于有上述症状，特别是具有高危因素的患者，应仔细进行有关检查。子宫内膜癌的高危因素已在第十六章第一节中介绍。

2. 临床检查　应仔细进行妇科三合诊检查，同时注意子宫不大者，亦有发生子宫内膜癌的可能。

3. 辅助检查

（1）细胞学检查：子宫内膜细胞与子宫颈上皮不同，除行经期外，平时不易脱落，一旦脱落往往发生退化、变形、溶解等一系列变化而难于辨认，因此子宫内膜脱落细胞学检查准确率较低，为提高阳性率，目前对取材工具和方法作了许多改进，如宫腔吸片、子宫内膜刷、宫腔喷水收集等，但均不够简便实用，结果也只具有辅助及参考价值，最后诊断仍需取内膜行病理组织学检查证实。

（2）病理组织学检查：疑有子宫内膜癌者应行组织学检查来确诊。组织学检查取材方法包括有内膜活检、分段取内膜及全面刮宫，其中以分段取内膜最为常用。分段取内膜应首先估计子宫颈阴道部的长短，然后刮取颈管内膜，最后再取子宫内膜。这样可避免子宫内膜污染颈管造成颈管病理检查假阳性。只有各项检查均未能确诊，而临床仍疑癌时，才考虑全面刮宫。

（3）宫腔镜检查：是直视下观察宫腔病变的方法，检查时对可疑内膜组织直接取活检送病理确定病变性质，可以提高诊断准确率及避免颈管假阳性。但并不是所有内膜癌患者的诊断均需采用宫腔镜检查，宫腔肿瘤较大时作此检查易于出血，且检查时膨宫剂的使用，有可能促使癌细胞进入盆腔或发生种植转移。

（4）影像学检查：目前最常用的检查有B超、CT及磁共振（MRI）检查，可根据内膜厚度及内膜线的情况协助诊断。MRI对判断肌层受累有所帮助。影像学检查均能提供盆、腹腔淋巴结有价值的信息，对确定病变范围及制定治疗方案有帮助。PET-CT是全身性检查，对治疗方案的选择有所帮助。但影像学检查均有假阳性、假阴性存在。

（5）肿瘤标志物：无特定的肿瘤标志物。但CA125、CA19-9等有一定的参考价值，前者对晚期病变、后者对黏液性癌有一定意义。

第三节 分 期

子宫内膜癌最早国际临床分期始于1950年，主要按是否适合手术分为两期。FIGO于1961年及1971年作了修订，沿袭子宫颈癌分期原则分为四期。1971年后临床分期未再修改，目前仍用于首选放疗的病例。1988年FIGO推出手术分期，2009年作了一定修订。下面将1971、1988、2009年分期分别列出。

（一）1971年FIGO子宫内膜癌临床分期（表16-1）

表16-1 1971年FIGO子宫内膜癌临床分期

分期	病 变
Ⅰ期	病变局限于宫体
ⅠA	子宫腔深度≤8cm
ⅠB	子宫腔深度>8cm
	根据组织学级：G_1（高分化腺癌），G_2（中分化腺癌，有部分实质区域的腺癌），G_3（低分化腺癌，大部分或全部为未分化癌）
Ⅱ期	病变累及子宫体及子宫颈，但无子宫外扩散
Ⅲ期	病变播散于子宫体外，但限于盆腔内（阴道壁、宫旁组织可能受累，但未累及膀胱、直肠）
Ⅳ期	病变累及膀胱或直肠，或有盆腔以外的播散

（二）1988 年 FIGO 子宫内膜癌手术分期（表 16-2）

表 16-2 1988 年 FIGO 子宫内膜癌手术分期

分期	病 变
Ⅰ期	ⅠA（$G_{1\sim3}$）病变局限于子宫内膜
	ⅠB（$G_{1\sim3}$）子宫肌层受累<1/2
	ⅠC（$G_{1\sim3}$）子宫肌层受累>1/2
Ⅱ期	ⅡA（$G_{1\sim3}$）子宫颈内膜腺体受累
	ⅡB（$G_{1\sim3}$）子宫颈间质受累
Ⅲ期	ⅢA（$G_{1\sim3}$）病变累及子宫浆膜层和（或）附件和（或）腹腔细胞学阳性
	ⅢB（$G_{1\sim3}$）阴道转移
	ⅢC（$G_{1\sim3}$）盆腔淋巴结和（或）腹主动脉旁淋巴结转移
Ⅳ期	ⅣA（$G_{1\sim3}$）病变侵犯膀胱和（或）直肠
	ⅣB（$G_{1\sim3}$）肿瘤远处转移［包括腹腔内和（或）腹股沟淋巴结转移］

（三）2009 年 FIGO 子宫内膜癌手术分期（表 16-3）

表 16-3 2009 年（FIGO）分期

分期	病 变
Ⅰ期	ⅠA（$G_{1\sim3}$）肿瘤浸润深度<1/2 肌层
	ⅠB（$G_{1\sim3}$）肿瘤浸润深度≥1/2 肌层
Ⅱ期	肿瘤侵犯宫颈间质，但无宫体外蔓延
	肿瘤局部和（或）区域扩散（$G_{1\sim3}$）
Ⅲ期	ⅢA（$G_{1\sim3}$）肿瘤累及浆膜层和（或）附件
	ⅢB（$G_{1\sim3}$）阴道和（或）宫旁受累
	ⅢC（$G_{1\sim3}$）盆腔淋巴结和（或）腹主动脉旁淋巴结转移
	ⅢC1 盆腔淋巴结阳性（$G_{1\sim3}$）
	ⅢC2 腹主动脉旁淋巴结阳性有/无盆腔淋巴结阳性（$G_{1\sim3}$）
	肿瘤侵及膀胱和（或）直肠黏膜和（或）远处转移
Ⅳ期	ⅣA（$G_{1\sim3}$）肿瘤侵及膀胱或直肠黏膜
	ⅣB（$G_{1\sim3}$）远处转移，包括腹腔内和（或）腹股沟淋巴结转移

另有 TNM 分期。一般未采用，不在此介绍。

第四节 子宫内膜癌的治疗

一、子宫内膜癌的手术治疗

手术是子宫内膜癌的基本疗法。早年即有手术对宫体，放疗在宫颈的说法。全子宫双附件切除为治疗子宫内膜癌的基本术式。1988年手术分期出现后，手术范围扩大了，但时至今日仍有学者持有此观点。而且认为早期子宫内膜癌淋巴清扫意义不大。Smith（2008年）曾对1408例术前诊断病变局限于宫体的Ⅰ、Ⅱ期子宫内膜癌病例做了对比研究，不推荐对早期子宫内膜癌做淋巴清扫，因为与单纯子宫+附件切除组及淋巴切除组的总生存率、无瘤生存率相比无明显改善，认为不影响生存率，故无治疗作用。国内学者也有几个报道认为早期子宫内膜癌广泛手术并无益处。由于绝大多数子宫内膜癌为雌激素依赖性，且卵巢转移率高达5%~12%，故应同时作双侧附件切除；因术后阴道复发率为10%~20%，主张手术时切除阴道穹隆或阴道上段1~2cm，以期减少术后复发。而曹泽毅等认为对40岁以下子宫内膜癌患者若病变属早期或临床Ⅰ期，仔细探查卵巢未见异常可考虑保留一侧卵巢以维持女性生理功能。对于特殊病理类型（腺鳞癌、透明细胞癌、浆液性乳头状腺癌）或低分化（G_3）者，仍以切除双侧附件为宜。我们强调，在开腹前应将宫口8字缝合，以防术中癌细胞脱落致阴道种植。

手术分期对病变的范围有了病理的依据，可以更准确地确定病变的范围。为此对内膜癌首选手术的病例均应做广泛子宫切除+盆腔及腹主动脉旁淋巴清扫。子宫内膜癌Ⅰ、Ⅱ期病例为多，无疑对相当病例是过度手术。实际上内膜癌的淋巴转移是有一定“规律”的，而且淋巴结转移毕竟是少数。表16-4反映了子宫内膜癌淋巴转移情况。

表16-4 子宫内膜癌淋巴结转移与肌层侵犯*

		P-A-（%）	P+A-（%）	P-A+	P+A+
ⅠA	M0	98.5	0.66	0.50	0.33
ⅠB	M<1/2	96.83	2.27	0.38	0.53
ⅠC	M>1/2	79.83	13.33	1.87	4.98

*此表自之国际年报（23卷），分期为FIGO1988年手术分期。P表示盆腔淋巴结，A表示主动脉旁淋巴结，M_0表示肌层未受累，M<50%表示肌层受累小于1/2，M>50%表示肌层受累超过1/2

肌层侵犯又与细胞分化有关，如2008年Chi报道，见表16-5。

目前，对子宫内膜癌的手术范围争论颇大，但多倾向于个别对待。由于手术前对病理类型、细胞分化已有所了解，强调术中切开子宫标本了解肌层受累程度、探查淋巴结情况，推荐多处淋巴活检或取样。总之，手术分期有优点也有不足。

表16-6列举了手术分期和临床分期的5年生存率，表16-7为不同级别的Ⅰ期子宫内膜癌的5年生存率，病例均为1993~1995年。

表 16-5 肌层侵犯与细胞分化

浸润肌层深度	Ⅰ级（%）	Ⅱ级（%）	Ⅲ级（%）	总（%）
无浸润	0/49（0）	2/45（4）	0/16（0）	2/110（2）
内 1/2	0/2（0）	10/96（10）	1/4（7）	13/164（8）
外 1/2	0/5（0）	7/41（17）	8/29（28）	15/75（20）
总	0/80（0）	19/182（10）	11/87（13）	30/349（9）

表 16-6 手术分期和临床分期的 5 年生存率

手术分期	生存率（%）	临床分期	生存率（%）
Ⅰ	87.4	Ⅰ	53.8
Ⅱ	76.3	Ⅱ	41.4
Ⅲ	56.6	Ⅲ	23.1
Ⅳ	17.8	Ⅳ	12.0

表 16-7 不同分级的子宫内膜癌Ⅰ期的 5 年生存率

手术分期Ⅰ期		临床分期Ⅰ期	
分级	生存率（%）	分级	生存率（%）
G_1	92.0	G1	52.5
G_2	86.9	G2	59.6
G_3	74.0	G3	35.9

二、子宫内膜癌的放射治疗

20 世纪 40 年代 Heyman 宫腔填充技术，将子宫内膜癌的单纯放疗的 5 年生存率达到 60%以上，放疗也被确认为子宫内膜癌的根治疗法。但 Heyman 宫腔填充技术存在技术困难，我国仅有个别单位、个别病例采用过此技术，且效果不满意。虽然有 60%~80%子宫内膜癌病例治疗与放疗有关，但大多是作为综合治疗的一部分，单纯放疗占少数。但是子宫内膜腺癌不是放射不敏感的肿瘤，近年一些临床工作已进一步确认。当前，子宫内膜癌单纯放疗的 5 年生存率已可与子宫颈癌媲美；一些放疗后手术的病例，手术标本检查，宫内肿瘤已消失；手术分期出现后，虽首选放疗者为不适手术的病例，但放疗效果仍满意。近年来放疗技术，包括剂量学和影像学的进步都为子宫内膜癌治疗创造了条件。但也应知道，子宫内膜癌放疗存在着一定的难度，有技术困难，特别是腔内治疗有一定的盲目性，宫颈癌的腔内治疗方法用到子宫内膜癌治疗，影响了子宫内膜癌放疗效果。不同单位放疗效果差异甚大。子宫内膜癌的放疗包括腔内放疗和体外照射两部分，两者合理配合也是治疗子宫内膜癌的基本方法。

（一）腔内放疗

子宫内膜癌的腔内放疗是治疗的主要部分，以往长时间放疗效果不好，重要原因是按宫颈癌的方法治疗。宫颈癌腔内放疗的标准剂量分布是梨形，依北京型容器的剂量计算，若 A 点 80Gy，宫底部中轴旁开 2cm 处剂量（F 点）为 18～20Gy。Gusberg 曾指出，若按宫颈癌宫腔管治疗时，宫角部受量不足消灭肿瘤剂量 70Gy 的 1/3，当宫腔管倾斜时，可能不足 1/5。子宫内膜癌病变多由宫底部及上段和宫角部起始，从剂量分部而言应是倒梨形分布。中国医学科学院肿瘤医院在总结了以往放疗病例之后提出另一参照点 F 点，位于 A 点同一轴线，宫底部子宫中轴旁 2cm，并以传统的宫颈癌 A 点两个参照点来评估子宫内膜癌的腔内放疗剂量分布的合理性（图 16-2）。当 F 点剂量大于 A 点剂量时为倒梨形剂量分布，适于内膜癌的治疗。当 A 点剂量大于 F 点剂量时为梨形剂量分布，适于宫颈癌的治疗。

前文已指出，近距离放疗的有效区为离放射源 2cm 以内，2cm 以外则需体外照射补充剂量。所以早期内膜癌可以单纯腔内放疗。当今影像学检查对肌层浸润、淋巴转移的诊断颇有帮助。若考虑单纯腔内放疗，需在影像学帮助下仔细评估。对内膜腺癌 G_3、Ⅱ型内膜癌及子宫>12 周妊娠、宫腔>10cm 者不主张单纯腔内放疗。

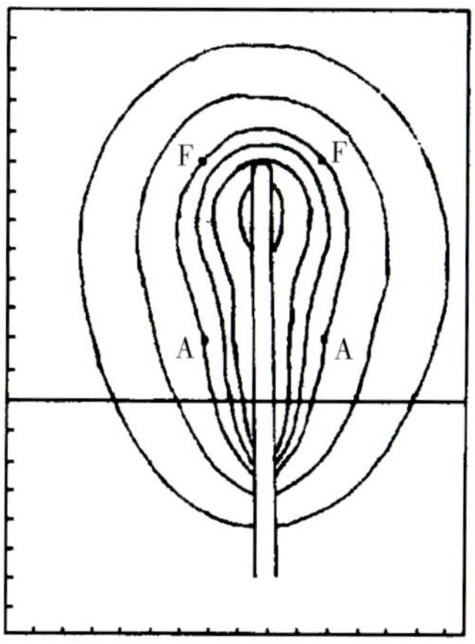

图 16-2 F 点、A 点位置

当今腔内治疗均为后装放疗，多为铱-192 源，部分为锎-252 中子源。锎-252 中子治疗考虑了 RBE，故剂量与铱-192 相同，但单位应是 Gy（i）。

腔内剂量：临床ⅠA 期：F 点予 45～50Gy，A 点可予 40～45 Gy。单纯腔内放疗，剂量各可增加 5Gy。

临床ⅠB 期以晚：F 点、A 点均予 50Gy。若子宫大、宫腔宽可增加 5Gy。

根据影像学显示肿瘤部位，可以调节与肿瘤部位相对应的放射源贮留点的时间，增加局部剂量。

肿瘤侵及宫颈口及穹隆部，可依具体情况，用阴道容器予 V 点剂量 10～20Gy。

腔内放疗多采用每周一次，A 点剂量 6～10Gy，可直接采用 IPS 标准程序或一体化腔内后装放疗。

（二）体外照射

体外照射弥补腔内照射的不足，子宫内膜癌宫体部往往较大，所以内膜癌的体外照射，即使是盆腔四野照射也包括了部分宫体。体外照射多以加速器实施，少数使用钴-60 机。照射野用全盆及盆腔四野垂直照射。内膜癌患者合并肥胖者，可采用 Box 野治疗。体外照射每周 4～5 次。后装当日不作体外。一般均采用先作全盆照射，中平面剂量 20～30Gy。全盆照射后，再前后四野照射。注意当全盆照射未完成时，腔内照射剂量每次不要超过 7Gy，特别是中子腔内治疗。四野照射盆腔中平面剂量 25～30Gy。体外中平面总剂量不小于 45～50Gy。

治疗计划完成，盆腔局部仍见病变或淋巴结未控时，可采用三维适形调强照射追加照射。剂量以具体治疗情况而定。

（三）放疗效果

表 16-8 为子宫内膜癌单纯放疗 5 年生存率。

表 16-8 子宫内膜癌单纯放疗 5 年生存率

作者	期别	病例数	5 年生存率	晚期并发症（%）
Kupelian	Ⅰ	120	87	4.5
	Ⅱ	17	88	
	Ⅲ～Ⅳ	15	49	
Rouanet	Ⅰ	108	63.9	3.3
	Ⅱ	11	63.6	
	Ⅲ	59	57.2	
Jones	Ⅰ	123	64.5	
	Ⅱ	23	39.7	
	Ⅲ	14	14.2	
Rustowski	Ⅰ	196	51.1	
	Ⅱ	74	50.0	
	Ⅲ	218	37.1	
Abayomi	Ⅰ～Ⅱ	50	78.0	15.2
	Ⅱ～Ⅳ	16	37.0	
Knocke	Ⅰ～Ⅱ	272	76.6	5.2
Rotte	Ⅰ～Ⅲ	227	74.0	7.0
	Ⅰ	103	79.6	
	Ⅱ	109	74.3	
	Ⅲ	15	33.3	
Lehoczky	Ⅰ	171	74.8	

此外，尚要提起 Tamim 曾报道不适手术的Ⅰ、Ⅱ期子宫内膜癌，15 年生存率达 78%，Ⅰ期为 90%，Ⅱ期 42%。Marjina 报道的俄罗斯 ^{252}Cf 中子治疗子宫内膜癌的长年生存率颇好（表 16-9）。

我国子宫内膜癌放疗报道不多，有代表意义的是中国医学科学院肿瘤医的几篇报道。

中国医学科院肿瘤医院放射治疗效果见表 16-10、表 16-11。

表 16-9　俄罗斯^{252}Cf 治疗内膜癌 5、10 年生存率（1983~2003）

期别	患者数	5 年生存率（%）	10 年生存率（%）
Ⅰ	75	84.3	80.6
Ⅱ	135	71.4	71.4
Ⅲ	41	61.4	55.8
Ⅰ~Ⅲ	251	78.0	71.1

表 16-10　中国医学科学院肿瘤医院子宫内膜癌传统放疗（^{226}Ra 及^{137}Cs）

年代	期别	5 年生存率（%）
1958~1984 年	Ⅰ	58.8
	Ⅱ	46.9
	Ⅲ	25

表 16-11　中国医学科学院肿瘤医院子宫内膜癌放疗（^{137}Cs 及^{192}Ir 后装）

年代	期别	5 年生存率（%）
1984~1992 年	Ⅰ	62.5
	Ⅱ	62.7
1984~1999 年	Ⅰ	79.2
	Ⅱ	75.3
	Ⅲ	31.4

从以上结果看子宫内膜癌放疗仍有很好的疗效。

（四）放疗后未控的判断

子宫内膜癌放疗后，子宫应逐渐缩小，宫腔深度减小。此两项指标在判断肿瘤疗效时非常重要，疗后随诊中应做盆腔检查，以了解子宫大小，宫腔深度探查应作为放疗后随诊检查的常规，颈管狭窄者应扩颈管，以保证宫内引流的通畅。子宫大小及宫腔深度的缩小是一个渐进过程，但若治疗结束 3 个月后，仍无明显的变化，则应进一步处理，如刮取宫腔组织检查或在宫腔镜下取活组织检查，若患者条件允许，可考虑行单纯子宫切除。由于子宫内膜癌放疗有一定盲目性，我们宫腔治疗又用单管，特别对大子宫或宫腔深者易留有残存肿瘤，包括原不适手术者，放疗后情况改善，争取筋膜外子宫切除也是一种选择。

此外，影像学检查，CT、MRI、PET-CT 均在诊断未控、复发颇具价值。

三、放疗与手术的综合治疗

从十四章表 14-1~表 14-3 中可看到子宫内膜癌的治疗大部分是手术与放疗综合治疗。

上文也提到1988年手术分期后治疗模式有所变化，单纯手术增加，术前腔内放疗减少，术后放疗增加。近些年来，化疗也用于子宫内膜癌的综合治疗。表16-12、表16-13为国际年报23卷提供的材料。

表16-12 手术与手术+放疗的5年生存率（1988年手术分期）

分期	治疗方式	5年生存率（%）	分期	治疗方式	5年生存率（%）	分期	治疗方式	5年生存率（%）
ⅠA	手术	92.5	ⅡA	手术	79.3	ⅢA	手术	41.2
ⅠB		90.7	ⅡB		73.0	ⅢB		-
ⅠC		72.6				ⅢC		37.6
ⅠA	手术+放疗	89.3	ⅡA	手术+放疗	83.0	ⅢA	手术+放疗	70.2
ⅠB		91.3	ⅡB		74.0	ⅢB		38.6
ⅠC		83.1				ⅢC		56.7

表16-13 7214例内膜癌5年生存率%

治疗方式	5年生存率（%）
手术	77.2
放疗+手术	80.1
手术+放疗	81.6
手术+化疗	42.1

放疗与手术的综合治疗可分为术前和术后放射治疗及腔内和体外两种方式。我们一般不愿作术前体外照射，考虑剂量高可能影响手术，剂量低作用不大。特别是肥胖内膜癌患者，术前体外放疗更为不利。术后放疗的优点为：①先进行手术探查及病理分期可准确地判断癌瘤播散的范围，选择对患者最适宜的术后放射或其他辅助治疗；②对放射治疗必要性及其治疗剂量作出正确的估计，减少盲目性；③避免了术前放射治疗组织充血、水肿、粘连而增加的损伤危险性；④对晚期患者来说，若能成功地切除大部肿瘤进行子宫双附件切除术后再行放射或其他综合治疗，其5年生存率可达68%，明显高于未进行手术而单纯放疗者。术后放疗多采用阴道后装+体外全盆照射。阴道后装V点20Gy/2～3次、2周，体外盆腔中平面40～45Gy/4～5周。其所以后装阴道量不高是考虑术后膀胱、直肠可能粘连于阴道残端之故。

一般说，单纯手术者多为病期早或危险因素少的病例。阴道后装术后放疗意义被肯定，而术后体外照射争论较多。评价术后化疗作用根据不够。中国医学科学院肿瘤医院的报道一组四种不同治疗方法研究，其3年及5年生存率、复发、转移和并发症见表16-14、表16-15。

表 16-14 不同治疗方法的生存率比较

组别	3 年生存率（%）		5 年生存率（%）	
	Ⅰ期	Ⅱ期	Ⅰ期	Ⅱ期
手术组	95.2	91.7	83.1	82.0
术前腔内全量放疗组	100.0	97.2	96.5	90.9
术前腔内非全量放疗组	93.1	68.6	84.8	51.4
单纯放疗组	83.3	78.6	62.5	62.7
总计	95.3	88.4	86.9	79.5

表 16-15 不同治疗方法复发、转移和并发症

组别	复发（%）		转移（%）	并发症		
	阴道	盆腔		总	直肠	膀胱
手术组	6.2	3.7	9.9	19.8	0	0
术前腔内全量放疗组	1.6	0	6.5	8.1	3.2	3.2
术前腔内非全量放疗组	11.1	0	11.1	22.2	2.8	0
单纯放疗组	11.5	3.8	19.2	34.6	0	3.8

从表中可见术前腔内全量放疗组有很高的3、5年生存率，而且复发、转移均低，并发症稍高，但均轻度。其方法是腔内全量放疗后休息8~10周开腹探查，行子宫附件切除，依探查情况或术后病理决定是否术后体外放疗。

术后是否放疗需依患者年龄、一般情况、手术范围及有关影响预后因素综合考虑（见本章第五节）。

四、子宫内膜癌的化疗

当前子宫内膜癌化疗有增加趋势，但单纯化疗不是根治疗法，化疗是综合治疗的一部分。有术前及放疗前化疗（新辅助疗法），术后化疗。但其价值意见不一。

（一）子宫内膜癌的化学药物治疗

1. 单一药物化疗　单一药物化疗最早试用于治疗子宫内膜癌，主要用于治疗晚期不能手术或经手术及放射治疗后复发的子宫内膜癌患者，其中常用的化疗药物有塞替派（thiotepa）、顺铂（DDP）、氟尿嘧啶（5-FU）、多柔比星（ADM）、环磷酰胺（CTX）、卡铂（CBP）、依托泊苷（VP-16）、异环磷酰胺（IFO）、丝裂霉素（MMC）、长春新碱（VCR）、紫杉醇（Taxol）、放线菌素（ACTD）等。有完全缓解、部分缓解病例。

2. 联合药物化疗　目前联合药物化疗使用较多，主要有CA方案、CAP方案、CAF方案、EP方案、AP方案、EAP方案等。

3. 激素　主要为黄体酮类药用于晚期患者或受体（ER、PR）阳性病例。可单独使用作姑息治疗或与放化疗合并使用。但近年来使用已减少。

第五节 预后因素

一、年龄

患者年龄是影响子宫内膜癌预后的显著因素。Frick 等报告，Ⅰ期内膜癌诊断时，年龄在 59 岁以下者与 59 岁以上者比较，其 5 年生存率前者明显高于后者，59 岁以下患者 5 年生存率为 80%，而 60 岁以上者 5 年生存率低于 56%。Jones 报道了相近的结果，并指出较年轻患者生存率的提高是由于在诊断时其病变多为早期，病变分化较好，且常无肌层浸润。有报道认为，曾使用过口服避孕药，或曾妊娠过的子宫内膜癌患者可有较高的生存率。其他因素如有免疫活性的降低也可影响老年患者生存率，但上海医科大学将 40 岁以上及 40 岁以下子宫内膜癌患者各 64 例进行对比研究，并随访 5、10、15、20、25 年时的生存率，其结果基本相同，认为预后与年龄无关。

二、期别

直接与预后有关，与预后关系反映在 5 年生存率上（表 16-16）。

表 16-16 期别与 5 年生存率*

年代（生存率）	1976～1978	1987～1989	1990～1992		1993～1995	
期别	临床分期	手术+临床分期	临床分期	手术分期	临床分期	手术分期
Ⅰ	75.1%	86%	69.3%	87.0%	53.8%	87.4%
Ⅱ	57.8%	66%	48.4%	71.9%	41.4%	76.3%
Ⅲ	30.0%	44%	31.1%	50.8%	23.1%	56.6%
Ⅳ	10.6%	16%	12.9%	8.8%	12.0%	17.8%

＊表 16-16 来自妇癌治疗国际年报 21～24 卷

每期的亚期别之间的生存率差别在 5%～10%的范围内。

三、病理类型与分级

病理类型与分级是影响子宫内膜癌预后的重要因素，已被国内外学者所公认。一般认为浆液性乳头状腺癌、透明细胞癌、G_3、未分化腺癌 5 年生存率低于腺癌。高危病理类型比例不高，但其生物学行为险恶，浸润、转移性强，易于早期发生盆腔及盆外转移。所以，我们主张对这类肿瘤均需采用综合治疗（包括化疗）。据多数学者报道，随病理级别的增高，深肌层浸润百分率增高，在 G_1 与 G_2 及 G_3 病变间差异有显著性。淋巴结转移阳性率也与此有关（表 16-17）。

表 16-17　组织分级与盆腔及腹主动脉旁淋巴结转移的关系

组织分级	例数	盆腔淋巴结阳性		腹主动脉旁淋巴结阳性		总阳性率（%）
		例数	百分比（%）	例数	百分比（%）	
G_1	180	5	3	3	2	4
G_2	288	25	9	14	5	13.5
G_3	153	28	18	17	11	29.4

四、肌层侵犯深度

肌层浸润深度一直被认为是癌肿恶性度的指标，多数学者报道，随肌层浸润深度的增加，生存率从 80%下降到 60%。但亦有组织学者认为肌层浸润的深度不如浸润的癌肿距子宫肌壁浆膜层的距离重要。浸入肌层的癌距子宫浆膜层在 5mm 之内，其 5 年生存率为 65%，>10mm为 95%。肌层受累愈深则淋巴转移率愈高。表 16-4 已示肌层受累深度与淋巴转移率的关系。表 16-18 表示肌层受累与 5 年生存率的关系，肌层受累愈深则生存率愈低。

表 16-18　肌层受侵程度与 5 年生存率

期别	肌层受累<1/3		肌层受累 1/3~1/2		肌层受累>1/2	
	病例数	生存率（%）	病例数	生存率（%）	病例数	生存率（%）
Ⅰ	3224	82.4	974	78.0	1144	66.8
Ⅱ	344	73.8	176	69.9	290	50.3
Ⅲ	93	63.4	54	44.4	187	23.9
Ⅳ	17	11.8	10		71	21.1
Ⅰ~Ⅳ	3678	80.8	1214	74.7	1692	57.25

手术前接受放射治疗的患者，由于放射后的改变，手术时难以精确测定肌层受侵的深度。现代多采用首次手术探查治疗的方法，故可提供更精确的有关肌层浸润深度的资料。有学者提出为更准确地了解癌肿大小、在宫腔内位置以及受累范围（包括肌层浸润的深度），应术前常规作子宫腔造影，并报道了根据术前宫腔造影发现的缺损类型可判断肌层浸润的深度，若为浅层缺损则常无确切的肌层浸润存在，若有大的缺损时则可提示有肌层受累。我们认为对术前要进行放射治疗的患者制定放射治疗计划时，以上的资料是有帮助的，但首次采用手术治疗此种辅助检查是不必要的。目前影像学检查已成为术前了解肌层有无浸润的较准确的检查手段。

五、有无淋巴结转移

因较长时间以来子宫+双附件切除术是子宫内膜癌治疗的主要手术方式，故淋巴结受累的真实发生率难以确定。近 50 年来文献对淋巴转移报道逐渐增多，多数报道指出在子宫内膜癌患者中，甚至是Ⅰ期病例中亦有相当数量的患者存在淋巴结转移，腹膜后淋巴结是子宫内膜癌转移可能性较大的部位之一，在一些医院并没有常规地包括在手术探查和治疗计划中，加上部分老年及有内科合并症患者或中晚期患者手术探查取样困难，或选用放射治疗增加了准确了解淋巴结转移率的难度。最近 GOG 报道Ⅰ期子宫内膜癌中约 11%的盆腔淋巴结转移，10%~17%的腹主动脉旁淋巴结转移。转移与子宫大小、肿瘤分化、肌层浸润深度及癌肿在宫腔中的位置有关。但此资料仅限于选择性的淋巴结切除，因而仅代表最低的发生率。盆腔淋巴结和腹主动脉旁淋巴结转移的一致性，已有较多的报道。Ⅱ期子宫内膜癌淋巴结转移率明显高于Ⅰ期，Matthew 等报道，行淋巴结清扫的 72 例Ⅱ期子宫内膜癌中盆腹腔淋巴结转移 22 例（30%）。有关淋巴转移报道见表 16-19。

表 16-19 子宫内膜癌淋巴结转移发生率

作者	年代	淋巴结转移病例数	百分比（%）	Ⅰ期		Ⅱ期	
				例数	百分比（%）	例数	百分比（%）
Liuand	1955	11/47	23	4/33	12	7/14	50
Rorbets	1961	10/34	29	5/22	23	2/8	2/8
Hawksworth	1964	8/64	12.5			6/11	18.7
Lewis	1970	17/129	13.2	12/107	11.2	5/22	23
Stallworthy	1973	18/131	14			11/27	40
Boronow	1984	23/222	10				
GOG	1986	58/621	9				

六、腹水及腹腔冲洗液细胞学检查情况

阳性者多见于组织分级 G_3、附件转移或淋巴结阳性病例。GOG 报道在 697 例行细胞学检查病例中，86 例阳性，其中有 25 例肿瘤复发（29%），在 611 例细胞学检查阴性的病例中，只有 10.5%肿瘤复发，而且细胞学阳性者常伴远处转移（68%）。腹水及腹腔冲洗液细胞学检查的阳性率与病理分级及肌层浸润深度亦有关系，Milosevic 复习Ⅰ期子宫内膜癌患者中，G_1、G_2、G_3 腹水细胞学阳性率分别为 5.5%、12.1%和 18.9%，浅肌层与深肌层阳性率分别为 7.6%与 17.0%。细胞学阴性患者 5 年生存率为 81.4%，阳性者则为 49.8%。

七、脉管间隙浸润

脉管间隙浸润（Vascular space involvement）与淋巴转移、肌层侵犯及病理分级均有关。文献报道在Ⅰ期子宫内膜癌中约 15.0%有脉管间隙受累。Hanson 等报告，内 1/3 肌层受累，脉管受累约 5%，当肌层外 1/3 受累时则上升为 10.0%。在病理分级中 G_1 脉管受累发生率仅 2.0%，而 G_3 则为 42.0%。Abeler 报道 1974 例子宫内膜癌，无脉管间隙浸润的 5 年生存率达 83.5%，而有脉管间隙浸润的生存率降至 64.5%。但对脉管间隙浸润存在不同解读和界定的不统一，故对其意义也有不同意见。

八、子宫腔深度与子宫大小

1971年的临床分期中，以宫腔深度8cm为界，将临床Ⅰ期分为ⅠA、ⅠB两个亚期。孙建衡等报道一组放疗结果，宫腔>8cm的ⅠB的5年生存率低于Ⅱ期中宫腔<8cm者（37.5%对51.4%）。在Ⅱ、Ⅲ期中，宫腔>8cm者72.2%的患者5年内死亡，而宫腔<8cm者5年生存率为81.5%。当子宫大小超过10孕周时，仅11.1%的患者生存5年以上。

九、子宫腔内肿瘤大小

Schink报道肿瘤>2cm时，淋巴转移率为15.0%，而<2cm时，淋巴转移率为4%。当肿瘤累及全宫腔时，淋巴转移率高达35.0%。肿瘤≤2cm时，5年生存率达98.0%，肿瘤>2cm时，5年生存率84.0%，累及全宫腔则仅为64.0%。

十、雌激素受体（ER）与孕激素受体（PR）状态

通常认为ER、PR阳性者预后好于阴性者，受体阳性者在分化好的腺癌中比例高，肿瘤侵袭性较低，而且对激素治疗反应好。ER、PR测定目前已是子宫内膜癌常规检查项目，作为选择治疗方案及判断预后的指标。

十一、DNA倍体

以流式细胞仪测定肿瘤组织内DNA倍体已成为判断子宫内膜癌预后的指标，根据测定的异倍体数量可以估计肿瘤恶性程度的高低。Friberg对88例Ⅰ、Ⅱ期子宫内膜癌新鲜组织研究表明，二倍体肿瘤的5年生存率达92.0%，异倍体肿瘤仅36.0%。在组织分级为G_3中，异倍体占86.0%。

十二、治疗方法

对子宫内膜癌患者的治疗必须区别对待，需在对癌变播散范围进行准确了解和对患者全身状况全面评估的基础上制定治疗方案。目前治疗方法主要是早期给予手术或手术与放疗配合治疗，晚期患者则应是合理的综合治疗。对有预后不良因素的高危患者特别应重视术后辅助治疗的选择，使患者获得充分的合理的治疗。老年及有严重内科疾患（心血管疾患、糖尿病或肝肾功能不全等），则应对全身状况、能否承受放射治疗、放射方式及剂量、化疗药物选择等作全面考虑，制订出适合于每个患者的个体化治疗方案，方可获得最佳疗效。对有子宫外播散或其他预后不良因素未能给相应的重视，治疗不充分或治疗不当均将影响预后。

综上所述，子宫内膜癌患者预后有关的诸多因素是相互联系和相互影响的，但概括来说可分为与患者自身状况（年龄、免疫状况、有无合并症等）、癌肿生物学行为（病理类型、组织分级、分期、淋巴转移、肌层浸润等）及治疗是否充分和适当等三个方面。其中组织分级、肌层浸润深度及淋巴转移状况被认为是对预后有重要影响的因素。

（盛修贵）

第十七章　阴　道　癌

一、概述

阴道癌（carcinoma of the vagina）以转移性癌多见，通常由子宫颈癌、子宫内膜癌和卵巢癌等转移而来。原发性阴道癌（primary vaginal carcinoma）则较少见，占妇科恶性肿瘤的1%～2%。本章仅讨论原发性阴道癌的治疗，而对于阴道转移癌的治疗可借鉴原发性阴道癌的处理方法。

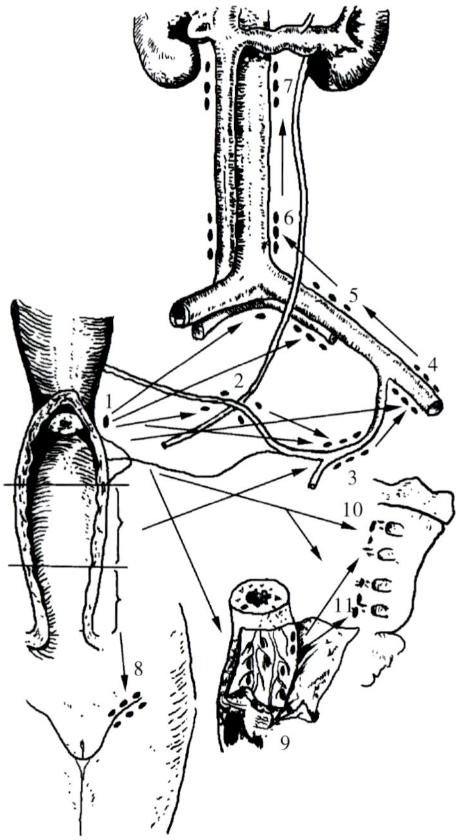

图 17-1　阴道癌的淋巴转移途径

1. 宫颈、阴道旁淋巴结；2. 输尿管旁淋巴结；3. 髂内淋巴结；4. 髂外淋巴结；5. 髂总淋巴结；6. 上腰旁淋巴结；7. 下腰旁淋巴结；8. 腹股沟淋巴结；9. 直肠、肛门周围淋巴结；10. 上骶前淋巴结；11. 下骶前淋巴结

原发阴道癌的确切病因尚不清楚，可能与阴道黏膜长期的慢性刺激有关。近年来多注意与HPV感染相关。最常见的病理类型为鳞状细胞癌，占原发性阴道癌的80%以上，其次为腺癌。原发性阴道癌国内资料发病的中位年龄在55岁左右（国外为60～70岁）。肿瘤常呈多中心发生，有多灶性病变。瘤灶多发生于阴道上段或中上段，且以阴道后壁居多。肿瘤主要通过局部的直接浸润蔓延和淋巴途径转移，经血行转移较少。然而，阴道癌的淋巴转移途径较复杂，与瘤灶的位置和范围有关（图17-1）；阴道上1/3肿瘤的转移规律类似宫颈癌，主要向盆腔淋巴结转移（髂内、髂外和髂总淋巴结）；阴道下1/3肿瘤的转移途径与外阴癌相似，主要向腹股沟淋巴结转移；阴道中1/3肿瘤的转移可经上述两种途径。

二、诊断与分期

肿瘤活检组织的病理诊断仍是确诊阴道癌的金标准，但还需符合以下诊断条件：

1. 肿瘤原发灶位于阴道，并排除生殖器或生殖器以外的肿瘤转移。

2. 宫颈外口、尿道和外阴等无肿瘤浸

润。若肿瘤累及子宫颈阴道部达宫颈外口时，应归为宫颈癌；累及尿道时，应归为尿道癌；累及外阴时，应归为外阴癌。

3. 若有生殖道或生殖道外器官恶性肿瘤史者，在诊断原发阴道癌时至少已无瘤生存5年以上（在讨论FIGO宫颈癌2009年分期时已有松动倾向），或阴道癌的病理类型与原有恶性肿瘤的病理类型不同。

原发性阴道癌的分期目前仍采用国际妇产科联盟（FIGO）的分期标准，但除2009年的FIGO分期将有关0期内容均删除外，阴道癌分期基本长年未改动。像宫颈癌一样，阴道原位癌取消，将其归入阴道上皮内瘤变Ⅲ级（vaginal intraepithelial neoplasia grade Ⅲ，VAIN Ⅲ），具体分期见表17-1。

表17-1 阴道癌的FIGO分期

Ⅰ期	肿瘤局限于阴道壁
Ⅱ期	肿瘤累及阴道旁组织，但未达盆壁
Ⅲ期	肿瘤侵达盆壁
Ⅳ期	肿瘤侵及超出真骨盆或侵及膀胱或直肠黏膜；泡样水肿不列入Ⅳ期 ⅣA期 肿瘤侵及膀胱或直肠黏膜或直接蔓延超出真骨盆 ⅣB期 远处转移

三、治疗

阴道癌因其解剖部位特殊，前与膀胱和尿道，后与直肠相比邻，治疗较困难。国内外多数肿瘤中心采用放射治疗，仅有少数的早期患者经手术治疗，且手术范围颇大，往往不被患者接受。放射治疗文献报道的结果多为小样本的回顾性分析，且治疗病例的时间跨度大（间隔15~27年），放疗技术多样，缺少前瞻性、随机分组的研究结果。阴道癌的治疗极需个体化对待，截至目前还没有适宜的治疗模式。

阴道癌的放疗方式仍以近距离放疗+体外照射为基本放疗方法。但是由于影像学和放射技术的进步，阴道癌的放疗也在逐步发生变化。表现为：①以往强调了上1/3病变按宫颈癌的方法治疗，强调了宫腔放疗，以增加旁组织受量。目前则以临床妇科检查结合影像学表现来决定治疗方式。如宫颈被累及未到宫口或间质受侵不深，宫旁增厚不明显，影像学无淋巴转移可疑，腔内放疗可不按宫颈癌的方法进行，旁组织受量可主要由体外完成。②宫旁无受累表现，体外照射重点是原发灶周围及阴道旁组织。③治疗工具多样化了，须选择合适的阴道后装容器（见第九章）。④目前剂量率效应没很好解决，更强调剂量与临床相结合的原则。⑤按目前我国后装治疗情况，近距离治疗肿瘤基底部，一般不超过40~50Gy。⑥体外照射的技术已有多样化，不仅有常规盆腔垂直照射，亦有等中心、Box技术、3DCRT、IMRT等。⑦对阴道大体积肿瘤高剂量体外照射不妥，因避不开膀胱、直肠（阴道膀胱膈、阴道直肠膈均不过3~5mm），体外照射剂量高会给近距离照射增加困难。

（一）近距离治疗（brachytherapy）

阴道癌的近距离治疗包括腔内治疗（intracavitary brachytherapy）和组织间插植治疗（interstitial brachytherapy），主要针对阴道局部肿瘤提高其受照射的剂量，进而改善肿瘤的局部控制。宜采用源的治疗位置与源传送方向一致容器，如阴道塞子（单管道，见图 9-11 左 1，或多管道，见图 9-6）、灵顿阴道容器（图 9-2）、Hanschke 阴道后装容器（图 9-1），针状容器（图 9-3）等。参照点以肿瘤基底为好，它反映直肠前壁及膀胱后壁受量。阴道内肿瘤明显用阴道容器消除，有时用表面剂量，但也必须记录其基底受量。组织间治疗也是如此。

单纯腔内和（或）组织间插植放疗对界限清晰局部肿瘤效果好，但阴道癌往往多发、而且边界不清，且常有旁组织及淋巴结受侵。应以体外照射补充。

病变位于阴道上 1/3 者，累及宫口及宫颈间质浸润深者仍可参照宫颈癌的放疗原则，采用宫腔+阴道治疗，参照点可为 A 点。并可配合阴道塞子治疗，避免漏掉阴道病变。病变位于阴道中下段者，用阴道容器或以组织间插植治疗。组织间插植治疗一般要求肿瘤的厚度应>1. 0cm，以免插植时伤及直肠或尿道以及可能造成的剂量偏差。

（二）体外照射（external beam radiation therapy，EBRT）

1. 单纯体外照射［包括适形调强放疗（intensity-modulated radiation therapy，IMRT）］局部剂量受限，可达到 PR、CR，但得到长年无瘤生存不易。

采用单纯体外照射多为晚期或为多壁及全阴道病变患者，靶区剂量 60Gy。反应良好者，可加少量近距离治疗。

2. 腔内和（或）组织间插植放疗+体外放疗仍被视为阴道癌常规放疗方法。

阴道癌体外放疗的全盆照射野应包括：阴道的全部病灶、阴道旁和子宫旁组织及淋巴引流区域。野上界一般设在 $L_5 \sim S_1$ 间，下界依肿瘤的位置而定。有学者将下界定在肿瘤最低点下 2～3cm 或包括整个阴道。两侧界位于真骨盆骨性标志外 1～1. 5cm。

盆腔照射常采用前后对穿野或盆腔四野照射（全盆野中央铅挡），有的治疗中心也采用前后对穿野+两侧野照射（Box 野）。肿瘤位于或累及阴道下 1/3 者，设野还应包括双侧腹股沟淋巴结区。盆腔照射的剂量通常为 40～50Gy。腹股沟淋巴结若病理证实为阳性者，肿瘤量应达 60Gy。近距离与体外照射剂量可相互调节增减。采用每周 5 次，每次 DT1. 8～2. 0Gy 的分割照射方式。

自 2000 年开始，有少部分阴道癌患者接受了体外适形调强放疗并联合近距离治疗（腔内或组织间插植治疗），取得了较好的治疗效果。Hiniker SM 等报道的 91 例放射治疗的原发性阴道鳞癌中，有 10 例患者经 IMRT 和腔内放疗，局部区域内肿瘤均完全消除，治疗后无 1 例患者出现局部区域内复发，并比较了 IMRT（10 例）和常规放疗（81 例）患者的肿瘤局部区域控制率，IMRT 治疗患者的局部区域肿瘤控制率高于常规放疗，但其差异无统计学意义（P=0. 0917）。IMRT 治疗的 10 例患者均未出现 3/4 级毒副反应（血尿、血便、肠梗阻、直肠阴道瘘、膀胱或尿道阴道瘘等）。因此，Hiniker SM 等研究结果初步提示 IMRT 结合阴道腔内放疗治疗阴道癌既可以提高肿瘤的局部控制率，同时也减少了严重的（3/4 级）放疗毒副反应。

由于阴道癌病例少，具体评价 IMRT 尚难。但在宫颈癌的放疗中，IMRT 不能替代近距离放疗已得到共识。体外适形调强放疗联合近距离治疗（腔内或组织间插植治疗）的方法，也在宫颈癌放疗中使用。

阴道癌的治疗应重视局部肿瘤的控制，而肿瘤的局部控制率与放疗剂量有关。文献报道阴道肿瘤基底的照射总剂量≥70Gy（包括体外照射和腔内放疗），可提高肿瘤的局部控制率，但随着照射剂量的增加，3/4 级以上放疗毒副反应发生率升高。Hiniker SM 等报道阴道癌平均照射总剂量<70Gy 与 82.9Gy 的患者放疗后 3/4 级放疗反应的发生率有显著差异（$P=0.0019$）。

虽然放疗剂量是判断肿瘤局部控制和发生近期及远期放疗并发症的一个重要参考指标，但在阴道癌放疗中应注意放疗剂量与临床相结合的高度个体化处理原则。单凭放疗剂量判断肿瘤能否控制，未必能获得满意的疗效。所以，阴道癌治疗不应只关注肿瘤局部的照射剂量，还应注重治疗医生的临床经验。

早期的浅表肿瘤可行单纯腔内放疗，有学者报道增加体外放疗并不提高患者的 5 年生存率和肿瘤的控制率。Perez 等报道Ⅰ期阴道癌腔内与体外放疗联合不提高肿瘤的局部控制（体外+腔内放疗：单纯腔内放疗＝78%～92%：80%～100%）。Otton 等报道早期阴道癌患者接受单纯腔内放疗的 5 年生存率为 50%，与腔内联合体外放疗者的 5 年生存率（59%）无显著差异。但单纯腔内放疗者盆腔复发的可能性增加。Frank 等分析了 21 例Ⅰ期阴道癌，单纯腔内放疗的 9 例，其中 3 例盆腔复发；而 11 例体外+腔内放疗者，无复发。因此，国内外目前均主张采用体外照射与腔内放疗相结合治疗浸润性阴道癌，但阴道放疗后的毒副反应增加。Lian 等报道 80%的患者放疗后发生阴道狭窄和放射性阴道炎等。

近年，有文献报道高剂量率腔内放疗与传统低剂量率腔内放疗的疗效相当，治疗的并发症略低于低剂量率腔内放疗。因此，高剂量率腔内放疗是一种比较安全、可靠的方法。但要牢记，并发症的担忧是制约治疗的重要因素。

3. 同步放化疗（concurrent chemotherapy）　借鉴宫颈癌同步放化疗提高了 5 年生存率的经验，部分国内外的肿瘤治疗中心开展了以铂类药物为基础的阴道癌同步放化疗，但均为小样本研究，其中的大部分研究提示：同步放化疗不能显著改善阴道癌患者的生存，也不增加放疗毒副反应的发生，尤其是早期患者。但用于中晚期患者可能提高肿瘤的局部控制率和 5 年生存率。但尚需累积病例，进一步评价。

四、放疗反应

阴道癌放疗后反应主要指晚期的并发症，按照美国国家癌症研究所不良事件常见术语标准（the National Cancer Institute Common Terminology Criteria for Adverse Events，CTCAE）3.0 版分级，3/4 级严重不良反应的发生率通常在 11%～23.0%的范围内。3/4 级严重不良反应主要指：直肠炎（血便）3.6%～14.6%、膀胱炎（血尿）2.0%～8.2%、阴道狭窄/坏死 9.5%、直肠-阴道瘘 1.6%～3.5%、膀胱-阴道瘘、肠梗阻和皮肤软组织坏死等。放疗毒副反应的发生主要受肿瘤分期和照射剂量的影响。文献报道Ⅰ期阴道癌患者放疗后毒副反应的发生率为 4%，Ⅱ期 9%，Ⅲ期或ⅣA 期 21%（$P<0.01$）。照射剂量越大，放疗后出现

3/4 级反应的风险就越高，总平均照射剂量≤70Gy 患者发生率与 82. 9Gy 者之间有显著差异（P=0. 0019）。

五、预后

阴道癌放疗效果较好，总的 5 年生存率介于 35%~74%，多数在 50%~60%。肿瘤分期（表 17-2）和大小（肿瘤直径）是影响预后的主要因素，其他因素可能还有肿瘤的病理类型、组织学分级、肿瘤部位等。肿瘤直径<4cm 患者的 5 年肿瘤局部控制率（84. 7%）和 5 年总生存率（75. 5%）均明显高于肿瘤直径≥4cm 的患者（61. 5%和 50. 9%），但其差异处于统计学的临界值（P=0. 078 和 P=0. 098）。Otton 等报告阴道腺癌的 5 年生存率 22%，显著低于鳞癌的 68%（P<0. 01），且低分化癌的 5 年生存率 40%，也明显低于高中分化癌的 69%（P<0. 05）。

表 17-2 阴道癌的 5 年生存情况

作 者	例数	5 年生存率（%）				
		总生存率	Ⅰ	Ⅱ	Ⅲ	Ⅳ
中国医学科学院肿瘤医院（1987 年）	114	51. 8	71. 4	62. 1	42. 6	0
上海肿瘤医院（1990 年）	60	69. 8	100. 0	75. 0	50. 0	0
浙江省肿瘤医院（1999 年）	70	40. 0	61. 1	42. 3	28. 6	16. 7
中国医学科学院肿瘤医院（2010 年）	83	42. 0	62. 0	38. 0	0	0
Kucera（2001 年）	110	41. 0	81. 0	43. 0	35. 0	24. 0
Tjalma（2001 年）	84	74. 0	91. 0	62. 0	67. 0	44. 0
Mock（2003 年）	86	66. 0	92. 0	57. 0	59. 0	0
Otton（2004 年）	70	61. 0	71. 0	48. 0	—	—
Frank（2005 年）	193	58. 0	85. 0	78. 0	58. 0	—

（李淑敏）

第十八章　外　阴　癌

一、概述

外阴癌（carcinoma of the vulva）来源于外阴的皮肤、黏膜及其附属组织，最常见的组织学类型为鳞状细胞癌，其次为恶性黑色素瘤、腺癌和基底细胞癌等。外阴癌不多见，多发生在老龄妇女，占所有女性生殖道恶性肿瘤的3%~5%。近年，外阴浸润癌的发病率无明显变化，而外阴上皮内瘤变的发病率呈上升趋势，从过去的1.1/10万上升到2.1/10万。虽然外阴癌发生在体表部位，诊断并不困难，但患者常伴有外阴长期瘙痒等营养不良史而疏于检查及妇女羞于检查外阴，常导致患者延误诊断。

外阴癌的确切病因目前尚不清楚。流行病学研究发现其发生与人乳头瘤病毒（HPV）感染有关，60%的外阴癌患者可检测出HPV-DNA，以HPV16、18、31型多见。HPV引起外阴鳞状上皮细胞癌变的机制尚不明确，但外阴局部影响因素可能更多；外阴的上皮内瘤变同外阴癌发生有关。梅毒、湿疣和淋巴肉芽肿发生外阴癌的概率极高。北京协和医院的资料表明，外阴癌患者梅毒感染率较一般患者高5~6倍。根据牙买加的一项研究，50%以上的外阴癌患者曾有梅毒和淋巴肉芽肿，但其内在的关系尚不清楚；外阴的慢性营养障碍，如外阴硬化性苔藓、外阴增生性营养障碍等是外阴的癌前病变，是外阴鳞状细胞发生癌变的高危因素。外阴癌前病变发展为浸润癌同年龄有关，文献报道，老年患者的进展率为19%。

治疗仍以手术为主，但手术方法有所改进。强调个体化治疗，减轻手术创伤；对于晚期外阴癌则更强调采用多种方法结合的综合治疗；重视生活质量。以往，在X线时代，外阴是不做放射治疗的。外阴潮湿，放射反应重，很易出现湿性反应，且伴剧痛。进入钴-60机、加速器时代后，强调照射方法，运用渐广，但主要用作综合治疗。其中近距离后装治疗也是局部治疗的选择。对腹股沟区的体外照射使用较为广泛，但放射疗法很少用作根治治疗。

总的说来，外阴癌的预后尚好，5年生存率达70%左右。

二、临床表现与诊断

（一）症状

外阴癌最常见的症状是外阴瘙痒、局部肿物、溃疡和疼痛。少部分患者可没有任何症状。60%的患者有一年以上的症状。多数患者有外阴前驱病变的病史，如外阴硬化萎缩性苔藓、外阴增生性营养障碍等，所以病人常因长期的外阴良性疾病史，而延误诊断。

（二）体征

外阴癌的临床体征多样，可表现为单个或多发性结节病灶，表面粗糙，也可表现为局部扁平的浸润性溃疡，表面坏死、结节溃疡。如合并感染，分泌物增多、异味。病灶大小不一，从不足1cm至外阴巨大肿瘤占据整个外阴部。癌灶周围皮肤可以正常，也可合并白斑或其他色素沉着。最多见的发病部位是大阴唇，其次是小阴唇、阴蒂、会阴中心腱，可累及肛门、尿道和阴道。根据病灶部位分为中线型和侧位型病灶，前者包括位于阴蒂部、外阴口、尿道口、肛门、会阴后联合，后者包括位于大小阴唇的病灶，距离中线≥1cm。单侧位型和中线型外阴癌的淋巴引流路径有所差异，影响早期外阴癌的手术治疗方式。累及区域淋巴结时，可出现一侧或双侧腹股沟淋巴结的肿大、溃疡、固定性硬块。

（三）诊断

当有上述表现疑有外阴癌可能时，应即行活检病理确诊。对≤1cm的病灶可行病灶切除活检，接近2cm的病灶取病灶边缘深部活检。溃疡型病灶取溃疡边缘、正常与异常交接处活检。活检深度应包括表皮全层、真皮层及皮下组织。病理结果应包括病灶厚度、浸润深度。确诊外阴恶性肿瘤后，应明确其病变范围，尿道口、肛门口是否被累及；可进行盆腔CT或磁共振检查，了解盆腔淋巴结、周围组织器官的情况。对晚期癌患者，应了解膀胱黏膜、直肠黏膜是否受累。

外阴癌的主要病理类型有：①鳞状细胞癌，是最常见的病理类型，占外阴癌的80%~90%。②疣状癌，也是一种鳞癌，肿瘤体积较大，呈菜花样，多与HPV感染有关。③基底细胞癌。④腺癌，外阴原发性腺癌少见，主要来源于巴氏腺、外阴皮肤附件、尿道旁腺或异位的子宫内膜等，以外阴的巴氏腺癌和汗腺癌相对多见；诊断外阴腺癌时应注意除外其他部位的腺癌转移。⑤Paget病。⑥恶性黑色素瘤，是第二常见的外阴恶性肿瘤，约占3%。

（四）转移途径

外阴癌的转移途径以直接浸润转移和淋巴转移为主，同原发病灶的部位、大小有关。肿瘤可以直接转移到阴道、尿道或直肠；亦可以累及阴阜、邻近的股部。外阴的淋巴向腹股沟及股淋巴结方向引流，进而累及盆腔淋巴结。当转移至盆腔淋巴结时，被认为肿瘤已属晚期。阴蒂及会阴淋巴引流可双侧淋巴转移，并有直接转移到盆腔淋巴结的可能。

（五）外阴癌的分期

外阴癌分期目前采用的是手术及组织病理学分期体系。FIGO2009年外阴癌分期（表18-1）。

表18-1 FIGO 2009年外阴癌分期

Ⅰ肿瘤局限于外阴，淋巴结未转移
- ⅠA 肿瘤局限于外阴或会阴，最大径线≤2cm，间质浸润≤1.0cm
- ⅠB 肿瘤最大径线>2cm或局限于外阴或会阴，间质浸润>1.0cm

Ⅱ肿瘤侵犯下列任何部位：下1/3尿道、下1/3阴道、肛门，淋巴结未转移

Ⅲ肿瘤有或（无）侵犯下列任何部位：下1/3尿道、下1/3阴道、肛门，有腹股沟-股淋巴结转移
- ⅢA（ⅰ）期1个淋巴结转移（≥5mm）（ⅱ）期1~2个淋巴结转移（<5mm）
- ⅢB≥2个淋巴结转移（≥5mm），或（ⅱ）期2~3个淋巴结转移（<5mm）
- ⅢC 阳性淋巴结伴囊外扩散

Ⅳ肿瘤侵犯其他区域（上2/3尿道，上2/3阴道）或远端
- ⅣA 肿瘤侵犯下列任何部位：上尿道和（或）阴道黏膜、膀胱黏膜、直肠黏膜、固定在骨盆壁；腹股沟-股淋巴结出现固定或溃疡形成
- ⅣB 任何部位（包括盆腔淋巴结）的远处转移

三、治疗

外阴癌的治疗以手术治疗为主。但近年来手术范围有缩小倾向，并重视与放疗、化疗相结合的综合治疗，特别对晚期患者。

（一）手术治疗

传统的手术方法是外阴广泛切除+腹股沟淋巴结清扫，部分病例同时行盆腔淋巴结清扫术（但近年来已很少进行盆腔淋巴结清扫）。采用这一手术方式的 5 年生存率 48%~71%。

随着治疗经验和外阴癌生物学特性认识的提高，治疗思维及方式进行了改良，包括：①强调个体化治疗。②传统的外阴根治+双侧腹股沟淋巴结清扫整块切除术由腹股沟与外阴分别切除的术式替代，腹股沟与外阴间留下皮肤间桥，以利伤口愈合。③外阴病灶≤2cm，浸润深度≤1cm 的侧位型病灶，采取保守的外阴切除，不常规处理区域淋巴结。④侧位型病灶，腹股沟淋巴结阴性，行改良外阴根治性切除+患侧腹股沟浅淋巴结清扫术，除非患侧淋巴结阳性，否则不处理对侧腹股沟淋巴结。⑤腹股沟淋巴区的手术，可包括浅、深腹股沟淋巴切除，目前已不主张行盆腔淋巴结切除。⑥强调综合治疗，对于外阴病灶大，可能累及尿道、肛门、阴道，不能切除者术前放射治疗、化疗，增加手术切除机会，降低肿瘤细胞活性，尽可能保留尿道、肛门括约肌的功能。

手术方式改进后，生存率未降低，手术后患者生活质量可得到改善。不论选择哪种治疗方法，治疗都强调两点，其一是原发病灶的切除，其二是控制区域淋巴结转移。治疗方法选择应根据患者的原发病灶的大小、部位、组织学特点、淋巴结状况及患者的一般状况，个体化地选择手术范围，在不影响治疗效果的前提下，保守性手术可以保持疗后生活质量，减少住院时间，降低手术伤口愈合时间，减少术后并发症。

1. 关于外阴原发病灶的处理　外阴病灶局部切除根据病灶大小、部位、病理、临床分期选择手术范围。手术切除要有足够的边缘，病灶外 2cm 为安全的切除边缘。阳性的切除边缘是肿瘤复发和转移的重要的危险因素。病灶≤2cm，浸润深度≤1mm 的侧位型或中线型病灶可采用扩大局部切除术。浸润深度>1mm，侧位型病灶，无可疑腹股沟淋巴结转移的患者可选择根治性单侧外阴切除术。临床Ⅰ~Ⅲ期患者可选择外阴广泛切除术。手术切除有困难时可采用术前放疗和（或）化疗。病变累及周围组织、盆腔器官时，有条件者可选择外阴广泛切除术+前或后盆腔廓清术。局部病变晚期者亦有采用广泛外阴、阴道切除，肌瓣移植、阴道、外阴再造。

2. 关于腹股沟淋巴结处理　腹股沟淋巴结的处理是外阴癌治疗中重要的环节。腹股沟淋巴结的处理要点是：①传统的整块切除方法伤口愈合时间长，常需植皮处理。目前多行外阴与腹股沟淋巴结清扫分别进行，外阴和腹股沟之间留下皮肤间桥，使伤口不愈合率明显下降。观察发现皮肤间桥的复发率低。②病变局限的侧位型外阴癌腹股沟淋巴结清扫术可考虑选择单侧淋巴结清扫术，患侧淋巴结阳性时选择双侧淋巴结清扫术。因为对侧淋巴结转移多发生在同侧淋巴结受累的前提下。而中位型病灶或侧位型病灶累及阴蒂、尿道、阴道或肛门时，应选择双侧腹股沟淋巴结清扫术。③要根据腹股沟浅淋巴结的情况处理腹股沟深淋巴结，因为腹股沟深淋巴结切除术增加术后下肢水肿及血管并发症的危险。研究表明，腹股沟浅淋巴结阴性的患者不发生腹股沟深或股淋巴结转移。④病灶≤2cm，浸润深度≤1mm的外阴癌发生腹股沟淋巴结转移率≤1%，对这一组患者可仅行外阴病灶的切除，腹股沟淋巴结可不清扫。⑤尽量避免腹股沟清扫后又行腹股沟区的大剂量放疗，因可增加下肢水肿的发生率和严重度。有的病例，如淋巴结肿大、多个淋巴结转移或融合、病变较晚者可行淋巴结连同周围脂肪组织的大块活检后行该区放疗。

（二）放射治疗

放射治疗一般不作为外阴癌的首选治疗，但它是外阴癌综合治疗重要的组成部分，是手术治疗的补充。一般应用直线加速器或^{60}Co照射。

外阴癌放疗的适应证包括：①外阴病灶范围过大，不能手术切除者，放射治疗作为术前治疗的手段，缩小病灶范围，减低肿瘤细胞活性，增加手术切除率；②年老体弱不能耐受手术或严重手术禁忌证不能手术者；③手术切缘未净或手术切缘距肿瘤边缘太近，可行术后放疗；④晚期及复发性外阴癌姑息性放疗，缓解症状，改善生存质量。

外阴癌放疗的方式：

1. 外阴野照射　局部病灶用^{60}Co或加速器，照射时可调转机头，直接对准外阴病变照射。外照射剂量，依照射野的大小，外阴具体情况变化较大。小野，如4cm×6cm，照射剂量达60Gy，仍可耐受。不过照射到40Gy左右，3~4周，外阴尿道口部有疼痛等反应，可休息7~14天继续照射。一般术前外阴剂量30~40Gy。尿道、阴道口或阴道病变可配合腔内后装治疗，剂量视病变情况而定。术后放疗的剂量一般以40Gy为宜，并视局部情况适当增减。

2. 腹股沟区放射治疗　双侧腹股沟野或腹股沟阴阜野，照射剂量60Gy，6周。可疑盆腔淋巴结转移者，在完成腹股沟照射后利用盆腔2个矩形后野追加盆腔剂量10~20Gy，2周。腹股沟区放射治疗可参考上述手术对淋巴区的处理方式。临床经验告知，对淋巴区40Gy的“预防量”不理想。

3. 腹股沟淋巴清扫后又放射治疗　常致严重下肢淋巴水肿。故有学者行腹股沟区可疑淋巴结大块活检（完整摘出淋巴结及周围脂肪组织），再行放疗。如此可减少下肢淋巴性水肿发生及严重度。

4. 近距离放疗　外阴癌阴道转移时可采用单管或多管阴道塞子及源的治疗位置与传送方向一致的容器（见第九章）。组织间放疗可在合适病例，如插植位置合适，肿瘤界限清楚使用。

研究表明≥2个腹股沟淋巴结转移的患者，术后腹股沟区及盆腔放射治疗有利于改善生存质量，减少复发。外阴巨大肿瘤或侵及尿道、肛门者，术前放化疗可减少肿瘤体积，降低肿瘤细胞活性，增加手术切除率，保留尿道、肛门括约肌功能。

（三）化疗

化疗仅作为外阴晚期癌或复发性外阴癌姑息性综合治疗的一部分。治疗方案包括FP方案（5-FU+DDP）、PMB方案（DDP+BLM+MTX）、FM方案（5-FU+MMC）等。近年来，紫杉醇+顺铂（或卡铂）的化疗方案也常应用于外阴癌的化疗。

（四）同步放化疗

外阴癌单纯化疗的效果较差，常与放疗联合或同步放化疗治疗晚期和复发性外阴癌，可避免盆腔脏器廓清术，减少手术创伤和并发症，提高肿瘤控制率和患者的生存率，但同步放化疗治疗外阴癌的疗效尚需进一步验证。同步放化疗常选用顺铂周疗（30~40mg/m^2，每周 1 次，5~6 次，与放疗同时进行）；也可选择 FP 方案（5-FU+DDP）。

（五）复发性外阴癌的处理

外阴癌的复发部位常为外阴局部或腹股沟区。近 50% 的复发病灶是外阴局部的孤立病灶，手术切除可以治疗。不能手术者局部放疗。而腹股沟区复发的处理需以具体病变情况及以往治疗考虑，权衡治疗手段的利弊。

四、预后

影响外阴癌预后的因素包括临床分期、淋巴结病理、肿瘤病灶大小、浸润深度和脉管间隙受侵。腹股沟淋巴结转移是最主要的复发因素，目前认为发生腹股沟淋巴结转移的高危因素主要包括年龄、肿瘤分化、分期、肿瘤的厚度、间质浸润深度以及脉管间隙浸润的情况。腹股沟淋巴结阴性患者的 5 年生存率可达 90%，而腹股沟淋巴结阳性患者仅为37%~57%。受累淋巴结的数目也是一个重要的复发及存活的影响因素。妇科肿瘤组（GOG）的研究表明一个腹股沟淋巴结微小转移的生存率是 75%，3~4 个腹股沟淋巴结转移患者的生存率仅 36%。原发病灶的大小、肿瘤的浸润深度同淋巴结转移有关，原发病灶≤2cm，其淋巴结转移率 16%，原发灶>2cm 的患者其腹股沟淋巴结转移率达 33%~53%。肿瘤浸润越深，淋巴结转移率越高。其他影响预后的因素还包括手术方式、切缘是否阴性、辅助治疗的选择等。

（孔为民）

第十九章 卵巢恶性肿瘤

卵巢恶性肿瘤（carcinoma of the ovary）是女性生殖器官常见的恶性肿瘤之一，发病率仅次于子宫颈癌和子宫体癌而列居第三位。卵巢恶性肿瘤中以上皮癌最多见，其次是恶性生殖细胞肿瘤。卵巢上皮癌发病隐匿，诊断时70%～80%已属晚期，大多数已扩散到子宫，双侧附件，大网膜、腹膜及盆腔各器官。卵巢上皮癌死亡率占各类妇科肿瘤的首位，对妇女生命造成严重威胁。

一、组织学分类

卵巢肿瘤的组织学分类方法很多，最常用的是世界卫生组织（WHO）的卵巢肿瘤组织学分类（2003年）。主要常见的包括以下几类：

1. 上皮性肿瘤　包括浆液性肿瘤，黏液性肿瘤，子宫内膜样肿瘤，透明细胞肿瘤，移行细胞肿瘤等。

2. 性索-间质肿瘤　主要包括颗粒细胞肿瘤，卵泡膜细胞瘤，纤维瘤等。

3. 生殖细胞肿瘤　包括无性细胞瘤，卵黄囊瘤，胚胎性癌，畸胎瘤等。

其他组织类型较少，不在本章介绍。

二、病因

卵巢癌的病因不明确，有学者提出可能与持续排卵有关，卵巢表面上皮在排卵损伤修复的过程中，上皮细胞可能发生基因突变，导致肿瘤的发生。从卵巢癌患者的家谱调查及流行病学分析可以发现，卵巢癌有明显的遗传倾向，绝大多数的遗传性卵巢癌和BRCA1及BRCA2基因突变有关，并与遗传性乳腺癌与卵巢癌综合征和遗传性非息肉性结肠直肠癌综合征相关联。环境污染和饮食因素也可能与卵巢癌的发生有关。

三、临床表现

卵巢癌早期多没有症状，或出现一些非特异症状，如食欲减退、消化不良、恶心等。晚期可出现疼痛、阴道出血、消瘦等症状。

1. 疼痛　卵巢恶性肿瘤可能由于瘤内的变化，如出血、坏死、迅速增长而引起相当程度的持续性胀痛。在检查时发现其局部有压痛。

2. 阴道出血　偶见不规则子宫出血，绝经后出血。

3. 消瘦　晚期呈进行性消瘦。

4. 下腹包块　恶性卵巢瘤双侧生长者占75%，中等大小，表面不平，固定。

5. 腹腔积液　卵巢恶性肿瘤合并腹腔积液较多。如果恶性肿瘤细胞穿出包膜或已转移至腹膜，腹腔积液可呈血性。

6. 恶病质　病程拖延较久者，由于长期消耗、食欲减退而表现有进行性消瘦，乏力，倦怠等恶病质表现。

四、辅助检查

1. 影像学检查

（1）B 超检查：可明确肿瘤的大小、形态、囊实性、部位及与周围脏器的关系，鉴别巨大卵巢囊肿。

（2）X 线检查：必要时肠道造影可了解肿瘤与肠道的关系，并排除胃肠道肿瘤。胸部 X 线检查可了解有无胸腔积液。

（3）CT 及磁共振检查：可了解肿瘤大小，侵犯腹盆腔的范围。

2. 肿瘤标志物

（1）癌抗原 125（CA125）：Bast 等研究发现，82%的卵巢癌患者血清 CA125 大于 35U/ml，而仅有 1%的正常人血清 CA125 值大于 35U/ml。连丽娟等检测了正常妇女、良性妇科疾病以及卵巢癌病人血清的 CA125 值，以 35 U/ml 作为 CA125 正常值标准，其敏感度和特异度分别为 93. 5%和 75. 2%。Menon 等对22 000名绝经后妇女进行了 CA125 的检测，并同时行 B 超检查，结果两者联合检测对卵巢癌诊断的敏感性达到 79%。但 CA125 并不特异，在急性盆腔炎、子宫内膜异位症、盆腔结核、一些非妇科疾病等也可以有 CA125 升高。

（2）癌胚抗原（CEA）：目前检测 CEA 的方法有两种，一种是采用放射免疫诊断法测定血 CEA，一种是采用免疫组化法检测癌组织 CEA，这两种检测的临床结果，均与肿瘤的组织类型、临床分期与分级、疗效及治疗后有否转移及复发有关系。

（3）CA19-9 对卵巢上皮癌缺乏特异性，它在肝胆癌、胰腺癌、胃癌和结肠癌患者中均有升高。但 CA19-9 和 CA125 联合检测，可以提高卵巢黏液性癌及透明细胞癌的诊断敏感性。

（4）甲胎蛋白（AFP）：AFP 是否升高，取决于肿瘤组织是否有内胚窦瘤成分，对卵巢内胚窦瘤（卵巢囊瘤）有特异性价值，或对未成熟畸胎瘤、混合性无性细胞瘤中混有卵黄囊成分者，均有意义。肿瘤复发或转移时，即使存在微小瘤灶，AFP 亦会再次升高，较其他检查方法敏感。

（5）人绒毛膜促性腺激素（HCG）：测定患者血清 β-HCG，可帮助诊断卵巢绒毛膜癌和伴有绒毛膜癌成分的生殖细胞肿瘤，如卵巢纯无性细胞瘤。亦可精确反映癌细胞的数量，故也可作为观察病情变化及抗癌治疗效果的指标。

五、卵巢癌分期

一般采用国际妇产科联盟（FIGO）的手术病理分期（表 19-1）。

表 19-1 FIGO 2013 卵巢癌手术-病理分期

Ⅰ	肿瘤局限于卵巢或输卵管
ⅠA	肿瘤局限于一侧卵巢（包膜完整）或输卵管，卵巢和输卵管表面无肿瘤；腹水或腹腔冲洗液未找到癌细胞
ⅠB	肿瘤局限于双侧卵巢（包膜完整）或输卵管，卵巢和输卵管表面无肿瘤；腹水或腹腔冲洗液未找到癌细胞
ⅠC	肿瘤局限于单或双侧卵巢或输卵管，并伴有如下任何一项： IC1：手术导致肿瘤破裂 IC2：手术前肿瘤包膜已破裂或卵巢、输卵管表面有肿瘤 IC3：腹水或腹腔冲洗液发现癌细胞
Ⅱ	肿瘤累及一侧或双侧卵巢或输卵管并有盆腔扩散（在骨盆入口平面以下）或原发性腹膜癌 ⅡA：肿瘤蔓延至或种植到子宫和（或）输卵管和（或）卵巢 ⅡB：肿瘤蔓延至其他盆腔内组织
Ⅲ	肿瘤累及单侧或双侧卵巢、输卵管或原发性腹膜癌，伴有细胞学或组织学证实的盆腔外腹膜转移或证实存在腹膜后淋巴结转移
ⅢA	ⅢA1：仅有腹膜后淋巴结阳性（细胞学或组织学证实） ⅢA1（i）期：转移灶最大直径≤10mm ⅢA1（ii）期：转移灶最大直径>10mm ⅢA2：显微镜下盆腔外腹膜受累，伴或不伴腹膜后阳性淋巴结
ⅢB	肉眼盆腔外腹膜转移，病灶最大直径≤2cm，伴或不伴腹膜后阳性淋巴结
ⅢC	肉眼盆腔外腹膜转移，病灶最大直线>2cm，伴或不伴腹膜后阳性淋巴结（包括肿瘤蔓延至肝包膜和脾，但无转移到脏器实质）
Ⅳ	超出腹腔外的远处转移 ⅣA：胸腔积液中发现癌细胞 ⅣB：腹腔外器官实质转移（包括肝实质转移和腹股沟淋巴结和腹腔外淋巴结转移）

六、治疗

（一）治疗原则

卵巢恶性肿瘤因病理类型不同而治疗方案可有所不同，但手术联合化疗是治疗的基本方法。

（二）手术治疗

手术时首先应详细探查，包括腹腔冲洗液或腹腔积液的细胞学检查，横膈、盆腹腔脏器、盆腔淋巴结、腹膜后淋巴结的触诊，以进行准确的肿瘤分期。手术分期的范围包括双侧附件、子宫、大网膜切除和盆腔及腹膜后淋巴结清扫术。对于肿瘤在盆腔有广泛种植转移的晚期患者，主张尽可能做肿瘤细胞减灭术。

（三）化学治疗

由于卵巢恶性肿瘤尤其是上皮癌很早扩散，手术时多数病例已不能清除病灶，而且放疗的效果及应用也很有限，因此全身性化疗是一项重要的辅助治疗方法。尤其是恶性生殖细胞肿瘤，规范化疗可明显提高患者生存率。一些晚期患者经化疗后肿块可以缩小，为手术时满意减瘤创造有利条件。当今手术与化疗的综合治疗是卵巢癌的基本疗法。化疗途径主要有全身化疗和腹腔化疗，有术前、术后之分。全身化疗则以联合方案为主，如 TP、TC、CAP、CP、EP、IEP 等方案，术后多予六程化疗。

（四）放射治疗

卵巢恶性肿瘤的放射敏感性差别很大，卵巢内胚窦瘤、未成熟畸胎瘤、胚胎癌最不敏感，卵巢上皮癌及颗粒细胞癌中度敏感，无性细胞瘤最敏感，手术后再用放疗多能控制。但由于无性细胞瘤多为青少年且化疗效果好，腹盆腔放疗的副作用较大，放疗已很少用于首选的辅助治疗方法。

1.4%~7% 的卵巢癌治疗与放射有关。在 20 世纪 60~70 年代，手术加全腹照射在卵巢上皮癌治疗中占有很大比例，且取得了一定的治疗效果，但是放疗不良反应的发生率也相当高。之后由于以铂类为基础的联合化疗获得了良好的治疗效果，且不良反应能够耐受，化疗逐渐取代全腹照射在卵巢上皮癌术后治疗中的主导地位。但对复发肿瘤，特别是特殊部位的复发转移病灶，如腹膜后淋巴结转移、盆壁转移、阴道残端复发病灶等对化疗敏感性较差，放疗则能够有效地控制上述部位的残存或转移病灶，起到和化疗的互补作用。尤其是近年来 3DCRT、IMRT 技术的临床应用，较传统常规放疗可以进一步缩小照射靶区，增加靶区照射剂量，减少邻近正常组织器官的受照射量，在提高肿瘤控制率的同时，大大降低了不良反应，使得妇科肿瘤医师对其在卵巢上皮癌治疗中的临床价值重新又有了新的认识。卵巢上皮癌患者在肿瘤细胞减灭术和术后化疗后发生的盆腔复发或腹膜后淋巴结转移病灶再手术很难切除干净，对化疗的敏感度差，采用适形照射技术可有效提高局部病灶的照射剂量，从而提高局部控制率和远期生存率。因此，在治疗铂类耐药复发卵巢上皮癌方面，三维适形调强放疗联合化疗可作为可供选择的补救治疗。放疗限于局部照射，特别对术后照射应注意并发症出现。

在制定放疗计划时，一定要注意放疗野及正常组织的耐受剂量，全腹照射时采用前后两个大野，要注意保护肝、肾。全腹腔放疗主要的急性副反应为恶心、呕吐及腹泻，迟发的副作用可有肠梗阻。

卵巢癌的近距离放疗运用较少。20 世纪中期放射性核素，如胶体金-198 等曾用于腹腔内治疗。但早已不用。

后装放射治疗很少单独使用，在阴道内或阴道残端有孤立转移结节时可考虑单纯腔内放射治疗。术后阴道残端转移亦可组织间放疗，也可阴道后装与盆腔照射合并治疗，但应注意并发症生。剂量：后装 V 点约 20Gy，2~3 次，2 周，体外盆腔中平面约 40Gy，4 周。

（王建东）

第二十章 子宫颈上皮内瘤变与阴道上皮内瘤变的近距离放射治疗

第一节 宫颈上皮内瘤变的近距离放射治疗

一、概述

子宫颈上皮内瘤变（cervical intraepithelial neoplasia，CIN）以往曾有不同名称，如最早被称 dysplasia 细胞结构发育不良，中文曾译成“间变”及“非（或不）典型增生”（atypical hyperplasia）。Reagan（1956 年）根据异型增生所占上皮厚度分为轻、中和重度。原位癌是一种比重度不典型增生更重的病理状态。20 世纪 60 年代后，随着光镜、电镜、细胞培养、细胞遗传、图像分析和分子生物学技术的研究，发现不典型增生和原位癌是同一疾病的连续。Richart（1967 年）提出 cervical intraepithelial neoplasia（CIN），我国杨大望教授译为宫颈上皮内瘤变，沿用至今。CIN 反映了宫颈癌发生发展的一个典型的连续病理过程。并将 CIN 分为三级，即 CINⅠ级为轻度上皮内瘤变；CINⅡ级为中度上皮内瘤变，相当于中度不典型增生；CINⅢ级为宫颈重度上皮内瘤变，包括重度不典型增生和原位癌。此后 CIN 视为一组与宫颈浸润癌密切相关的癌前病变。根据学者们多年的研究，发现此组病变发展缓慢，且 CINⅠ约有 2/3 病例、CINⅡ约 1/2 病例，CINⅢ约 1/3 病例可自然回复。CINⅠ、CINⅡ、CINⅢ级的转癌率分别为 0.69%～6.2%，4.3%～13.3%，12%～65%。由 CIN 发展到浸润癌约 10 年以上。

CIN 的发生与宫颈癌相同，与 HPV 感染关系密切，特别是 HPV-16 与 HPV-18。

在历史上原位癌是否为癌曾有过激烈的争论，最早多系病理学家的争论，认为是癌者提出的理由是在病理检查中原位癌边缘常见移行的浸润癌病变，原位癌细胞中的异型性与浸润癌相同。认为是非癌者的理由是有浸润才能叫癌，原位癌病变在上皮内，无浸润，而且可有自然消退。20 世纪 40 年代后，受到临床广泛重视。在 1950 年纽约会议通过的子宫颈癌国际分期中，将原位癌分为 0 期，但注明不能包括在治疗统计中。

1967 年 Richart 提出的 CIN 概念逐渐被大家接受。在 2009 年 FIGO 修改的宫颈癌分期中，已将原位癌（CINⅢ）从分期中删除，目前 CINⅡ、CINⅢ被认作是癌前病变。CINⅢ则需临床治疗。

二、治疗

由于对此类病变认识上曾有差别，所以在治疗的历史上有不同的治疗方式。但纵观治疗方法，还是以手术为主。手术范围由宫颈锥切→子宫切除→广泛子宫切除，甚至个别行使广泛子宫切除+淋巴切除的均有。今天看来一些治疗显然是过度治疗，应予废止。今天对手术范围应止于子宫切除，对阴道切除长度，有分歧，应术前碘试验及阴道镜检查穹隆部，确定是否有上皮内瘤变存在，作为切除长度的依据。锥切亦有冷刀锥切，及 Leep 刀锥切。前者更被接受。至于锥切后发现浸润癌者，应按浸润癌处理，不在此处讨论。

（一）放疗原则

放疗历来限于有手术禁忌或有其他原因不能手术及不愿手术者。

在传统腔内治疗中，均按子宫颈癌的腔内放疗方法治疗。

当今，由于腔内治疗剂量学的进步和对 CIN 病变的认识深入，对其治疗有以下基本原则：

1. CINⅢ为公认需治疗者。放疗仍以有手术禁忌或有其他原因不能手术及不愿手术者。放疗为腔内放疗，治疗范围参考手术，若治疗方法恰当。仍有其优点，如无锥切术后出血之虑，不需卧床，经绝前患者由于卵巢及内膜受量少，仍可有月经。

2. 有生育要求者不考虑放疗。

3. 大宫颈病变及萎缩性宫颈可考虑放疗。

4. 放疗系腔内放疗，不必体外照射。腔内放疗剂量学的进步，已能得到类似锥切的剂量分布，且能使卵巢受量在耐受量之内。

5. 根据病变范围（阴道镜、碘试验）决定腔内治疗方式。

6. 对大宫颈病变，或病变范围累及宫颈边缘及 portio 乃至穹隆部可选有宫腔治疗+阴道治疗。

7. 对病变范围不大或萎缩性宫颈，治疗有效治疗范围如锥切（图 20-1，图 20-2），可选择标准程序 WD 体系 S1 或 SL（n）PS4，但均将原点下移 10mm，并将 WD 体系 S1 上方第一点删除，或用 SL（n）CS2 或 CS3。

8. 若用宫腔治疗+阴道治疗，则阴道容器以直立式容器为好（图 9-10）。

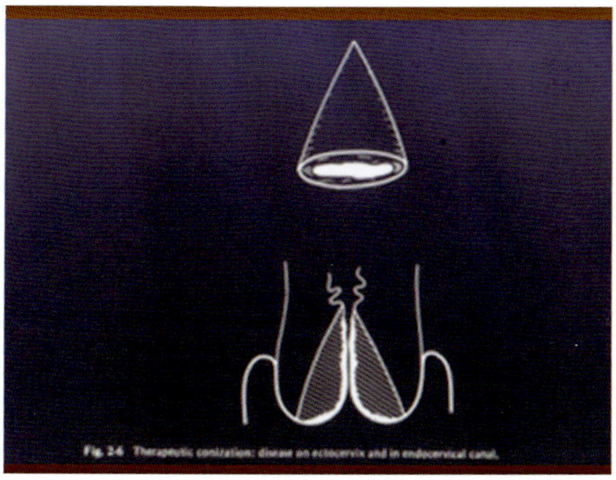

图 20-1　浅表 CINⅢ病变

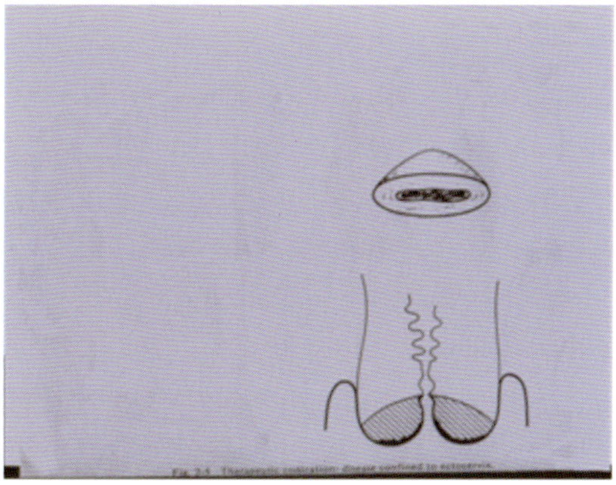

图 20-2　浅表 CINⅢ病变

（二）剂量

1. 对需宫腔与阴道治疗者，如上述第 6 条，参照点剂量，不超过 30Gy/3～4 周。宫腔与阴道对 A 点剂量比可 2∶1。

3. 对萎缩性宫颈治疗，如上述第 7 条，参照点可设为 V 点。剂量不超过 30Gy/3～4 周（可颈管与阴道分别治疗）。

按上述治疗，疗后保持阴道冲洗，阴道会有弹性，不致狭窄和造成性交困难。

CIN 的腔内治疗很少有报道，以往多按宫颈早期癌的治疗原则办。当今应以临床结合剂量治疗，但尚需累积资料，进一步总结。

治疗后需随诊。疗后 3 个月随诊，除妇科检查外可做细胞学检查。

第二节 阴道上皮内瘤变的近距离放射治疗

一、概述

阴道上皮内瘤变（intraepithelial neoplasia of the vajina，VAIN）的英文，来至 cervical intraepithelial neoplasia 一词的引申。VAIN 可能与 CIN 有某些关系。有 1%～3% CIN 患者同时或以后发生 VAIN。也认为与 HPV 感染有关，也多为 HPV-16 及 HPV-18。病变可有多发中心存在。文献中有些报道，子宫颈癌患者经放射治疗以后发生 VAIN，我们见过放射治疗以后发生 VAIN，有合并高危 HPV-16 感染者，但也有 HPV 检测阴性。阴道原位癌随着宫颈原位癌概念的变化而变化，0 期也自然被删除。

阴道癌发病率低，VAIV 可能更低，这与阴道上皮经常脱落不无关系。

VAIN 的发展、转归过程的了解远不充分，但由 VAIN 发展为浸润癌确有报道。

二、治疗

由于解剖关系，阴道前邻膀胱、尿道，后邻直肠，其间隔不过 3～5mm。增加治疗困难。使阴道上皮内瘤变治疗趋于保守，趋向局部治疗。如局部用药、电烙、冷冻、激光都有采用者。对穹隆部 VAIVⅢ可行子宫+1/3 阴道切除，对其他部位局限性病变，可做局部阴道壁切除，对较广泛 VAIVⅢ病变，手术要做全子宫全阴道切除，甚需做阴道再造，问题较多患者不易接受。相比之下，阴道内近距离放疗较为有利，能保存阴道，由于可掌控局部剂量，加之远离卵巢，疗后生活质量及性生活影响较小。

阴道腔内放疗，可采用阴道塞子（图 9-7、图 9-11 左 1）、多管道阴道塞子（图 9-6），或灵顿阴道后装容器（图 9-2），依病变范围，累计阴道壁情况选用。剂量可予黏膜表面计算，不超过 20～30Gy/2～3 周。VAIN 治疗经验不多，治疗方法欠成熟，应在临床多注意观察。疗前及疗后多与患者沟通，以利评价和改进治疗方法。

（孙建衡）

第四篇

相关问题

第二十一章　有关术语介绍

一、参照点或称参考点（reference point）

近距离放疗由于剂量与离放射源的距离的反平方规律衰减，在治疗体积内，各不同点的剂量有所不同。临床上只能选某个有代表意义的点剂量作为代表、作为治疗时给予剂量的依据。此点称参照点。设定的参照点一般均有一定的临床意义的点，如 A 点，在宫旁三角区内，认为该点剂量过高会引起严重晚期直肠并发症。B 点相当于闭孔区，是宫颈癌淋巴结高发转移区。不同情况可有不同参照点，如本书中提到的 F 点、V 点等。

二、等剂量参照面（reference isodose surface）

指相同剂量点所在平面。参照体积（reference volume）指包括了等剂量参照面的体积。通过电脑程序可以得出平面剂量分布（二维）和体积剂量分布（三维）。对传统的低剂量率而言，ICRU 曾推荐把 60Gy 作为参照剂量标准。

三、危及（险）器官（organ at risk）

妇科放疗中常涉及盆腔一些器官，如宫颈癌放疗对直肠、膀胱、输尿管、乙状结肠、小肠、脊髓和骨均有一定影响，它们邻近宫颈，治疗中受量大，疗后并发症发生率高被称为高危器官（organ at high risk）。在考虑治疗计划时必须考虑对这些器官的影响，降低可能引起急慢性放射反应的因素。

四、肉眼可见肿瘤靶体积（gross target volume，GTV）

可分为诊断时的 GTV 和腔内治疗时的 GTV。诊断时 GTV 是指在诊断时由临床检查和影像学资料特别是 MRI 所见到的肿瘤范围，表示为 GTVD；腔内治疗时 GTV 是指在每次腔内治疗前检查所见的 GTV，表示为 GTVB1，GTVB2。当患者只进行腔内治疗时，GTVB = GTVD。在这一点上，GTV 的定义和常规外照射治疗 GTV 的定义是不一样的。做每次治疗之前，都要重新做充分的检查，并勾画 GTV。

临床靶体积（clinical target volume，CTV）：与外照射不同之处是，腔内放射治疗定义了 3 个 CTV，即高危 CTV（high risk CTV，HR CTV）、中危 CTV（intermediate risk CTV，IR CTV）、低危 CTV（low risk CTV，LR CTV）。不同的 CTV 要求给到不同的剂量。每次治疗之前，都要勾画这 3 个 CTV 并给予不同的剂量。

HR CTV 在每次腔内治疗时描述 HR CTV1、HR CTV2……。表示高肿瘤负荷区，为肉眼可见肿瘤区。包括全部宫颈和腔内治疗前认定的肿瘤扩展区。不增加安全边缘，要求给予尽可能高的根治剂量。

IR CTV 在每次腔内治疗时描述，IR CTV1，IR CTV2……。表示明显的显微镜下肿瘤区。包绕 HR CTV 的 5~10mm 的安全边缘区。需要参考原肿瘤大小，位置，可能的肿瘤扩展和肿瘤治疗后的退缩情况以及治疗方式来确定。相当于二维腔内放疗时 60Gy 的剂量范围。

根据诊断时和腔内治疗时不同肿瘤体积变化，对于靶体积勾画具体规定如下：①对于局限性肿瘤（大小<4cm），可能行单纯腔内放疗或术前腔内放疗或合并外放射。IR CTV 在 HR CTV 基础上前后方向放 5mm 边界，头尾方向放 10mm 边界，两侧放 10mm 边界。②对于大多数晚期病例，需要腔内放疗和外放射很好的结合。腔内放疗时 IR CTV 的勾画需要参考诊断时 GTV。根据不同的外放射后肿瘤退缩情况来区分：肿瘤完全缓解病例，IR CTV 包括 HR CTV 和诊断时肿瘤侵犯范围，不外放安全边界；肿瘤部分退缩病例，IR CTV 包括 HR CTV 和诊断时肿瘤侵犯范围。如果退缩<1cm，有宫颈外残留病灶者，需要外放 10mm 边界；肿瘤稳定病例，需要在诊断时肿瘤范围外放 10mm 边界。

LR CTV 指可能的显微镜下肿瘤播散区。可用手术或外照射处理在腔内治疗时不具体描述。不再考虑器官移动和摆位误差。LR CTV 指可能的显微镜下肿瘤播散区，可用手术或外照射来处理，即在内照射时不考虑 LR CTV，但需要定义出来，要靠外照射来解决这些问题。

计划治疗靶体积（plan target volume，PTV）：由于假设没有器官移动等不确定因素，没有定义 PTV，而把 CTV 等同于 PTV。

上述概念在实际运用中上存在一定的问题，尚未被我们广泛认可或接受。目前在多数情况下，靶区的勾画仍离不开医师的经验和知识。

五、三维适形放射治疗（3-Dimensional Conformal Radiation Therapy，3D CRT）

是一种高精度的放射治疗，使得高剂量区分布的形状在三维方向上与病变的形状一致。它利用 CT 图像重建三维的肿瘤结构，通过在不同方向设置一系列不同的照射野，并可采用与病灶形状一致的适形挡铅，使得高剂量区的分布形状在三维方向（前后、左右、上下方向）上与靶区形状一致，同时使得病灶周围正常组织的受量降低。

六、调强放疗（intensity modulated radiation therapy，IMRT）

即调强适形放射治疗，是三维适形放疗的一种，是广义三维适形放疗。它比 3D CRT 治疗更为精细。要求辐射野内剂量强度按一定要求进行调节，使靶区内及表面剂量处处相等，而肿瘤周围组织受到的剂量达到最小，所以放疗副作用小。IMRT 已经广泛应用于治疗前列腺、头部、颈部和中枢神经系统的癌症；但是对于宫颈癌，就靶区的范围、患者和靶区的移动、组织的重建和重复性仍未得到一致认识，还需进行细致的临床研究来评价 IMRT 在宫颈癌的地位。目前对 IMRT 不能取代腔内治疗已取得共识。

七、立体定向放射治疗（stereotactic radiosurgery，SRS）

即所谓的γ刀（γ-knife）、X刀（X-knife）技术。起始20世纪50年代初。利用多个小野旋转原理，将射线集中于靶区，而周围组织受量小，类似于外科手术，故称“刀”，而沿袭下来。妇科肿瘤常用于放疗后增加未控的小病灶及转移性淋巴结加量。

（黄 啸）

第二十二章 膀胱、直肠剂量

在妇科近距离放疗中，膀胱、直肠的并发症是最常见的，它们的受量受到关注，是制约宫颈剂量高低的主要因素。膀胱、直肠被视为危险器官。在本书第一章中我们列举了国内外膀胱、直肠并发症发生的情况。并发症的发生与治疗经验、方案有关。后装治疗初期普遍较高。随着经验的累积，有所下降。中国医学科学院肿瘤医院后装治疗并发症发生率有所波动（表 1-9），也与人员变动有关，反映了临床经验与技术（如阴道填塞）的影响。

传统子宫颈癌放疗直肠的受量一般限制于 50Gy，膀胱限制于 60Gy，若超过则发生疗后并发症可能增加。后装治疗方法差异大，难能有统一标准，但可用等效应校正系数推算。

中国医学科学院肿瘤医院在后装治疗之初，由于经验缺乏，曾于 1983～1984 年对 Buchler 机治疗病例进行即时膀胱、直肠受量直接测量。该机具有两台测量仪，并与控制台连接（图 22-1），预先可设置膀胱、直肠剂量，当治疗时达到所设计的剂量，即使未完成参照点剂量，放射源也会自动返回。每次治疗均首先用标准源校准电离室（图 22-2），在置好治疗容器后，用无菌薄橡皮袖套套住电离室（图 1-14）插入膀胱 8cm、直肠 10cm。测量点的位置是根据解剖、最大受量点及阴道填塞宫颈上移位置确定的。

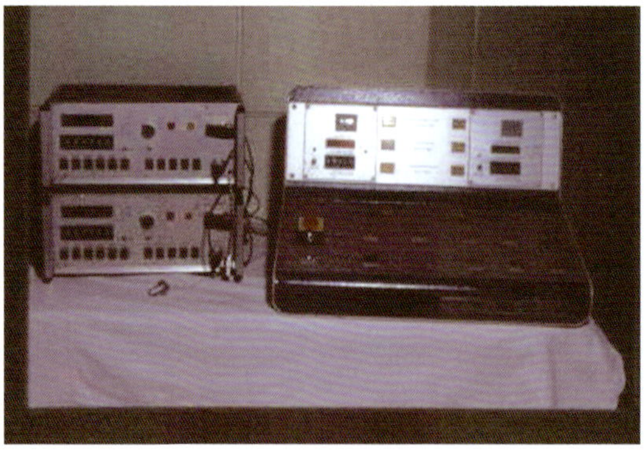

图 22-1 左侧为两台测量仪，右为控制台

在传统的北京型容器腔内放疗中，若宫腔量与阴道量放射源量相同（如宫腔与阴道均为 40mgRa. eq^{137}Cs），则宫腔源给予 A 点剂量与阴道源给予 A 点剂量为 2∶1。但对直肠上述点的剂量比正好相反，为 1∶2。我们用的是三管道^{137}Cs 源，属中高剂量率（此时 A 点剂量率为 10～25cGy），采用的等效应校正系数为 0.625，按通常将膀胱、直肠受量不超过 A

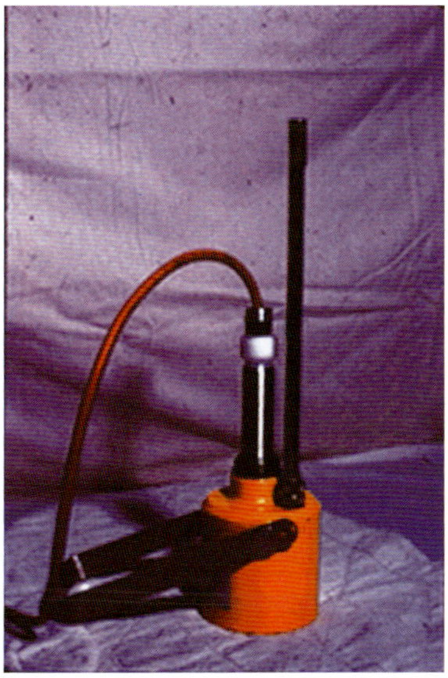

图 22-2　校正电离室

点的 60%，限定每次二者受量均不超过 4Gy（A 点为 7Gy）。总剂量不超过 32Gy。治疗的早期对 40 例病例作了全程的膀胱、直肠受量的直接测量，将发生直肠炎及膀胱炎的测量结果见表 22-1 及表 22-22。

表 22-1　直肠测量结果

直肠受量		
A 点剂量		
>60%	50%～60%	<50%
2/14	3/14	9/14

表 22-2　膀胱测量结果

膀胱受量		
A 点剂量		
>60%	50%～60%	<50%
2/14	3/14	9/14

从上两表中可见，直接测量的结果意义不大，即超过 60%，有的病例没出现反应，低于 60%反而出现反应，说明：①并发症的出现尚有其他因素，如剂量率、个体因素等；②

测量点的位置会有变动；③测量点也仅是个别点的剂量；④直接测量及治疗后，患者有一定的不适，特别是膀胱测量后。此后，我们就不再常规进行膀胱测量，而将重点放在容器位置固定、填塞和临床处理上。通过临床的测试及经验告诉我们在治疗中注意阴道填塞，绝大多数病例直肠、膀胱受量可在30Gy以下，可以明显地减少直肠、膀胱并发症。

关于参照点，1985年ICRU38号报告中推荐Chassagne的建议：

测定膀胱参照点采用Foley管，插入膀胱后以7cm3造影剂将其顶端充盈成球，然后将充盈的Foley管顶端拉回膀胱内口。其参照点在X线侧位片中定位为通过球心的垂线与充盈球后面的交点，在正位片中则以球心为参照点。

直肠参照点则是通过宫腔源末端（或阴道源中点）的垂线与阴道壁交界处下方5mm。

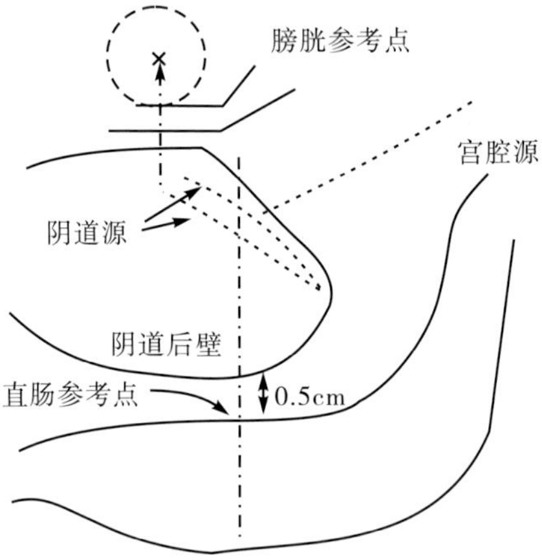

图22-3 ICRU38号报告中推荐的直肠、膀胱参照点

对上述推荐直肠、膀胱参照点国内没有见到有关报道和评价。

膀胱、直肠是宫颈癌放疗中的危险器官。由于其位置无论在分次治疗间或在治疗过程中，位置及体积均可有变动，故在勾画靶区或直接测量都存在问题，临床医师应了解。

（孙建衡）

第二十三章 组织间放射治疗

组织间放疗是指将具有针状外套的放射源直接插入组织或肿瘤内进行放疗。其优点是肿瘤组织内受到高剂量照射，而周围组织受量少，正常组织得以保护。

组织间放疗在镭疗早期即在临床使用。在当代高剂量微型^{192}Ir后装机出现之后，得到明显的发展。由于：防护得到解决；源的直径小，组织损伤小；治疗时间短；电脑的运用解决了剂量的计算和源运动的控制；后装治疗成绩和经验的累积。组织间放疗在妇科恶性肿瘤中一般不作为根治治疗的方法。

一、组织间放疗实施要点

1. 病例要有选择，病变界限应清除。
2. 插植部位无炎症，局部清洁。
3. 严格遵循无菌术及无瘤术的原则。
4. 选好麻醉（包括表麻→全麻，妇科常用为表麻及局麻）。
5. 次数不要太多。
6. 避免“暴力”。
7. 有条件可在影像学协助下进行。
8. 尽量减少组织损伤，注意避免伤及邻近的器官。

按上述要求实施组织间放疗是安全的。作者经历的上百次插植中曾有一例手术及放疗后患者，阴道前壁上段复发，因阴道狭窄行组织间插植，于第二次插植两日后阴道渗尿，经膀胱注射美蓝证实有瘘发生。通过保留尿管长期开放两周后自愈（一般放疗后出现瘘者难能愈合，本例患者38岁，插植针细得以自愈）。另一例局部晚期者出现全身转移，曾做过组织间插植，但二者关系不好确定。

二、组织间放疗的剂量问题

20世纪30年代有Paterson-Parker（P-P体系）等制成换算表，用于镭模及组织间镭疗。按他们制定的原则治疗，可使治疗平面获得1000伦琴时所需的毫克小时数。当代^{192}Ir组织间治疗，巴黎体系被认为在大多情况下，能较好的适应此种治疗方法的剂量计算。Pierquin等人先后在20世纪60及70年代系统的介绍了该体系的特点。

Pierquin在1978年叙述的巴黎体系的基本原则有：①放射源为平行的直线源；②放射源长度相等；③放射源的中点均位于垂直于放射源轴的同一平面；④插植面中的每条直线源，活性长度应相同；⑤插植时，放射源间距相等，依插植体积大小，其间距范围在5～

20mm 间；⑥体积插植时，横断面（中心平面），源排列成等边三角形或正方形；⑦按上述原则行组织间放疗剂量计算时，以各源间中心点剂量之和的平均值为基础剂量，参照剂量为基础剂量的 85%。

可将以上原则，存于计算机给临床提供很大方便。

三、中国医学科学院肿瘤医院妇瘤科组织间放疗介绍

从 20 世纪 90 年代初开始中国医学科学院肿瘤医院用 WD-18 ^{192}Ir 后装机行组织间放疗，主要用于以下情况：宫颈外生性肿瘤的消除；阴道下段及外阴部原发、转移或复发癌的局部治疗；阴道壁或黏膜下残余病灶。

其过程简述如下：（图 23-1～图 23-8）

1. 仔细临床检查。

2. 按无菌要求准备插植。

3. 插植过程　以下病例为两针插植。

4. 以等中心法拍摄定位片。拍摄定位片时可将模拟定位串送入，此种组织间放疗为插入肿瘤组织内，消除外生肿瘤对局部剂量要求不严，因其高剂量区均在肿瘤内，拍摄时也未用定位串。即使不拍定位片直接调出标准治疗程序进行治疗也可。

5. 实施治疗　图 23-6 为 WD-18 ^{192}Ir 两针插植标准治疗程序剂量分布。两针插植后与后装机传送管道相连，启动电脑的控制系统，送入放射源。放射源在针内步进距离为 5～10mm。参照点距离及剂量可依外生肿瘤大小而定。外生肿瘤参照点距离一般可设在肿瘤中心外 2cm，每次剂量 7～10Gy，两次治疗后休息，两周后肿瘤大多消除，宫颈外形得以恢复。

在对阴道前壁的插植时，为避免伤及膀胱及直肠，可于尿道内放置金属导尿管或扩张器（图 23-7），插植针可由阴道壁穿出，亦有固定作用。阴道壁及阴道口部及邻近外阴部插植可局麻。

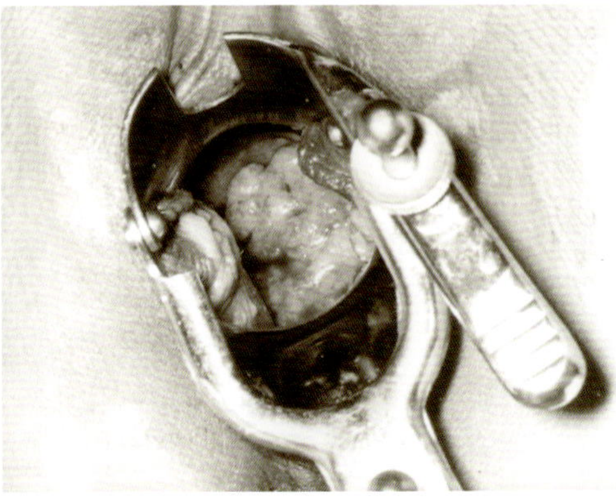

图 23-1　临床检查为宫颈外生性肿瘤

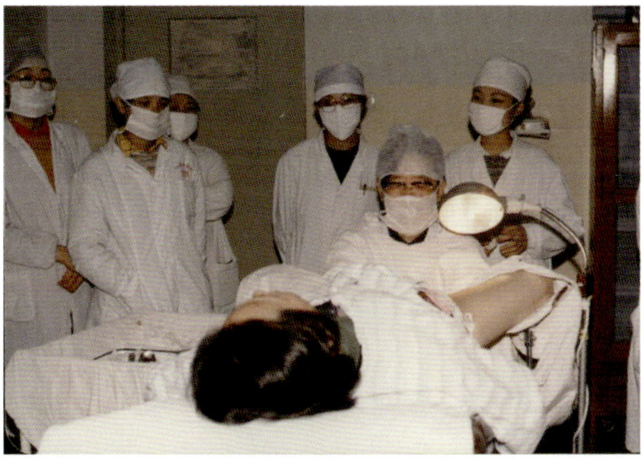

图 23- 2　插植准备

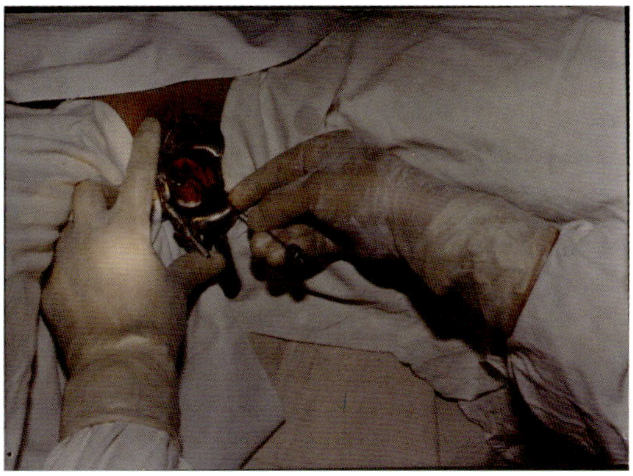

图 23-3　插植开始

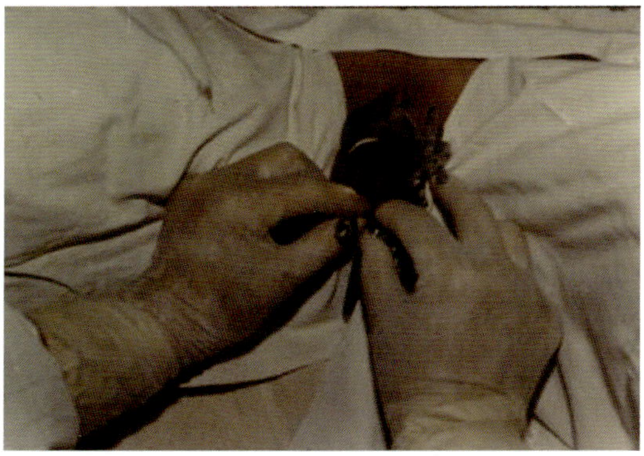

图 23-4　完成两针插植

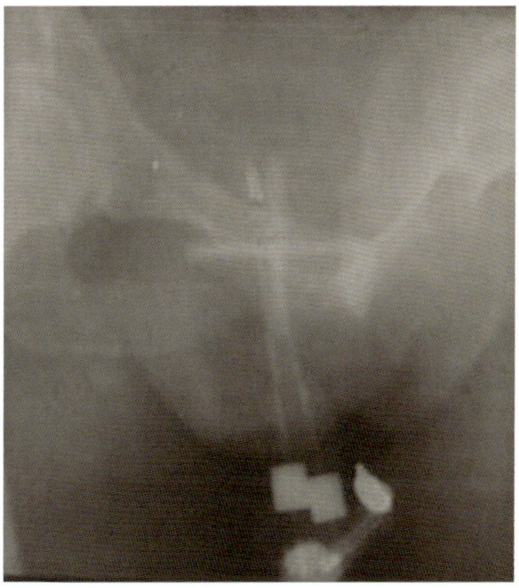

图 23-5　定位片

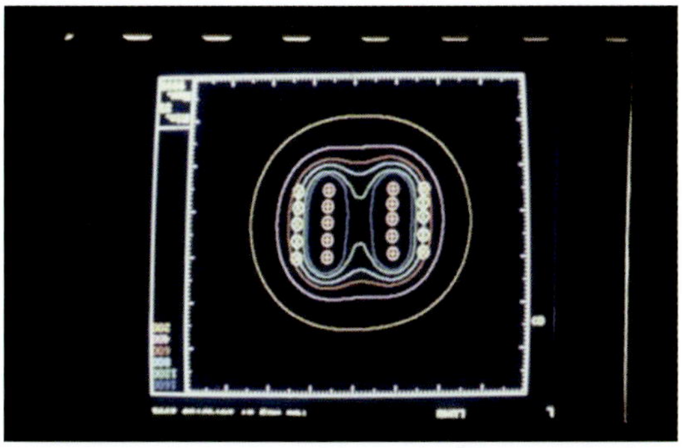

图 23-6　两针插植标准治疗程序剂量分布

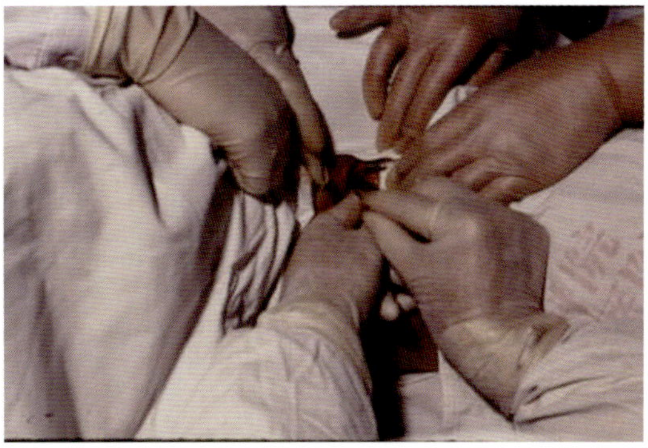

图 23-7　尿道内放置金属导尿管或扩张器

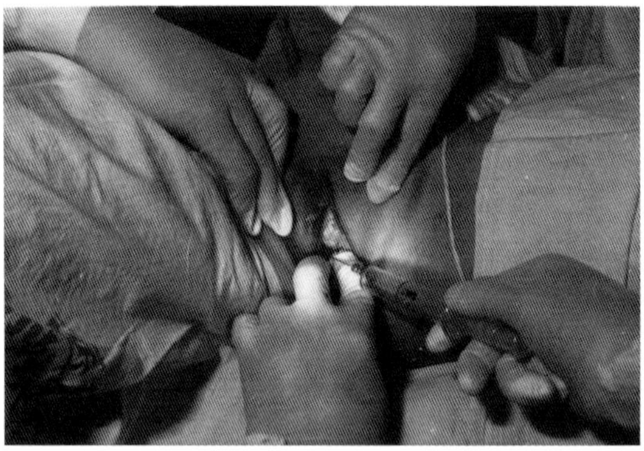

图 23-8 插植前局麻

对实施组织间治疗患者，对局部肿瘤消除效果明显。对阴道下段、外阴部原发、转移或复发癌的及阴道壁或黏膜下残余病灶局部多能达到部分或全部消除，平均生存期可达2.6~3.0年。个别可达5年。但是，因阴道空间狭小，邻近组织器宫太近，限制了组织间放疗的使用。国外对外阴癌组织间治疗实施较多，特别对盆腔深层组织间治疗，我们经验不多。

（李爱玲 孙建衡）

第二十四章 体外照射

在第一章开始已指出，近距离放疗的有效治疗区在离放射源2cm以内，由于放射源剂量随距离平方衰减，2cm以外的肿瘤部位需体外照射辅助。以单纯的近距离照射治疗的妇科恶性肿瘤是少数，所以近距离照射与体外照射的合理配合是妇科肿瘤放疗的基本特点之一。本章将对体外照射予以简介。

一、常规X线机、^{60}Co机、加速器

1. 常规X线机指400kv以下深层X机，是较早期的体外照射机。其产生X线原理是由于在真空管内阴极受热产生的电子在电场中撞击阳极钨靶，产热和韧致辐射失能。后者产生X线。常规X线，特别能量偏低的X线机，表面反向因素大，皮肤受量大，百分深度量低。在我们使用^{60}Co机前，用200kVX机与腔内镭疗合并治疗子宫颈癌时，皮肤反应明显，如色素沉着，毛囊扩张等，而且皮肤湿性反应屡见不鲜，限制了深部剂量（肿瘤量）。以往曾有过X线体腔管治疗过子宫颈癌，将体腔管插入阴道内，直接照射宫颈肿瘤，替代镭的不足，解决治疗问题。也用于尿道口、外阴部局部肿瘤的治疗。图24-1示X线体腔管。

^{60}Co机用于临床治疗后，常规X线机不再用于深层治疗。X线体腔管也不再使用。

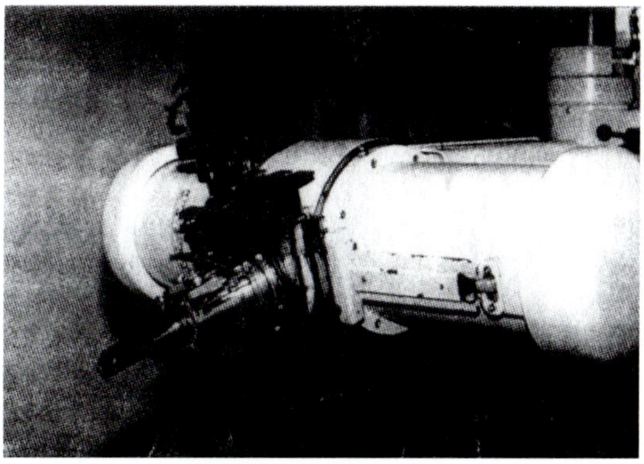

图24-1 X线体腔管

2. 我国^{60}Co机于20世纪50年代后期用于临床放射治疗，来自加拿大及前苏联。^{60}Co源产生于反应堆中，系人工同位素。衰变过程中产生的γ线用于治疗，平均能量为

1.25MeV，远高于常规 X 线。且其高量区在皮下，减少了皮肤受量。早年由于放射比度低，^{60}Co 源体积较大，出现半影问题，影响剂量分布。为减小半影，临床常延长限光筒，减少限光筒与皮肤距离来解决。但需注意，限光筒与皮肤距离不应少于 15~20cm，否则电子污染会导致皮肤、皮下组织严重反应。目前可生产出体积较小的^{60}Co 源，机器中也有各种减小半影的装置，半影已不是主要问题。虽 20 世纪 70 年代后加速器在我国逐渐普及，但至今仍有不少医院使用^{60}Co 机。^{60}Co 源及^{60}Co 机均可国产。^{60}Co 机存在换源问题和防护缺点。图 24-2 为国产^{60}Co 机。

3. 加速器有多种，妇科常用的是直线加速器。我国多用产生 6~10MV X 线的加速器。原理是在微波电场把电子加速，打靶产生高能 X 线。加速器产生的 X 线能量高，明显的提高深度量和治疗效率，不存在换源问题，但颇为贵昂。加速器内的高速电子可直接被引出。形成高能电子，用于治疗。但高能电子射程短，皮肤反应较大。多用于浅表治疗，如腹股沟淋巴区常与加速器的 X 线合并照射。图 24-3 为临床使用的加速器。

4. 其他如快中子体外照射、质子照射、π^-介子照射、重粒子治疗等虽有临床实验，但看不出对妇科肿瘤治疗有何优点，不在此介绍。

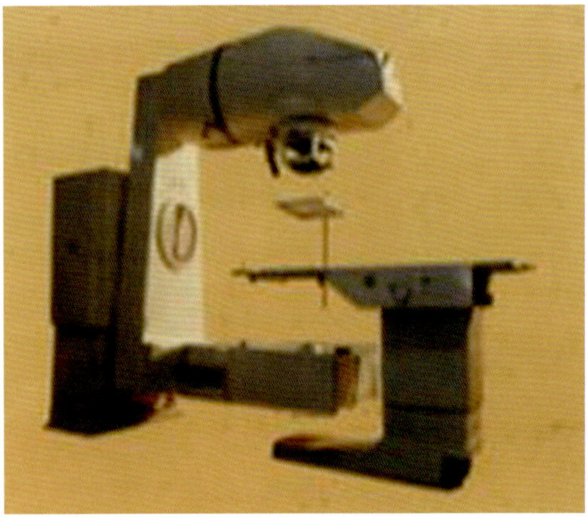

图 24-2 国产^{60}Co 机

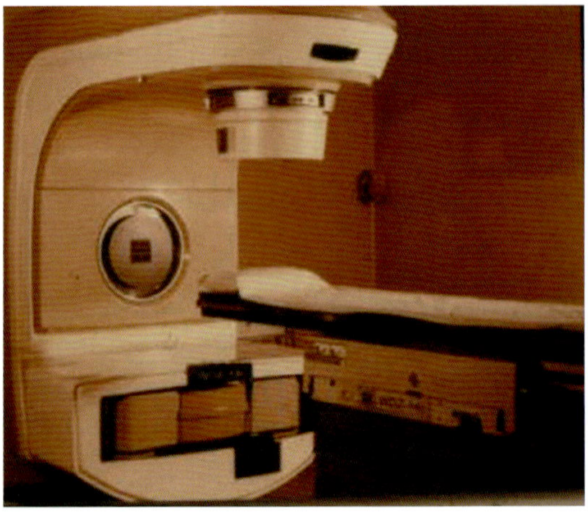

图 24-3 加速器

二、照射技术

1. 常规垂直照射　为最常用的照射技术，采用源皮距离，以百分深度量计算出肿瘤量。

2. 旋转照射　按肿瘤空气比或 TMR 计算出旋转中心（肿瘤中心）剂量。当今已很少单纯利用此技术，但其原理确与立体定向技术、等中心治疗一致。

3. 等中心照射　按肿瘤空气比或 TMR 计算出肿瘤量后只需测出肿瘤与患者皮肤距离，

升床。治疗时机器转动即可。患者不必变换体位。

4. BOX 技术 适于肥胖女性及能量较低的照射机的盆腔放疗，用前后二大野及左右侧野照射。仅用前后野对照达不到满意的深度量，故加二侧野，并可减少腹壁及小肠受量。

5. 立体定向照射技术，即常用的 X 刀、γ 刀技术。妇科可用于界限明显的转移、复发灶及疗后未控局部病灶或淋巴结的加量。

6. 三维适形放疗（3-dimensional conformal radiation therapy，3-DCRT） 此种技术使高量区的形状在三维方向上与病变的形状一致。

7. 调强放疗（intensity modulated radiation tjerapy，IMRT） 是广意上的适形照射。通过机器内特殊装置调节多个子野内的射线强度达到靶区内各点的剂量相等。

8. 影像学引导的照射技术（cyber knife） 实事求是地说，当今影像学“引导”的照射技术，只能在 cyber knife 上体现。它是在加速器内加了影像学装置，以在治疗过程中追踪患者的靶目标，若有变动，立即反馈给加速器，调节照射野，使治疗更为准确。但妇科放疗基本上很少使用。

以上介绍的各种体外照射技术，均不能替代近距离腔内治疗，在第十三章中我们做过重点介绍。

三、照射野

当今先进的加速器均有治疗计划系统相伴，只需在皮肤上标明照射中心，不需在皮肤上画出照射野，治疗计划也在治疗计划系统中完成。临床医师只需确定出靶区，通过治疗方案，签字即可执行。下面简明介绍一些常见的，与近距离放疗有关的照射野，提供读者参考。

1. 盆腔前后四野（图 24-4） 盆腔前后四野常用于子宫颈癌的体外照射。每野大小为（7~8）cm×（14~15）cm，野大小可依患者病变、淋巴转移情况调节。野外界不超过股骨头 1/2。二野中间距离 3~4cm。下界可在耻骨联合上缘下 3~5cm。

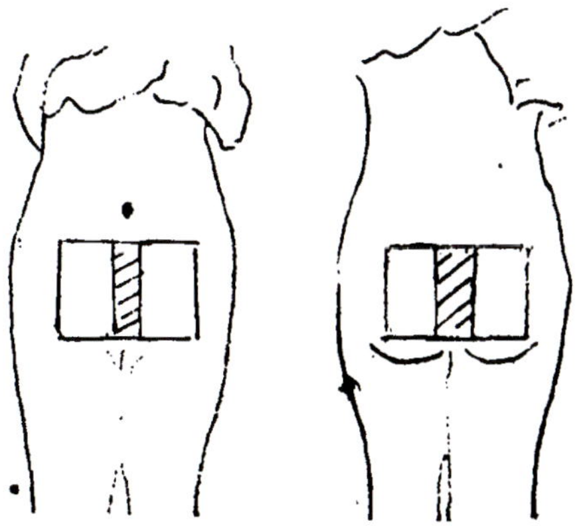

图 24-4 盆腔前后四野

2. 延伸野 延伸野主要为有主动脉旁淋巴结转移或有潜在转移时（如髂总淋巴转移或盆腔多组淋巴转移，或多个淋巴转移合并预后不良因素）照射主动脉淋巴区之用，上方可高达 T10。也有依具体情况照射到肾动脉或十二指肠下动脉水平，甚至个别淋巴转移部位。常用凸状野及多边形野。有条件的医院及患者可用 3-DCRT 或 IMRT 照射主动脉旁淋巴区。后者提高了主动脉旁淋巴区剂量，可达 60~70Gy（图 24-5）。

在照射主动脉淋巴区前可定出肾位置，若包括较大可予防护。

3. 盒式照射野（BOX 野） 图 24-6 为 BOX 野及剂量分布，盆腔 BOX 野照射的照射野包括前后及左右四个矩形野，在盆腔中形成如同盒状的剂量分布，即“盒式”野照射。对一般体型女性及 8MV 以上加速器照射者大可不必。下图前后全盆给予 B 点量 40Gy，侧野给予 B 点量 15Gy。

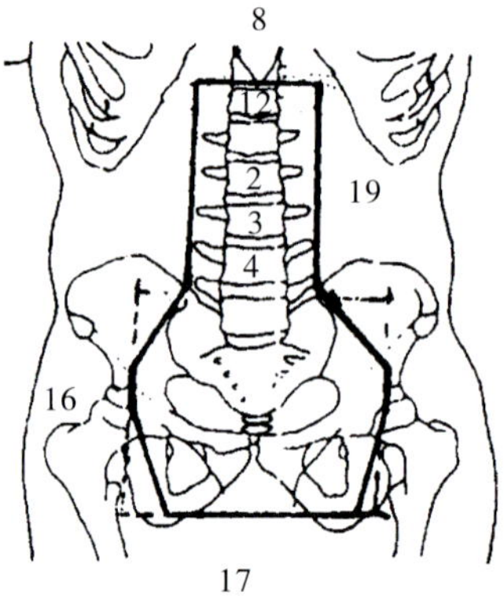

图 24-5 延伸野

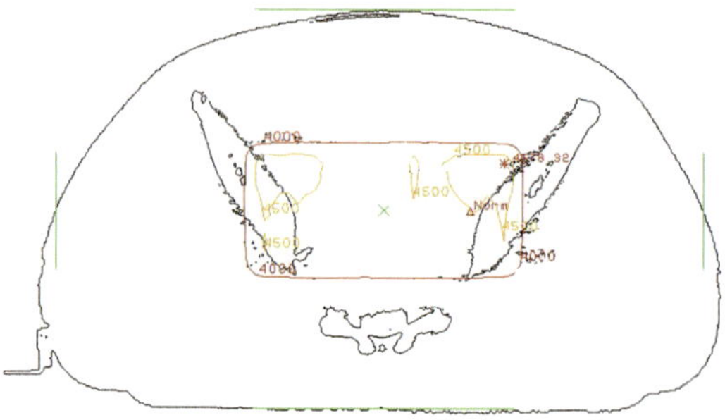

图 24-6 盒式照射野（BOX 野）剂量分布

4. 图 24-7 显示全腹照射野、延伸野、盆腔野之间的关系，以便理解后，能根据临床具体情况调节，避免遗漏或照射范围过大。

5. 腹股沟野 常用于外阴癌的腹股沟淋巴区的照射。图 24-8 为外阴癌腹股沟野。上、下界与腹股沟韧带平行，内侧界达耻骨结节，外侧界达髂前上棘内 1cm，面积（8～12）cm×

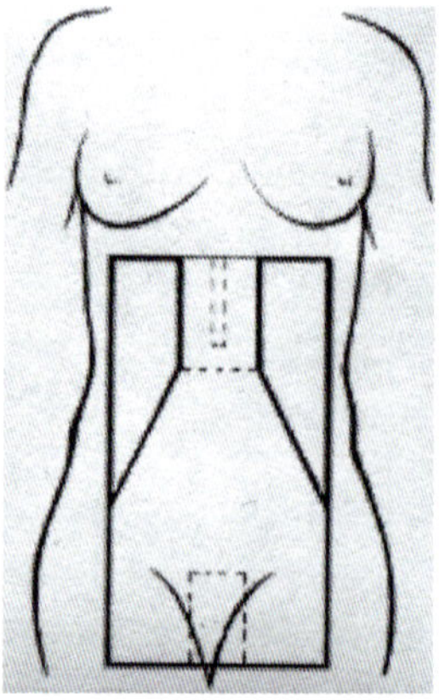

图 24-7 全腹照射野、延伸野、盆腔野之间的关系图

（12～14）cm。图 28-9 为腹股沟阴阜野用于病变较晚或中心型外阴癌及阴阜部位皮下切除不够者。

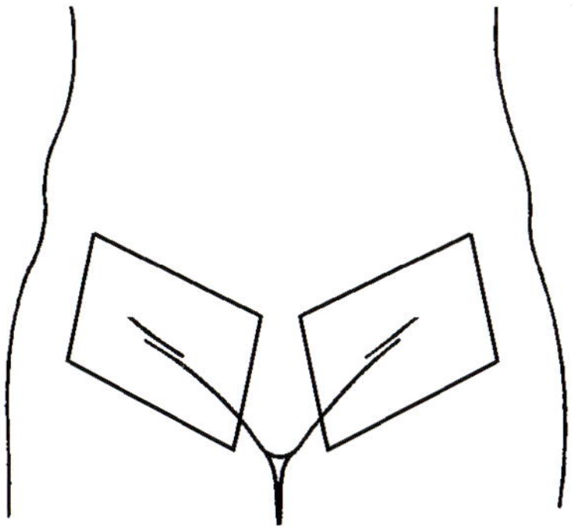

图 24-8 腹股沟野

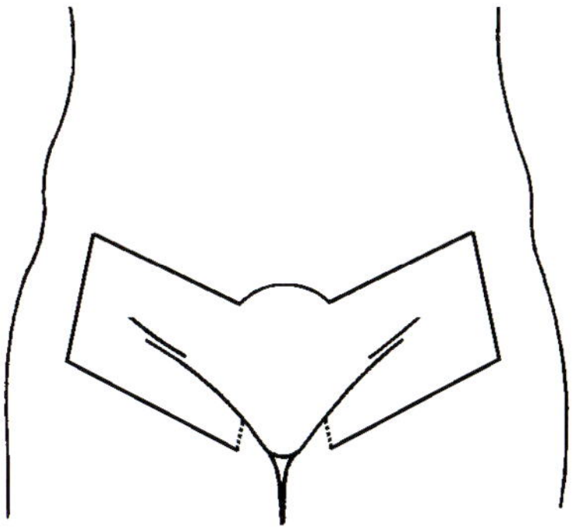

图 24-9 腹股沟阴阜野

四、注意事项

1. 腔内治疗与体外照射的合理配合是妇科放疗的基本原则之一。二者不可分离，互相补充。考虑和执行治疗计划时应由同一组人员负责。但是体外照射与腔内治疗也有明显的不同，不能完全替代。如体外照射按目前技术，照射野内能得到均匀照射。腔内治疗则不同，照射范围由于剂量衰减很快，剂量不均匀。如此，想以体外给 A 点剂量替代腔内治疗给 A 点的相同剂量，是误区。本书在十一章提到，体外给 A 点 10Gy，不能等同腔内给 A 点 10Gy 的剂量。由于此问题在临床上屡见不鲜，再作强调。

2. 中子治疗中有放射生物学的优势，这在 A 点以内，宫颈原发灶最为明显。A 点以远，随着中子剂量的衰减，其优势也逐渐减弱。提示我们，注意体外照射的剂量，特别对Ⅱ～Ⅲ宫旁浸润严重的病例。

3. 体外与腔内合并治疗，按给予 A 点的剂量可分为以腔内为主（A 点的剂量 2/3 来自腔内）；体外为主（A 点剂量 2/3 来自体外）和二者基本相似。此种分法对选择治疗有利。如阴道受累少、有弹性，早期病例可选择以腔内为主；阴道狭窄、受累多（大部受累或多壁受累）可选择体外为主的治疗。

（白 萍 孙建衡）

第二十五章 妇科恶性肿瘤放射治疗并发症及其防治

放疗并发症是指放疗结束后所出现的一些症状，通常称为晚期放射反应，通常出现在放疗后数月甚至数年。可伴有相应器官的解剖和功能改变。妇科恶性肿瘤放疗后并发症主要涉及皮肤、肠道、泌尿道、生殖器官、盆腔软组织及血管、淋巴系统等。并发症可导致患者痛苦，严重者可降低生活质量乃至影响生命。

妇科恶性肿瘤的放疗方法包括体外照射和腔内治疗。虽然其并发症的出现与二者相关，但对并发症发生的影响也有侧重。如直肠、膀胱并发症与腔内治疗的关系更为密切，而小肠并发症常与体外照射有关。并发症的出现有放射线的直接因素，也有间接因素。前者如射线直接损伤肠黏膜，直接破坏了卵巢功能等；后者则是由于放疗造成组织变化又引起相应器官的解剖及功能破坏，如由于盆腔高剂量的照射导致盆腔纤维化、宫旁血管狭窄、闭锁，从而引起直肠缺血，出现直肠出血、溃疡、狭窄甚至瘘。盆腔纤维化又可导致输尿管梗阻，引起肾盂积水、肾功能减退直至尿毒症的发生。

一、放疗后并发症

（一）放疗后并发症的分级

妇科放疗常以临床症状和检查为依据，将放疗并发症大致分为轻、中、重三度：

1. 轻度　指症状轻，可能有某些功能轻度损伤，可以不行处理，自行注意生活调理或对症处理即可，对患者不致造成明显影响。

2. 中度　指有明显的症状及体征，可有间歇性或持续性组织、器官功能损伤，应予以积极处理，否则症状持久可严重影响患者健康及明显降低生活质量。

3. 重度　指严重并发症，临床症状及体征严重，有持久的组织、器官损伤可危及患者生命。有的严重并发症需紧急外科处理，如肠穿孔、肠梗阻等；有的可给患者造成终生烦恼，如直肠阴道瘘、膀胱阴道瘘等。有这类并发症的患者即使肿瘤得到治愈，生活质量也颇低。

该分级较为实用，但评价标准不够一致，不好比较。国际上常采用国际肿瘤放射治疗协作组（Radiaton Therapy Oncology Group，RTOG）（见本章附件 1）及欧洲肿瘤放疗学会（Europenan Oncology Radiation Therapy Committee，EORTC）（见本章附件 2）制定的标准。这两种分级标准并不全合乎妇科肿瘤临床实际（如放射性直肠、膀胱反应等），国内广大妇科肿瘤放疗医师也未完全接受。

（二）放疗后主要并发症

1. 放射性直肠炎　轻度主要表现为少量便血。肛诊时指套可带血，但无明显触痛。中度则有明显症状，排便次数增多、里急后重、明显血便或黏液血便。肛诊时触痛明显，直肠黏膜水肿，指套明显带血。重度放射性直肠炎症状较中度更为明显，直肠可有溃疡、狭窄或出现直肠阴道瘘。轻度及中度放射性直肠炎多在治疗结束后9~18个月出现。重度放射性直肠炎出现时间较晚，甚至几年之后发生。

2. 放射性膀胱炎　轻度常表现为一过性血尿，多由于劳累或膀胱充盈导致放疗后变薄黏膜小血管破裂。中度则表现持续性、反复性血尿，并伴有尿频、尿急、尿痛。中度放射性膀胱炎膀胱容积可缩小，膀胱壁弹性差，黏膜可充血、水肿，血管扩张，出血，糜烂，溃疡等。应积极处理，特别要保持膀胱空虚（保留导尿管持续开放），以免膀胱内积血或形成血块造成尿潴留或压迫输尿管口致输尿管梗阻。重度膀胱并发症为膀胱阴道瘘。放射性膀胱炎出血时间较晚，多在治疗几年之后。

3. 小肠并发症　常表现肠鸣、腹痛、排便次数增多、稀便、肠道易激惹、便血。一般保守处理。当有梗阻、穿孔、坏死等情况出现时，需外科处理。

4. 尿路梗阻　盆腔纤维化所致输尿管狭窄、梗阻、肾盂积水及下肢水肿处理颇为困难，尚无肯定有效的方法。对尿路问题，可依具体情况试用输尿管支架、输尿管移植、肾盂造瘘。下肢水肿常为淋巴或血管闭塞、梗阻，侧支循环无法建立所致，处理更为困难。

5. 生殖系统　放疗后所致女性生殖道的萎缩、狭窄及卵巢功能的丧失，虽不威胁患者的生命，但降低了生活质量，特别是对年龄较轻的妇女。在放疗之前行卵巢悬吊或移位至照射范围之外，以保持卵巢内分泌功能，特别近来腹腔镜的应用，对腹腔干扰较小，颇受重视。但悬吊或移位的卵巢有“早衰”情况，即达不到其正常生理年限，同时其他并发症也受到关注。女性激素的使用，也能改善卵巢分泌功能丧失所产生的问题。但目前报道，激素长期替代治疗可致某些肿瘤发病增多，对妇科肿瘤放疗后运用女性激素要特别关注乳腺癌和子宫内膜癌的问题。激素替代治疗也有禁忌和慎用情况。目前已有治疗女性更年期症状的非激素类药用于临床。

6. 皮肤反应　皮肤反应是最早被注意到的放疗反应。在放疗期间即可出现。在常规X线时代也是影响放疗进程的重要因素。有干性皮肤反应（如皮肤瘙痒、红斑、脱屑、色素沉着、毛囊扩张）和湿性反应（水泡、水肿、糜烂、疼痛）。湿性反应出现时，体外照射需暂停。

在^{60}Co机和加速器时代皮肤反应较轻，但严重皮肤反应仍能见到。如严重的色素沉着，皮肤糜烂、溃疡，一般均是技术不当造成。如皮肤表面有敷盖物，皮肤剂量过高、物理刺激等。^{60}Co高量区在皮下，若建成区上移，可致皮肤受量大。在20世纪60年代，^{60}Co源放射比度低，体外照射半影大，为减少半影，延长限光筒，因离皮肤太近，造成电子污染皮肤，引起皮肤反应。皮肤严重反应常伴有皮下纤维化，脉管循环障碍，造成皮肤、下肢淋巴性水肿。这些严重的晚期皮下纤维化是难以恢复的。在本书34章中已有病例介绍，患者在照射时，因腹部加用了定位模引起严重皮肤、皮下反应。

（三）妇科恶性肿瘤放疗后主要并发症的治疗

1. 放射性直肠炎的治疗

（1）轻度：以少量便血为主要症状，直肠黏膜光滑，可充血或毛细血管扩张。肛诊可少量指套带血。轻度放射性直肠炎，可不予处理，或给予维生素 K 等止血药。但应避免劳累及食用辛辣食物，保持排便通畅，避免便秘。

（2）中度：有明显症状，排便次数增多，里急后重，血便或黏液血便，反复发作或持续时间较长，肠壁充血、水肿增厚，甚至有“白膜”可见，可有浅溃疡，肛诊见触痛明显，指套触血。中度放射性直肠炎应积极处理：① 止血：可口服止血剂，如维生素 K、卡巴克络、酚磺乙胺、氨甲苯酸等，或选用它们的注射剂，以及注射用血凝酶、人纤维蛋白原；②止泻：可服用颠茄片、颠茄合剂、复方樟脑酊、阿片酊等；③抗炎：可选用肠道抗菌药，如庆大霉素、甲硝唑、左氧氟沙星、呋喃唑酮等；④保留灌肠：氢氧化铝凝胶内可加入复方樟脑酊或阿片酊 3~5 滴，保留灌肠，每日灌入 60 毫升；双八面体蒙脱石 6 克加入 60 毫升热水或米汤中；其他如可用白芨粉、止血粉、橡皮粉等配伍做成灌肠液，其内可依患者具体情况加入肾上腺素、呋喃唑酮、庆大霉素，泼尼松及止泻药，每次 60 毫升；⑤中药：常用以下药物辨证配伍，如白头翁、槐角、地榆炭、败酱草、仙鹤草、薏苡仁、当归、陈皮、尾莲、阿胶、金银花、赤白芍等；⑥休息及少渣饮食。

（3）重度：直肠阴道瘘、狭窄、梗阻。此时已无法保守治疗，需外科造瘘术。造瘘术应以横结肠永久性造瘘，乙状结肠由于在治疗野内，不宜做乙状结肠造瘘。还需注意，直肠阴道瘘的出现，可由于外科医生不了解妇科肿瘤放疗后直肠改变，而行不适当的活检，伤口不愈发展而成。

2. 放射性膀胱炎的治疗

（1）轻度：常表现为突发性血尿，亦可伴有尿频、尿急，膀胱镜下可见黏膜苍白、变薄，膀胱容积缩小，小血管变脆，有时可见破裂的小血管出血。发生血尿时往往有诱因，如劳累、憋尿。可以不治自愈，亦可用止血剂，血尿量多时，可膀胱镜下电灼，激光止血。

（2）中度：反复发作或持续性顽固性血尿，并伴有尿急、尿频、尿痛。反复出血，膀胱内凝血块可致尿潴留或压迫阻塞输尿管口引起输尿管梗阻。膀胱镜检查见膀胱容积小，膀胱挛缩，膀胱壁弹性消失，充血、水肿、糜烂、溃疡、坏死、血管扩张及出血等。此种情况应予积极处理，原则有：①保留导尿管长期开放，维持膀胱空虚状态；②膀胱灌洗，避免膀胱内积存血块；③止血，可口服或注射止血剂（见上文放射性直肠炎的治疗），并可在膀胱镜下电灼或激光止血；④抗炎：使用尿路抗菌药，如青霉素、头孢菌素类，呋喃坦叮类，磺胺类、诺氟沙星等；⑤中药：下述中药可辨证配伍使用，如甘草梢、仙鹤叶、木通、车前子、赤小豆、黄柏、白茅根、大小蓟、六一散、栀子等；⑥休息，多饮水。

（3）重度：膀胱阴道瘘，往往在上述膀胱病变的基础上产生。无特殊有效的处理方法。膀胱造瘘解决漏尿问题并不理想，其他代膀胱手术对患者利弊难以估计。肾造瘘可解决漏尿问题，但患者仍感不便。经验表明，漏尿问题即使不能解决，若自身护理得当，亦能获得长期生存。

3. 小肠并发症

（1）一般治疗：①卧床休息，给予软质、低渣、易消化、高蛋白、高热量、高维生素饮食；②便后温水坐浴、肛门部热敷等方法有利于病情恢复。

（2）药物治疗：一般情况均予解痉止泻、肠道抗炎药。注意脱水及电解质失衡。输液以利肠道休息。

（3）严重肠粘连、梗阻等保守治疗无效时予手术处理。

4. 尿路梗阻　盆腔纤维化所致输尿管狭窄、梗阻、肾盂积水及下肢水肿处理颇为困难，尚无肯定有效的方法。对尿路问题，可依具体情况试用输尿管支架、输尿管移植、肾盂造瘘。输尿管支架是近年常用的方法。一旦出现肾盂积水、输尿管狭窄应及早安置输尿管支架，否则输尿管支架不易插置。

5. 生殖系统　尚无满意的解决方法，放疗前的卵巢移位，适当的激素替代治疗可供选择。近年非激素类植物药（如莉芙敏）对更年期症状有肯定的疗效。

6. 放射性皮肤损伤　前文已提到，当今严重皮肤反应，主要是技术不当所引起。严重皮肤损伤愈合困难，且时间漫长。对照射部位，特别是高剂量时应注意对照射部位的长期保护。溃疡部可清洁抗炎。

二、放疗后并发症的预防

要以放射疗法根治妇科肿瘤，首次治疗剂量要充分。以子宫颈癌为例，放疗效果较为理想，与其原发灶及盆腔内接受远、近距离照射的较高剂量有关。由于治疗的同时，临近组织、器官也接受了照射，并发症的出现实属难以避免，但临床上应寻找一些方法，减少并发症，特别是严重并发症的发生率。这样既挽救了肿瘤患者生命，也使患者有较高的生活质量。在考虑降低并发症时以下诸点可供参考：

1. 降低中轴剂量　传统子宫颈癌放疗是以腔内放疗为主，体外照射为辅。腔内治疗时膀胱、直肠也受了高剂量照射，治疗时应尽量推开膀胱、直肠以减少其受量。亦可减少腔内治疗量，适当以体外照射弥补，后者剂量均匀，不致像腔内治疗那样有高剂量点。但需注意体外与腔内放疗虽可互相弥补，但二者不能等同。此外，在进行宫腔与阴道配合治疗时，降低阴道剂量可减少直肠、膀胱受量。在治疗过程中，将治疗容器安放准确，固定好，应尽量减少患者移动，以避免容器变位。每次治疗，特别是腔内治疗，应对膀胱、直肠受量心中有数。

2. 在治疗过程中，避免盆腔炎症的发生　盆腔炎症加重了疗后盆腔纤维化，使盆腔组织、器官粘连，增加疗后并发症的可能。

3. 避免根治性手术后又做放疗　大手术粘连重，术后照射剂量低达不到照射的作用，剂量高则并发症高且严重。对以往有手术史的患者，应特别注意照射区域的大小及剂量。

4. 避免大野、高剂量照射　对常规盆腔照射之后，盆腔某区有残存肿瘤可以缩野或用适形、调强技术做局部照射。

5. 避免治疗量过高　治疗过程要密切观察患者治疗部位情况及患者临床反应，做到剂量恰当。

6. 医师要有扎实的基本功。其中包括放射的基本物理、生物知识，这可避免出现技术不当造成的并发症。

附件 1 国际肿瘤放射治疗协作组（Radiaton Therapy Oncology Group，RTOG）急性放射损伤分级标准

器官组织	0	1	2	3	4
皮肤	无变化	滤泡样暗红色红斑/脱发/干性脱皮/出汗减少	触痛性成鲜红色斑、片状湿性脱皮/中度水肿	皮肤皱褶以外部位的融合的湿性脱皮/凹陷性水肿	溃疡、出血、坏死
黏膜	无变化	充血/可有轻度疼痛、无需镇痛药	片状黏膜炎或有炎性血清血液分泌物/或有中度疼痛需镇痛药	融合的纤维黏膜炎/可伴重度疼痛需麻醉药	溃疡、出血、坏死
下消化道盆腔	无变化	排便次数增多或排便习惯改变，无需用药/直肠不适，无需镇痛治疗	腹泻需用抗副交感神经药（如甲氧氯普胺）/黏液分泌增多，无需卫生垫/直肠或腹部疼痛，需镇痛药	腹泻，需肠胃外支持/重度黏液或血性分泌物增多，需卫生垫/腹部膨胀（平片示肠管扩张）	急性或亚急性肠梗阻、瘘或穿孔；胃肠道出血，需输血；腹痛或里急后重需置管减压或肠扭转
生殖泌尿道	无变化	排尿频率或夜尿为疗前的 2 倍/排尿困难、尿急，无需用药	排尿困难或夜尿少于每小时 1 次；排尿困难、尿急、膀胱痉挛，需局部用麻醉剂（如非那吡啶）	尿频伴尿急和夜尿，每小时 1 次或更频/排尿困难、盆腔痛或膀胱痉挛，需定时。频繁地予麻醉剂/肉眼血尿伴或不伴血块	血尿需输血/急性膀胱梗阻，非继发性血块、溃疡或坏死
血液学					
白细胞（$\times10^9$/L）	≥4.0	3.0~4.0	2.0~3.0	1.0~2.0	<1.0
血小板（$\times10^9$/L）	>100	75~100	50~75	25~50	<25 或自发性出血
中性粒细胞（$\times10^9$/L）	≥1.9	1.5~1.9	1.0~<1.5	0.5~1.0	<0.5 或败血症
血红蛋白（g/L）	>110	110~95	95~75	75~52	—
血沉（%）	≥32	28~32	<28	需输浓红细胞	—

附2 欧洲肿瘤放疗学会（Europen Oncology Radiation Therapy Committee, EORTC）晚期放射损伤分级标准有关部分摘录

器官组织	0级	1级	2级	3级	4级
皮肤	无	轻度萎缩、色素沉着、些许脱发	片状萎缩、中度毛细血管扩张、完全与脱发	明显萎缩、显著的毛细血管扩张	溃疡
皮下组织	无	轻度硬化（纤维化）和皮下脂肪减少	中度纤维化，但无症状；轻度野挛缩 < 10% 线性单位	重度硬化或皮下组织减少；野挛缩 > 10% 线性单位	坏死
黏膜	无	轻度萎缩或干燥	中度萎缩或毛细血管扩张，无黏液	危害萎缩完全干燥；重度毛细血管扩张	溃疡
脊髓	无	轻度 L' Hermitte 综合征	重度 L'Hermitte 综合征	在低于治疗脊髓水平有客观的神经体征	同侧、对侧象限性瘫痪
小肠/大肠	无	轻度腹泻、轻度挛缩、轻度直肠分泌物增多或出血	中度腹泻和肠绞痛，排便 >5 次/日，多量直肠黏液或间断出血	梗阻或出血，需手术	坏死/穿孔、瘘
膀胱	无	轻度上皮萎缩；轻度毛细血管扩张，间断性肉眼血尿	中度尿频；广泛毛细血管扩张，间断性肉眼血尿	重度尿频和排尿困难，重度广泛毛细血管扩张（常伴淤斑）频繁血尿，膀胱容量减少（<150ml）	坏死/膀胱挛缩（容量<100ml）重度出血性膀胱炎
骨	无	无症状，无生长停滞，骨密度降低	中度疼痛或触痛，生长停滞；不规则骨硬化	重度疼痛或触痛；骨生长完全停滞；致密骨硬化	坏死骨生生骨折
关节	无	轻度关节强直，轻度运动受限	轻度关节强直，间断性或中度关节疼痛，中度运动受限	重度关节强直、疼痛伴严重运动受限	坏死/完全固定

5级：直接死于放射晚期反应

（孔为民）

第二十六章 关于分期

肿瘤分期很重要，既是了解疾病早晚、选定治疗方法、制定治疗方案的依据，也是比较治疗方法、治疗方案、估计预后的依据。妇科恶性肿瘤最早分期始于1929年子宫颈癌的分期，分期的初衷是比较不同治疗方法时有统一的比较标准。此后在1937年、1950年对子宫颈癌的分期做过修改。1950年又在修改子宫颈癌的分期的纽约会议上讨论了子宫体癌分期，出现了子宫体癌第一个分期。1954年FIGO成立，负责了妇科恶性肿瘤分期，陆续修改和制订新分期。目前所有的女性生殖器官恶性肿瘤均有FIGO分期，并且除子宫颈癌、阴道癌、滋养细胞肿瘤外，其他部位肿瘤均有手术分期。没有手术分期的肿瘤仍沿用临床分期。有手术分期的，但首选治疗不是手术者，仍采用临床分期（如子宫内膜癌）。目前我们临床采用的是2009年修订的分期（卵巢癌为2013年修订的新分期），其内容在各论的相关章节中会有介绍。除FIGO的分期外，尚有20世纪50年代被国际抗癌联盟（UICC）接受的TNM分期。UICC并与美国癌症联合会（AJCC）联合发展完整的TNM分期体系。FIGO、UICC、AJCC三个学术组织长期合作，每次修改分期均共同讨论、彼此承认。

分期各有优缺点，但也存在共同的问题。目前并没有完美的分期。手术分期显然较临床分期准确，但非绝对。像外科手术一样，没有哪位手术医师敢于说自己所做的手术是彻底的，手术也会留下未能发现的病灶，影响分期的可靠性。而且也不应为了分期对手术不利的病例手术。手术分期范围往往较大，对早期的病例，常常是过度手术，而且行术后照射并发症高。子宫切除术后膀胱、直肠常位于阴道残端上方，影响了近距离照射的剂量，而不得不加用体外照射补充近距离照射剂量的不足，又增加照射体积和肠道剂量。制订一个治疗计划，首先应对病变的范围有一个评估，无疑临床分期是有价值的，这些临床医师都应考虑到。上文曾提到早年提出分期的初衷是在于可比性，今天仍有意义，应很好理解。

TNM分期有优点。以子宫颈癌为例，FIGO未将影响预后的重要因素，淋巴结的情况考虑在分期内，而TNM分期包括淋巴结情况。T的内容与FIGO分期是一致的。

近年来，我们注意到，由于影像学的发展，有了以影像学的表现进行分期和作为制订治疗计划依据的趋向。但妇科肿瘤临床未予采纳影像学分期，而仍以FIGO分期为临床依据。妇科放疗计划的制定仍需妇科检查，妇科检查是从事妇科临床工作的基本功。但FIGO肿瘤委员会已在关注此事。尽管目前影像学检查存在假阴性、假阳性的问题，仍是我们临床参考的重要依据。结合临床情况，参考影像学表现可以帮助我们解决很多临床问题。在本书三十四章介绍的病例中，有影像学检查假阴性、假阳性的病例，读者可以看到我们如何结合临床情况分析处理了患者

（孙建衡）

第二十七章 子宫颈癌的放化疗

子宫颈癌的放疗一直是疗效颇好的肿瘤，但仍有约50%的患者得不到根治。近30余年来放疗技术有很大进步，但长期无瘤生存率与之相比，进步不明显。学者们有共识：提高疗效的途径不应仅限于放疗，综合治疗是方向。子宫颈癌的放疗失败，多是中、晚期病例，以宫旁复发及盆外转移为多。手术不是选择，而将目光集中于化疗。

20世纪70年代以前，化疗主要用于术后和放疗后，结果不好。70年代以后多柔比星、顺铂在我国妇瘤临床使用，新的与化疗综合治疗的方法——放疗前的化疗在子宫颈癌中使用。中国医学科学院肿瘤医院在80年代初，用多柔比星和顺铂在较晚期的宫颈癌中进行新辅助化疗的探索，少数病例用过放疗前介入治疗。由于当时的条件等因素，虽然总结过，但不满意。而且由于分组病例条件不均衡，结果不具意义。

放疗前新辅助化疗的价值一直存有争议，山东省肿瘤医院曾对子宫颈癌放疗前新辅助化疗1609例进行过长年随诊研究，并与单纯放疗病例作了对比。认为：新辅助化疗组鳞癌、腺癌的近、远期生存率均高于单纯放疗组。国外也有类似报道。但总的说来，子宫颈癌放疗前新辅助化疗并不见好。特别近些年，放化疗的热点在同步治疗。

1999~2000年N Engl J Med及J Clin Oncol杂志连续发表了Morris M、Rose PG、Keys HM、Whitney CW、Peters WA等5篇以顺铂（Cisplatin，PDD）和氟尿嘧啶（5-fluorouracil，5-FU）为基础的化疗与放疗同步治疗子宫颈癌的报道。主要涉及中晚期子宫颈癌患者和ⅠA2、ⅠB、ⅡA实施广泛子宫切除+盆腔淋巴切除术后伴有阴道切缘不净、淋巴转移、宫旁镜下浸润的高危患者，包括了放疗、化疗、手术的多中心的研究。5项研究均取得显著阳性结果，降低死亡风险30%~50%，提高生存率10%~27%。研究结果引起很大的震动，不少单位将放化疗同步治疗作为子宫颈癌的常规治疗。美国NCI也罕见地发表声明“强烈呼吁以铂类为基础联合放疗治疗子宫颈癌”。这是子宫颈癌治疗史上的重大事件。下面将这5篇文章中的主要研究对象及方法予以介绍，供读者参考。

一、Morris

研究对象：ⅡB~ⅣA或ⅠB、ⅡA宫颈病变5cm或盆腔淋巴活检转移。

肿瘤超出盆腔，腹主动脉旁淋巴转移则排除（主动脉旁淋巴结诊断采用临床及手术）。

研究方法：

对照组：体外盆腔中平面或等中心予盆腔淋巴结及主动脉旁淋巴45Gy，腔内低剂量率用铯或镭（体外照射额完成两周后），A点总量85Gy。

研究组：第一次放疗16小时内静脉顺铂75mg/m^2，4小时，其后5-氟尿嘧啶静脉

4000/m^2，96 小时。放疗第 1、5 天给予。二程为 3 周间隔，一次在腔内治疗时。

二、Rose

研究对象：ⅡB～ⅣA

研究方法：病例均接受腹膜外腹主动脉旁淋巴切除。

全部病例均接受体外照射。40.8～51Gy/24～30f，1～3 周后腔内低剂量率铯或镭 1～2 次。ⅡB40Gy，Ⅲ、Ⅳ期 30Gy

1 组：顺铂，每周 40mg/m^2，放疗前静脉 4 小时×6 周

2 组：顺铂，50mg/m^2，第 1、29 天+5-FU4g/m^2，96 小时 iv，第 1、29 天+口服 2g/m^2 羟基脲×6 周

3 组：口服 3g/m^2 羟基脲，每周 2 次×6 周

三、Keys

研究对象：ⅠB2

研究方法：

对照组：全量放疗后 3～6 周行筋膜外子宫切除。

研究组：

放疗期间 PDD，化疗每周一次，40mg/m^2×6，最大量 70mg/m^2。

全量放疗后 3～6 周行筋膜外子宫切除。

四、Whitney

研究对象：ⅡB～ⅣA。腹腔液及腹主动脉旁淋巴（-），不做盆腔淋巴切除。

研究方法：

对照组：放疗+羟基脲。所有患者腹膜外主动脉旁淋巴切除。

术后 6 周内ⅡB 者予全盆 40.8Gy/24f，完成后腔内予 A 点 40Gy/1～2 次镭或铯或钴。若有必要 B 点可追加到 55Gy。

Ⅲ、Ⅳ期体外 51Gy/30f，30Gy/1～2 次腔内。

单纯体外予 61.2Gy。

羟基脲：口服，80mg/kg，放疗期间每周 1、2、4、5 用。

研究组：所有患者腹膜外主动脉旁淋巴切除。

五、Peters

研究对象：ⅠA2，ⅠB，and ⅡA，包括淋巴+，切缘+，宫旁镜下+

研究方法：

对照组：子宫广泛切除+盆腔淋巴清扫盆腔 49.3Gy/29f。

研究组：顺铂 70mg/m^2 泵入，氟尿嘧啶静脉 1000mg/(m^2·d)，96h，三周一次，共 4 次，第 1、2 间同期放疗。盆腔 49.3Gy/29f。

高位髂总淋巴结转移者，予主动脉旁淋巴照射 45Gy/30f。

上述五篇文章均系多中心研究，发表后有很多同步放化疗的报道，多数学者肯定其价值。但是也一直有不同声音，对其治疗方法提出质疑，也有不同的临床结果。我国也有不少单位做了放化疗同步治疗的临床研究，大部分报道均肯定其价值，但也有相反的报道。有代表性的文献有中国医学科学院肿瘤医院的两篇报道。其结果如表 27-1：

表 27-1　中国医学科学院肿瘤医院的两篇报道

单位	年代	例数	分期	放疗	化疗	5 年生存%	P 值
医科院肿瘤医院	99-03	158	Ⅱ～Ⅲ	腔内+体外	DDP+5FU	66. 3	>0. 05
（白萍）				腔内+体外	无	65. 4	
医科院肿瘤医院	99-06	215	Ⅰ～Ⅳ	DDP/T/DF	54. 1	0. 488	
（程敏）				腔内+体外	无	59. 6	

此外，我国近年学术会议及交流中，不乏有负面意见。但大家觉得我们的报道均存在一定问题，缺乏多中心、前瞻性的研究。药物剂量较低，放疗方法不统一，化疗药物及方案也不统一。学者们也在寻求放化疗成功和失败病例的原因，以探讨其适应证。

（盛修贵）

第二十八章 肿瘤未控的判定

妇科肿瘤的根治性放射治疗，总离不开近距离放疗。近距离放疗是对原发灶治疗最直接、最有效的方法。当疗程结束，原发肿瘤的情况是判断肿瘤是否控制的重要标志。通常疗后半年内治疗区内仍存有肿瘤称为未控，半年后治疗区内再现肿瘤称为复发。

一、子宫颈癌、子宫内膜癌、阴道癌未控的判定

（一）子宫颈癌

局部肿瘤达到一定剂量之后局部充血、水肿、出现白膜、宫颈逐渐缩小直至萎缩。白膜为渗出、纤维素及受射线破坏的白细胞、淋巴细胞的混合物附着于宫颈表面，白膜有时不易取走，白膜下为充血糜烂状宫颈，局部较为清洁（图 28-1，图 28-2），白膜一定程度反映肿瘤的敏感程度，穹隆变浅，虽有充血，但表面光、黏膜下无浸润感、表示剂量较为满意。

子宫颈癌患者，肿瘤大小、体积，周围累及范围、病理、敏感性均可有不同。所以在实施放疗时，虽然有所谓“常规剂量”，但不能适合所有病例。当完成设计的方案时（一般均以常规剂量设定），以下诸点可作为子宫颈癌放疗后局部未控的参考：

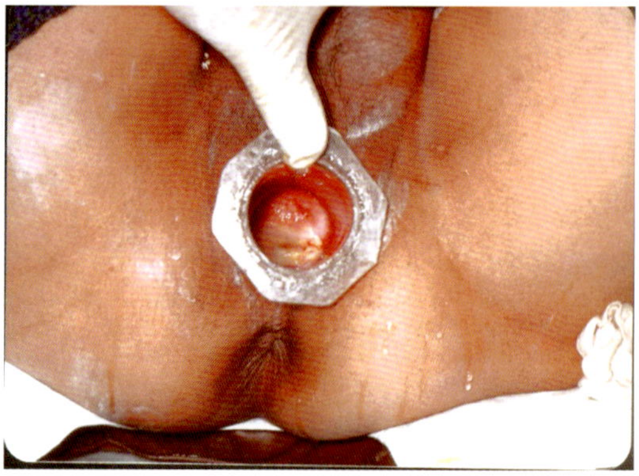

图 28-1 宫颈白膜

1. 宫颈萎缩不满意。但临床需注意，宫颈病变早及年轻妇女，因为局部正常组织多及生殖器官的萎缩与卵巢功能丧失有关，宫颈萎缩往往出现较慢。

2. 宫颈有黑灰色坏死、溃疡、空洞、宫颈边缘硬、结节而又与阴道界限不清（图 28-3）、阴道不平或黏膜下有浸润感、硬、局部恶臭，是为局部未控表现。

3. 子宫增大，特别要注意宫颈癌 FIGO 分期，虽未包括宫体受累情况，但宫体受累常见，在ⅠB~ⅡB 的手术标本检查中，达 21.6%。所以我们一直强调注意宫腔受量。

4. 剂量分析有欠缺之处；特别对宫颈或阴道某些局部存有疑虑时，要考虑该部剂量是否存在问题。

5. 盆腔内病灶未见好转或有新瘤灶出现，可由盆腔检查与影像学，包括 CT、MRI、B 超、PET 等表现综合分析。

6. 肿瘤标志物 鳞状细胞癌抗原（squamous cell carcinoma antigen，SCC）增高。

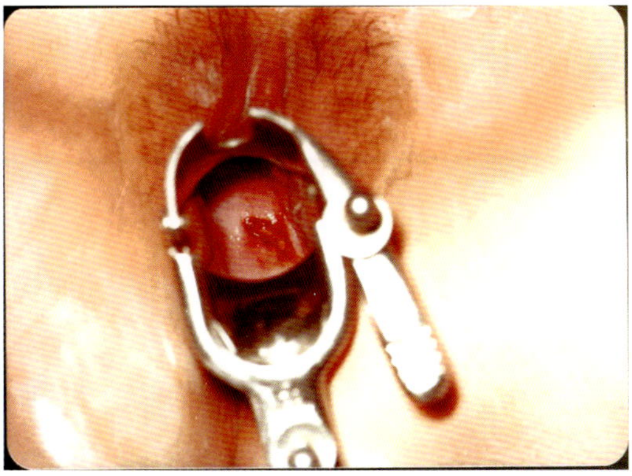

图 28-2 白膜撕下后，其下见有糜烂，局部清洁

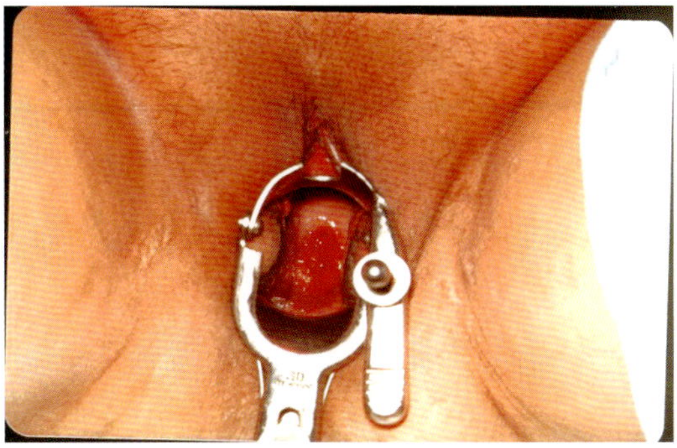

图 28-3 宫颈边缘硬、结节与阴道界限不清，局部未控

7. 病理、细胞学检查 治疗结束 3 个月以内，并无特殊意义，因为经腔内高剂量照射之后，细胞形态总会发生改变，难以确定是否是癌细胞或是否具有生命及繁殖能力，它也可能是癌细胞的尸体。结束治疗 3 个月之后渐有意义，但也需有经验医师确定。有时，特别在局部坏死较多时，即使病理未能找到癌，有经验的临床医生也能诊断癌的存在。

病理及细胞病理学家也常提醒我们结合临床判断（见第三十二章、第三十三章）。

（二）子宫内膜癌

1. 妇科盆腔检查，子宫大小变化不明显。与子宫颈癌不同，肿瘤于宫腔内，不能直接看到和扪及肿瘤。盆腔检查不够精细，常需依靠影像学检查辅助。矢状位 MRI 能反映宫腔内肿瘤的全貌，也便于比较。

2. 探宫腔深度变化不大，仍深。

3. 宫腔溢出血性排液或恶臭排液。

我们从临床经验得知，子宫内膜癌肿瘤消退的时间较子宫颈癌慢，疗后 3 个月若子宫及宫腔仍不缩小，需高度警惕肿瘤未控，此时可取宫腔组织病理检查。

（三）阴道癌

可参考宫颈癌，但需注意阴道癌更需结合临床进行剂量分析，考虑追加剂量时应慎重。随诊时要注意对阴道检查要全面，有时病变会在窥器下方未被发现。

二、注意事项

肿瘤未控的判定并非易事，很易误判并给予患者不恰当的处理。为此，应关注下述几个方面：

（一）全面掌握患者的情况

要了解患者疗前情况，特别对肿瘤局部的大小、外突长度、类型（菜花、节结、溃疡、空洞、糜烂）、病理、期别（宫旁具体情况）要清楚。

肿瘤的局部敏感，如菜花型肿瘤，血供充分，肿瘤敏感，消退快，并不代表宫旁也敏感。宫旁节结样硬的浸润敏感性不与宫颈局部相同、不能因宫颈局部敏感而忽视宫旁剂量。

了解治疗肿瘤变化的全过程有助于疗程结束时判断肿瘤是否控制。全过程包括患者治疗反应、治疗中断否、有无疗中出现的意外（如炎症、子宫穿孔、宫腔积脓等）。肿瘤医师强调治疗应由同一医院，同一组医师处理。这样可以系统观察到患者及肿瘤的反应。几家医院或不同医师，特别彼此互不通气的分别治疗对治疗没有好处。

（二）重视常规检查

在第十章中，已指出在治疗计划完成时要做妇科盆腔检查及常规血、便、尿检查，以利进一步处理。在临床中常碰到完成治疗计划的患者，尽管细致地考虑过肿瘤控制问题，但仍怀疑肿瘤可能未控。此时是否需追加剂量，一些常规检查是考虑的依据。若盆腔检查，直肠指套带血、直肠水肿、触痛明显或尿便常规中有大量红细胞、粪便中有血及黏液，均反映直肠、膀胱受量颇高，不应立即追加剂量，应行观察。反之，可考虑追加剂量。

（三）影像学及肿瘤标志物检查

影像学表现提供了重要的参考信息。但目前技术水平尚不能仅依其表现来诊断未控。存在着假阴性与假阳性问题。以淋巴结而言，准确率能达到 80%。对宫旁肿瘤的判断则更困难。

无特异的肿瘤标志物对子宫颈癌、子宫内膜癌、阴道癌的诊治有肯定的意义。SCC 对鳞癌有一定价值，但非特异、假阴性与假阳性均有，而且一些皮肤病也可升高。CA125、CA19-9 在某些腺癌病例可有一定升高，但意义不大，仅供参考。

（孙建衡）

第二十九章　子宫颈癌放疗后中心性未控及复发的再放射治疗

在二十八章已提到子宫颈癌放疗后半年内治疗区域内仍存在有肿瘤称为未控，半年后治疗区域内再现肿瘤称为复发。宫颈癌放疗后中心性未控及复发系指宫颈、阴道、宫体的复发。一般说宫颈癌放疗后未控或复发大部分是在宫旁。中心性未控及复发只占1/4~1/3。未控的判断，前章已有介绍。复发诊断一般并不困难，个别活检因局部坏死等原因不好确诊者，临床有经验的医师可根据临床检查、影像学表现、肿瘤标志物等综合分析诊断。中心性未控及复发的患者，若无手术禁忌可考虑手术。手术前要对患者全面情况作充分了解。包括盆腔内子宫旁、膀胱、输尿管、直肠情况。排除远处转移，如肺转移、肝转移、腹膜后及锁骨上淋巴结转移，以及骨转移等，了解有无肾盂积水，一般伴有肾盂积水、肾无功能者手术可切除性大大减小。子宫颈癌放疗后中心性未控及复发手术主张筋膜外子宫附件切除，不倾向做较广的子宫切除。因后者并发症高，一旦出现临床处理十分困难，而生存率未因手术扩大而提高。Rutledge 报道 44 例宫颈癌放疗后复发或病灶持续存在的患者行手术治疗，第一组 13 例为ⅠB~ⅡA 期行根治性腹式或阴式子宫切除，并发症是 31%，生存率 84%；第二组 20 例为晚期病变，行根治性手术，主要并发症为 50%，生存率 49%；8 例行扩大的 Wertheim 手术，包括侵及膀胱或宫旁，并发症为 75%，各种瘘 26%，生存率 25%。

宫颈、阴道、宫体部是腔内放疗的高剂量区，这些部位治疗失败应分析是否是近距离治疗有不恰当之处。中心性复发的治疗再放疗仍以腔内放疗为首选，因它是最邻近病变，病变直接受到照射。但是，再次放疗有很多不利之处，如盆腔纤维化，血管闭塞，局部组织缺血等降低了放射敏感性。阴道狭窄、弹性丧失，影响容器的恰当放置，不易推开膀胱与直肠等。关于腔内放疗的剂量学者意见不一。按我们以往传统观点，再次放疗不应超过原剂量的 1/2~2/3。但要看当时膀胱与直肠情况，治疗间隔时间，考虑选择的治疗方案，包括宫腔放疗、阴道放疗，以及容器选择等。宫颈癌再放疗 5 年生存率 10%~20%，远低于手术治疗的效果（中国医学科学院肿瘤医院为 39.6%）。

子宫颈癌放疗后阴道复发，再放疗顾虑更大。2006 年上海王香娥医师报道了有 40.3% 的 5 年生存率。方法为：局部贴敷肿瘤基底量 30~40Gy/3~4w/3~4f，以后再全阴道模治疗，基底量 20~30Gy/2~3w/4~6f，但此种方法治疗并发症较高，中、重度放射性直肠炎占 30.6%。在 17 例严重的放射性直肠炎中 10 例出现直肠阴道瘘，15 例放射性膀胱炎中（血尿）有 1 例膀胱阴道瘘。

复发治疗的有关问题，如并发症，生存率等问题应向家属及患者讲清，由他们选择。

（白　萍）

第三十章 妊娠及妇科有关合并症与近距离放射治疗

一、子宫颈癌与妊娠

宫颈癌合并早期妊娠，应终止妊娠。可放射治疗使其自然流产。一般均可体外照射使其流产。文献报道：早孕合并宫颈浸润癌，体外照射过程中全部发生自然流产，流产的时间发生在体外治疗开始 27~50 天，平均 33 天。对于宫颈局部较大肿瘤患者，亦可予一定后装消除量，以减少阴道流血症状和流产时出血。

中期妊娠的胎儿对放射线的敏感性降低，体外照射后发生自然流产所需的时间长，自然流产率 70%左右。主张剖宫取胎，此期胎儿不能成活，术前予一定量消除量再剖宫取胎为好。

晚期妊娠，均考虑剖宫产。患者及家属对胎儿要求迫切，可保胎至胎儿成活概率大时行剖宫产。保胎患者，剖宫产前一般不做放疗。产后常规放射治疗

妊娠处理结束后应抓紧治疗子宫颈癌，腹部伤口愈合后即开始体外照射。子宫复旧前宫腔容积扩大，若行宫腔内放疗会影响腔内治疗剂量的合理分布。所以在制订治疗计划时需要考虑子宫大小与内、外照射的合理安排，子宫复旧后再行宫腔内放疗为好。

二、炎症与近距离放疗

子宫癌患者阴道局部带菌或感染颇为普遍。对于一般细菌可不必特殊处理，治疗过程中注意阴道冲洗，局部清洁，感染亦随之好转。但带有金黄色葡萄球菌、铜绿假单胞菌，及有腹痛，脓性阴道排液患者必须积极处理，使用敏感抗生素。在急性或亚急性盆腔炎发作时，体温超过 37. 5°，不行宫腔内放疗。子宫炎症、宫腔积液、积脓均可致宫壁充血水肿，腔内操作可致子宫穿孔引起盆腔腹膜炎、腹膜炎等严重情况，延误放射治疗，且炎症导致局部淤血，降低放射敏感性，肿瘤治愈性降低可达 10%~30%。

放疗过程中出现的盆腔炎症，多由腔内治疗操作不当引起。严格执行无菌操作，动作轻柔，技术熟练是预防炎症的最好办法。

三、子宫肌瘤与近距离放疗

宫颈癌与子宫内膜癌常合并子宫肌瘤。各种子宫肌瘤（黏膜下、肌壁间、浆膜下）均可影响腔内治疗的剂量分布，影响诊断和评价治疗。有手术指征的早期宫颈癌及内膜癌可手术治疗。放疗者可按常规放疗。一般不大的肌瘤放疗后可随子宫萎缩，消失。若疗后 3 个月仍未见子宫缩小，考虑筋膜外子宫切除。肌瘤较大者，放疗期间有发生子宫肌瘤变性的可能，常表现为腹痛、发热，影响疗程。有蒂的黏膜下肌瘤，可致放置容器困难，腔内

治疗前可经宫腔镜电切术。肌瘤在宫腔影响容器位置。肌壁间肌瘤能使宫腔增大，常使确定宫腔剂量困惑。肌瘤在射线作用下，有无恶变的可能，需引起重视，宫颈癌放疗后再发性肿瘤已多有报道，以中胚叶混合瘤、内膜腺癌多见，平滑肌肉瘤少见，但仍有报道。在宫颈癌的放疗中，肌壁受近距离放疗比体外照射量要大，肌组织对放射线不敏感，但不等于不会致其恶变。所以对合并肌瘤的患者疗后随诊中，要注意有无恶性肿瘤的可能。疗后再发肿瘤的出现，一般时间较长，国内报道平均时间均在 10 年以上。

四、附件肿物与近距离放疗

1. 炎性包块　无症状的，界限不清的陈旧炎性包块，可不予特殊处理。经验告知，体外照射对慢性盆腔炎症有一定的消除作用。但不恰当的腔内治疗可“激活”慢性炎症，此时可有腹痛、发热、腹部压痛，反跳痛，需用抗生素治疗，炎性包块局限，界限清楚，或形成脓肿，应手术切除包块。必要时盆腔引流。

2. 附件肿物　子宫颈癌合并大于 6cm 的附件肿物，一般应手术切除附件肿物。一般在疗程中行双附件切除术，对疗程影响不大。手术后恢复期间肿瘤也可继续消除。因放疗后留下一侧卵巢也无功能，也免除以后发生意外可能。若切除肿物系恶性肿瘤，可依病理性质选用化疗，并可与放疗同步治疗。若不手术，放疗期间肿物可能扭转、感染，甚至破裂。而且不能除外有卵巢恶性肿瘤可能。单纯放疗或放化疗均对卵巢恶性肿瘤无肯定的根治效果。影像学及肿瘤标志物检查，对确定治疗方案有所帮助，不可或缺。子宫内膜癌治疗首选手术，合并附件肿物处理不是问题。不适手术者需以具体情况考虑治疗方案。附件肿物不大，疗中未经处理者，疗后应注意观察，包括影像学及肿瘤标志物的检查。

五、贫血

妇科肿瘤多以阴道流血为主要症状求治。阴道大出血者亦颇常见，特别是外生型大菜花、结节性肿瘤，肿瘤可大量出血。此外，一些溃疡、空洞性肿瘤，可累及宫旁、阴道旁血管，甚至子宫动静脉造成急性大出血，出现失血性休克，而危及生命。阴道出血多以纱布填塞压迫止血，无效时可子宫动脉栓塞。若仍不能止血可行髂内动脉结扎。

对外生型肿瘤出血，阴道近距离放疗也是一个快速止血方法，可采用两个阴道球或阴道盒治疗方式，若 V 点一次予 10Gy，肿瘤中心可获 20~30Gy，一般两次即达到止血效果。二次治疗间可纱布压迫。

贫血为妇科肿瘤常见表现。对放射治疗而言，贫血使组织、细胞成缺氧状态，降低放射敏感性。以往血红蛋白降至 70g/L 以下，是属放射禁忌。严重贫血状态应急速校正，最快方法当属输血。血红蛋白 80g/L 以上时开始放疗，严重贫血者生存率比正常者可低20%~30%，故不可小视。

放射治疗对造血系统有抑制作用，红血系统虽不如白血系统及血小板敏感，但放疗本身也能引起贫血。故疗中及疗后仍需注意。

（王淑珍）

第三十一章 姑息治疗

近些年来临床肿瘤学有很多概念上的变化，其中包括把肿瘤看成是一种慢性病；摒弃了以往对姑息治疗消极看法，甚至错误地与临终关怀混为一谈。其实，“慢性病”与“姑息治疗”是有内在的联系。慢性病是难以治愈的，但治疗可以减轻症状，长期维持生命，保持高的生存质量。而姑息治疗并不是消极对待无法治愈的疾病，而是积极地利用各种治疗手段，缓解症状，抑制肿瘤发展，保持生活质量，使患者有尊严的延长生命。

以往以近距离放疗用作姑息治疗，仅限于对晚期肿瘤局部止血，特别对于一些外生性的肿瘤，止血效果好而快，并能很快地改善患者的一般情况。腔内治疗阴道量 30Gy 以下，即能解决外生性子宫颈癌的出血。

一些概念的变化，使我们临床处理肿瘤也发生了一定的改变。对一些无法根治的肿瘤，不愿再采用对疾病无利，又增加患者痛苦和经济负担的措施。我们也积累一些以近距离放射治疗作姑息治疗的经验。即以近距离放射治疗使得无法根治的肿瘤的患者长期生存，避免了全身治疗的反应和并发症的痛苦，生活基本得以自理，活得有尊严。经验告诉我们，所谓的“姑息治疗”只要与患者、家属讲清很易被他们接受。下面介绍两例以近距离放疗方法姑息治疗患者的过程，供读者考虑。一例生存近 7 年，死于原因不明发热；一例仍带瘤生存 8 年，仍在处理中。

【病例 1】患者，64 岁，已婚未妊娠。因阴道出血 3 个月就诊，发现阴道左下 1/2 有 2. 0cm 范围，结节溃疡肿物，累及黏膜下，活检为腺癌。两年前曾因子宫肌瘤行全宫附件切除，术后病理有子宫内膜高度不典型增生。1987 年 11 月 28 日 ~1988 年 3 月 21 日期间以加速器 8MV X 线盆腔照射 45Gy，Buchler ^{137}Cs 后装阴道塞子治疗，表面剂量 26Gy。治疗满意肿瘤消失。

1988 年 12 月随诊发现原发灶下方有 0. 8cm 结节，认为肿瘤复发，又以 Buchler ^{137}Cs 后装阴道塞子治疗两次，表面剂量 14Gy。

1889 年 12 月离首次来院已 2 年 1 个月，因时有阴道血性分泌物，检查发现阴道前壁外口有 1. 0cm 硬结。Buchler ^{137}Cs 后装阴道塞子治疗三次，表面剂量 30Gy，以加速器 8MV X 线阴道口照射 Dm20Gy，疗后阴道已明显狭窄。1990 年 12 月随诊见阴道前壁下 1/2 有结节样突起，送病理为少许腺癌浸润。1991 年 3 月间再行 Buchler ^{137}Cs 后装阴道塞子二次，^{192}Ir WD-18 后装机组织间插植照射三次，表面剂量 25Gy。此后患者仍来院随诊。1993 年 3 月阴道前壁疑有肿瘤，患者已是古稀之年，不愿再次放疗，对症处理。1994 年 9 月 2 日因高热来院急诊，除腹部有压痛外，未见其他明显体征，两日后高热不退，终因呼吸、循环衰竭而亡。患者自治疗开始至发热死亡前无明显并发症，生活自如，生存了 6 年 9 个月。

【病例2】患者，56岁。患者2005年9月无明显诱因出现阴道不规则出血，量少。2005年9月30日在外院就诊，妇科检查见阴道菜花样肿物，质糟脆，约5×5×4cm，向阴道右侧壁偏后部位生长，宫颈光滑，诊断“阴道癌”。2005年10月10日开始放射治疗，行^{192}Ir肿瘤插植2次，自肿瘤中心穿入约5cm，源旁1cm剂量500cGy。2005年10月17日开始行全盆外照射DT2000cGy/2W，改为中间挡铅3cm，改为盆腔四小野照射，累积D_T2500cGy/3W，右侧小野加量D_T500cGy，同时行^{192}Ir腔内后装治疗8次（阴道塞子表面量1500cGy/3f，宫腔+阴道穹隆A点3000cGy/5f）。放疗结束后，阴道右侧壁肿物消失，此后定期复查。2006年11月27日复查时发现阴道肿物，阴道镜下取活检病理示：（阴道）鳞状细胞癌，肿瘤复发，2006年12月22日、2006年12月27日行腔内中子治疗2次，黏膜剂量D_T800cGy（i）。2007年1月4日发现外阴结节状肿物，约2cm大小，考虑外阴转移，于2007年2月局麻下行外阴肿瘤扩大切除术，术后2007年3月12日~2007年4月9日行外阴截石位4MV X线放疗，D_T4000cGy/20f。2008年2月2日行阴道TCT检查，细胞病理学检查：鳞状上皮内高度病变。阴道镜下宫颈活检示：（宫颈3点、9点、后壁6点）鳞状细胞癌。2008年3月10日~2008年4月14日行腔内中子治疗8次，A点剂量1600cGy（i）/4f，阴道下1/3黏膜受量D_T2000cGy（i）/4f。疗后患者定期复查，未见肿瘤复发转移，但出现间断肉眼血尿，予对症治疗后缓解。2013年4月16日因排尿困难，在当地医院行留置导尿管，引流出暗红色尿液，为行对症治疗再次入院。经抗炎、止血等对症处理，症状好转，拔除尿管后能自行排尿出院。其后妇科检查见狭窄的阴道前壁黏膜下硬。建议去泌尿专科会诊，希望行膀胱镜检查。泌尿科医师谓功能性膀胱，未予膀胱镜检查。回家休养。但仍出现排尿困难，插置导尿管。2013年10月随诊时见一般情况好，仍保留导尿管。外阴萎缩，阴道狭窄，容一指，深2~5cm，前壁结节样，触血明显。做TCT及阴道前壁11°活检。导尿管拔除，能自解排尿。TCT（-），活检为鳞癌。仍决定中子腔内放疗，予SL（n）程序3次CS3。表面剂量12Gy（i）。本例阴道癌放疗后反复复发，多次放疗，虽有尿血但对症处理好转，病虽不能治愈，但疗后至今（2014年6月）虽仍有肿瘤，但已8年8个月。

以上两例均系阴道癌患者。阴道癌治疗困难。若初治手术治疗，涉及范围大，即使疗后生存，其生活质量存在问题，疗后并发症也威胁患者生命。本两例患者均肿瘤长期存在，没采用所谓“根治治疗”，比较其生存状态，“根治”还是“姑息”，孰优孰劣，值得考虑。

（孙建衡）

第三十二章 子宫颈癌放射治疗后病理形态学

子宫颈癌根据肿瘤组织学特点可分为鳞癌、腺癌、神经内分泌癌等不同类型，但以鳞状细胞癌最为常见，腺癌及其他类型的癌较少，中晚期患者临床主要的治疗手段是放疗或放化疗，放射治疗包括体外放疗及体内放疗。化疗分为局部或全身用药。经放（化）疗后，肿瘤体积往往可以缩小，但其组织学改变文献上报告的不多，本文拟就宫颈癌放射治疗后的形态改变，以及影响形态改变的因素做简要的描述。

一、影响肿瘤放射治疗后的形态改变的因素

（一）肿瘤组织的敏感性

不同肿瘤组织在受到照射后出现变化的反应程度各不相同，称为放疗敏感性。其与肿瘤细胞的增殖周期和分化程度有关，增殖活跃的肿瘤细胞对放疗敏感性高，而分化程度高的瘤细胞对放疗感性低；此外，肿瘤细胞的氧含量也直接影响放疗敏感性（乏氧细胞对放疗和许多化疗药耐受），如肿瘤体积小，血运好，乏氧细胞少则放疗效果好，肿瘤体积大，需要杀灭的克隆源细胞数量多，瘤内血运差，甚至中心有坏死，则放疗敏感性低；表浅的癌，较深部的肿瘤血运好，敏感性高；一般来说，宫颈鳞状细胞癌较腺癌的放射治疗反应改变明显也容易观察。

（二）放射治疗的剂量和放射治疗后取材的间隔时间

肿瘤形态改变与治疗量和间隔时间有关。通常放射治疗的剂量越大则形态改变越明显，如宫颈鳞癌，当放疗剂量在 12Gy 以下，往往瘤细胞无明显变化，但放疗 50Gy 以上，则会有形态改变；此外形态改变也与治疗后的间隔时间有关，治疗后随即手术并进行病理检查，尽管此时瘤细胞已发生 DNA 链的损伤或染色体畸变，但其形态学改变并不明显，由于瘤细胞死亡需数天至数月，所以需经过一段时间后，才可观察到瘤细胞的形态学变化。

（三）肿瘤浸润和瘤床情况

对于体外放射治疗，浸润性癌改变比较明显，而原位癌或癌旁原位癌/早期浸润癌，放射治疗较不敏感；另外影响恶性肿瘤放射治疗敏感性的重要条件之一是瘤床的血液供应情况，瘤床血管越多，血供愈丰富，氧愈充足，瘤细胞对放射治疗愈敏感，反之，瘤床血供不丰富，纤维组织较多，瘤细胞放射治疗敏感性越差。

二、宫颈癌放射治疗后基本病理变化

（一）癌细胞的改变

恶性肿瘤对于放射治疗和化学治疗后的病理形态学变化，虽然有一些差异，但两者基

本类似，主要表现为瘤细胞的退化性变与间质反应两个方面。瘤细胞以胞核、胞质的改变较为突出。

急性变化包括胞核或胞质空泡形成。首先见到瘤细胞的有丝分裂相对的减少，继而胞质产生变性。放射治疗初期，瘤细胞核结构显示不清，染色质结构不均匀、染色质凝集，核固缩呈深蓝色，提示 DNA 停止转录。细胞核呈“牛眼样”或称“铁丝圈”样改变，核膜明显增厚、扭曲。或出现核肿胀，核呈“木炭样”肿大，核形态不规则，可见单核或多核的瘤巨细胞。这些退化性改变，通常是可恢复的。但当病变进一步加重时，出现核碎裂，染色质崩解，呈致密的蓝色碎屑，散在于胞质中，核膜破裂，瘤床内见散布的细胞核碎片；在脱氧核糖核酸酶的作用下，染色质的 DNA 分解，细胞核失去对碱性染料的亲和力，因而染色变淡，甚至只能见到核的轮廓。最后核的轮廓也完全消失，出现核溶解。此时已发生了不可逆的形态改变即坏死。在癌细胞核退化过程中，细胞质也同步地发生一系列变化。较之细胞核的改变，细胞质的改变更易被观察：瘤细胞肿胀，胞质红染，形成嗜酸性小体。多数放射治疗后的病例，瘤细胞的细胞质内出现大小不等的空泡。经特殊染色证实，这些空泡或苏丹Ⅲ染色阳性（肪肪性变）或黏液卡红染色阳性（黏液性变），有时瘤细胞胞质出现的空泡，上述特殊染色均为阴性，但 PAS 染色显示阳性，经淀粉酶消化后，仍为阳性（即 PAS 阳性物质），瘤细胞进一步退化时，细胞或皱缩或肿胀呈气球样（图 32-1～图 32-4）。经 6 周治疗完成后，上皮细胞开始萎缩，间质局灶坏死及玻璃样变性。有些病例胞质空泡样变可持续多年。最终坏死的肿瘤细胞和崩解的间质融合成一片模糊无结构的颗粒状红染物质。由此可见肿瘤细胞的退变和死亡是一个连续渐进过程，是一种量变至质变的过程。

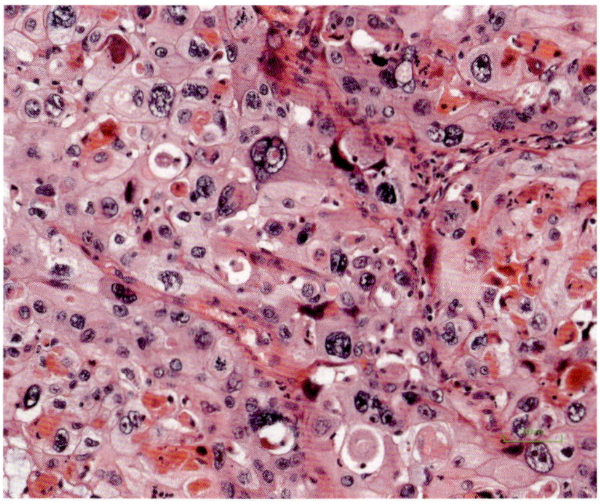

图 32-1 宫颈鳞癌放疗后退变的瘤巨细胞，可见双核、牛眼样或铁丝圈样核（HEX20）

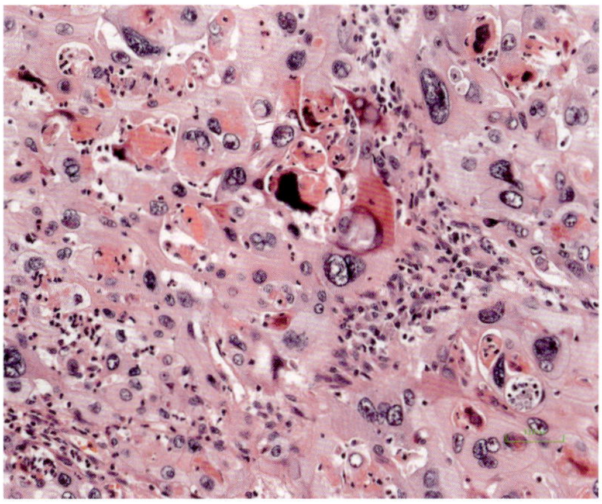

图 32-2 宫颈鳞癌放疗后退变的癌细胞，胞质丰富嗜酸、核深染、固缩（HEX20）

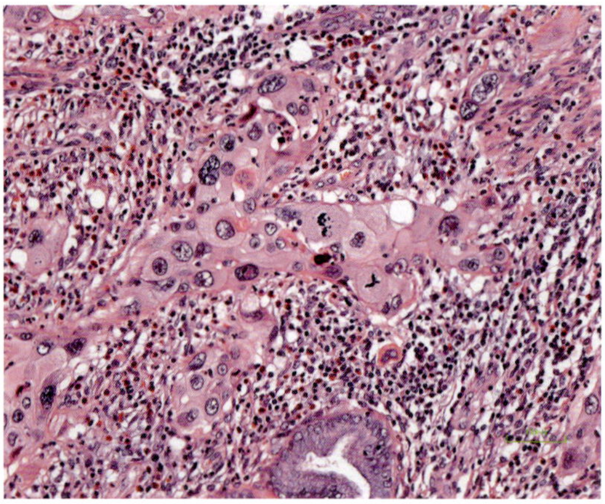

图 32-3 宫颈鳞癌放疗后退变的瘤细胞，可见核碎裂及核分裂象（HEX20）

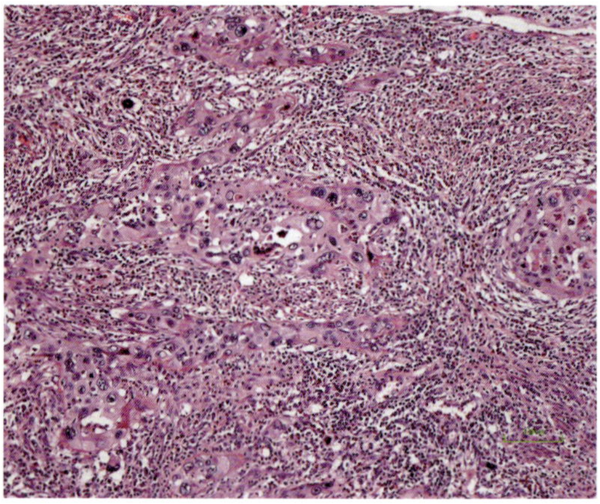

图 32-4 宫颈鳞癌放疗后，瘤细胞周围有大量炎细胞反应（HEX10）

（二）间质的改变

所谓肿瘤间质是指瘤床的所有组织包括血管、淋巴管、成纤维细胞及其他结缔组织以及各种类型的炎性细胞。癌细胞退化坏死过程中，间质也发生一系列渐进性的变化。在瘤细胞退化性变的初期，首先出现间质水肿，有少数淋巴细胞包绕退化性变的瘤细胞形成结节样，有的淋巴细胞甚至侵入已经退化性变的瘤细胞内，形态类似神经细胞退化时的“嗜节”现象。当瘤细胞进一步退变时，淋巴细胞逐渐增多，可有少数中性粒细胞浸润，同时瘤床内毛细血管增生，呈肉芽肿样改变。此时退化性变的瘤细胞数量减少，残存的癌细胞被肉芽肿所包绕。瘤床内可出现些形态不规则的空隙，其中可见一些细胞碎片或嗜酸性粉红色蛋白性物质。残存的鳞状细胞癌的癌巢周围可见较多角化物，出现异物巨细胞反应及被吞噬的角化物和钙化结节。在退变坏死的瘤床中，还可以见到胆固醇结晶、泡沫细胞浸润，瘤床内中小动脉可有血管内膜炎或血管周围炎。血管腔狭窄闭锁，甚至可有血栓形成。在血栓附近的癌细胞巢内，可见到片块状凝固性坏死及橙色血质，说明血液供应不足的缺血性坏死。坏死周围也有大量吞噬细胞出现，细胞内含有脂质。有时瘤床内可有淋巴滤泡形成，进一步发展瘤细胞可完全消失，瘤床内空隙塌陷，炎细胞和毛细血管减少或消退，最后瘤床纤维组织增生或瘢痕形成，瘢痕可呈灶状或弥漫性，创伤完全愈合（图 32-5~图 32-7）。

肿瘤的放射治疗后的退化性变，一般是可逆的，而坏死则是不可逆的。瘤细胞与癌床结缔组织的改变也是同步的，不过人们常注意瘤细胞的改变，而忽略间质反应。需要注意的是，对于放射治疗所引起的细胞核的改变，极易误诊为癌。另外值得一提的是，过去大家对放疗后的鳞状上皮异型变化感兴趣，但近年研究认为辐照结束后 6 周至 18 年，在获取的全子宫或宫颈活检标本中，发现宫颈内膜隐窝较正常减少，腺上皮变扁，一般呈立方状，不出现复合式或筛状结构，可出现单个腺体细胞增大，胞质嗜酸，核增大，极性消失，染色加深，染色质模糊。

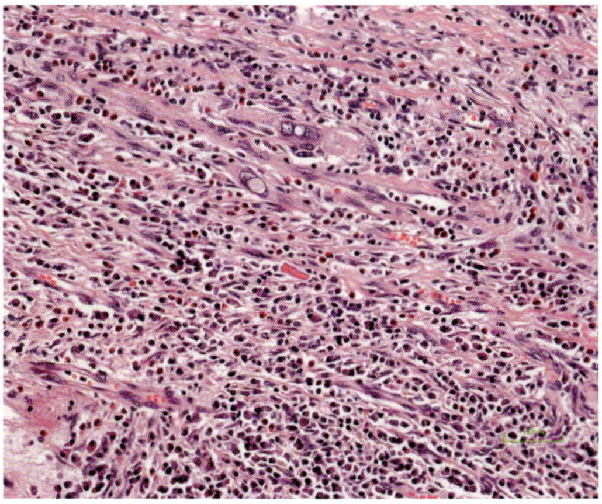

图 32-5　宫颈鳞癌放疗后，残存的肿瘤细胞，可见核内包涵体，瘤细胞周边大量浆细胞、淋巴细胞浸润（HEX20）

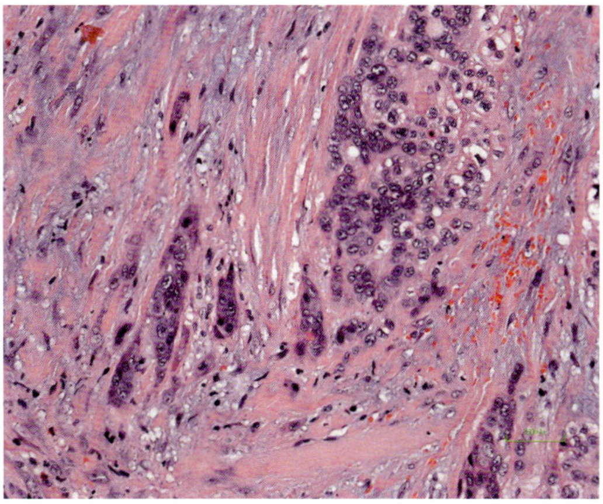

图 32-6　鳞癌放疗后，肿瘤组织萎缩，周边纤维组织增生（HEX10）

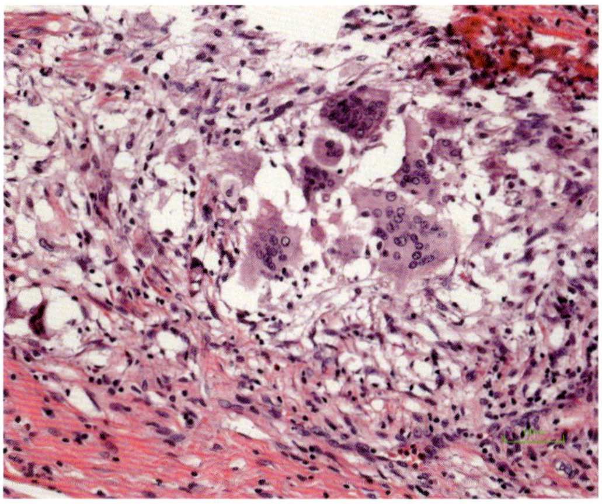

图 32-7　鳞癌放疗后显示多核巨细胞反应（HEX20）

三、宫颈癌放射治疗后的分度

根据瘤细胞的退化坏死程度及间质的反应，将其分为相互连续的 3 度：

Ⅰ度反应：即轻度放射治疗反应，又称退化性变期，这是肿瘤放射治 疗后最早期的形态学改变。肉眼观察不明显，镜下主要表现为癌细胞不同程度的退化性变，其中瘤细胞胞核出现固缩或肿胀，瘤细胞体积增大，胞质肿胀、嗜酸性变，或者形成大小不等的空泡，核分裂象减少，在退化性变的瘤细胞周围，可有多少不等的淋巴细胞、浆细胞浸润，但此时毛细血管增生并不太显著。在鳞状细胞癌癌巢周围，可见角化的癌细胞增多。退化性变的癌细胞，被淋巴细胞包绕或侵入形成所谓“卫星”结节或“噬节现象”，这种改变是可逆性的，但如果没有治疗前的对比观察，很难看出此种改变是肿瘤放射治疗后的一种反应，抑或是缺血所造成的退化性变。在鳞状细胞癌放射治疗剂量较少时，往往出现以瘤细胞退化性变为主的改变。对于宫颈腺癌，也表现为瘤细胞不同程度的退化性变，但其形态改变不及鳞状细胞癌突出。

Ⅱ度反应：即中度放射治疗反应，又称肉芽肿形成期。肉眼观察：肿瘤大部消失，但标本中仍可见残存的肿瘤组织。瘤床充血，色深红，切割时可有砂粒感，由于存在纤维组织与毛细血管增生，肉芽肿形成，质地较韧，残余的瘤组织呈灰黄色，可见出血及坏死。镜下所见：瘤细胞大部消失，残存的癌细胞有不同程度的退化性变及坏死，退变及坏死组织被肉芽组织所包绕，瘤床内可见不规则的空隙，其中可见粉染的蛋白性物质及细胞碎片，并可见淋巴细胞，泡沫细胞浸润，异物巨细胞反应及钙化结节形成。有时还能见到胆固醇结晶，癌床内出现不同程度的纤维化。鳞状细胞癌中的肉芽肿内往往包绕一些角化物。而在腺癌，往往出现一些小的黏液湖，其中见散在分布的、退变的腺癌细胞。

Ⅲ度反应：即重度放射治疗反应，以纤维组织增生为主，甚至有瘢痕形成，故又称为纤维化期。肉眼观察：瘤床被结缔组织所取代，几乎见不到残存的瘤组织，标本质地柔软。镜下见瘤细胞完全消失，偶尔可见少许角化物质或黏液存在，炎细胞及毛细血管减少或消失，较大的血管可见血管内膜炎或血管周围炎，甚至血管腔完全闭锁。瘤床内见弥漫增生的纤维组织或灶状纤维化。创伤完全愈合。

上述反应说明，肿瘤的放射治疗后的改变，癌细胞的变性，坏死及间质反应，与一般组织的物理、化学及微生物损伤类似，基本反映了组织的损伤、清除、修复过程，即瘤组织的损伤（瘤细胞的变性与坏死），坏死物质的清除（肉芽肿形成以及各种炎细胞及组织细胞浸润）及创伤的修复（瘤细胞完全消失，瘤床内纤维组织增生或瘢痕形成。）它是一种非特异性的病理生理过程，也是一种相互连续的，不能分隔的反应，尽管放射治疗及化学治疗的机制不同，方式方法有些差异，肿瘤的部位或类型不同，但总的治疗后的形态改变是类似的。为了反应临床治疗效果以及预后的判断，根据瘤组织的退变、坏死及消失程度以及瘤床间质的增生状态，人为地将其分成相互连续的 3 度。这种分度在食管癌的术前放疗中已经证明，放疗反应的程度与患者预后有相关性。

四、小结

肿瘤的放射治疗及化学治疗其形态改变略有差别，但差别不大。其基本病理改变：瘤细胞退化性变，伴炎细胞浸润，肉芽肿形成，最后纤维组织增生。与一般组织损伤后的修补过程类似。

鳞癌放疗或化疗后，癌细胞退变坏死，可有大片角化形成，胆固醇结晶，异物巨细胞反应及钙化。而腺癌放射治疗后，主要表现细胞肿胀，核浓缩，核碎片及瘤细胞坏死，缺乏角化及胆固醇结晶，有时可见小的、散在的黏液湖形成。

鳞癌放射治疗后，各种退化性改变较为突出，而腺癌组织学反应往往不明显，显示鳞状细胞癌的放射治疗反应较腺癌更明显。

比较癌的放疗与化疗，放疗的血管内膜炎及血管周围炎更为突出，而化疗这种反应较轻。肿瘤放射治疗后的形态学改变，是不均一的，这与瘤细胞的增殖周期以及局部环境有关。

（张　询）

第三十三章　子宫颈癌放射治疗对细胞病理诊断的影响

宫颈癌放射治疗后宫颈或阴道残端的细胞学检查主要目的是检测有无新发生的病变、肿瘤复发、残留癌等，对放疗的疗效判断也有意义，也可作为预后的参考指标之一。认识放疗引起的细胞病理变化在实际工作中很有意义。放疗对肿瘤的破坏是渐进的，整个疗程通常为2个月左右，在放疗起始细胞学涂片中主要表现为急性炎症反应，大量渗出液分泌和中性粒细胞浸润，放疗结束后急性炎症逐渐转变为亚急性或慢性炎症反应。主要表现为淋巴细胞、浆细胞、组织细胞浸润，成纤维细胞增生、大量修复细胞出现等。放疗对细胞的影响贯穿整个放疗过程，在放疗的3~5天后即可观察到上皮细胞的变化，放疗一周后细胞变化即已明显，细胞形态的变化持续时间有明显的个体差异，多数持续到放疗结束3~6个月，少数可持续数年。常规建议放疗结束后3个月内进行细胞涂片检查。

放疗引起的细胞涂片改变主要包括有癌细胞的变化、正常鳞状细胞和腺细胞的变化。放疗一方面是对癌细胞的杀伤和摧毁，同时也对正常组织造成损伤，在涂片中表现为癌细胞的退变、坏死和消失，正常细胞也发生退变，同时组织损伤引起细胞的增生、再生、修复，在涂片中表现为不成熟鳞状化生细胞、基底细胞出现增多、储备细胞、修复细胞的出现等。下面就放疗对细胞形态的影响以及在诊断中鉴别诊断问题做简要描述。

一、上皮细胞对放疗的反应（图33-1~图33-22）

（一）正常细胞的变化

鳞状细胞：涂片中主要出现的细胞成分，表现为鳞状细胞的退变与增生同时存在，细胞退变有两种形式：肿胀性退变，固缩性退变。肿胀性退变表现为细胞和核同步增大，核染色质变疏松、结构模糊呈云雾状，核膜裂解核碎裂，细胞质出现空泡、细胞膜破裂、细胞碎片形成；细胞增生的改变表现为细胞增大、双核或多核、核染色质增加，甚至出现核形不规则等非典型改变，需与上皮内病变细胞相鉴别。明显退变的细胞对初学者有可能误读，稍有经验者不易误诊或过诊；增生性变化的细胞由于核增大，染色质结构清楚易导致过诊，在诊断中尤要注意，有放疗的病史在诊断时要考虑放疗对细胞的影响可避免误诊，临床医师在填写申请时应提供相关资料。表中层鳞状细胞核质比不增加或轻度增加结合放疗史不轻易诊断病变细胞，底层或不成熟的细胞核形较规则，染色质无明显深染或无分布不均提示为反应性细胞。放疗反应可引起鳞状细胞形态的变异而出现畸形如纤维或蝌蚪形，但往往核的改变较轻微不具备明显的恶性特征。

腺细胞：宫颈腺细胞或宫内膜腺细胞对放疗反应的表现为细胞活跃、核增大、核仁明显，类似修复细胞的表现，腺细胞核增大，易见多核细胞，核仁明显，需与癌细胞相区别；增生腺细胞极性存在也无三维细胞结构是二者区别的主要要点。腺细胞的放疗反应相对于鳞状细胞出现少，由于大多数放疗病例为鳞状细胞癌，腺细胞的变化通常不易引起误诊。

不成熟化生细胞：放疗后，不成熟化生细胞数量增多为常见现象，不成熟化生细胞仍保持鳞状细胞的基本形态和结构，细胞较成熟鳞状细胞小，胞质内常见空泡，胞膜常见假足，核较小约为宫颈柱状细胞核的 1～2 倍，核仁小可明显，核圆形或卵圆形，核膜规则，注意不要误认为高度病变细胞。高度病变细胞核质比倒置、核染色质深、核形不规则甚而出现花瓣状核。

储备细胞出现：通常储备细胞很少出现在涂片中，放疗后储备细胞容易出现。储备细胞较小而常成群出现，排列松散，核小核形可轻度不规则，染色质轻度增加，可见不明显小核仁。细胞群周边常见分化不成熟的鳞状或柱状细胞。

修复细胞出现：修复细胞在放疗中或放疗后可大量出现，修复细胞呈单层平铺裂隙状排列，细胞核增大明显，核仁明显，细胞质丰富，核分裂象常见。经验不足者易将修复细胞误诊为恶性细胞，注意细胞的单层平铺排列方式、胞质丰富、核染色质不深，明显的大核仁提示为修复细胞。

（二）癌细胞的变化

为放疗主要攻击的靶细胞，引起细胞的变化很明显，细胞和核明显增大，核畸形更明显，细胞和核内出现空泡，核染色质模糊、核膜裂解、核碎裂，细胞膜破裂，最终导致肿瘤细胞变性坏死消失。

二、非上皮细胞的变化

在放疗初期以中性粒细胞的渗出为主类似急性炎细胞反应，随着放疗的进展淋巴细胞、浆细胞和组织细胞出现增多，到后期成纤维细胞活跃类似肉芽肿性改变，炎症贯穿整个放疗过程。放疗结束后局部最终以纤维化、纤维瘢痕形成，在此过程中涂片可出现大量的成纤维细胞增生，要注意与梭形细胞肿瘤或肉瘤相区别。成纤维细胞为一种间充质细胞，细胞呈纺锤形，核长梭形，胞质少位于核两端，细胞和核纤细染色质细分布均，成片或成束排列，胞界不清。梭形细胞鳞癌核形更多样更不规则，核染色质粗块状，仔细分辨易诊断。宫颈癌放疗后同时发生肉瘤的情况是很少见的，注意临床病史避免误诊。

三、主要鉴别诊断

1. 与低度病变细胞的区别　放疗导致鳞状细胞增大、变形、核增大、核深染，核形不规则等均可引起与低度病变细胞的区别困难。低度病变细胞的形态改变与放疗后细胞的形态上有很多相似，很多时候极难区别，我们的经验主要区别点：①有放疗史；②细胞整体严重退变，出现胞膜裂解，核染色质模糊，核碎裂，胞质空化明显；③细胞和胞核同步增大，核质比不增加。许多文献指出宫颈癌放疗后的细胞非典型改变与低度病变细胞无法区别，主要靠临床病史。细胞形态改变能用一种因素解释原则上不考虑做出另一种病变诊断。

因而临床提供相关病史能避免过度诊断的。放疗引起的空泡是细胞退变空泡需与 HPV 感染所致的空穴细胞相区别，前者空泡可一或多个，空泡壁薄，后者引起的空泡位于核周，为单个大的厚壁空穴。空穴壁厚而不规则。

2. 与高度病变细胞的区别 放疗引起的组织损伤，可导致涂片中出现大量底层细胞增生，不成熟化生细胞和储备细胞出现。这类细胞的出现可能引起与高度病变细胞的区别问题。主要鉴别要点是：高度病变细胞核质比倒置，核形不规则甚而似花瓣样核或锯齿状核膜，核仁不明显。放疗引起的细胞核增大，细胞同步增大，细胞质丰富，核质比因而不增加；放疗引起的细胞变化，核仁常明显，甚而出现大核仁；放疗时细胞和胞核的大小或核仁明显与否在判断良恶性细胞中意义不大。单个散在的细胞其特征更明显。高度病变易找到单个散在的细胞，在反应性改变中单个散在的细胞少见，常成群或成片出现。

3. 与癌细胞的区别 癌细胞是放疗的主要靶细胞，观察其放疗的反应及有无癌细胞残留有文献报道能预测治疗效果，但缺乏系统数据证实。癌细胞从放疗初即出现明显改变，细胞和核增大，裸核、核碎片，放疗结束后癌细胞消失，如出现核染色质粗分布不均核形极不规则、细胞黏附力下降易散在出现，应考虑有残余癌细胞或复发癌细胞。反应的细胞染色质通常不深染，核质比低。有文献报道放疗刚结束用细胞学涂片中有或无癌细胞来判断治疗的效果不准确，原因在涂片中无癌细胞不表明组织深层是否存在癌组织，同样涂片中有退变的癌细胞随后也可能被清除与预后不一定有紧密的相关性，因而放疗刚结束不建议立即行细胞涂片检查，建议 3 个月后进行为好。

总之，放疗对细胞的影响可能导致诊断中出现困难，甚而很难准确判断。与临床密切沟通，注意病史能尽可能的准确诊断。

四、细胞学结果的评价

放疗后近期随访应在完成治疗 3 个月后进行，近期是否需追加照射剂量或判断肿瘤是否控制不完全根据细胞学或组织学检查，细胞学和组织学诊断不一致常遇到，通常情况是放疗引起的改变对细胞学取材或组织学活检均造成干扰，易造成假阴性诊断，放疗引起的改变也易引起假阳性诊断。随访频率在治疗后第一年间隔 3 个月，第二年每 6 个月复诊，第三年适当延长。

有作者用细胞放疗反应和敏感反应来评价放疗疗效，前者通过观察良性细胞大小、形态变化以及癌细胞形态变化来评价疗效，后者通过涂片底层细胞出现的多少来预测预后，但许多人持怀疑态度。

细胞学阳性结果（ASC 以上病变）需临床引起重视，放疗后患者常规 3~6 个月会定期复查，细胞学 ASC 或 LSIL 不需要立即处置，ASC-H 或 HSIL 需警惕残存癌或复发癌，应做阴道镜检查和活检。

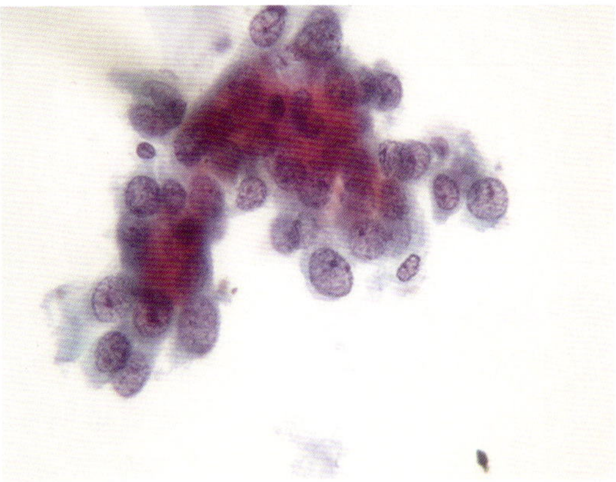

图 33-1 良性反应细胞（宫颈癌放疗后 1 年）细胞核质比高，核仁明显，核膜光滑

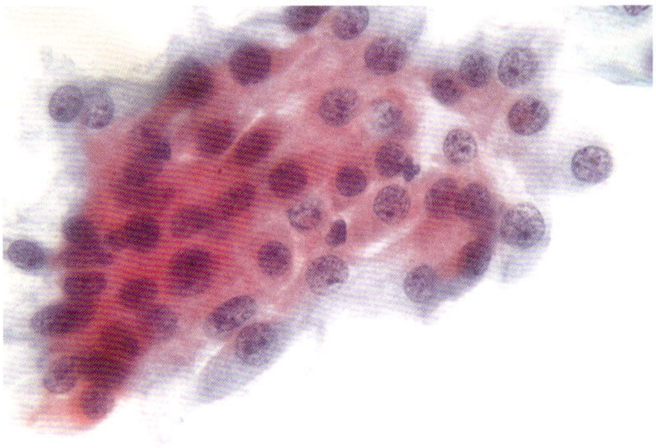

图 33-2 修复细胞（宫颈癌放疗后 1 年）胞质丰富，核仁明显，核膜光滑

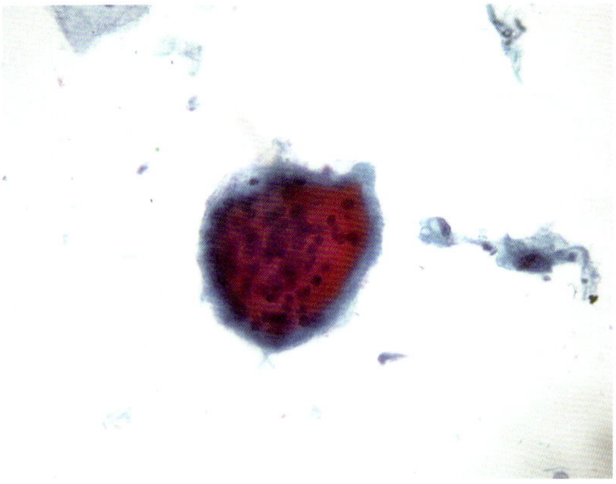

图 33-3 多核组织细胞（宫颈癌放疗后 6 月）

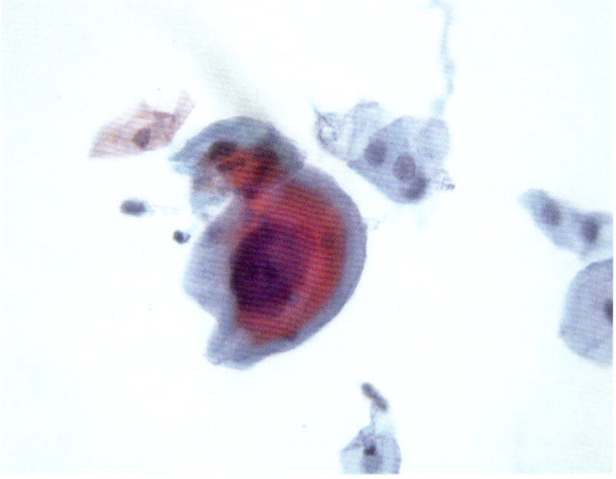

图 33-4 反应细胞，核肿胀模糊（宫颈癌放疗后 6 月）

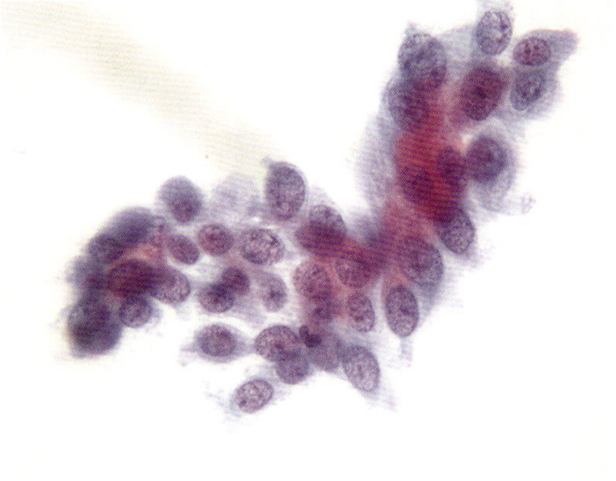

图 33-5 反应细胞增生活跃（宫颈癌放疗后 1 年）

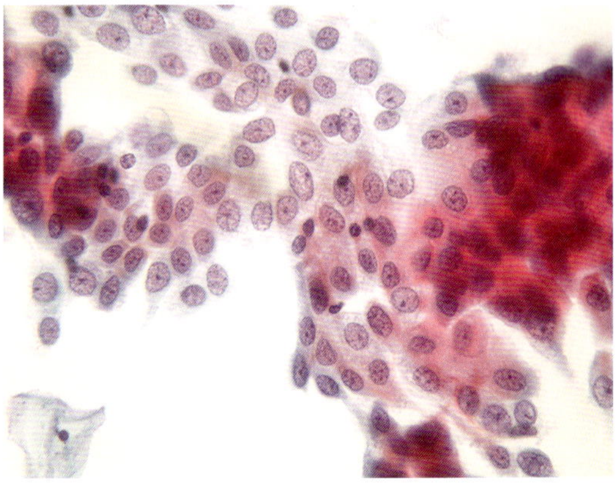

图 33-6 修复细胞（宫颈癌放疗后 1 年）

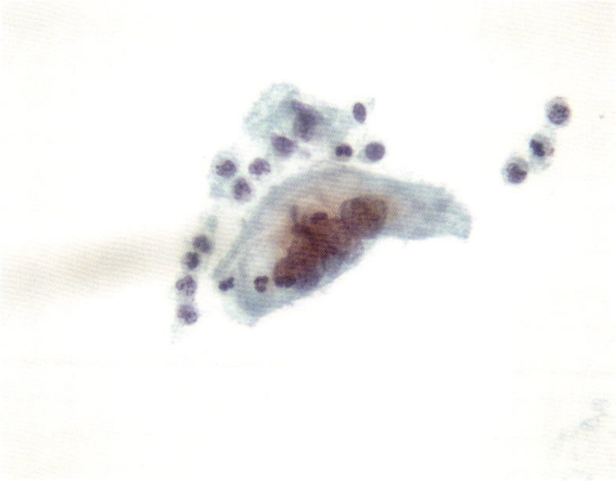

图 33-7　多核细胞（宫颈癌放疗后 7 年）

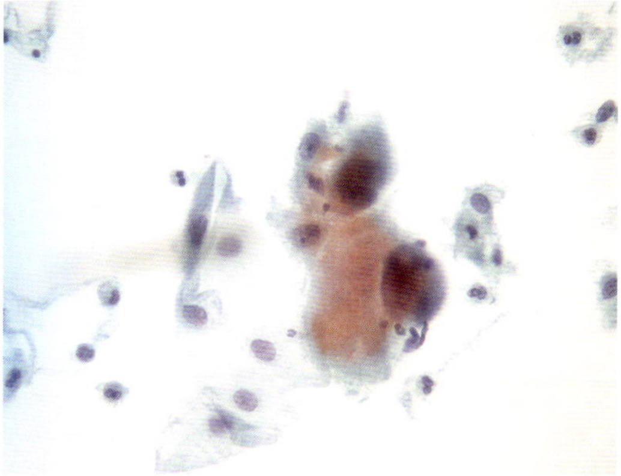

图 33-8　反应细胞，细胞退变核裂解（宫颈癌放疗后 7 年）

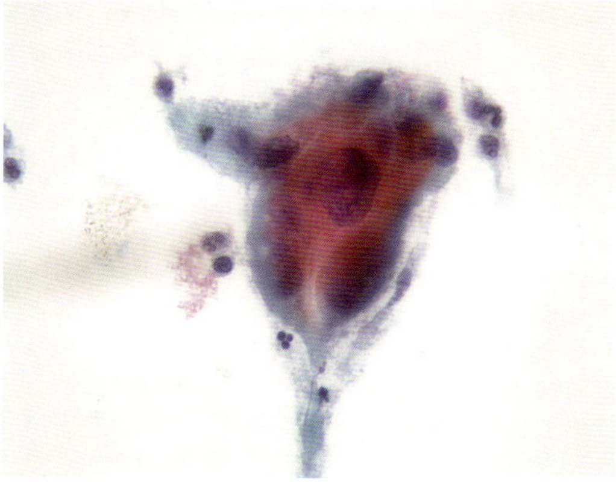

图 33-9　反应细胞，细胞质炎细胞侵入（宫颈癌放疗后 7 年）

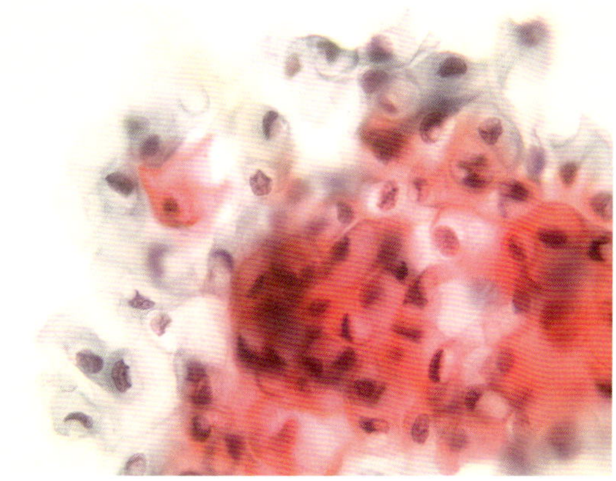

图 33-10　反应细胞，胞质退变空泡（宫颈癌放疗后 10 月）

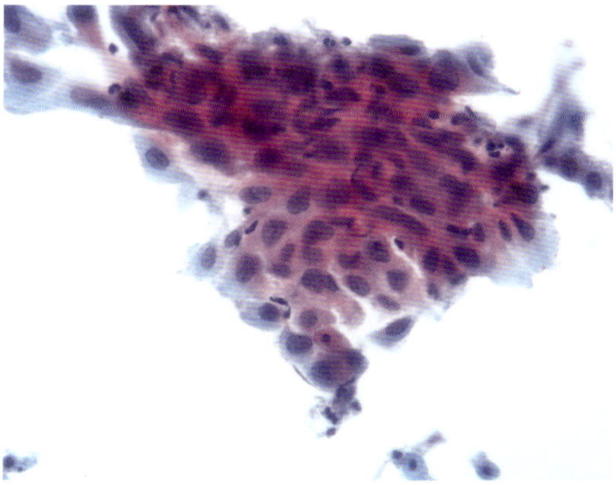

图 33-11　反应细胞，成片细胞核增大，结构模糊（宫颈癌放疗后 8 年）

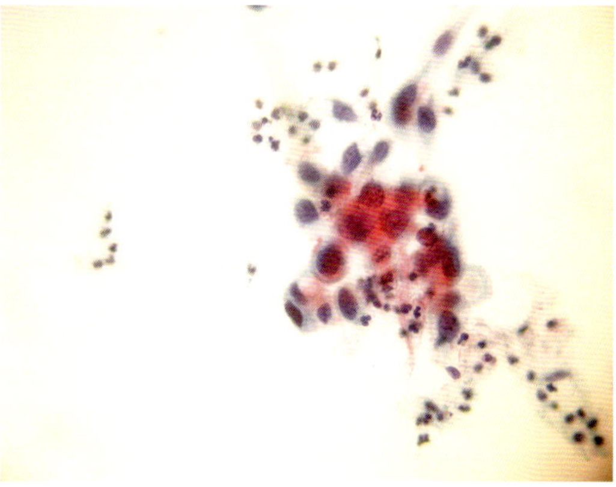

图 33-12　不成熟化生细胞，似 HSIL，注意核染色质不深（宫颈癌放疗后 8 年）

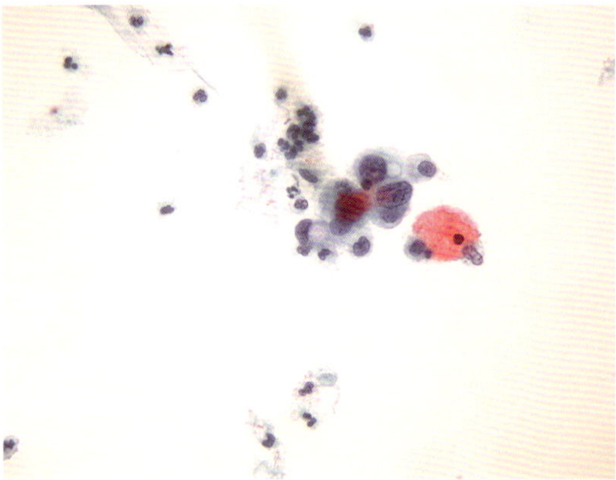

图 33-13 小组织细胞，注意与 HSIL 鉴别（宫颈癌放疗后 2 年）

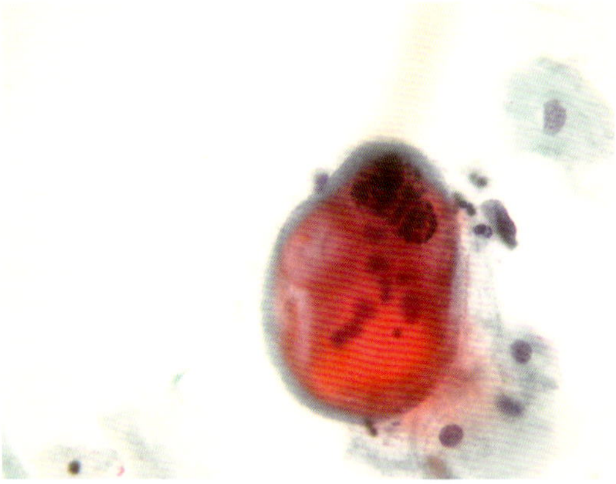

图 33-14 反应细胞，核碎裂（宫颈癌放疗后）

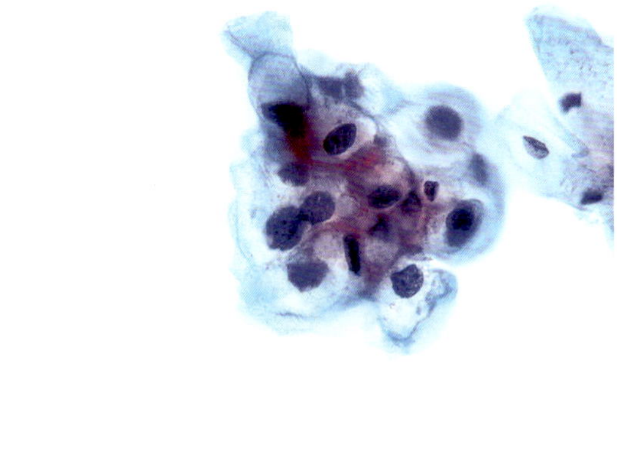

图 33-15 LSIL（宫颈癌放疗后 8 年）

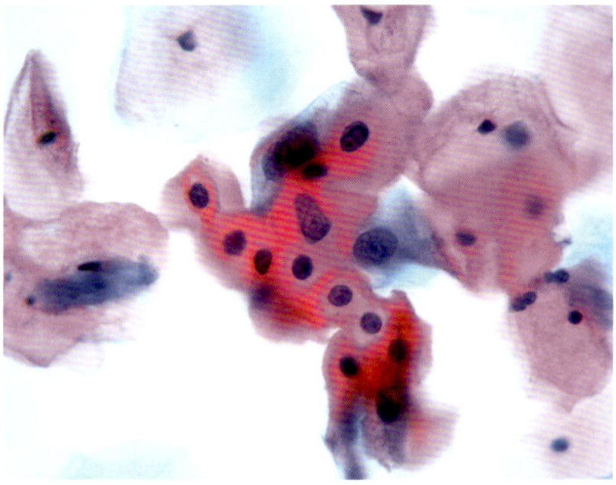

图 33-16 LSIL（宫颈癌放疗后 2 年）

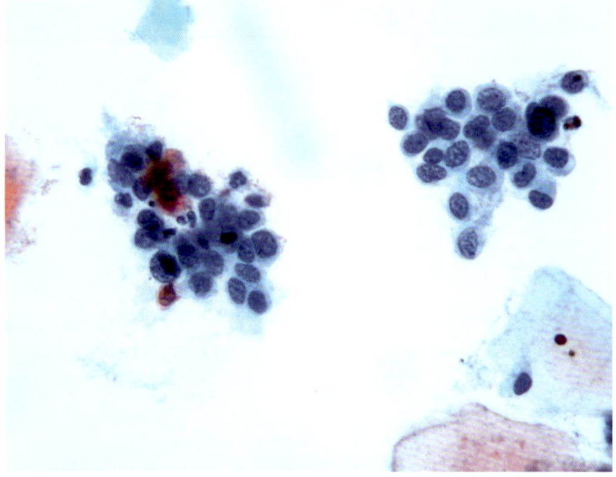

图 33-17 HSIL（宫颈癌放疗后 2 年）

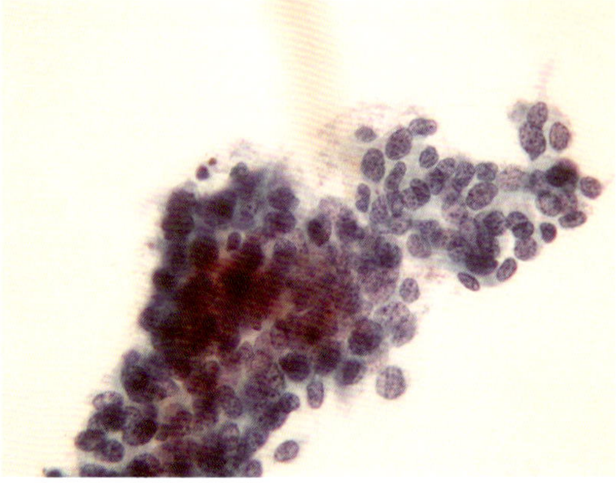

图 33-18 HSIL（宫颈癌放疗后 8 年）

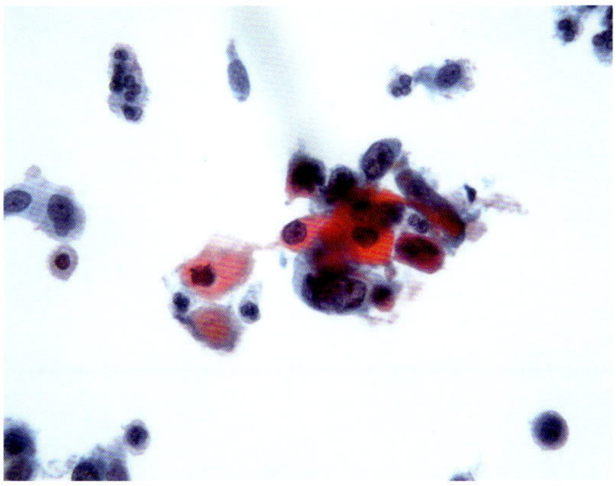

图 33-19　鳞癌细胞（宫颈癌放疗后 2 年）

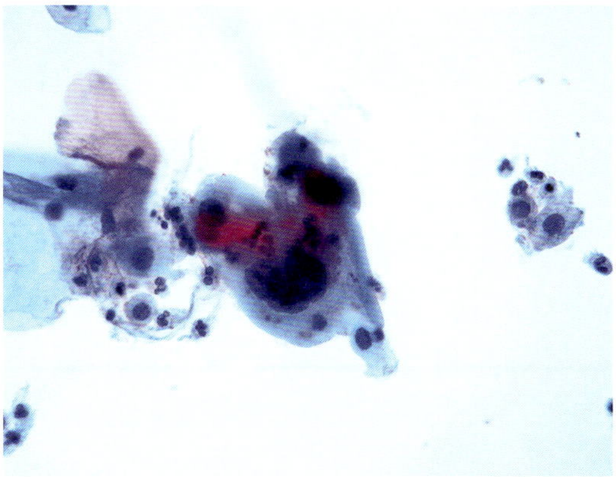

图 33-20　鳞癌细胞（宫内膜癌放疗后 9 年）

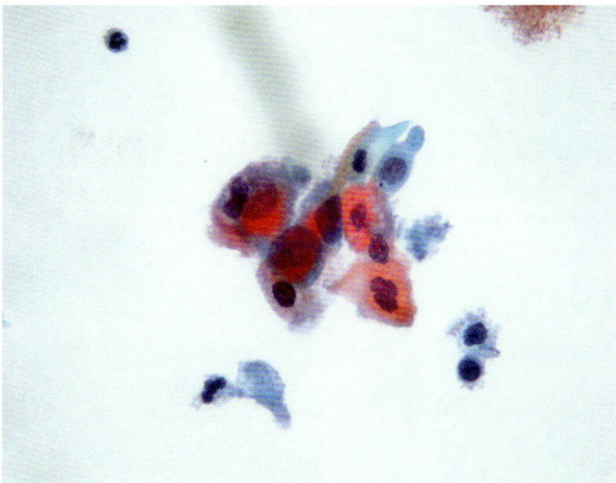

图 33-21　鳞癌细胞（宫内膜癌放疗后 9 年）

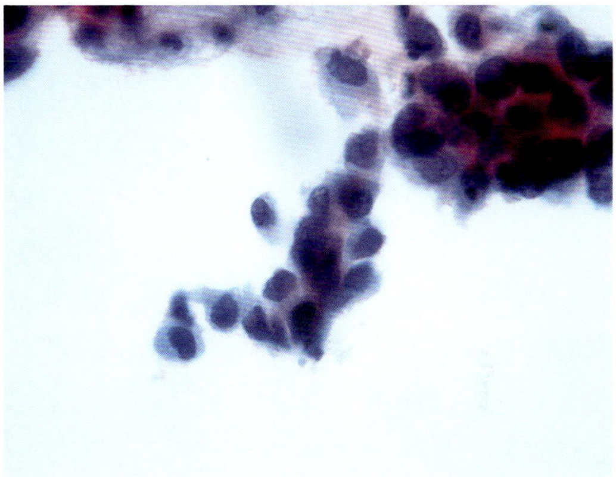

图 33-22　鳞癌细胞（乳腺癌放疗后内分泌治疗中）

（曹　箭）

第三十四章 病例介绍及点评

【病例 1】患者，75 岁，因阴道少量不规则流血半年伴左下腹痛于 1983 年 8 月来院检查，宫颈细胞学检查为巴氏 V 级。宫颈活检为鳞癌Ⅱ级。一般情况尚可，但年高，行动需他人协助。妇科盆腔检查：外阴萎缩，阴道穹隆消失，宫颈 1.0cm+直径。硬，宫口见小结节样肿物，子宫小，偏左。中位，左宫旁增厚达中线，弹性中等，临床诊断为子宫颈鳞癌Ⅱ期，结节内生性。于 1983 年 8 月 22 日～1983 年 10 月 19 日来门诊妇科以 Buchler 机后装治疗 8 次，每次均进行全程的膀胱、直肠测量。A 点总剂量 35.3Gy，直肠总剂量 27.1Gy（为 A 点受量的 76.8%），膀胱总剂量 17.3 Gy（为 A 点受量的 49%）。1983 年 11 月随诊时考虑剂量偏低，曾在宫颈局部活检为坏死组织，炎性渗出物。疗后 9 个月随诊，除有少量便血外，无特殊异常。疗后 2 年 3 个月曾来院随诊，其后一直生活于养老院中。2012 年 3～4 月间原介绍治疗的朋友通告患者近日因肺炎去世，享年 104 岁。

点评：本例为高龄妇女，且系我们开展后装治疗首批患者，后装治疗经验不多。后装治疗时全程进行过膀胱、直肠检测。发现直肠受量颇高。按我们个别对待，大宫颈与小宫颈不应予同等剂量的原则，虽在我们开始后装之初，对盆腔受量计算尚不成熟，但考虑到本例由于阴道狭窄直肠受量高，也反映了宫颈受量也高。按通常观点，直肠受量不应超过 A 点剂量的 60%（本例达 76.8%），且治疗结束时盆腔检查已感直肠有水肿，故未再加量。早年的宫颈癌放疗未加体外照射者，注意腔内的填塞技术，也能提高腔内放疗对宫旁剂量，也有 20～%～30%的生存率。考虑到本例的具体情况，未予体外照射。疗后除曾有少量便血外，无其他不适，疗后生存近 30 年，死于肺炎。

此是治疗成功病例，反映了个别对待和剂量与临床相结合的原则。

【病例 2】患者，54 岁。1996 年 8 月因阴道不规则出血就诊当地医院，妇检发现宫颈菜花样肿物，活检病理提示：鳞癌。于 1996 年 10 月 26 日在该院行一周期全身化疗：IFO 1g 静脉滴注第 1～5 天，PDD 40mg 静脉滴注第 1～3 天，并于 1996 年 10 月 29 日开始行全盆放疗：D_T2500cGy/10f，后转诊至中国医学科学院肿瘤医院治疗，于 1996 年 11 月 25 日～1997 年 1 月 14 日行前后四野轮照 D_T1800cGy/9f，并同期腔内后装治疗，A 点总剂 D_T4300cGy/7f。此后定期复查未发现肿瘤复发。2012 年 4 月下旬常规复查 TCT 提示宫颈恶性病变，逐再次取活检，病理乳头状增生的上皮呈 VAINⅢ改变，HPV 检测（-）。疗前盆腔检查：阴道后中上 1/3 有 1.5～2.0cm 表面充血粗糙区，边界清楚。宫颈萎缩，子宫小，宫旁稍厚，有弹性，直肠（-）。患者于 2012 年 5 月 23 日～2012 年 6 月 20 日行^{252}Cf 中子四次阴道腔内治疗。采用灵顿阴道两半球容器及阴道柱型塞子各二次，源照射范围 3+cm，予阴道黏膜充血粗糙部剂量 15Gy（i）过程顺利。疗后每日冲洗阴道。现已疗后 2 年 8 个月，阴道黏膜光滑，苍白，未明显狭窄。TCT 检查（-）。

点评：本例在子宫颈癌放疗后近 16 年后出现 VAINⅢ。以往文献常有报道，阴道出现原位癌常在子宫颈癌放疗后，并将其列为发病的有关因素。近些年则报道与 HPV 感染有关，特别是高危的 HPV16 与 HPV18，与子宫颈癌相同，但本例 HPV 检测（-）。放疗后的 VAINⅢ处理的经验并不多，倾向保守。本例给予阴道局部中子放疗，病变局部黏膜剂量 15Gy（i），结果满意。虽治疗后仅 2 年 8 个月，但根据临床检查情况，短期不会有何问题。应提醒的是，阴道病变常易漏掉，往往导致治疗失败。宫颈癌放疗后发生 VAINⅢ的再放疗剂量尚无成熟的经验，需今后临床积累。

【病例 3】患者，24 岁，已婚。因阴道接触性出血 3 个月及外院 B 超发现盆腔肿物 3 月来院检查就诊。妇科检查发现阴道上 1/3 黏膜受侵，宫颈 6cm 大菜花样外生肿物。宫体正常大小，右偏。右宫旁达盆。弹性不好，左宫旁近盆，弹性差。宫颈病理为透明细胞癌。临床诊断为子宫颈癌ⅢB 期，菜花型。1999 年 7 月 28 日～1999 年 9 月 30 日接受 8MV 直线加速器 X 线全盆照射 D_T30Gy，盆腔四野照射 D_T20Gy。阴道腔内 MDR^{137}Cs 消除量 30Gy，菜花内^{192}Ir（HDR）两针插置 34Gy，并用顺铂 30 毫克/周增敏四程。菜花消除不满意，且无法入宫腔放疗。认为系放射不敏感，决定休息 2 个月后手术。患者于 1999 年 11 月 29 日手术。术前检查宫颈仍有 4cm 菜花。术中探查主动脉旁及盆腔淋巴结阴性，行子宫次广泛切除。术后病理为宫颈残存癌细胞及大片坏死，肿瘤累及宫颈壁 3/5，宫内膜大片坏死，阴道断端及宫旁未见癌，并符合放射反应。术后曾高热达 40℃二日，术后半月出院。一年后随诊时诉有，发热、出汗。阴道有明显的狭窄、弹性差。已离异。此后给予少量替勃龙（1.25mg/d），2 年后阴道已有分泌物，阴道仍较短，但口处可容二指，阴道已有一定弹性。发热、出汗症状好转，患者末次随诊于 2013 年 7 月，盆腔检查为萎缩性盆腔，阴道已近闭锁。离异后未再婚，无瘤生存已 14 年。

点评：20 世纪 70 年代即有学者倡导，对大宫颈、桶状宫颈癌全量放疗之后行子宫切除能提高此类患者的生存率。国内近年亦有报道。此例的腔内主要是消除剂量，但局部剂量已颇高（^{137}Cs 39Gy，^{192}Ir 34Gy），体外达到全量，肿瘤消除不好，继续腔内放疗已不适宜，故休息 2 个月后行手术治疗。

放疗后的手术有一定的特殊性及困难。放疗后近期手术，盆腔内充血水肿，手术过程易出血。解剖宫旁时出血、止血，破坏了血供，易出现输尿管瘘。放疗后远期手术，由于纤维化、粘连增加手术分离、解剖困难，若强行解剖，易损伤输尿管，且破坏了已形成的血供，往往造成输尿管瘘。所以放疗后手术多以筋膜外子宫切除为基本术式，手术不致有多大问题。困难处在于推下膀胱。特别是放疗后远期手术，由于粘连紧，推走膀胱费力，且往往误认为进入了膀胱。

回顾本例治疗过程，有可信的开腹探查依据，治疗并未过分。肿瘤得以治愈，无与治疗有关的直接并发症，曾一度少量替勃龙服用，有助于改善卵巢功能丧失症状（当今已有非激素类药物治疗更年期综合征的药物替代），虽得以长期生存，但对年轻患者，生活颇有欠缺，深感遗憾。

【病例 4】患者，49 岁。因月经淋漓不尽 1 年半，阴道不规则出血 4 个月于 2003 年 7

月 15 日收入院。月经周期正常，孕 5 产 3，人流 2 次，未绝经。入院查体：体温、血压正常，心肺正常，肝脾肋下未触及，腹部无压痛、反跳痛。妇科检查：外阴经产式，阴道通畅，黏膜光滑，宫颈直径 3cm，表面光，子宫中前位，增大如孕 12 周左右大小，活动差，右侧宫旁增厚。辅助检查：血常规、肝肾功能正常。盆腔 MRI：①子宫内膜癌，癌变主要向上、向右生长，侵及浆膜外；②宫颈管囊肿。子宫内膜诊刮病理：（子宫内膜）高分化腺癌。诊断：子宫内膜高分化腺癌，临床分期ⅠB 期。

治疗：在 2003 年 7 月 15 日至 8 月 26 日间行全盆外照射+^{252}Cf 腔内照射，外照射与腔内照射同期进行，每周 4 次外照射，1 次腔内照射。盆腔野：上界腰 4 椎体下缘，下界闭孔下缘，侧界真骨盆外 1cm，野大小 15cm×18cm，8MV X 线两野对穿照射，盆腔中平面 D_T 2000cGy/11f/20d。^{252}Cf 腔内照射 9 次，均为宫腔管照射，宫腔深度 8~9cm，前 3 次，每周 1 次，每次剂量 A、F 点 D_T700cGy（i），外照射结束后，每周两次腔内照射，每次剂量 A、F 点 D_T400cGy（i），A、F 点累积剂量 4600cGy（i）。放疗结束 1 个月后，子宫仍有 8 周妊娠大小。故在全麻下行子宫及双侧附件切除术+盆腔淋巴结取样，术后病理示：子宫内膜重度放射反应，未见肿瘤细胞，淋巴结未见转移。术后恢复满意。疗后每年均来院随诊，末次随诊于 2013 年 4 月，已 9 年 9 个月。

点评：俄罗斯^{252}Cf 治疗子宫内膜腺癌的效果很好，我们没有^{252}Cf 治疗经验。本例是作者参与^{252}Cf 腔内治疗子宫内膜腺癌后第一例放疗后手术病例。当时考虑手术原因有宫腔深（对子宫内膜癌的腔内放疗而言，宫腔深、子宫大是影响预后的因素）；患者来自新疆，随诊不方便；对^{252}Cf 治疗没底（子宫内膜癌的腔内放疗，有一定的盲目性及对^{252}Cf 治疗没经验）；患者要求等。手术结果，肿瘤完全消失。术前仅给了部分体外照射，术后未照。患者长期生存，无并发症，说明^{252}Cf 腔内治疗子宫内膜腺癌确实有效。再次证明了我们以往所倡导的术前全量腔内放疗+子宫切除是很好的治疗子宫内膜癌的方法。图 34-1 为子宫内膜腺癌ⅠB 期中子腔内疗后手术标本。

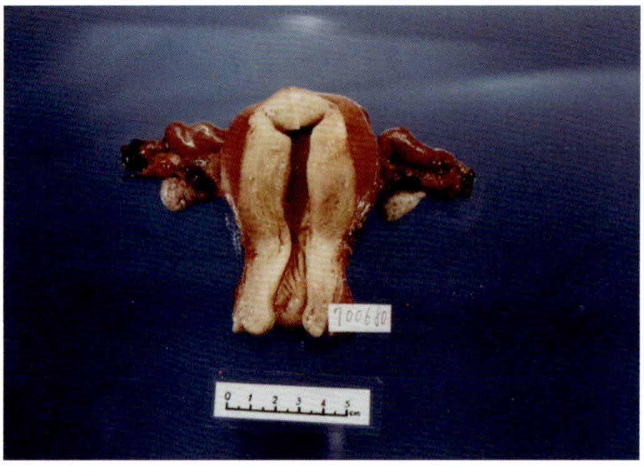
图 34-1 子宫内膜腺癌ⅠB 期中子腔内疗后手术标本

【病例 5】患者，30 岁。2003 年妊娠期间曾有接触性阴道流血，妊娠足月行剖宫产。产后 4 个月又见房事后出血，其后白带增多，并见血性排液。2004 年 3 月曾在其他医院诊治，妇科检查见子宫颈有肉样新生组织，活检为宫颈低分化鳞癌，临床分期不详，并在全麻下行广泛子宫切除+盆腔淋巴清扫+双侧卵巢悬吊术。术后病理为：子宫颈后唇有 3.5cm×3.0cm×1.7cm 中分化鳞癌组织，侵及浅肌层，脉管内有瘤栓，其他部位包括淋巴结均无转移。术后曾予盆腔介入化疗。但于术后 4 个月余复查中见有阴道残端肿物，病理活检为鳞癌。患者复又至其他医院治疗。2004 年 8 月后，曾接受 8MV 直线加速器照射，DT46Gy/23f/35d，阴道^{252}Cf 后装 V 点 22Gy/4f/25d。此后不久又感左腰部及左下肢痛，经 CT、PET 等检查，有左盆壁阴影、肝多发转移、右髂血管区淋巴转移，肾盂积水。虽又经化疗、适形放疗、γ 刀治疗，病情仍进展，不治出院。

点评：这是子宫颈癌合并妊娠患者，妊娠期间即有症状，但产后 4 个月方诊断为宫颈癌。首次治疗期别，未有资料可据，但从手术病理描述来看，宫颈局部不是较早病灶。除肿瘤累及浅肌层及脉管瘤栓外，未发现其他部位有转移。可能考虑到活检病理报道过未分化癌及术后病理脉管瘤栓，术后予以盆腔介入化疗。但是，根治术后，盆腔血管结扎，盆腔介入作用有多大？术中曾行卵巢悬吊，目的是为术后放疗，看不出不及时术后放疗的原因。当然，根治术后放疗也有其缺点，就血管结扎，血供差而言，会影响放射敏感性。但放射尚有直接杀伤作用。所以，回顾本例首次治疗颇有值得反思之处，而且对宫颈癌根治术标本的检查应仔细、全面，避免漏掉癌组织，这是很大的工作量。有时病理学家对淋巴结检查很重视，但忽略了原发灶周围的浸润灶的寻找。本例疗后出现的阴道、盆腔、淋巴结及盆外转移应考虑其可能原因。

老一辈肿瘤学家经常告诫我们，肿瘤首次治疗是成败的关键。一旦首次治疗欠妥，很难得到好的后果。而且经验告诉我们，有的手术后的复发，病情进展之快，疗效之差，使人出乎意料。

子宫颈癌有年轻化的趋势，合并妊娠值得重视。产前检查应常规作宫颈细胞学检查，异常时作阴道镜检查，并在阴道镜下活检，不难早期发现。合理的治疗，有良好的预后。处理好子宫颈癌合并妊娠，母子得以平安，皆大欢喜；处理不好，母子均失，成为悲剧；处理欠妥，母生子丧或子生母丧，留下终生遗憾，我们应牢记。

【病例 6】患者，46 岁。因阴道分泌物多伴接触性阴道出血 2 年，当地医院阴道肿块活检示：鳞癌。来治疗医院后宫颈活检示宫颈鳞癌。于 2005 年 1 月 10 日住院治疗。患者以往身体健康，无特殊病史。

妇科检查：外阴已产式；阴道后壁上 2/3 溃疡浸润型肿块结节，质地硬，表面凹凸不平，伴坏死脓痂及异臭；后穹隆浸润与阴道后壁相连，宫颈不易暴露，触之成型。宫体常大，活动度差，左侧宫颈旁宫骶韧带结节浸润达盆壁，无弹性，呈冰冻状。右侧宫颈旁结节浸润未达盆壁。辅助检查：全腹 CT（加强）报告：①宫颈癌侵及阴道后壁，浸润左右宫旁均达盆壁，左右盆壁淋巴结肿大；②子宫肌瘤；③后腹膜小淋巴结。临床诊断：宫颈癌ⅢB 期。

治疗计划：①放疗："品字"野前后对穿外照 45Gy/24 次/36 天（另加盆腔外照 5Gy/3 次）。腔内后装治疗 A 点剂量 17.2Gy/3 次。阴道后壁黏膜下 0.5cm 剂量 25Gy/4 次（总计腔内后装 5 次，其中宫颈和阴道同时进行 3 次）；②化学治疗：PVB 化疗 2 次，PT 化疗 2 次。

患者放化疗后 7 个月余，于 2005 年 10 月 26 日随诊，诉血便伴肛门坠胀痛 1 个月。当地医院考虑直肠转移，进行肠镜下直肠活检（2005 年 9 月 26 日送病检组织 8 枚），病理报告示：直肠黏膜急性炎症。进行抗炎止血及普鲁卡因灌肠治疗，仍有间断血便及肛门坠痛。

排尿正常。妇科检查，阴道伸展差，上段2/3闭锁，后壁质硬，宫颈不清，宫体活动差，双侧宫颈旁片状增厚达盆壁。肛查，指套暗红血染，距肛门8~10cm处直肠狭窄，直肠黏膜水肿增厚。考虑放射性直肠炎。住院进行抗炎、止血、镇痛及支持治疗，好转后出院。2006年1月14日（疗后一年），因阴道有粪便溢出，在当地医院行乙状结肠造瘘。此后肛门不时有少许出血。盆腔检查盆腔纤维化明显。末次随诊于2013年4月19日，放疗后8年余，一般情况好，但腹壁及盆腔仍有明显纤维化存在

点评；宫颈癌放疗后，放射性直肠炎是常见的晚期并发症，疗后9个月到18个月为直肠炎好发时间。一般予以对症处理及注意调理均可好转。少数严重者处理不当可发生阴道直肠瘘。国内外学者均强调勿在放射性直肠炎患者直肠壁活检。活检损伤部位往往不愈合而发展成直肠阴道瘘。本例即在直肠壁做了多点活检，出现瘘不足为奇。类似病例各地多有发生，我们也多次强调，务请注意，特别是外科医师们看到宫颈癌患者疗后便血，直肠镜下，肠壁增厚、充血水肿，甚至糜烂，不了解其机制，疑肿瘤转移而作活检，致瘘的发生。放疗后的瘘的处理方法是造瘘术。造瘘应行横结肠造瘘，而不行乙状结肠造瘘，因后者是在照射野内，术后仍有出血可能，仍有粪便由阴道溢出。

【病例7】患者，57岁。2006年8月23日因绝经8年，不规则阴道流血1个月，宫颈活检示：鳞癌Ⅱ~Ⅲ级，临床诊断：宫颈癌ⅠB1期入院。来院前曾因有肝炎、肝硬化住传染病医院治疗，肝功能有好转。来院后：B超示：肝硬化腹水。全腹CT（增强）报告：脾大，肝包膜下积液，腹腔及子宫直肠窝积液。查体：患者肝炎慢性病容，生活自理，全身皮肤黏膜无出血斑点，妇科检查：老年外阴。阴道畅，黏膜软。宫颈正常大小，表面呈小结节状，有糜烂。宫体萎缩，宫颈旁弹性存在。

治疗：单纯腔内后装治疗A点剂量45Gy/7次（每次6~6.5Gy）。同时保肝治疗。疗后患者一直随诊：末次随诊2013年4月24日，肝硬化随访较平稳，肝功能基本正常。妇科检查：宫颈萎缩，宫颈旁软。当地医院复查CT未见异常。2013年11月25日电话联系，无特殊情况。已疗后7年余。

点评：本例系一早期宫颈癌（ⅠB1期）患者，合并有严重肝病，肿瘤治疗仅以腔内治疗，同时治疗合并症得到双赢，至今生存已过7年。本例未按常规给予体外照射，无疑也有助于合并症的治疗。结合病例1的处理，反映了以具体情况个别对待的治疗原则。

【病例8】患者，56岁。因阴道不规则出血2个月于2006年4月入院。妇科检查，见宫颈菜花状肿物，直径约5cm，侵及前穹隆、阴道侧壁上1/3，双侧主韧带增厚达盆、固定，子宫丰满。经宫颈肿物活检，病理诊断为黏液腺癌并腺鳞癌，中-低分化，临床FIGO分期为ⅢB期。于2006年4月18日行子宫动脉介入化疗一次，顺铂80mg+博莱霉素45mg，术后第1、2天给予顺铂30mg静脉滴注，22天后肿瘤无明显缩小，于5月11日开始行放疗，疗前血常规：WBC 3.38×10^9/L，Hb 75g/L，给予升白及纠正贫血治疗，于5月31日行全身化疗，顺铂60mg第1、2天，5-FU 5g持续泵入第1~5天，胃肠道反应Ⅱ度，骨髓抑制Ⅱ度，放疗剂量：盆腔累积剂量D_T45Gy/25f/53d，^{252}Cf中子腔内治疗A点剂量47 Gy（i）/8f/56 d。放疗后2个月复查，宫颈萎缩，局部黏膜苍白，肿瘤完全消失，但子宫增大，如8周妊娠子宫，宫旁组织增厚。盆腔MRI显示子宫饱满、增大。此后随诊中，宫体大小未见

明显缩小，故于2006年12月28日于中国医学科学院肿瘤医院拟行手术治疗。术前妇科检查见穹隆消失，宫颈萎缩，宫体前位，6^{+}周妊娠大小，活动。左宫旁组织增厚。2006年12月30日在全麻下开腹探查。盆腹腔内未及可疑淋巴结及转移灶，子宫如妊娠7周大小，双宫旁及宫骶韧带增厚。故行筋膜外子宫+双侧附件切除+部分阴道切除，切除阴道长1+cm。术后病理示：子宫颈管内可见少许退变的黏液腺体残存，符合放疗后改变，子宫肌壁间小型平滑肌瘤，萎缩性子宫内膜，宫颈及颈管内膜组织慢性炎，双侧卵巢及输卵管组织、左右宫旁、阴道未见癌组织残存。术后恢复满意。疗后一直于当地医院随诊，末次联系于2013年10月12日，患者一般情况好，几日前行妇科及腹盆腔MRI检查未见明显异常。已疗后8年5个月。

点评：黏液腺癌对放疗不敏感，对γ线及X线不敏感，单纯放疗的效果较差。国内文献报道，病期较晚或不宜手术治疗者采用放射治疗，其5年生存率为14%，在治疗后2~18个月（中位时间10个月）出现复发或转移。本例病期较晚ⅢB期，失去手术机会，曾用化疗未见病变改善，后采用外照射与^{252}Cf中子腔内治疗，放疗后宫颈肿瘤消失，但宫体未见萎缩，故进行了手术治疗。经手术后病理证实，黏液腺癌已完全消失。作为高LET的^{252}Cf中子源，有独特的放射生物学特性，在莫斯科癌症研究中心以^{252}Cf治疗的宫颈腺癌的5年生存率84.6%，明显高于鳞癌的63.3%。本患者采用^{252}Cf中子腔内治疗结合外照射，经手术证实治愈了黏液腺癌，已疗后8年5个月得到长期无瘤生存。图34-2，图34-3为黏液腺癌手术标本。

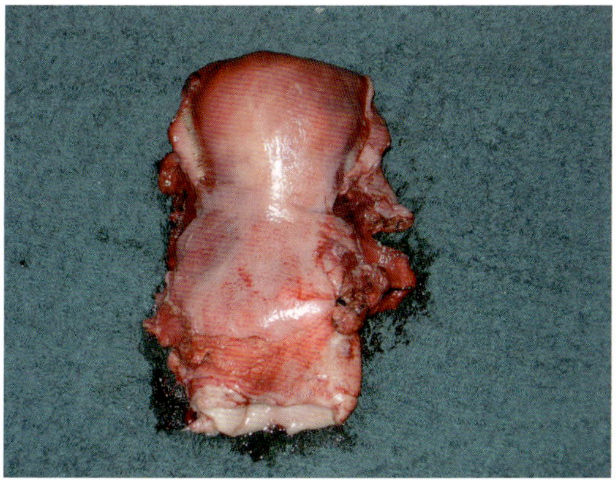

图34-2 黏液腺癌手术标本

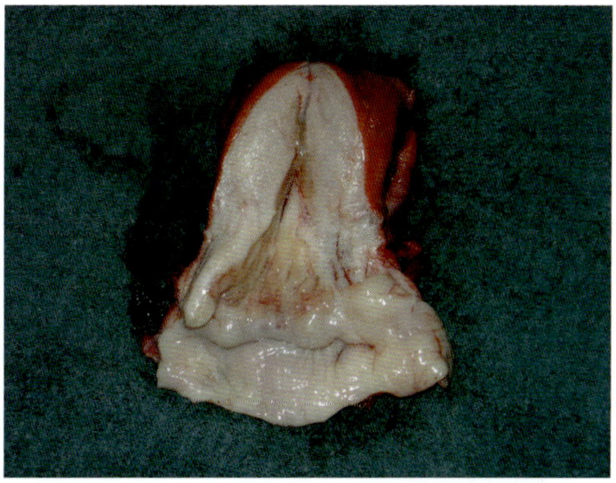

图34-3 黏液腺癌手术标本剖面

【病例9】患者，46岁。于2007年发现子宫肌瘤。2009年1月下旬无明显诱因出现全身乏力、食欲减退、进食后下腹部胀痛感，妇科检查未见异常。2009年3月中旬出现发热，体温最高达39.0℃，午后为著，曾化验血常规：WBC：11.0~17.0×10^{9}/L。2009年4月2日突发右侧腰痛，伴有恶心、呕吐，行腹部B超示：右肾结石伴积液，右输尿管下段结石伴扩张，予碎石治疗后，腰痛症状缓解。至2009年4月中旬，仍间断发热，波动在38.5~

38.7℃之间，进食后腹痛感加重。曾用抗生素治疗有所缓解。B 超及妇科检查示：多发性子宫肌瘤，宫颈病变？宫颈取活检病理示：送检凝血及坏死组织内可见中分化鳞状细胞癌巢，2009 年 4 月 20 日盆腔 MRI 回报示：宫颈癌侵犯膀胱和直肠可能，伴双侧髂总淋巴结转移和右侧卵巢转移，考虑Ⅳ期可能性大。2009 年 4 月 27 日就诊于武警总医院肿瘤科，临床诊断为子宫颈癌Ⅲ期。2009 年 4 月 27 日至 2009 年 6 月 8 日行全盆前后对穿野照射，累积 D_T4500cGy/25f，2009 年 6 月 9 日至 2009 年 6 月 16 日行盆腔右侧壁肿大淋巴结三维适形放疗，累积 D_T1500cGy/5f，腔内中子治疗 7 次，A 点累积 D_T4900cGy（i）/7f。放疗期间，分别于 2009 年 5 月 2 日、2009 年 5 月 9 日、2009 年 5 月 16 日和 2009 年 5 月 23 日行顺铂 60mg 静滴 1/周增敏化疗 4 次，胃肠道反应Ⅰ度，骨髓抑制Ⅱ度。2009 年 5 月 6 日行右侧输尿管支架植入术，镜下见膀胱颈黏膜光滑，三角区隆起，黏膜苍白，膀胱后壁可见一直径 0.5cm 的隆起，表面黏膜光滑，余膀胱壁未见异常。放化疗期间，患者出现低蛋白血症、贫血和电解质紊乱，予输注清蛋白、输血和补钾等治疗。治疗结束后，宫颈肿物明显缩小，但未完全消退，发热症状消失。2009 年 6 月 24 日至 2009 年 9 月 12 日行四周期全身化疗，具体方案为：脂质体紫杉醇 240mg（150mg/m^3）静滴第 1 天，顺铂 40g（75mg/m^3）静滴第 2~4 天。胃肠道反应Ⅱ度，骨髓抑制Ⅱ度。2009 年 7 月 6 日复查盆腔 CT 盆腔右侧肿大淋巴结、宫颈仍较大，欠满意。2009 年 7 月 9 日和 2009 年 7 月 16 日行 2 次腔内中子追加治疗，A 点剂量 1400cGy（i）。此后 PET-CT 检查示盆腔内摄取增高。盆腔检查子宫增大约 10 周$^+$妊娠，不平。于 2009 年 11 月转中国医学科学院肿瘤医院，CT 检查右侧盆腔淋巴结消失，宫颈肿物萎缩。于 12 月 7 日行全子宫附件切除，术后病理：宫颈黏膜萎缩退变，未见癌，子宫内膜萎缩退变，肌壁间多发性平滑肌瘤伴玻璃样变性，局部区域细胞丰富，其中一枚肌瘤 3.5cm 直径，可见坏死。小钙化及胆固醇结晶形成，局部区域细胞密集，和分裂象 3~4/50HPF 附件无特殊。末次电话联系于 2013 年 8 月，无特殊不适在外旅游。疗后已四年半。图 34-4、图 34-5、图 34-6 分别为 PRT-CT 检查及手术标本。

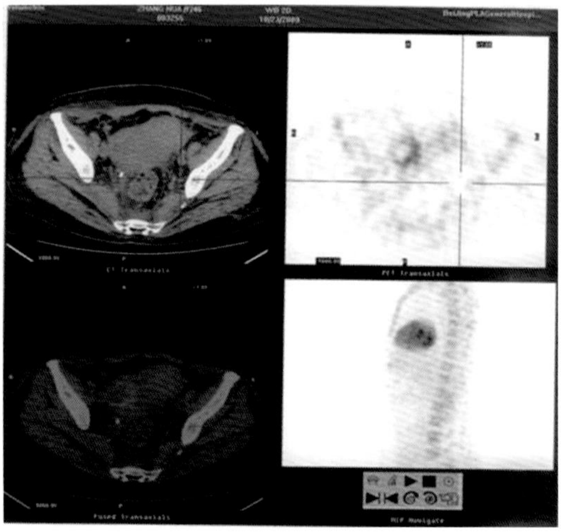

图 34-4 PET-CT 检查

点评：本例为一个Ⅲ期宫颈癌晚期患者，且合并症不少，有肾结石，发热，肾盂积水、子宫肌瘤。治疗亦较为复杂，曾用碎石治疗，抗感染，右侧输尿管支架植入。肿瘤治疗用常规盆腔照射+同步化疗外，又对右侧淋巴转移部追加三维适形放疗，治疗后因子宫未见缩小，且 PET-CT 子宫部摄取增高，故又行全子宫附件切除。术后未见癌，但肌瘤多发、有变性、坏死及核分裂。术后已四年半，疗效不错，生活质量也好。

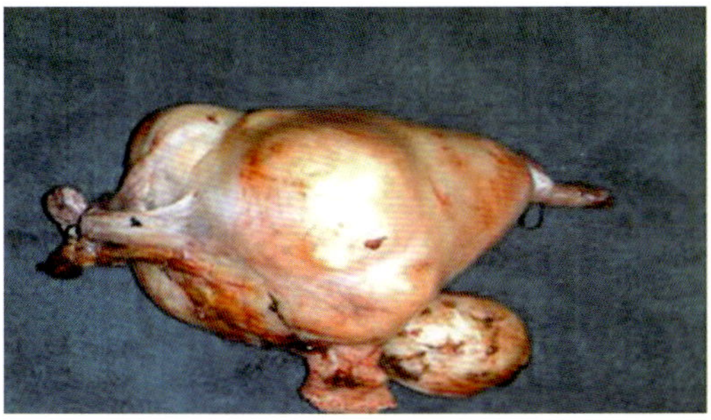

图 34-5 全宫附件切除标本

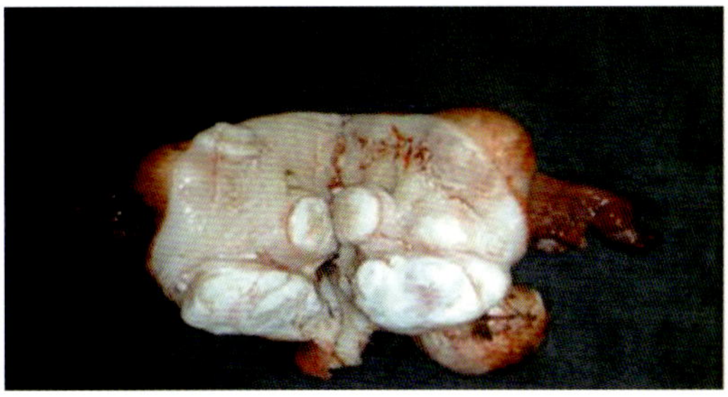

图 34-6 全宫附件切除标本剖面

但是本例也有值得思考之处：①本例合并症状是否与子宫颈癌有关？②对宫颈癌的警惕不够？诊断未能较早得出；③在几个医院处理过，难免处理有脱节之处；④影像学诊断有误，如早期的CT诊断的侵犯膀胱和直肠可能和右侧卵巢转移，PET-CT的摄取增高，都说明影像学存在的问题；⑤子宫颈癌放疗结束后，子宫持续增大，筋膜外子宫切除是处理的一种选择。

【病例10】患者，57岁。2009年7月20日肝癌术后2个月余，妇科检查发现宫颈癌。经宫颈活检示：鳞状上皮CINⅢ级，浅表间质浸润。患者2009年4月23日因肝癌行部分肝切除+脾脏切除。目前精神差，食欲差，乏力，尿便正常。妇科检查：老年外阴。阴道畅，黏膜软。宫颈正常大小，糜烂状。宫体萎缩，宫颈旁弹性存在。临床诊断：宫颈癌ⅠA期。治疗予单纯腔内后装治疗（患者及家属仅同意行腔内治疗，不同意外照射）。A点剂量42Gy/7次（每次6Gy）。疗后一年随诊，患者精神好，尿便正常，自诉无任何不适，肝功能基本正常。妇科检查，阴道畅，黏膜充血，宫颈萎缩，宫颈旁软。宫颈TCT未见异常。末次随诊于2013年4月1日，宫颈癌放疗后近4年，患者精神好，尿便正常，自诉无不适，肝癌术后无复发及转移。妇科检查，宫颈萎缩，宫颈旁软。2013年8月19日，电话联系，患者无特殊，无瘤生存已逾4年。

点评：本例为主要为CINⅢ病变，仅有浅表间质浸润。单纯腔内治疗足矣。对宫颈癌前病变的放疗，经验不多。本书第二十章曾有介绍，可对照本例阅读。所应指出的是由于病变局限于上皮内，治疗范围不必过大，剂量要降低，随诊时要注意阴道壁情况，做细胞学检查，必要时行阴道镜检查，宫颈癌放疗后，阴道有发生VAIN的可能。

【病例11】患者，55岁。2010年12月因阴道水样淡粉色分泌物1个月就诊，发现阴道后壁肿物，活检组织病理示：（阴道后壁）低分化鳞癌。2011年1月24日行腹腔镜下广泛全子宫及双附件切除术+盆腔淋巴结清扫术+阴道部分切除术，术后病理：阴道后壁低分化鳞癌，肿物大小2.5cm×2cm×1cm，侵犯阴道壁肌层，未侵犯阴道穹隆，未侵犯宫颈，阴道壁断端未见癌，左右宫旁未见癌，（左侧盆腔、右侧盆腔）淋巴结未见癌转移（分别为0/17、0/10），送检（右侧盆腔）组织中脉管见癌栓。双侧输卵管及双侧卵巢未见病变。术后行2周期化疗，紫杉醇240mg+卡铂600mg。术后残余尿多，半年后拔除导尿管，但仍不能自行排尿，需保留导尿管长期开放。2011 年 8 月出现下腹部坠痛，伴阴道水样分泌物增多，行盆腔 MRI 检查：膀胱左后方软组织结节，考虑肿瘤复发。2011 年 10 月 19 日行阴道残端复发癌切除术，术后病理：（阴道残端）中-低分化鳞状细胞癌。2011 年 10 月 24 日至 2011 年 11 月 11 日行放疗 ^{192}Ir 腔内照射，黏膜表面 D_T48Gy/6f，具体放疗方法不详。2012-1 再次出现阴道不规则排液，为淡粉色，量多。患者在另家医院妇科检查见阴道左侧角结节 1×1cm大小，行穿刺活检，病理：（阴道左侧角）分化差的鳞状细胞癌伴坏死，细胞退变不明显。行 PET-CT 检查：膀胱左后方阴道残端局部代谢增高，局部残存不除外。肝左叶外侧段低密度影，无代谢增高，考虑血管瘤可能性大，余未见异常。原手术单位再次在 B 超引导下行穿刺活检，病理：（阴道左上壁不规则偏低回声结节穿刺）低分化鳞癌。其后在原手术单位再次手术，手术范围不详。术后行膀胱镜检查，及输尿管导尿管插置。患者曾去北京多家医院会诊，曾有建议行盆腔脏器切除，未被接受，而去另家医院行放射治疗。疗前妇科检查：外阴经产式，阴道已有狭窄，黏膜苍白，阴道左侧壁见一直径 1cm 火山口样溃疡，深 2cm，三合诊触及阴道左侧壁结节，直径 2cm 大小。于 2012 年 4 月至 2012 年 6 月曾接受中子治疗，将治疗管放置于病变溃疡部，^{252}Cf 腔内治疗 2 次：沿着穿刺形成的窦道，置入宫腔管施源器，驻留点 2~3 个，表面剂量 10Gy×2f。局部调强放疗，GTV 包括阴道残端左侧角，D_T40Gy/20f。同步增敏化疗顺铂 60mg，每周一次，共 4 次。疗后 3 个月行阴道细胞学检查未见异常。SCC0. 5ng/ml。每 3 个月复查，并行盆腔磁共振检查，均未见肿瘤复发。现已离末次放疗 2 年 4 个月，已拔除导尿管，但仍无排尿感觉，需定时按压膀胱区排尿。按期随诊，TCT、SCC、腹部 B 超及 X 线胸片、CT 检查均无异常，唯阴道缩短、狭窄仅能容一指节。

点评：本文系原发性阴道癌病例。阴道癌是少见的妇科癌。治疗经验不多。因解剖及淋巴引流等原因，是最需个别对待的肿瘤。以前的治疗原则是，上 1/3 病变可按治疗宫颈癌方法，下 1/3 病变可按治疗外阴癌的方法，至于中段肿瘤治疗往往更为广泛和复杂。近年来无论手术还是放疗均强调个体化治疗。我国以往所报道的大病例组的治疗方法基本是放射治疗，效果不错（但近年有的治疗中心生存率下降）。本例是在几家医院处理过，遗憾的是，对其病变的处理整个过程后续医院并不掌握详细情况，中间有不衔接甚有矛盾之处，给治疗增加盲目性，这也是我们多次强调的肿瘤治疗最好在同一家有条件医院的原因。但可以肯定的是本例病不晚，应属Ⅰ期。盆腔手术有过大，而阴道局部范围不足之嫌。术后已三年，膀胱仍无功能。而局部复发可能又系病变边缘未切净（阴道病变的手术一定要明确了解病变范围及其边缘）。末次放疗做到仔细地临床处理和个别对待。依病变的具体情况考虑剂量，尽管有许多放疗的不利点，仍未出现有关严重并发症。长期的诊治过程，患者及家属各方面消耗颇大。在末次治疗前，患者曾多方咨询，听到不少不乐观的信息，如即使做脏器切除，至多生存半年。至今患者虽膀胱无功能，阴道已近闭锁，但多次表达能获第二次生命感到欣慰。总结这一病例也有值得我们深思之处。

【病例 12】患者，38 岁。2005 年 10 月因不规则阴道出血 6 个月就诊于当地医院，发现宫颈病变，取活检，病理诊断：中分化鳞状细胞癌。诊断：宫颈鳞癌ⅢB 期。行介入治疗一次，具体不详。于 2005 年 10 月~12 月在某医院行放疗。全盆 D_T50Gy/25f，上界腰 4、5

之间，下界闭孔下缘，侧界真骨盆外 1.5cm。而后宫体、宫颈给予调强放疗，GTV 20 Gy/10f。放疗中骨髓抑制Ⅱ度。于 2006 年 4 月、5 月行两周期化疗。2007 年 3 月出现阴道出血，5 月行阴道镜检查，病理：（宫颈 3、6、9、12 处）浸润性中分化鳞状细胞癌。妇检：阴道窄，宫颈直径 2cm，见结节状肿物，侵及前后唇，双侧宫旁增厚。于 2007 年 4 月 ~6 月患者去他院行中子腔内治疗 5 次，A 点 D_T20Gy。疗后半年，曾联系一次，以后失访。

点评：我们多次强调，宫颈癌的放疗的基本原则之一是腔内放疗与体外照射的合理配合。单纯体外照射达不到腔内放疗与体外照射的效果。主要问题是宫颈局部剂量不够，由于不能很好地避开直肠、膀胱（包括调强治疗），难能再提高宫颈剂量。尽管在体外结束后，局部肿瘤有一定的控制，但一定时间后会重新出现。本例在高剂量的体外照射+2 个周期的化疗之后宫颈肿瘤复发，再追补腔内治疗，也难能改变预后。肿瘤首选治疗最为重要，第一次治疗没选择合理治疗，预后可想而知。

【病例 13】患者，52 岁。因阴道流血，于 2003 年 9 月经活检证实为宫颈鳞癌，临床ⅢB期。2003 年 9 月始曾在某医院以顺铂+博莱霉素子宫动脉介入 3 次，未见好转而作放射治疗。放疗前妇科检查见：阴道上 1/3 黏膜下受累、硬；宫颈直径 5cm，结节溃疡状；双侧宫旁达盆、固定，弹性不好。患者于 200 4 年 1 ~2 月曾接受 6MV-X 线体外照射 50Gy；^{137}Cs 阴道后装消除量 20Gy，^{192}Ir（HDR）后装 A 点 42Gy。放疗后 3 个月出现腰痛，左侧为剧，并伴有下腹部坠胀痛疼，阴道多量恶臭排液。妇科检查见：阴道上段不平，表被大量污秽渗出物，子宫增大。SCC 7.0ng/ml，临床怀疑未控，但阴道内可疑处多次活检均为坏死组织及渗出物，此时 CT 未见肯定异常，PET 检查阴性，建议试用中子局部治疗，未被接受。继续化疗，病情进一步恶化，痛疼加剧，发热，子宫增大似 3 个月妊娠，宫旁结节不平。此时采用调强放疗，靶区包括宫体、宫颈（阴道）、宫旁。A、B 点 30Gy/10f/14 天，中子腔内一次 6Gy。治疗结束后一周，患者突发胸闷、气促，心电图显示，窦性心动过速、ST 段抬高，心脏彩超有占位病变，患者死亡，考虑瘤栓所致。

点评：本例有以下几点值得注意。首先，患者是一例ⅢB 期子宫颈癌患者，以往治疗均采用放射治疗。近年来，化疗用于子宫颈癌的治疗，但还不时是一个独立的根治方法。多作为综合治疗的一部分临床试用。其中新辅助化疗，包括放疗前的介入化疗及术前介入化疗多有使用。经过一段临床实践，看来放疗前的化疗，基本上是持否定态度。而且ⅢB 期以子宫动脉插管介入，对于肿瘤浸润已达盆壁的病变，“介入”范围可能不够。其次，本例临床怀疑局部未控，多次活检阴性，对进而处理产生犹豫。PET 的阴性的结果更会引起对诊断的疑问。实际上，CT、PET 等影像学诊断均存在假阴性、假阳性问题。特别本例局部有大量的坏死，PET 未出现高代代谢区是可解释的。对子宫颈癌的未控或复发的诊断，本书已有介绍。临床经验很重要，如本例，依临床症状及妇科检查所见，足以诊断其未控。

【病例 14】患者，47 岁。2011 年 8 月因阴道不规则出血 4 个月就诊，妇科检查发现宫颈外形消失，见结节状肿物，直径 4cm，双侧宫旁增厚，达盆固定。宫颈肿物取活检，病理：（宫颈）透明细胞癌。遂行全面检查，X 线胸片，腹部 CT，血常规、生化全项均未见异常，CA125 120μg/L；既往体健。诊断：宫颈透明细胞癌 ⅢB 期；于 2011 年 8 月至 2011 年 10 月行同步放化疗，盆腔调强放疗 D_T50Gy/28f，同时紫杉醇+顺铂化疗三周期，外照射结束后，给予^{192}Ir 腔内照射 A 点 D_T24Gy/4f。治疗结束 1 个月后复查，见宫颈局部未控，结节状肿物 3.5cm，双侧宫旁增厚；CA125 120μg/L。考虑宫颈剂量不足。诊断：宫颈透明细胞癌放化疗后 宫颈肿瘤未控。2011 年 11 月 16 日至 2011 年 12 月 7 日给予^{252}Cf 腔内照射 4 次，宫腔管 3~4cm，驻留点 3~4 个，源旁 2cm 处 D_T16Gy/4f。疗后 1 个月复查，见宫颈萎缩，结节消失，CA125 正常。2012 年 9 月（疗后 9 个月）复查，诉下腹部不适隐痛，右腰部疼痛。排尿时偶有疼痛，腹部 B 超见右侧肾盂积水。予右肾造瘘后，腰痛好转，但下腹部不适隐痛，时有收缩加剧感。盆腔 B 超：子宫前位，大小约 5.0cm×5.2cm×4.2cm，周边规则，基层回声均匀，宫内节育器位置正常，受其遮挡，子宫内膜显示不清，左卵巢显示不清，有卵巢内可见一囊性暗区，大小约 2.2×1.8cm，TCT 未见异常。末次随诊 2014 年 8 月（疗后 32 个月），除下腹痛如前外，检查未见异常。

点评：透明细胞癌被视为预后欠佳的妇科肿瘤。我们的经验，宫颈及阴道透明细胞癌对放疗具有一定的敏感性。本例虽经同步放化疗（包括盆腔调强 50Gy+^{192}Ir 腔内照射 A 点 24Gy/4F），但局部剂量不足，肿瘤未控。因其时阴道穹隆失。狭窄，宫口紧，以宫腔管追加腔内中子 16Gy。肿瘤得以控制。右肾造瘘后腰痛解除，患者并外出旅游，生活质量不错。但仍有下腹收缩痛感。是为宫腔避孕环所致。我们在宫颈癌规范化放疗曾提醒，在治疗中应将避孕环取走，否则以后子宫缩小，留有异物刺激，会引起腹部不适。宫颈癌患者疗后常有输尿管狭窄引起肾盂积水，可行输尿管支架，及肾盂造瘘解决。如此可解除症状及保持肾功能。

【病例 15】患者，39 岁。“肾移植”术后 8 年，口服免疫抑制剂及激素类药物，肌酐和尿酸轻度升高。因阴道不规则出血于 2006 年 7 月临床诊断为宫颈鳞癌ⅠB2 期，术前^{192}Ir 后装放疗 1 次，阴道二盒，12Gy。2006 年 7 月 24 日全麻下行广泛全宫左附件切除术+右侧盆腔淋巴结清扫术+右附件移位。术后病理：宫颈中分化鳞状细胞癌，累及宫颈管，未累及阴道及宫内膜，侵达肌壁外 1/3，阴道切缘及双宫旁净，肿瘤伴轻度治疗改变。淋巴结 0/6。术后未行治疗，2007 年 7 月 CT 提示左侧盆腔淋巴结转移，给予 5 野调强放疗，腹主动脉旁淋巴结区及左盆腔淋巴结区 D_T 70Gy，右盆腔淋巴结 D_T 45Gy。放疗期间肾功能轻度改变，与治疗前相仿。定期随访至今，疗后已 7 年 3 个月，复发放疗后 6 年 3 个月。

点评：本例为肾移植多年患者，因患子宫颈癌ⅠB2，先行后装阴道 12Gy 消除剂量后行子宫广泛切除+右侧盆腔淋巴结清扫+右附件移位。术后未行其他治疗，但术后一年发现对侧盆腔淋巴结转移，复又给盆腔及主动脉旁淋巴区照射。患者疗后已 7 年 3 个月，复发放疗后 6 年 3 个月。回顾此例患者初始治疗可能考虑了有肾移植史，手术及术后均未给予较“充分”的治疗，肿瘤得以复发。但是对此类患者若手术过大，行双侧淋巴清扫，也不一定对患者有利，因淋巴系统是免疫器官，免疫降低反而会促使肿瘤复发或转移（参考病例 16）。

【病例 16】患者，38 岁。因半年前出现接触性出血，继之白带增多及不规则阴道流血去妇科检查见有宫颈肿物，经活检病理证实为宫颈高分化鳞癌，于 2007 年 5 月来京治疗。妇科检查见：外阴阴性，阴道无异常，宫颈有菜花样肿物、直径 6cm，宫体前位、大小正常；右宫旁增厚达盆，左宫旁无特殊。B 超检查见双肾缺如，移植肾位于右下腹。

SCC2.9ng/ml，血化验尿素为 9.24mmol/L。患者 13 年前曾行肾移植术，现仍服用抗免疫药。

考虑到患者的具体情况，仅有一移植肾，保护肾及输尿管非常重要，故采用了盆腔调强放疗，避开了肾及输尿管（输尿管开口移于膀胱顶）。A 点予 48Gy/24f/33d，B 点予 44 Gy/24f/33d。腔内 ^{252}Cf 后装放疗，A 点 33.96Gy/7f/42d。放疗期间骨髓抑制Ⅱ度，余无特殊明显反应，疗后 2 个月复查：宫颈萎缩几平穹隆，宫体较小，宫旁稍厚、有弹性。B 超子宫萎缩，PET 盆腔未见核素浓聚阳性区。SCC 正常。尿素仍高，9mmol/L。疗后半年，随诊时 SCC 升至 3ng/ml，盆腔检查满意，予以拍摄 X 线胸片，见肺内有节结影，是为转移。

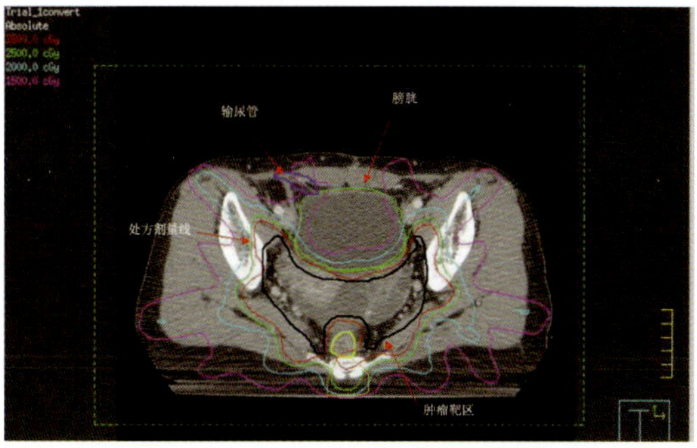

图 34-7　调强治疗避开移植肾及输尿管

点评：本例是一位特殊患者，仅有一移植肾，且尿素已高于正常水平。宫颈癌放疗后，输尿管狭窄、肾盂积水，失败于肾功能者颇为多见。所以保护肾及输尿管成为关键问题。近年来在影像学帮助下的调强治疗解决了此问题，避开了此例肾及输尿管，而盆腔靶区也得到高量照射（图 34-7）。同时，也降低腔内的剂量。治疗后盆腔肿瘤得到控制。但本例长期处于低免疫状态，虽盆腔内肿瘤得到控制，但仍很快出现肺转移。此例也说明，肿瘤的治疗，患者免疫状态的重要性。

在此提一下，调强技术尚难取代腔内治疗，因宫颈局部剂量达不到近距离放疗水平。临床上对调强治疗有不同意见，但它的优点也是明显的，此例就是例证。

肾移植后宫颈癌的治疗，需多方面考虑。适当的综合治疗是需要的。文献有报道肾移植后发生妇科恶性肿瘤，有采用化疗的。我们则常考虑患者长期使用抗免疫药，而不愿用化疗药品。此方面的经验，我们尚不足，值得注意。

【病例 17】患者，56 岁。2012 年 1 月下旬出现阴道接触性出血。6 月上旬上述症状进行性加重，伴下腹部胀痛，肛门坠胀感。当地医院行妇科检查示：阴道穹隆消失，宫颈口呈火山口样，组织糟脆，触血明显（宫旁情况未予介绍）。取活检，病理示：（宫颈）鳞状细胞癌。临床诊断为“宫颈鳞癌ⅡB 期”。盆腔 CT 检查报告：宫颈癌，闭孔淋巴结肿大，宫旁改变。2012 年 6 月 14 日在该院行第一周期全身化疗，具体方案为：紫杉醇 300mg 第 1 天、顺铂 60mg 第 1~3 天，过程顺利。2012 年 7 月 9 日在该院行盆腔 3DCRT 照射，靶区剂量 D_T45Gy/25f。膀胱 V60 为 0，直肠 V60 为 0，双股骨头 V50 为 0。治疗结束时 MRI 检查，见左盆壁有 1cm 强化结节。盆腔 B 超见左“髂血管”外侧有 1.3mm×0.8mm 低回声。2012 年 8 月 18 日至 2012 年 9 月 5 日来京行中子治疗，检查发现：阴道穹隆失。上段已现狭窄宫颈已萎缩，子宫不大，左宫旁闭孔区有可疑结节。中子腔内治疗 4 次，A 点累积剂量 24Gy(i)。疗后随诊均触及左宫旁闭孔区有结节 1.0^{+}cm，但 SCC 正常，宫颈局部满意。观察至

2013 年 5 月，妇科检查，仍及宫旁结节，行 PET-CT 检查示：宫颈癌治疗后，子宫颈左后缘处结节状高代谢灶，右盆壁内侧一高代谢淋巴结，考虑转移。故于 2013 年 5 月 10 日至 2013 年 5 月 23 日对双侧宫旁结节处以 γ 刀治疗 10 次，中心剂量为 5000cGy，生物效应剂量 4000cGy。疗后 2 个月随诊：宫旁结节虽不明显，但仍有模糊不平感。现仍观察中。

点评：病例亦为外院体外 3DCRT 照射后来京行中子治疗者。诊治过程中一直发现宫旁有结节。疗前病变具体情况不清，腔内治疗后宫颈情况好，SCC 正常，一直随诊观察中。直至疗后近一年，宫旁结节仍在，PET-CT 示二侧宫旁有均有代谢增高区，与临床检查基本一致。又复习外院转来的 3DCRT 介绍中提到双股骨头 V50 为 0，考虑到盆壁（闭孔区在此范围内）可能剂量不够，增加 γ 刀放疗。也许认为双股骨头 V50 为 0 是好事，股骨头受量低。宫颈癌的治疗常规告诉我们，其放疗实际是一全盆照射，体外野外缘在股骨头 1/2 内。这个界限包括了盆壁（指骨膜、筋膜、肌肉、淋巴组织和淋巴结）。考虑具体情况给予较高量的 γ 刀治疗（图 34-8）。

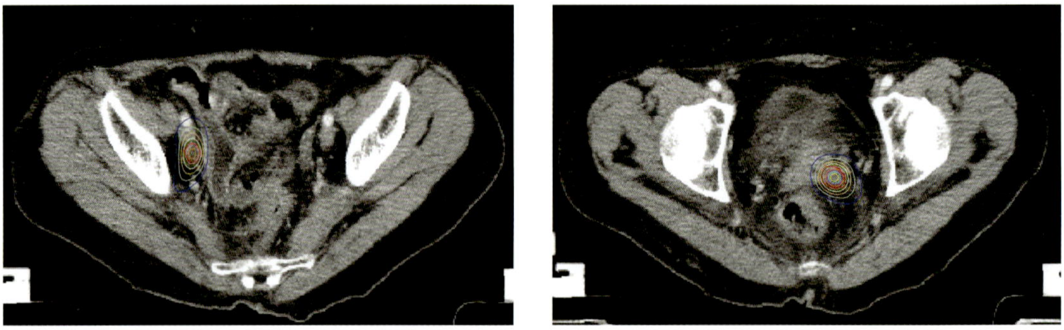

图 34-8 γ 刀照射右、左宫旁淋巴结

【病例 18】患者，33 岁。患者于 2012 年 7 月中旬出现一次接触性阴道出血，色鲜红，量少，未在意。2012 年 12 月中旬阴道出血量增多，伴血凝块。2012 年 12 月 29 就诊于当地日妇女儿童医院，行阴道镜检查示：左侧穹隆处赘生物生长，异常宫颈转化区。2012 年 12 月 30 日就诊于当地妇产医院行阴道赘生物活检，病理示：（阴道赘生物）浆液性乳头状上皮源性腺癌（中等分化）。行宫颈 TCT 检查示：炎症反应性细胞改变。2013 年 1 月 5 日转诊于北京某医院，行盆腔彩超检查示：阴道左上段包块（符合阴道 CA）。会诊病理切片结果示：送检组织可见异性腺体浸润性生长，符合腺癌，透明细胞腺癌可能性大。2013 年 1 月 9 日行盆腔 MRI 检查示：阴道后穹隆占位，大小约 3.4cm×2.2cm，边界不清，阴道癌可能性大；左侧卵巢生理性囊肿可能性大。2013 年 1 月 10 日行 PET-CT 检查示：阴道左侧穹隆软组织灶并 FDG 摄取显著增高，考虑上皮来源恶性肿瘤可能性大；左侧附件囊性实性结节；双侧腹股沟小淋巴结，FDG 轻度摄取，考虑炎性反应性增生。2013 年 1 月 17 日转诊于中国医学科学院肿瘤医院会诊病理切片结果示：（阴道）腺癌，瘤细胞呈鞋钉样排列，符合

透明细胞癌（分化较好）。2013 年 1 月 30 日开始治疗疗前见一般情况较差，瘦小。妇科检查示：阴道左侧壁中上 1/3 处约 4.5cm×4.5cm×1.5cm 外生型肿物。子宫、宫旁、阴道旁（-），双侧腹股沟可及多个小淋巴结。临床诊断：阴道透明细胞癌Ⅰ期。后行双侧腹股沟大块淋巴活检，切除淋巴结 30 枚。病理检查（左侧 6 枚，右侧 8 枚）未见转移。2013 年 1 月 30 日至 2013 年 2 月 20 日行三次中子治疗，源照射距离 4cm，黏膜累积剂量 DT 20Gy（i）。2013 年 2 月 7 日至 2013 年 2 月 27 日行阴道病变调强放射治疗，靶区累积剂量 D_T 20Gy/10f，5f/W，2Gy/f。2013 年 3 月 15 日曾行全身化疗一程，具体方案为：伊立替康 160mg/m^2（200mg）第 1 天、卡铂 320mg/m^2（400mg）第 1 天；2013 年 3 月 27 日及 2013 年 4 月 7 日再行两次中子治疗。其中一次包括宫腔治疗，A 点 4Gy（i）。另一次为阴道塞子治疗，源照射距离 5cm，黏膜剂量 5Gy；左髂内外及左侧腹股沟加速器照射，D_T50Gy。

患者疗后坚持阴道冲洗，曾有出汗及心烦不适，服用 1 个月莉芙敏症状消失，现停药 1 个月未感特殊。疗后 E_2 在 18.35～76.65pmol/L 间。疗后 3 个月已开始有节制性生活，未感明显不适。末次随诊于 2014 年 4 月 22 日，现已疗后 1 年 3 个月。近 1 个月有少许房事后见红。周身检查仍瘦小，外院测血压 80/60，X 线胸片及骨盆平片未见异常。妇科检查阴道左中上段有浅表纤维化，宫颈与宫体稍小，宫旁软，肛指（-）。

点评：本例系一年轻、知识性女性，治疗前曾就诊、咨询过多家医院，有医院建议手术及化疗，因有疑虑，在网上查得尚有放疗方法，而寻求放疗。经过对各项检查的评估，认为肿瘤并不晚。在确定治疗方案时，重点在对阴道局部肿瘤的治疗，仅对同侧旁组织及淋巴区照射，也未在本例强调宫腔放疗，仅予子宫腔内治疗一次，A 点 4Gy（i），为的是希望尽量保持一定卵巢功能。因患者体质较差，一次全身化疗反应较大，不愿再行化疗，从目前随诊情况看，临床满意。至于卵巢功能，目前 E_2 低，月经未来，尚需时间看是否得以恢复，因为起码右侧卵巢受量很少。当今的治疗，特别是对年轻患者的治疗，在考虑治好肿瘤的同时，要想到她们今后的生活质量。

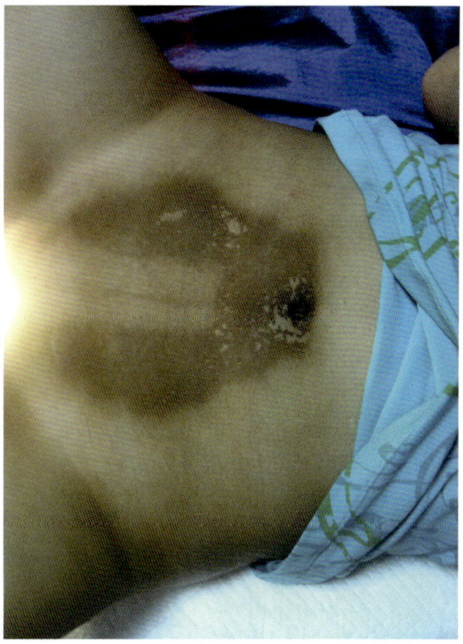

图 34-9　皮肤反应

【病例 19】患者，37 岁。患者平素月经规律，于 2013 年 2 月初无明显诱因出现不规则阴道出血，量少，呈鲜红色，偶有血凝块，无下腹坠胀痛及腰痛，无发热，未在意。近 1 月出现阴道出血淋漓不尽，伴间断下腹坠痛，遂就诊于当地医院，妇科检查发现宫颈病变，取活检病理为“中分化鳞癌”，临床分期ⅢB 期。治疗前查体：外阴正常，阴道通畅，左侧穹隆受累，宫颈外形消失，呈火山口样，范围约 3.5cm，质脆，触之易出血，子宫正常大小，左侧宫旁增厚达盆壁，右侧增厚。2013 年 5 月 16 日开始行盆腔放疗，以加速器 8MeV X 线 4

野，照射，95%剂量曲线包括靶区，D_T3060cGy/17f 后改为两野对穿中间挡铅避开膀胱直肠加量至 D_T4500cGy/25f。每次照射野以塑料定位体膜固定。放疗期间顺铂增敏化疗 4 次，40mg/周。患者出现Ⅱ度骨髓抑制，予升白对症治疗。腔内中子治疗与体外同期进行。中子治疗消瘤一次，V 点 700cGy（i），A 点 35cGy。

患者疗后 3 个月随诊时见照射野部皮肤反应重（图 34-9），皮下纤维化明显，硬，外阴部有轻度水肿。盆腔因腹壁纤维化检查不满意。B 超（-）。SCC 正常。

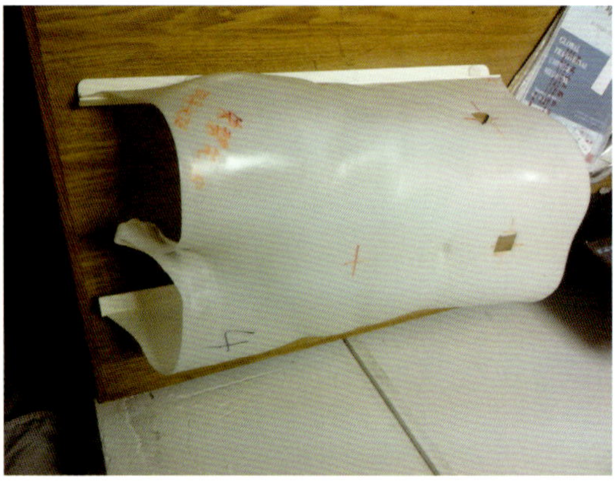

图 34-10 定位模

点评：本例宫颈癌患者放疗是按常规进行。同期以顺铂增敏化疗，治疗过程基本顺利。随诊发现，明显的皮肤及皮下反应引起重视。在^{60}Co 取代常规 X 线体外照射后，由于百分深度量的增加，^{60}Co 高量区在皮下，明显的皮肤反应已不多见，当剂量高时，皮下纤维化可见。当加速器体外照射时，不应再出现如此明显的皮肤及皮下反应。这种反应的发生，与定位模（图 34-10）的使用有关。在放疗时为定位准确，在皮肤上加了定位模，岂知射线经过模时产生电子，污染了皮肤及皮下，出现了如此严重反应。早年用^{60}Co 照射时由于半影大，曾用延长限光筒的方法减少半影，但强调延长的限光筒与皮肤的距离不小于 15~20cm，以防电子污染。在加速器时代不应忘却这些基本物理知识。

要注意当前未找到好的定位装置前，照射时，应将定位模取走。以免再发生类似情况。如此严重的皮肤、皮下反应对患者十分不利，不仅查不清盆腔情况，而且一旦发生盆腔急诊时，开腹手术成了大问题。

注意：在实施体外照射时，一定不要在照射野皮肤上放置何物，以造成电子污染和建成区的上移。

（孙建衡 白 萍 布 洁 孙志华）

第三十五章　SL（N）标准程序剂量分布图

本章为 SL（N）标准程序剂量分布图。有关 SL（N）标准程序特点、临床使用注意事项、识别码均在第十一章中介绍，不再赘述。在每个图谱下方有放射源在空间三维坐标平面位置图及有关说明，临床医师、物理师、技术人员在使用时可参阅。

一、PS5

（一）X-Y 平面

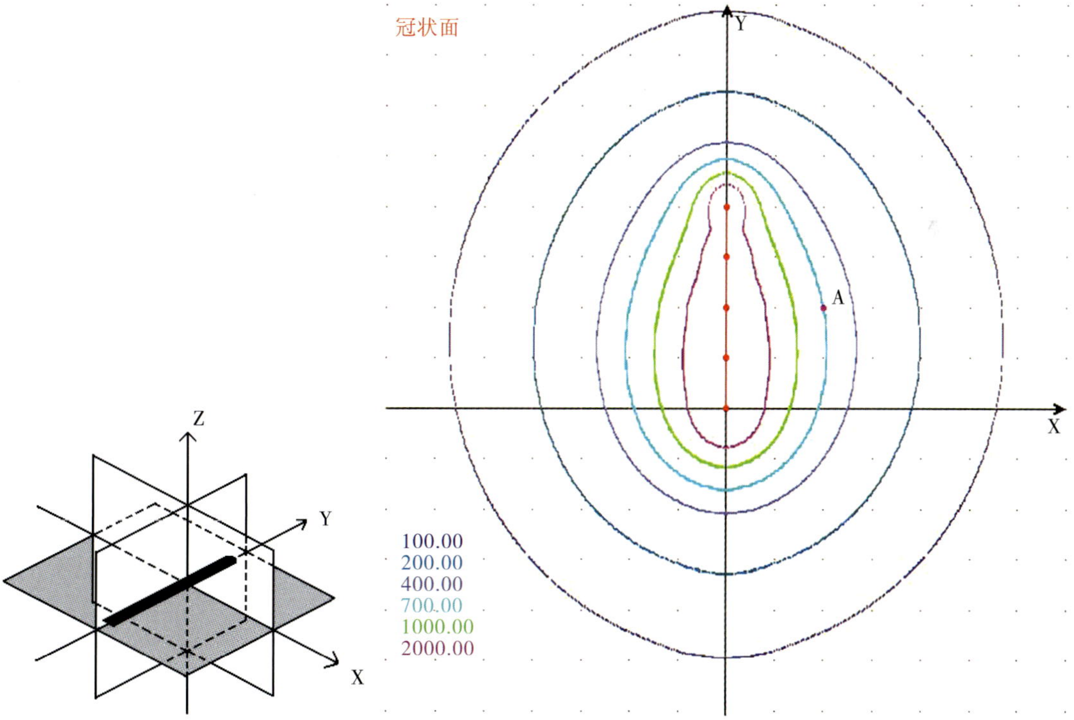

^{252}Cf 强度为 1000μg，A 点剂量 7Gy（i）

图中方格点阵的相邻点间隔为 1cm

左下角黑色标记平面为剂量分布图所在平面

（二）X-Z 平面

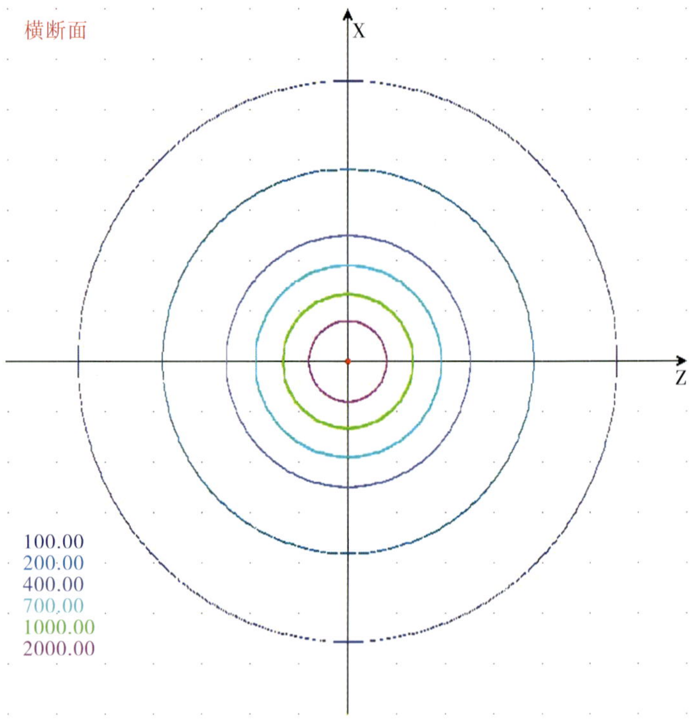

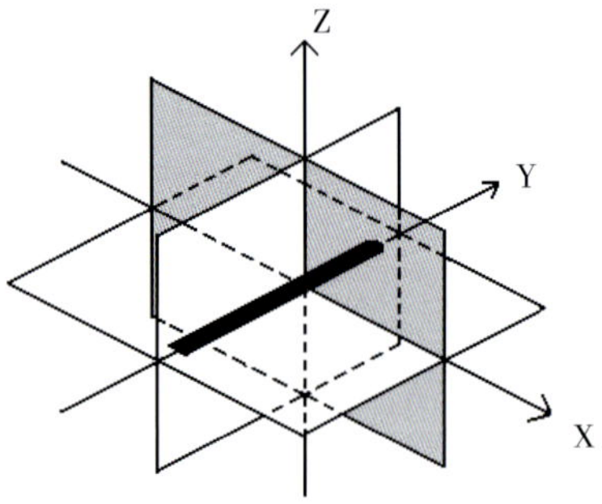

^{252}Cf 强度为 1000μg，A 点剂量 7Gy（i）

图中方格点阵的相邻点间隔为 1cm

左下角黑色标记平面为剂量分布图所在平面

（此平面不反映 A 点剂量）

二、PS6

（一）X-Y 平面

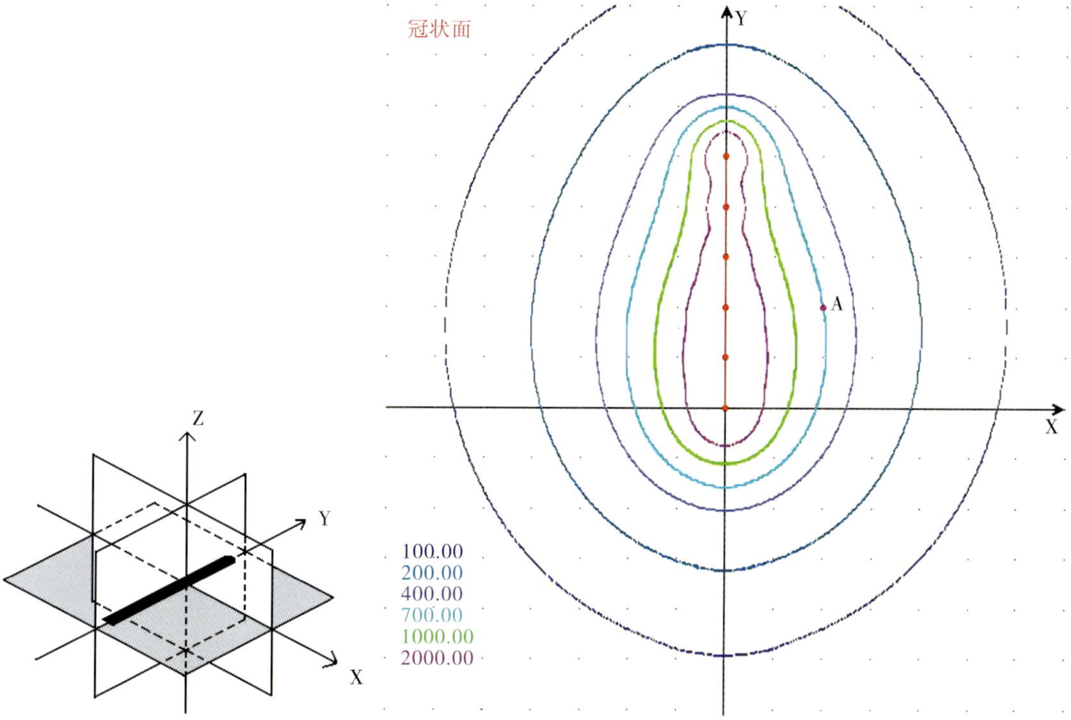

^{252}Cf 强度为 1000μg，A 点剂量 7Gy（i）

图中方格点阵的相邻点间隔为 1cm

左下角黑色标记平面为剂量分布图所在平面

（二）X-Z 平面

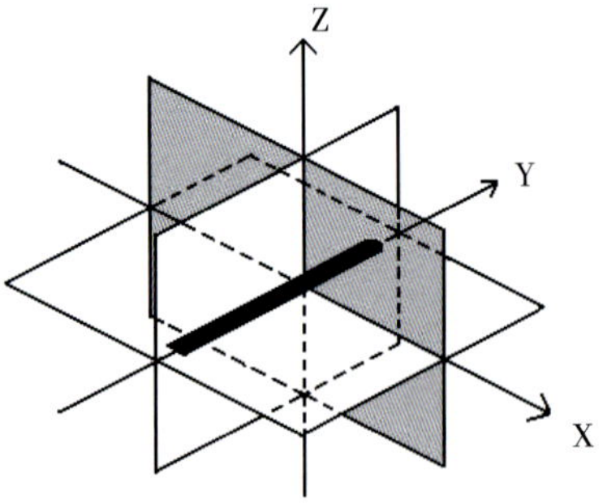

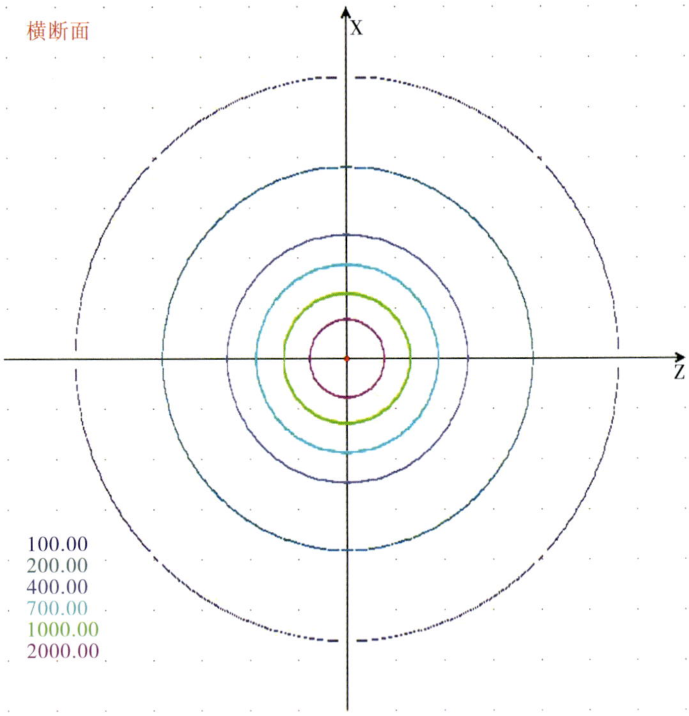

^{252}Cf 强度为 1000μg，A 点剂量 7Gy（i）

图中方格点阵的相邻点间隔为 1cm

左下角黑色标记平面为剂量分布图所在平面

（此平面不反映 A 点剂量）

三、PS7

（一）X-Y 平面

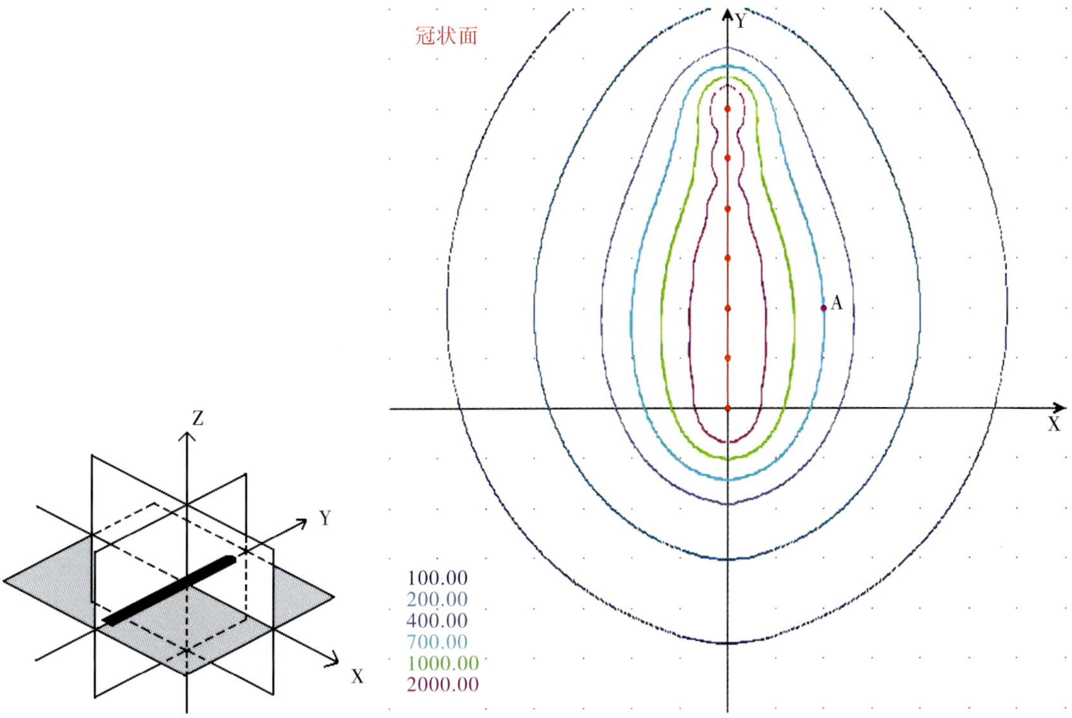

^{252}Cf 强度为 1000μg，A 点剂量 7Gy（i）

图中方格点阵的相邻点间隔为 1cm

左下角黑色标记平面为剂量分布图所在平面

（二）X-Z 平面

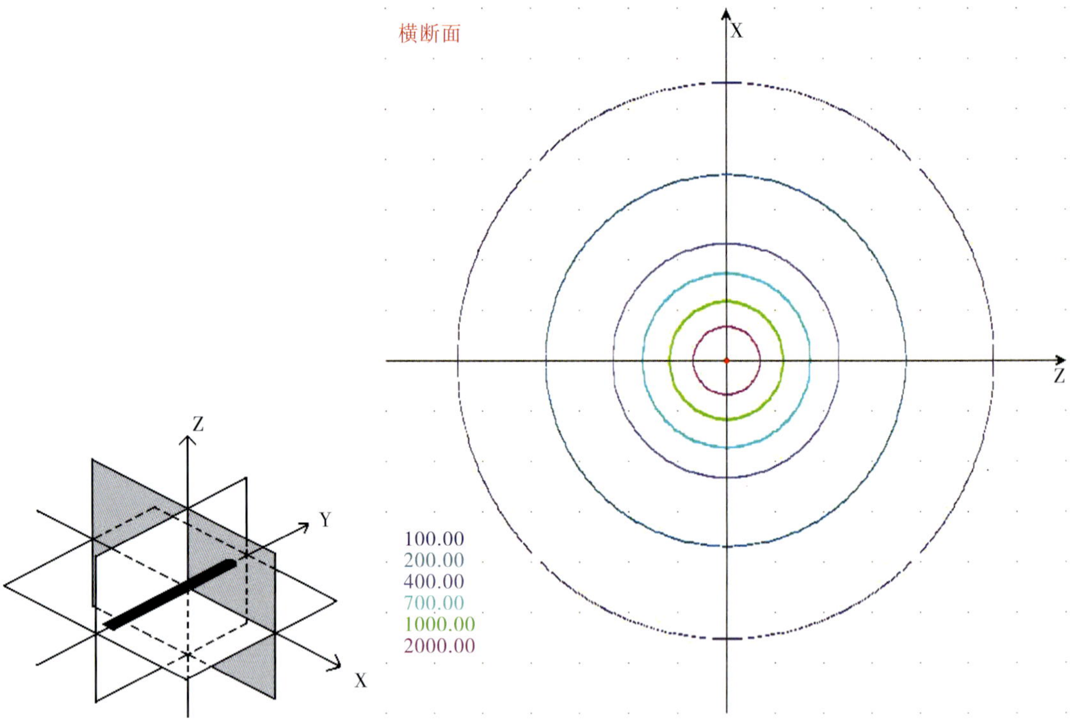

^{252}Cf 强度为 1000μg，A 点剂量 7Gy（i）

图中方格点阵的相邻点间隔为 1cm

左下角黑色标记平面为剂量分布图所在平面

（此平面不反映 A 点剂量）

四、PS8

（一）X-Y 平面

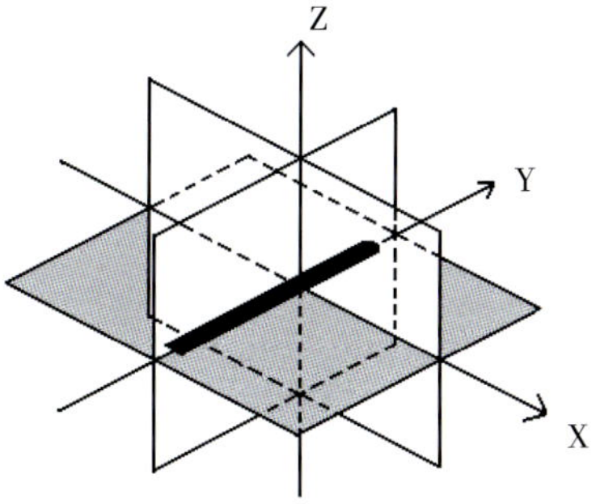

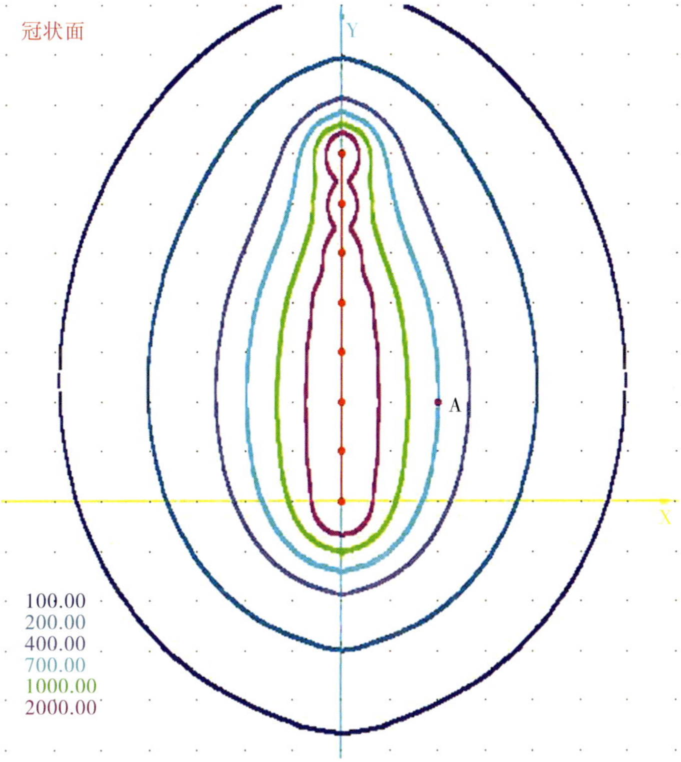

^{252}Cf强度为1000μg，A点剂量7Gy（i）
图中方格点阵的相邻点间隔为1cm
左下角黑色标记平面为剂量分布图所在平面

（二）X-Z 平面

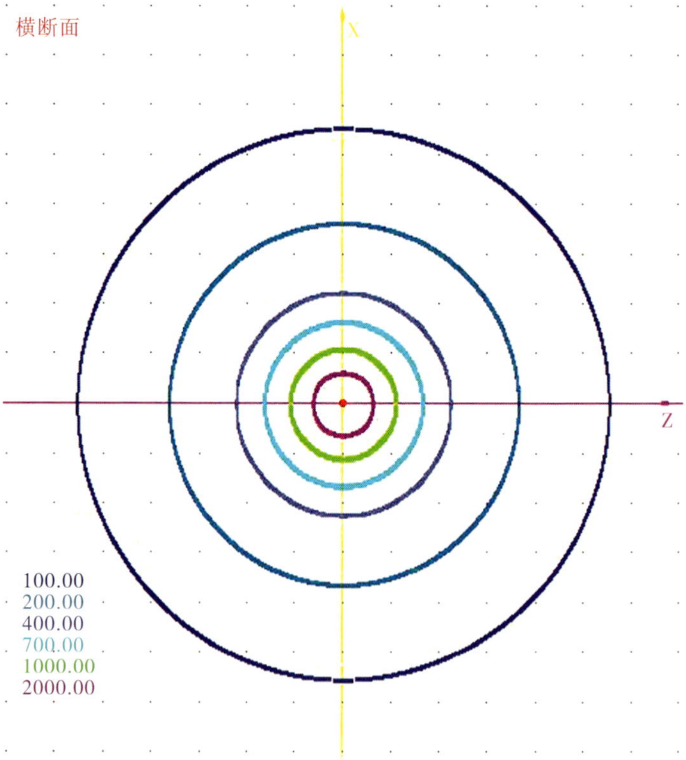

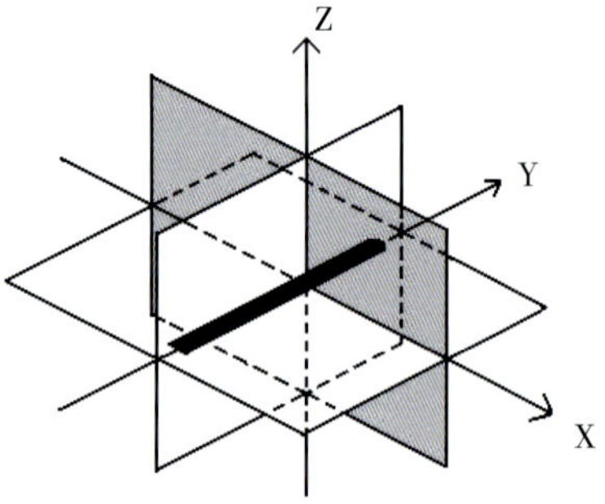

^{252}Cf 强度为 1000μg，A 点剂量 7Gy（i）

图中方格点阵的相邻点间隔为 1cm

左下角黑色标记平面为剂量分布图所在平面

（此平面不反映 A 点剂量）

五、PS9

（一）X-Y 平面

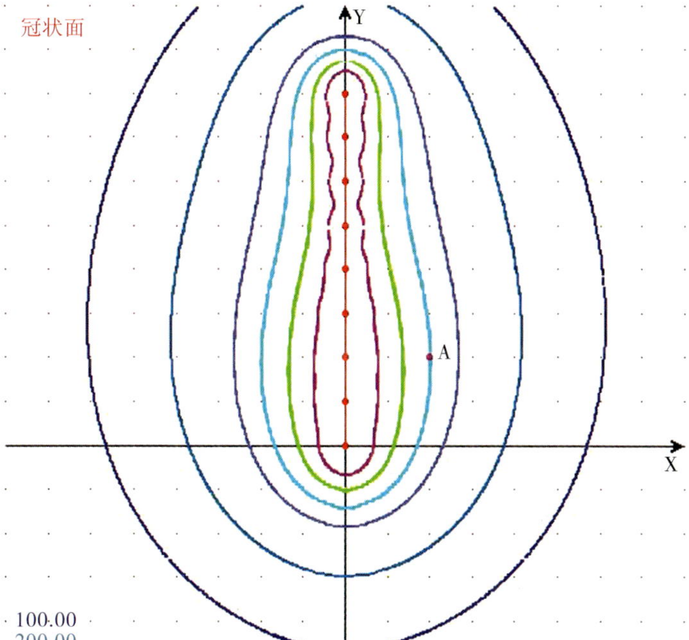

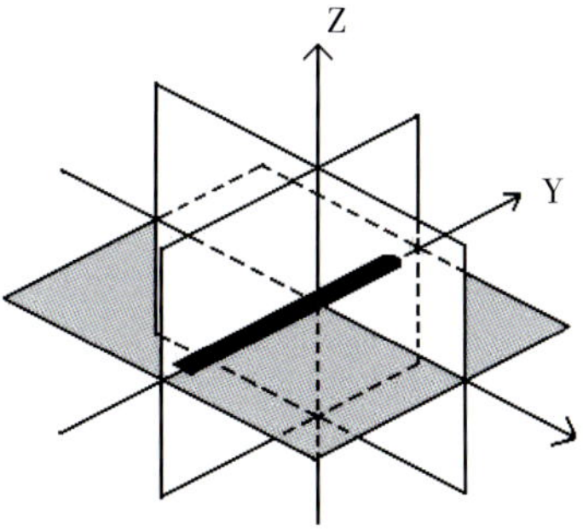

^{252}Cf 强度为 1000μg，A 点剂量 7Gy（i）

图中方格点阵的相邻点间隔为 1cm

左下角黑色标记平面为剂量分布图所在平面

（二）X-Z 平面

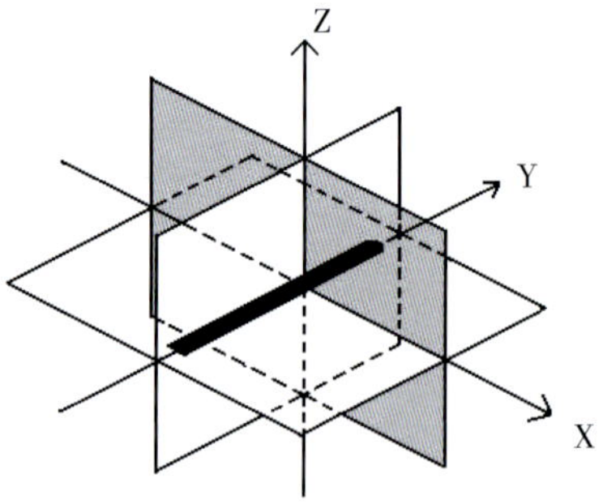

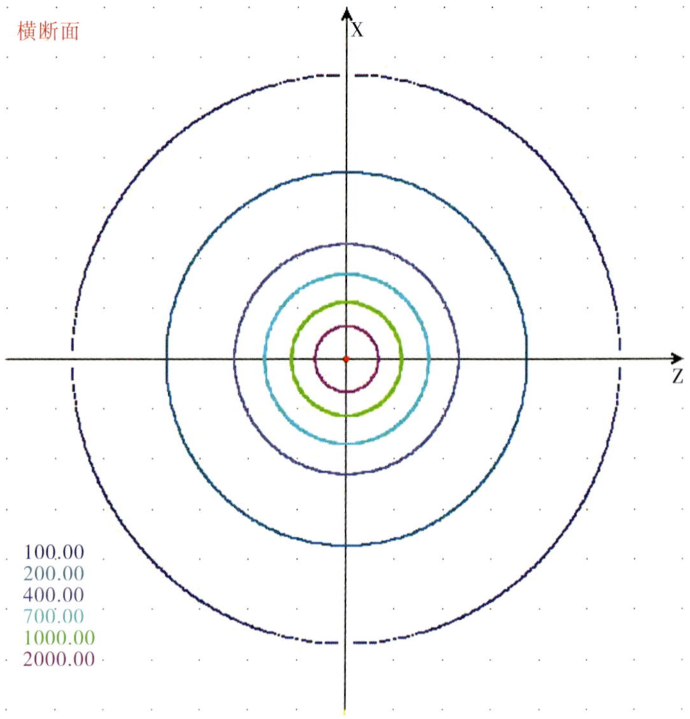

^{252}Cf 强度为 1000μg，A 点剂量 7Gy（i）
图中方格点阵的相邻点间隔为 1cm
左下角黑色标记平面为剂量分布图所在平面
（此平面不反映 A 点剂量）

六、IPS5

（一）X-Y 平面

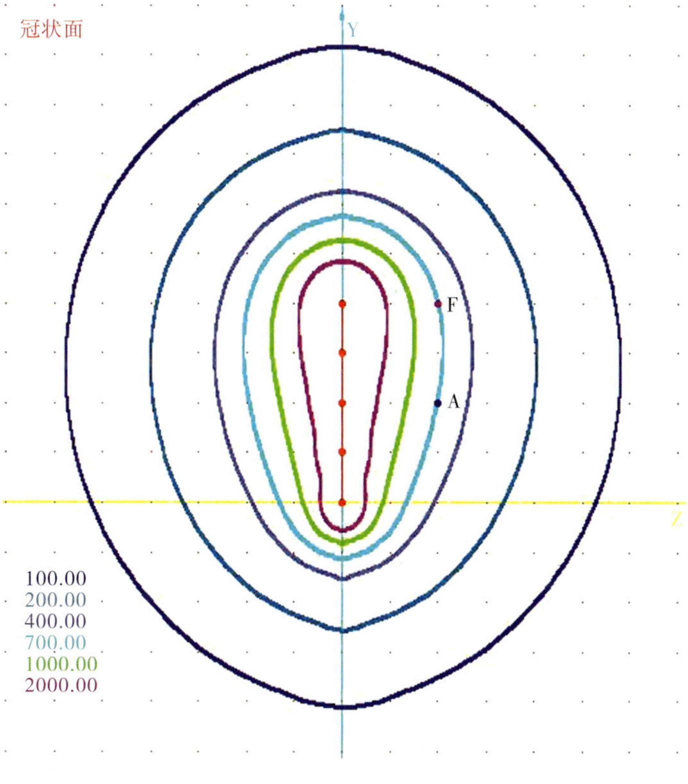

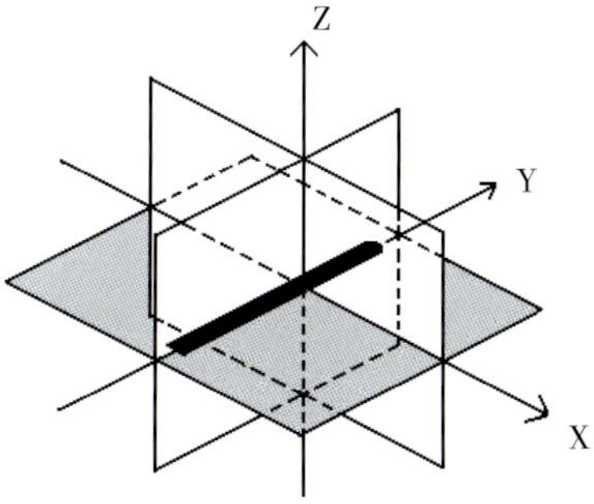

^{252}Cf 强度为 1000μg，F 点剂量 7Gy（i），A 点剂量 6.51Gy（i）

图中方格点阵的相邻点间隔为 1cm

左下角黑色标记平面为剂量分布图所在平面

（二）X-Z 平面

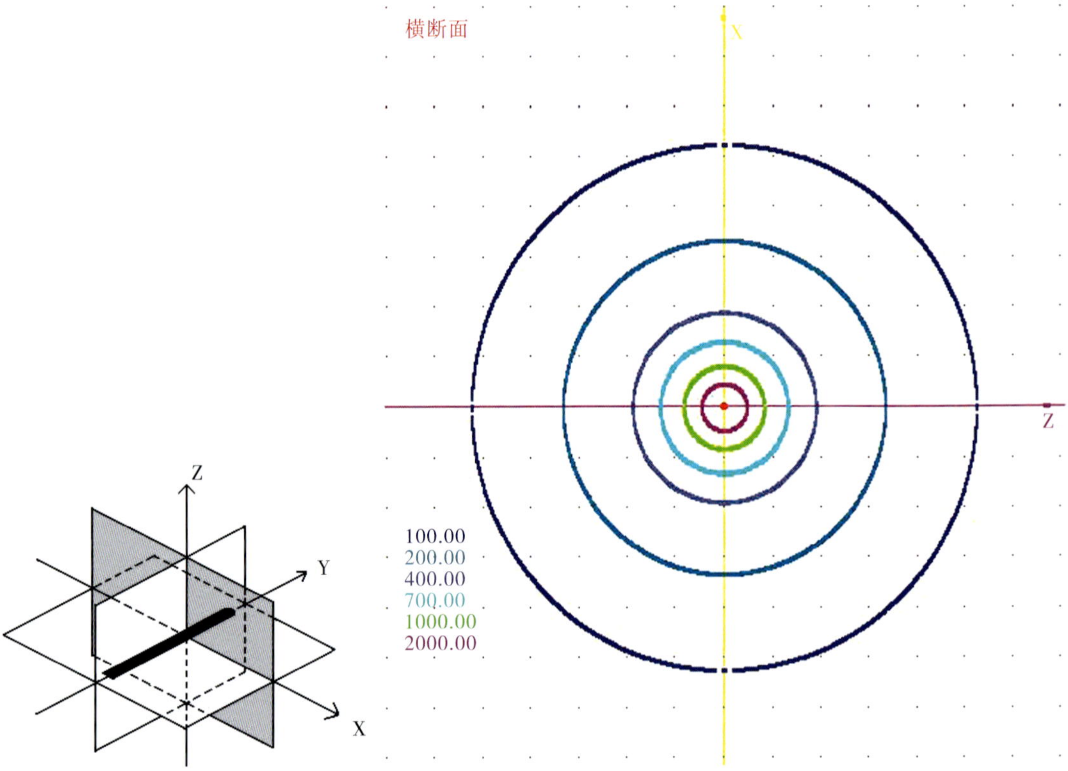

^{252}Cf 强度为 1000μg，F 点剂量 7Gy（i），A 点剂量 6.51Gy（i）

图中方格点阵的相邻点间隔为 1cm

左下角黑色标记平面为剂量分布图所在平面

（此平面不反映 F 点、A 点剂量）

七、IPS6

（一）X-Y 平面

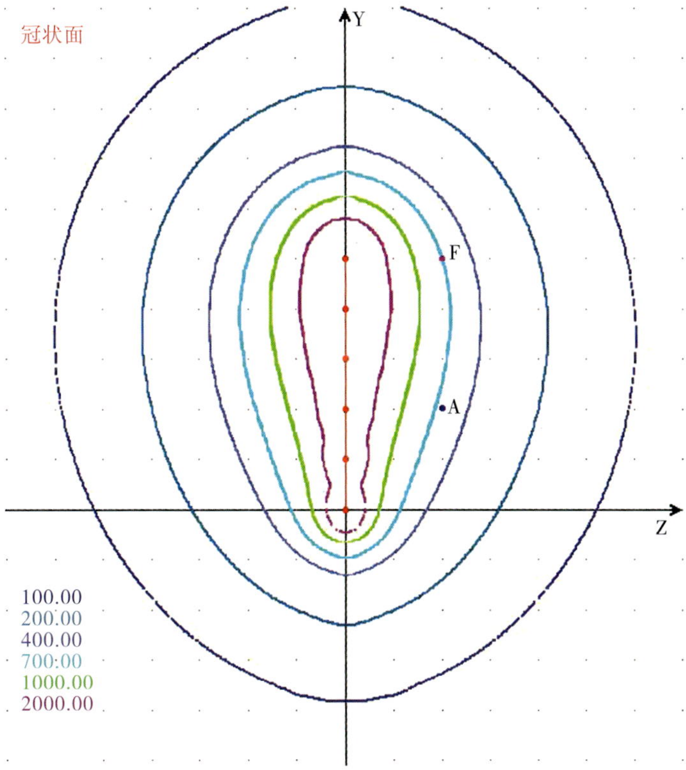

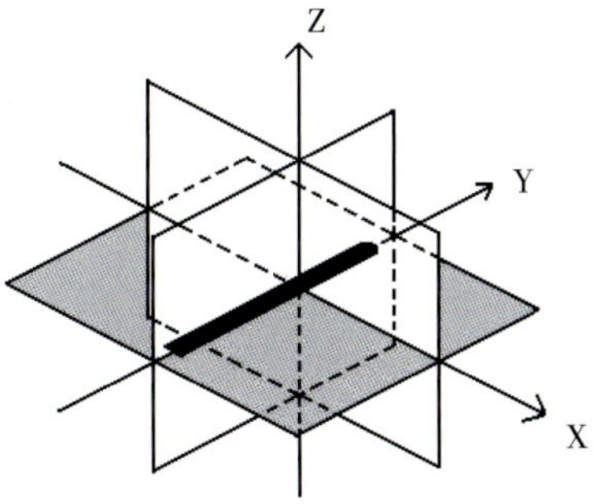

^{252}Cf 强度为 1000μg，F 点剂量 7Gy（i），A 点剂量 6.33Gy（i）

图中方格点阵的相邻点间隔为 1cm

左下角黑色标记平面为剂量分布图所在平面

（二）X-Z 平面

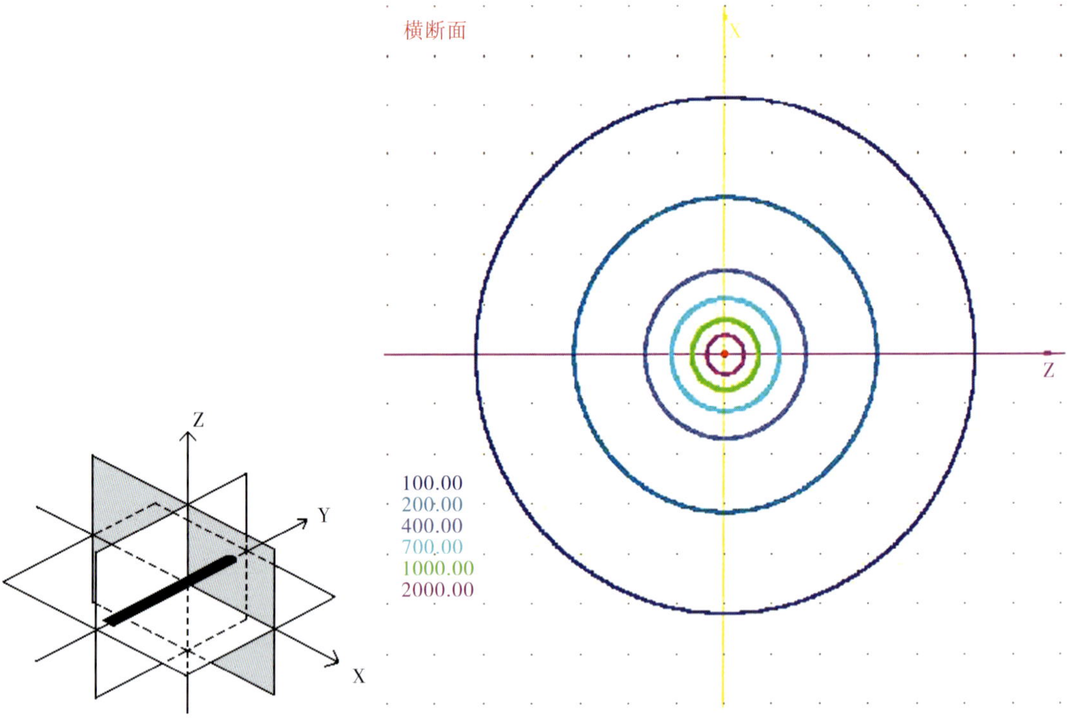

^{252}Cf 强度为 1000μg，F 点剂量 7Gy（i），A 点剂量 6.33Gy（i）

图中方格点阵的相邻点间隔为 1cm

左下角黑色标记平面为剂量分布图所在平面

（此平面不反映 F 点、A 点剂量）

八、IPS7

（一）X-Y 平面

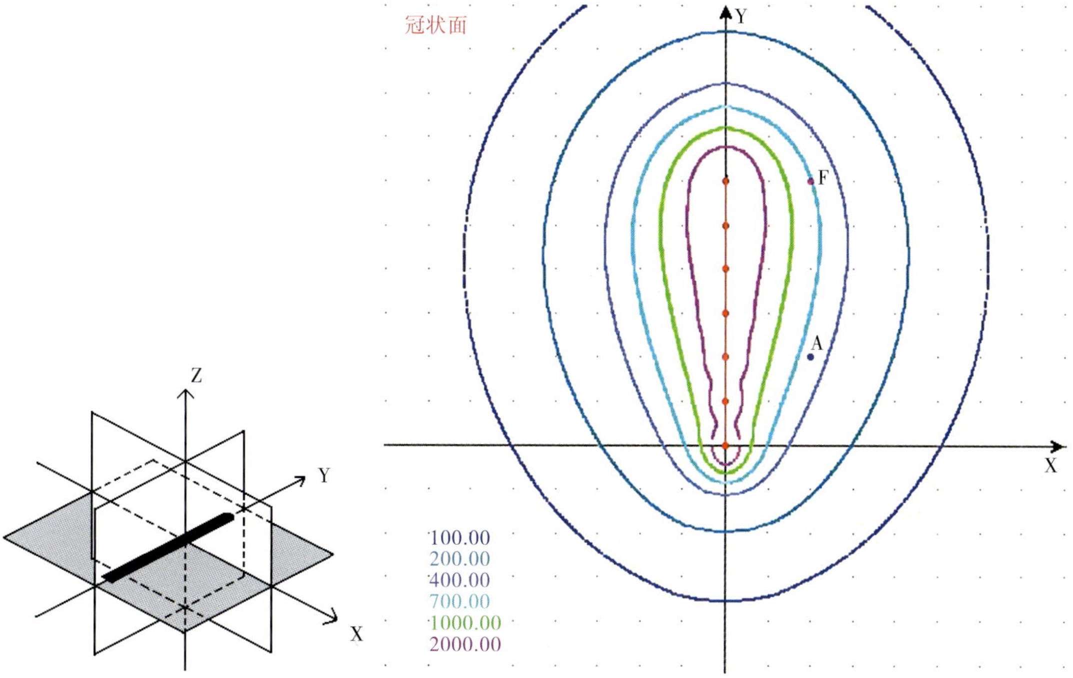

^{252}Cf 强度为 1000μg，F 点剂量 7Gy（i），A 点剂量 6.45Gy（i）
图中方格点阵的相邻点间隔为 1cm
左下角黑色标记平面为剂量分布图所在平面

（二）X-Z 平面

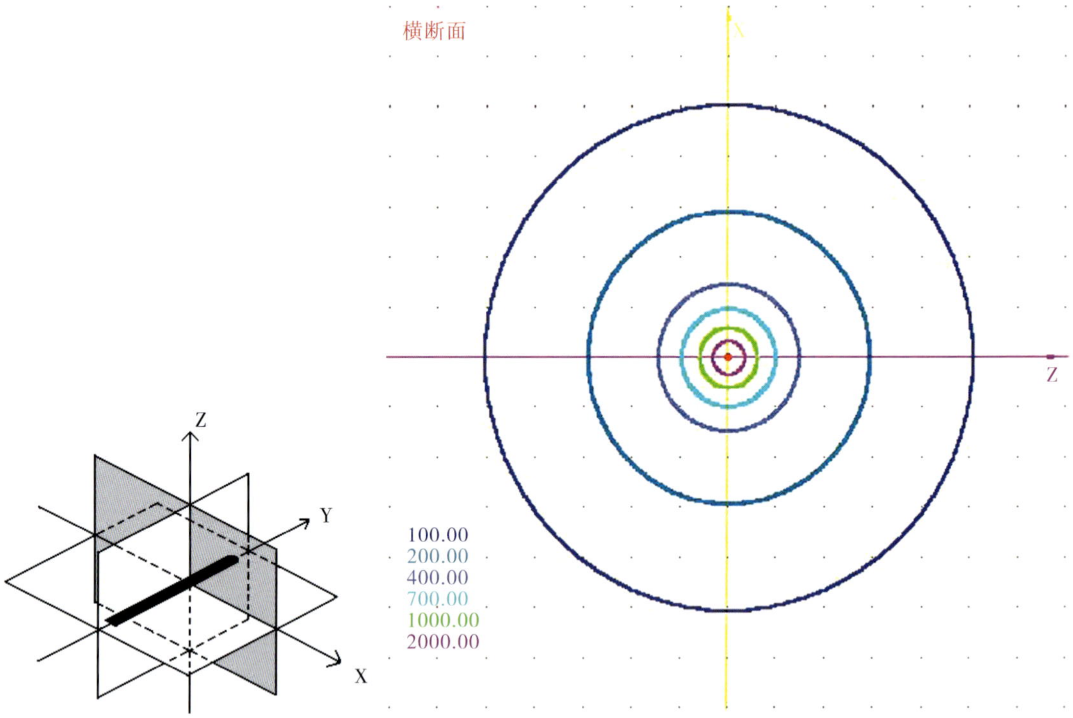

^{252}Cf 强度为 1000μg，F 点剂量 7Gy（i），A 点剂量 6.45Gy（i）

图中方格点阵的相邻点间隔为 1cm

左下角黑色标记平面为剂量分布图所在平面

（此平面不反映 F 点、A 点剂量）

九、IPS8

（一）X-Y 平面

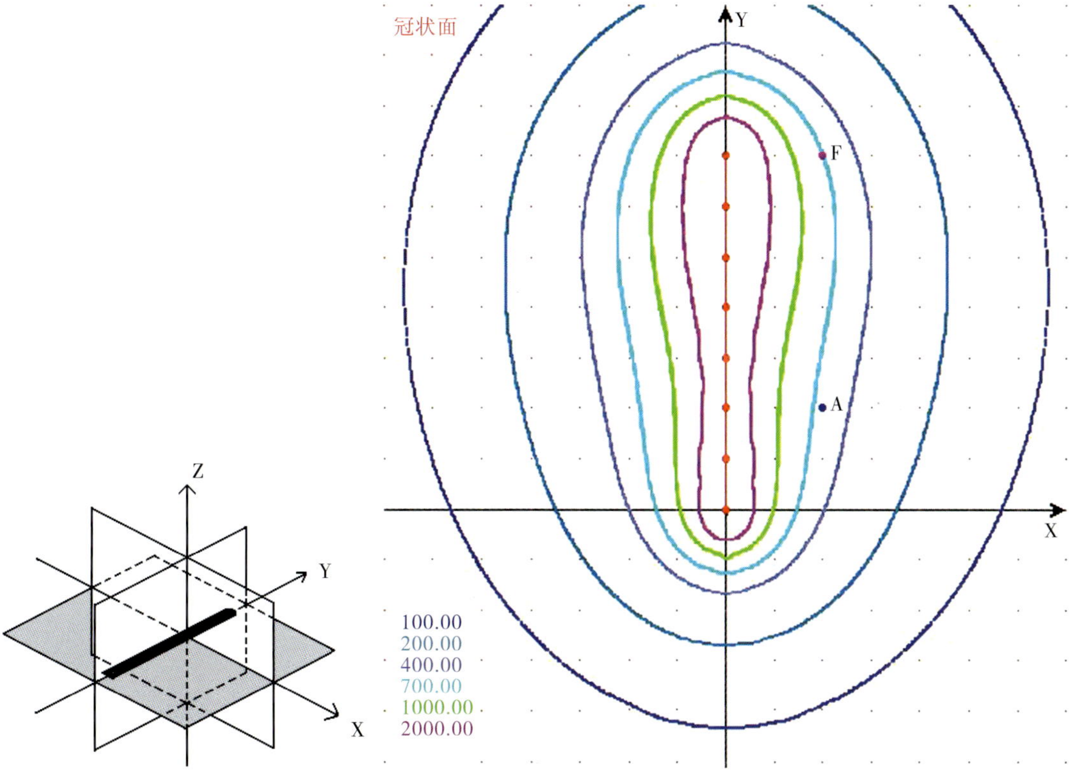

^{252}Cf 强度为 1000μg，F 点剂量 7Gy（i），A 点剂量 6.8Gy（i）

图中方格点阵的相邻点间隔为 1cm

左下角黑色标记平面为剂量分布图所在平面

（二）X-Z 平面

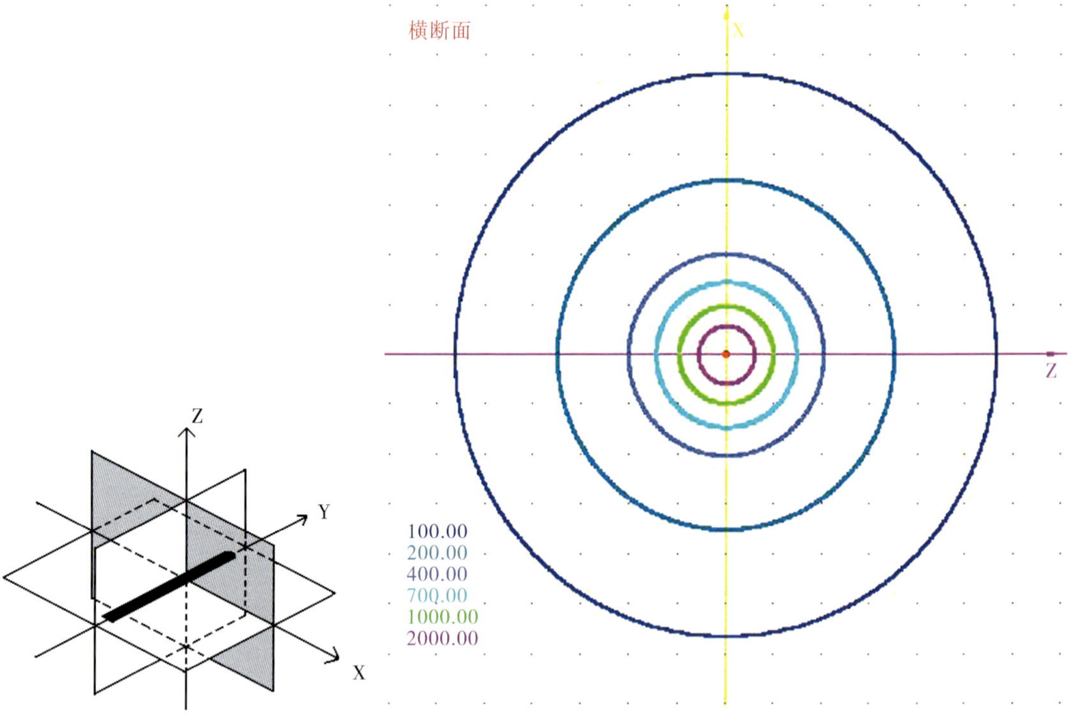

^{252}Cf 强度为 1000μg，F 点剂量 7Gy（i），A 点剂量 6. 8Gy（i）

图中方格点阵的相邻点间隔为 1cm

左下角黑色标记平面为剂量分布图所在平面

（此平面不反映 F 点、A 点剂量）

十、IPS9

（一）X-Y 平面

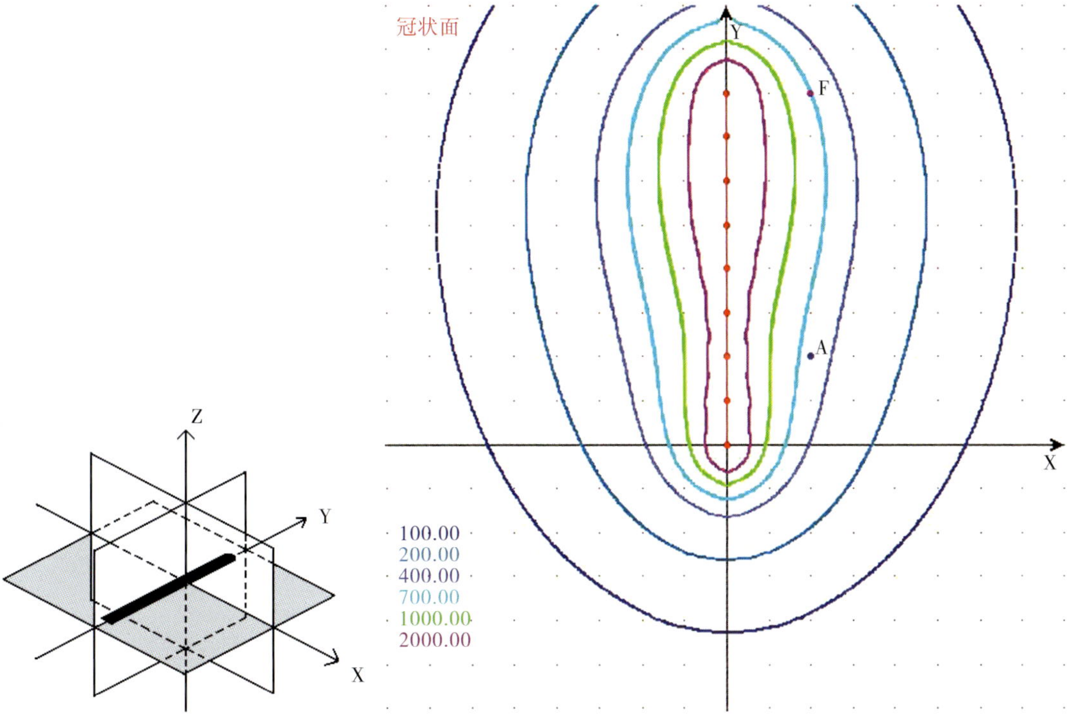

^{252}Cf 强度为 1000μg，F 点剂量 7Gy（i），A 点剂量 6. 76Gy（i）

图中方格点阵的相邻点间隔为 1cm

左下角黑色标记平面为剂量分布图所在平面

（二）X-Z 平面

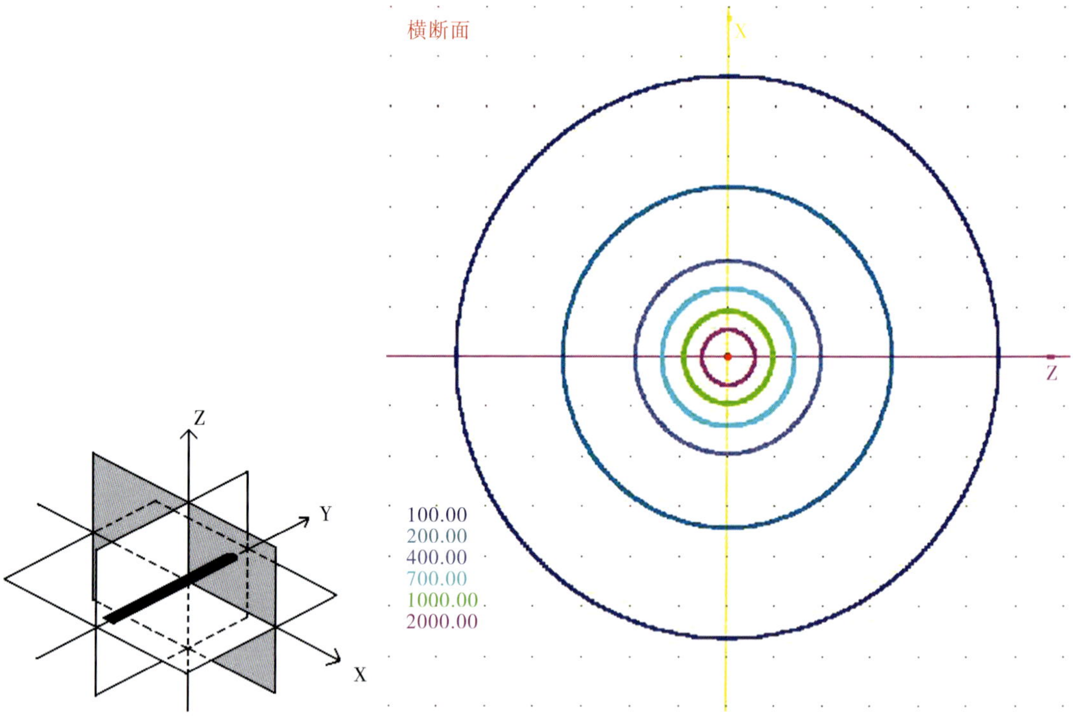

^{252}Cf 强度为 1000μg，F 点剂量 7Gy（i），A 点剂量 6.76Gy（i）

图中方格点阵的相邻点间隔为 1cm

左下角黑色标记平面为剂量分布图所在平面

（此平面不反映 F 点、A 点剂量）

十一、CS2

（一）X-Y 平面

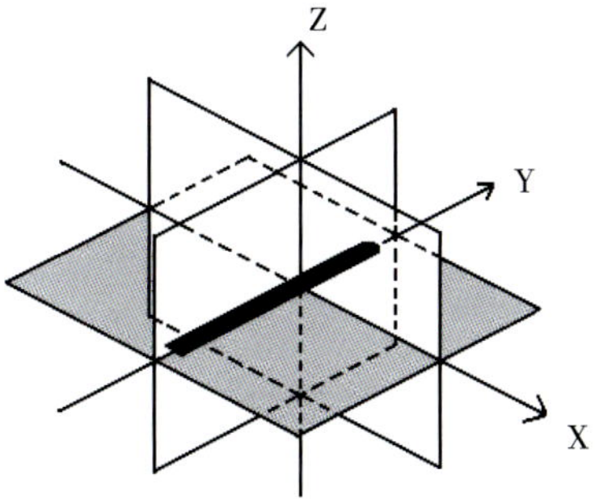

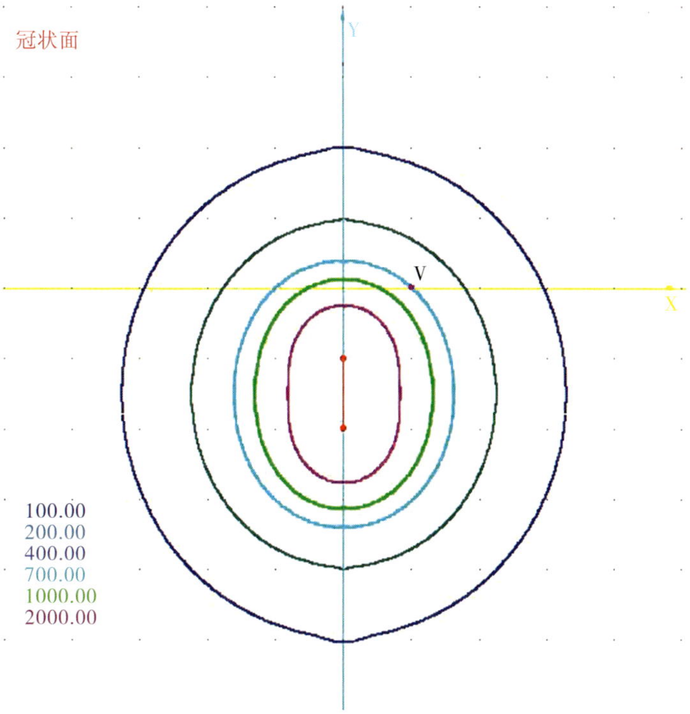

^{252}Cf 强度为 1000μg，V 点剂量 7Gy（i）
图中方格点阵的相邻点间隔为 1cm
左下角黑色标记平面为剂量分布图所在平面

（二）X-Z 平面

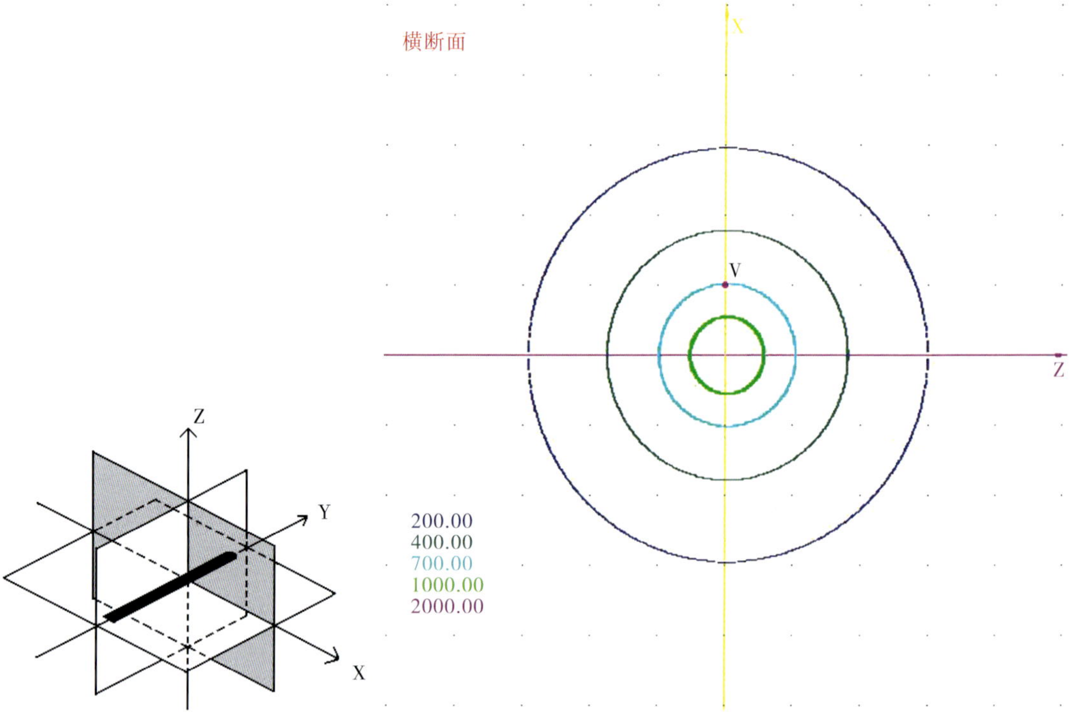

^{252}Cf 强度为 1000μg，V 点剂量 7Gy（i）

图中方格点阵的相邻点间隔为 1cm

左下角黑色标记平面为剂量分布图所在平面

（此平面反映 V 点剂量）

十二、CS3

（一）X-Y 平面

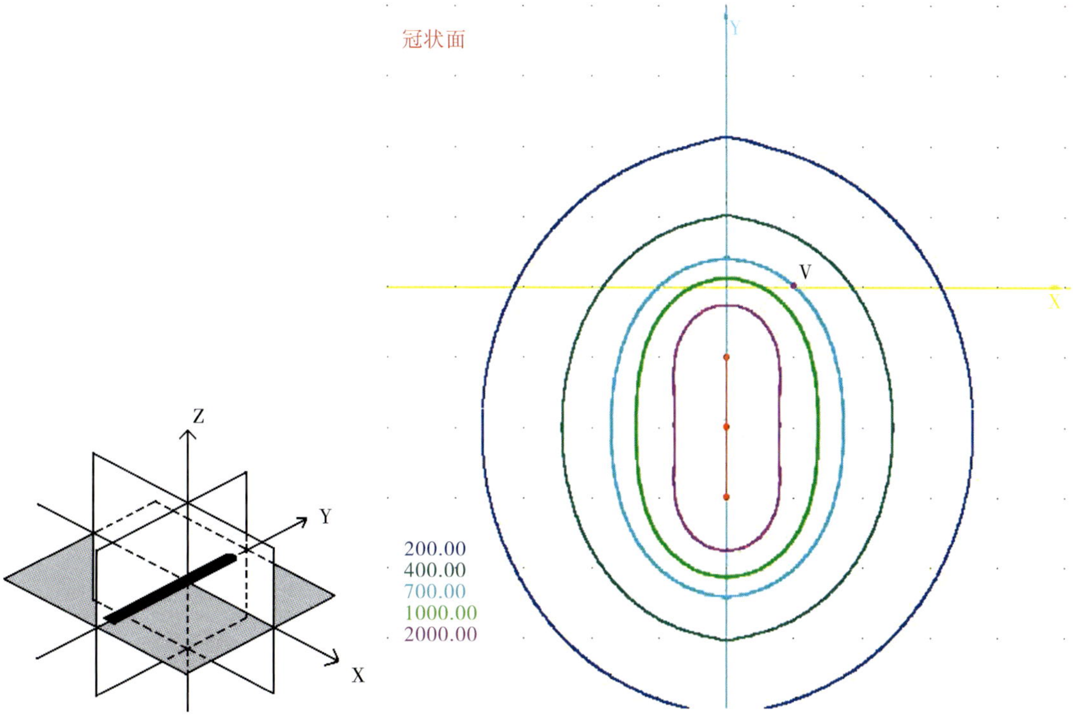

^{252}Cf 强度为 1000μg，V 点剂量 7Gy（i）

图中方格点阵的相邻点间隔为 1cm

左下角黑色标记平面为剂量分布图所在平面

（二）X-Z 平面

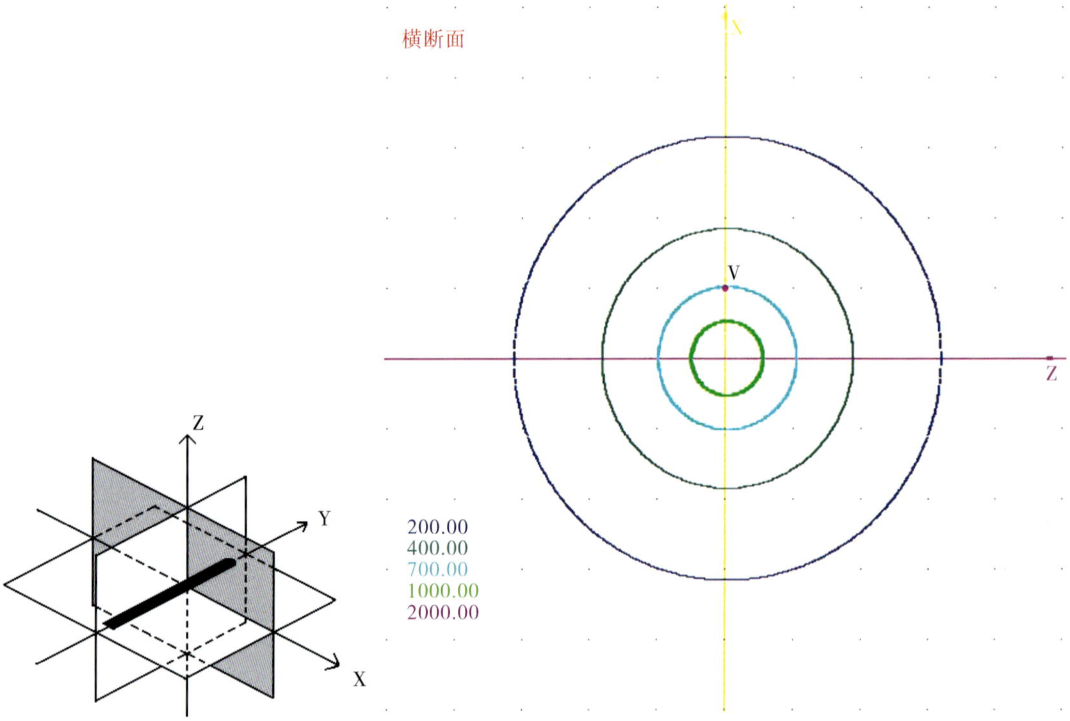

^{252}Cf 强度为 1000μg，V 点剂量 7Gy（i）
图中方格点阵的相邻点间隔为 1cm
左下角黑色标记平面为剂量分布图所在平面
（此平面反映 V 点剂量）

十三、CS4

（一）X-Y 平面

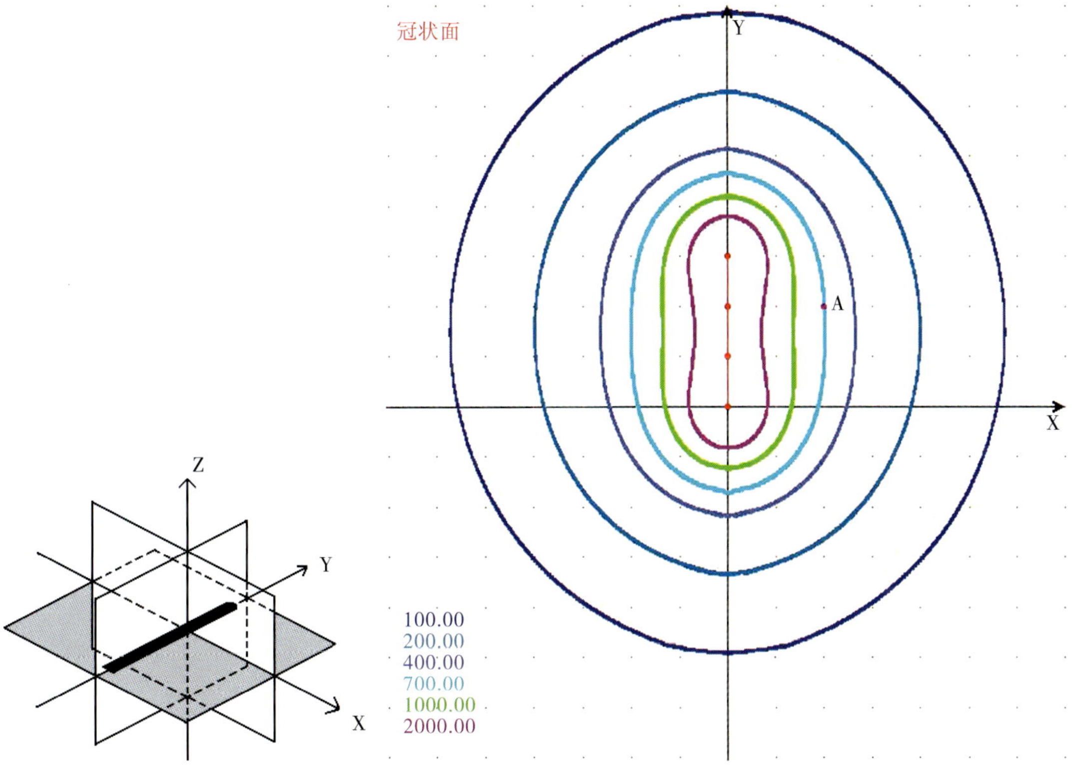

^{252}Cf 强度为 1000μg，A 点剂量 7Gy（i）
图中方格点阵的相邻点间隔为 1cm
左下角黑色标记平面为剂量分布图所在平面

（二）X-Z 平面

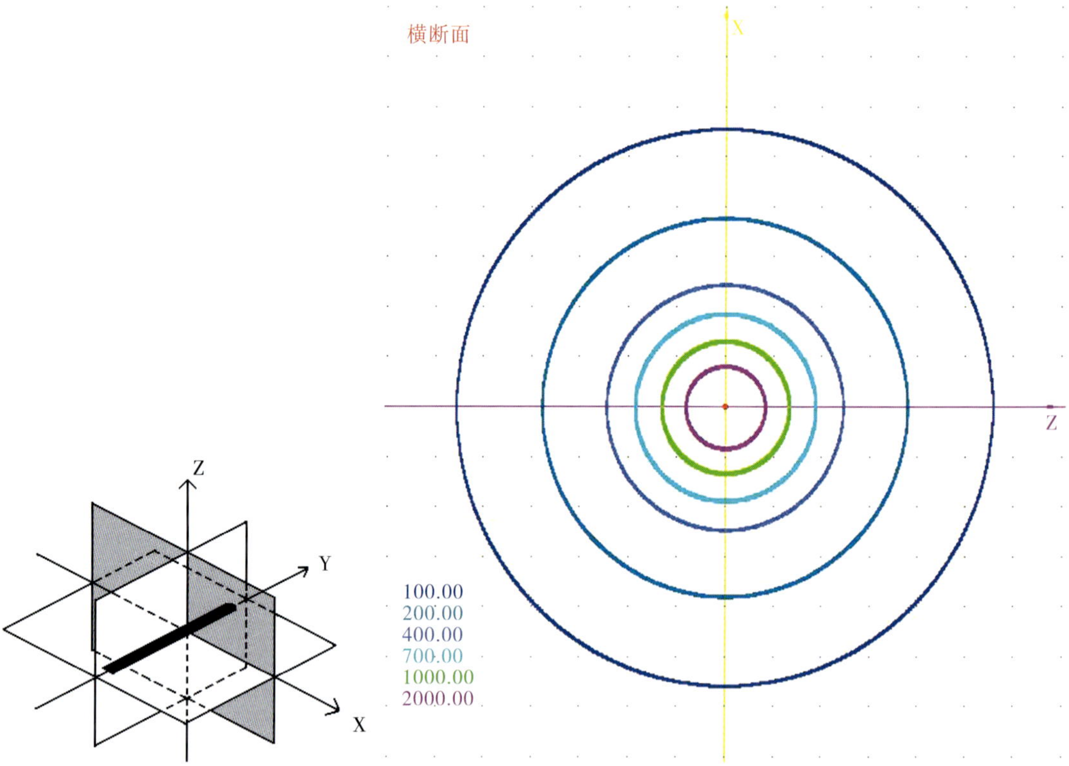

^{252}Cf 强度为 1000μg，A 点剂量 7Gy（i）
图中方格点阵的相邻点间隔为 1cm
左下角黑色标记平面为剂量分布图所在平面

十四、CS5

（一）X-Y 平面

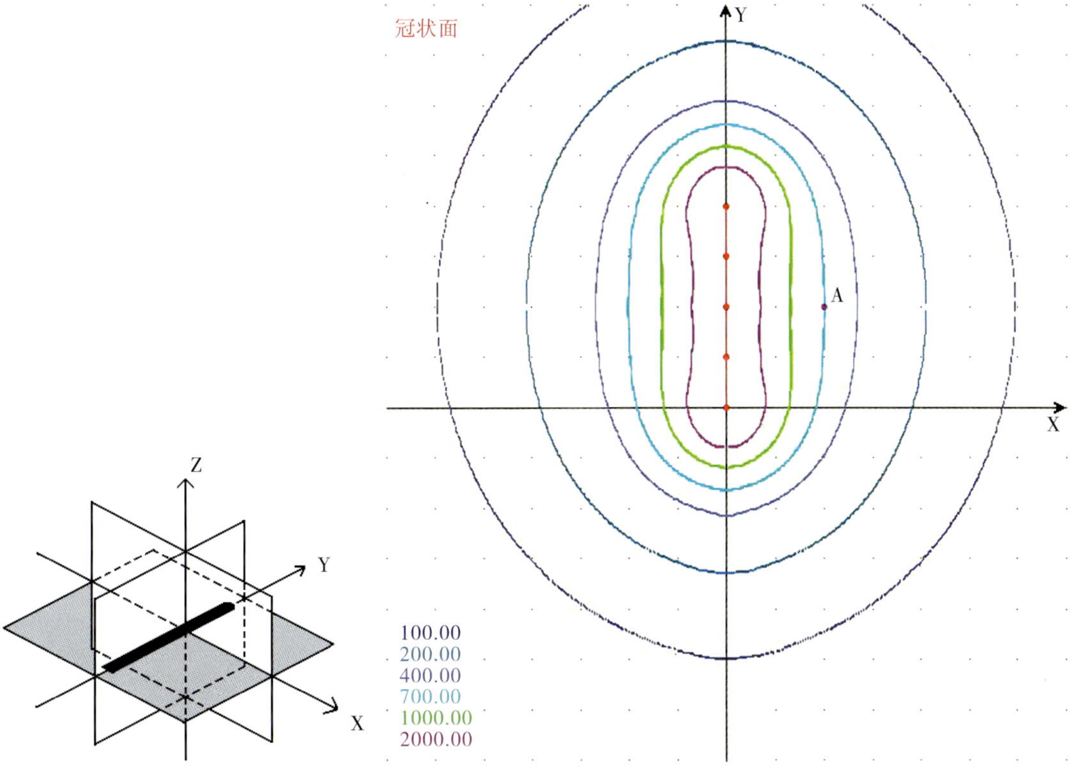

^{252}Cf 强度为 1000μg，A 点剂量 7Gy（i）

图中方格点阵的相邻点间隔为 1cm

左下角黑色标记平面为剂量分布图所在平面

（二）X-Z 平面

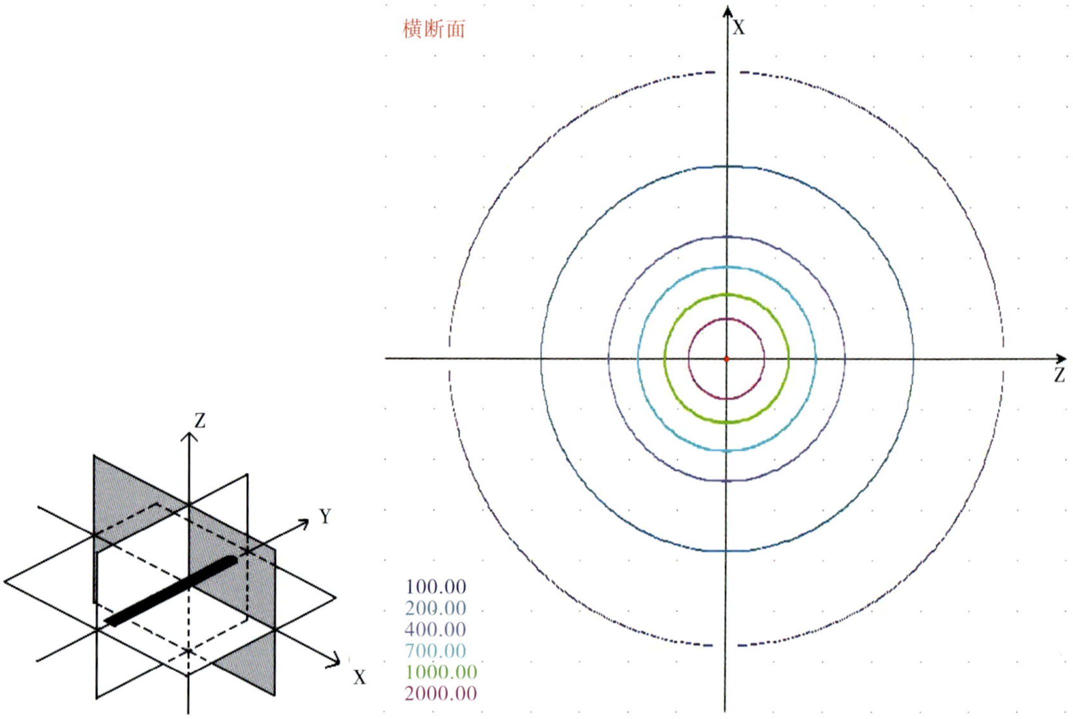

^{252}Cf 强度为 1000μg，A 点剂量 7Gy（i）

图中方格点阵的相邻点间隔为 1cm

左下角黑色标记平面为剂量分布图所在平面

十五、CS6

（一）X-Y 平面

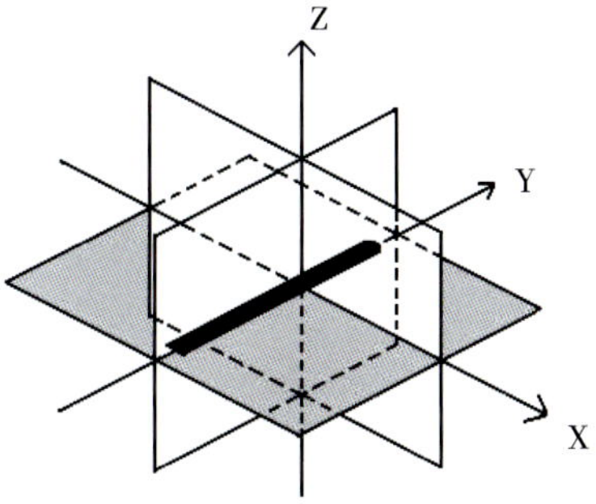

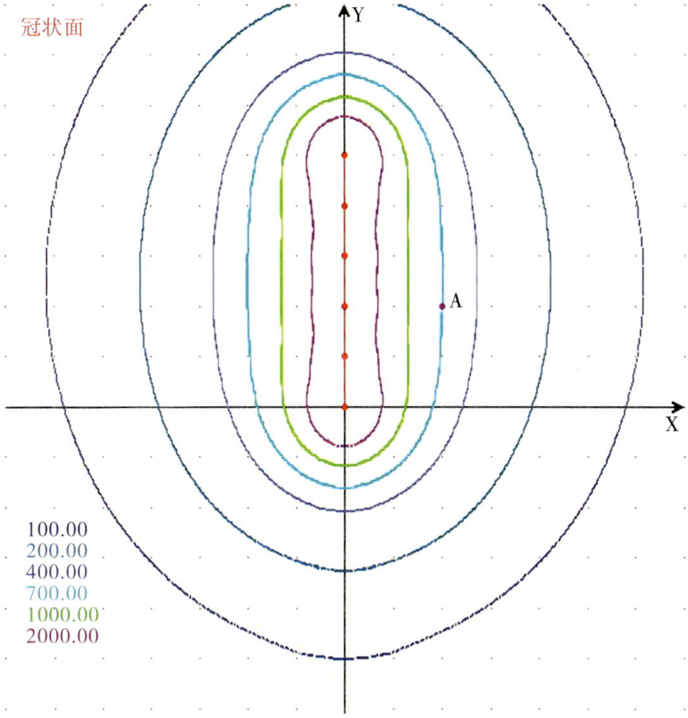

^{252}Cf 强度为 1000μg，A 点剂量 7Gy（i）

图中方格点阵的相邻点间隔为 1cm

左下角黑色标记平面为剂量分布图所在平面

（二）X-Z 平面

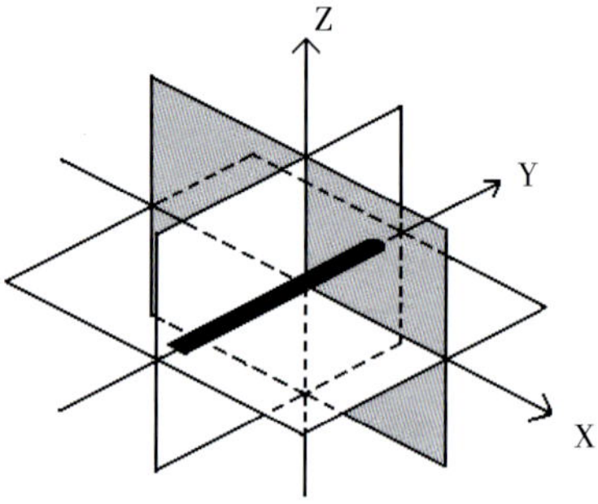

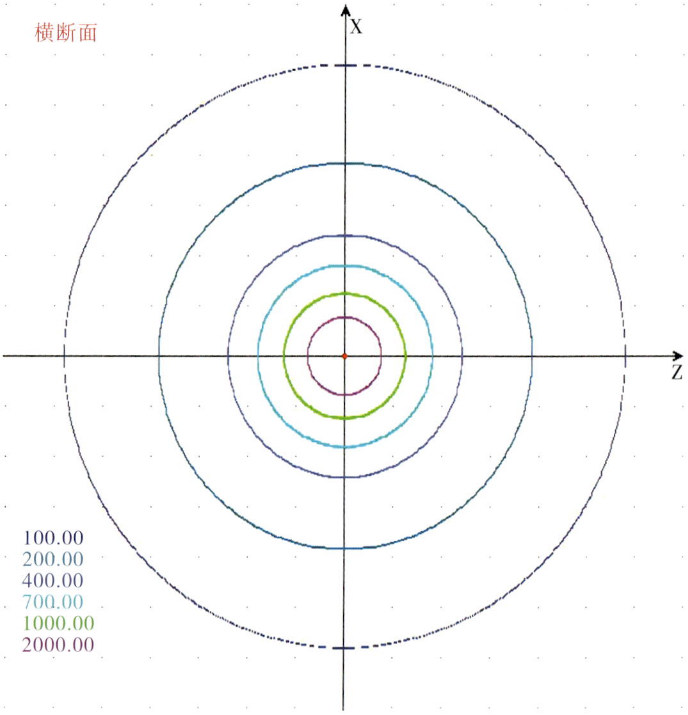

^{252}Cf 强度为 1000μg，A 点剂量 7Gy（i）
图中方格点阵的相邻点间隔为 1cm
左下角黑色标记平面为剂量分布图所在平面

十六、CS7

（一）X-Y 平面

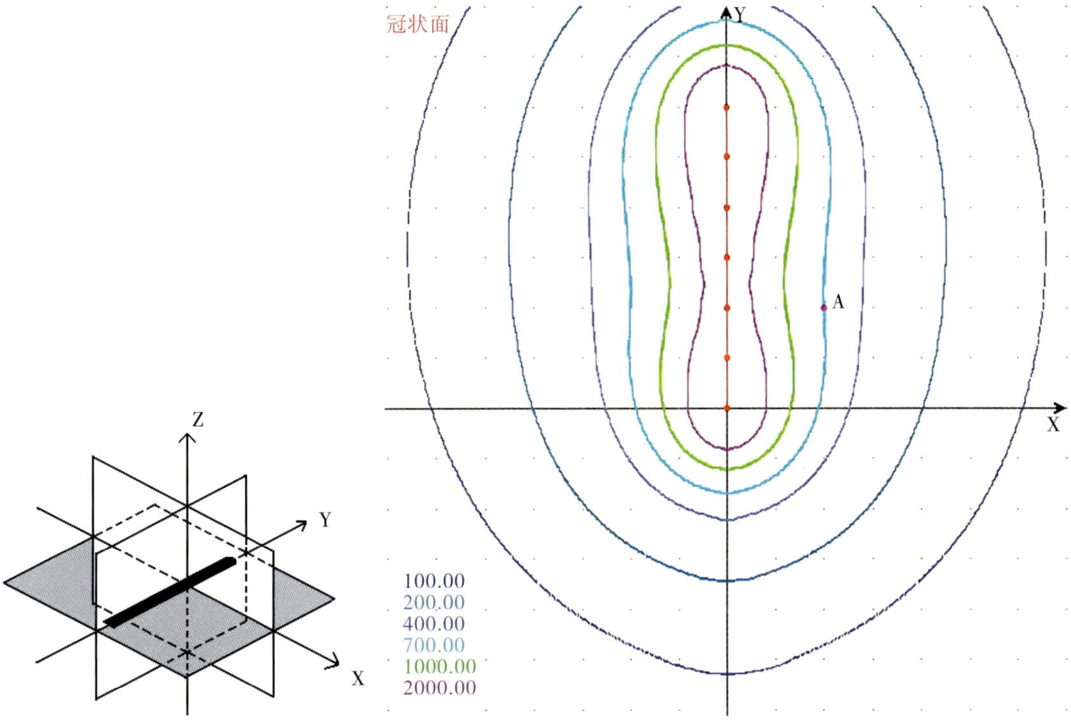

^{252}Cf 强度为 1000μg，A 点剂量 7Gy（i）

图中方格点阵的相邻点间隔为 1cm

左下角黑色标记平面为剂量分布图所在平面

（二）X-Z 平面

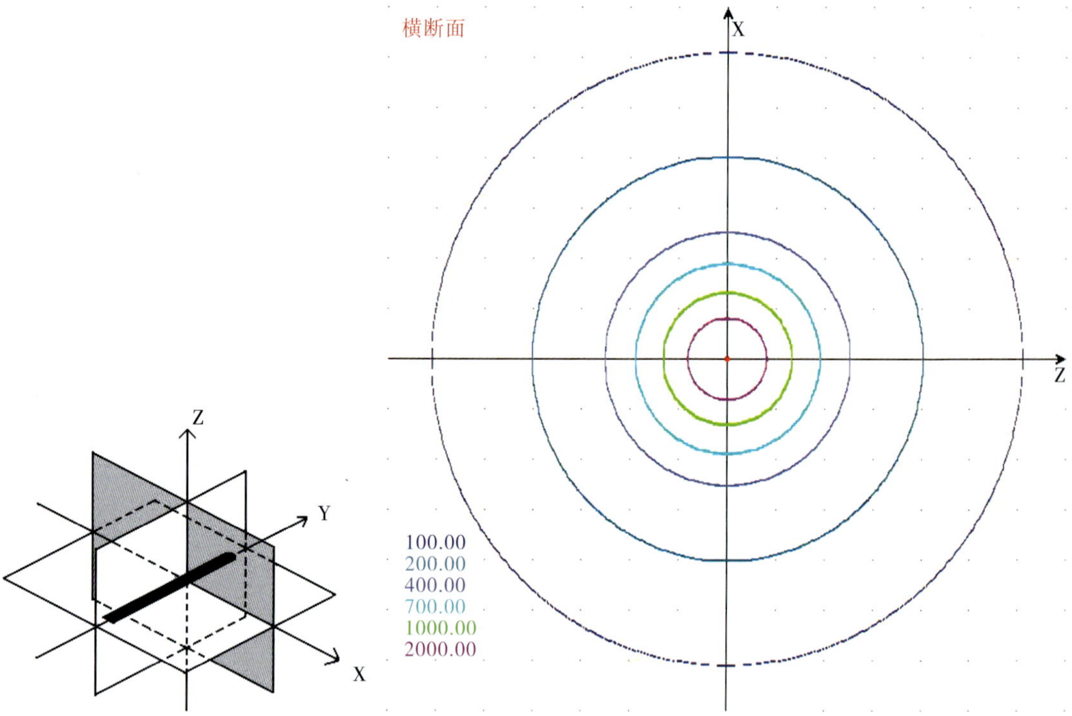

^{252}Cf 强度为 1000μg，A 点剂量 7Gy（i）

图中方格点阵的相邻点间隔为 1cm

左下角黑色标记平面为剂量分布图所在平面

十七、CS8

（一）X-Y 平面

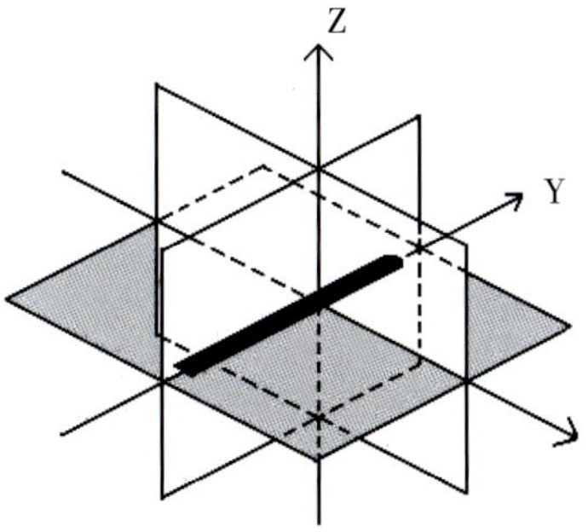

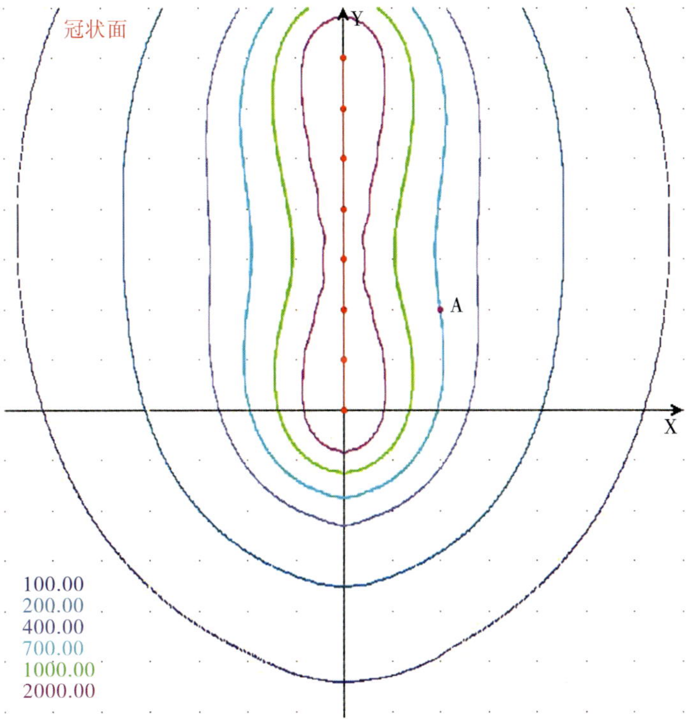

^{252}Cf 强度为 1000μg，A 点剂量 7Gy（i）
图中方格点阵的相邻点间隔为 1cm
左下角黑色标记平面为剂量分布图所在平面

（二）X-Z 平面

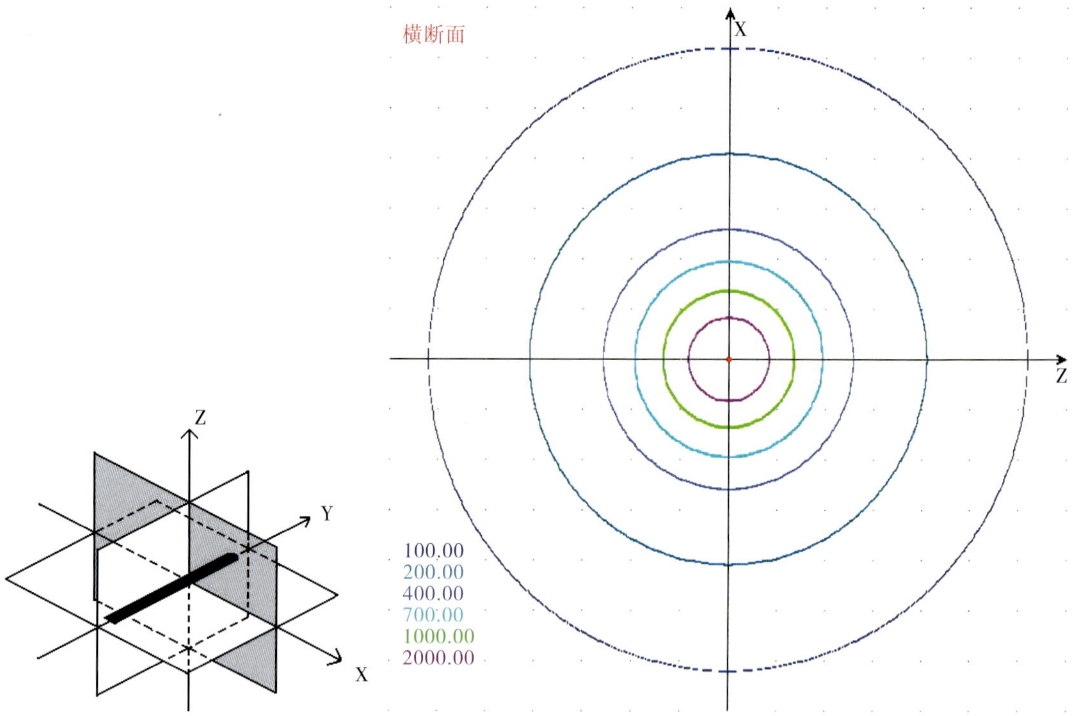

^{252}Cf 强度为 1000μg，A 点剂量 7Gy（i）

图中方格点阵的相邻点间隔为 1cm

左下角黑色标记平面为剂量分布图所在平面

十八、CS9

（一）X-Y 平面

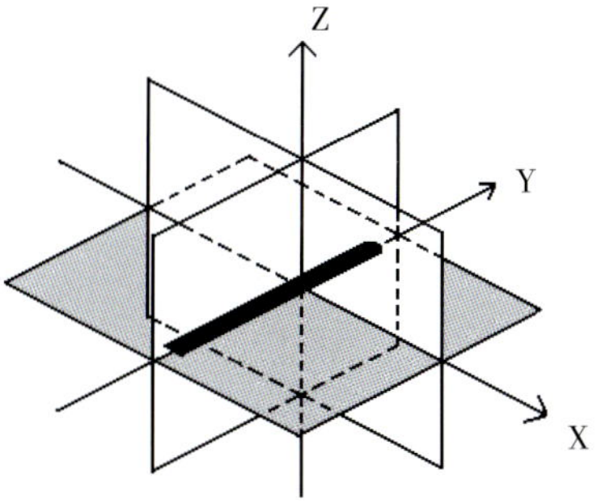

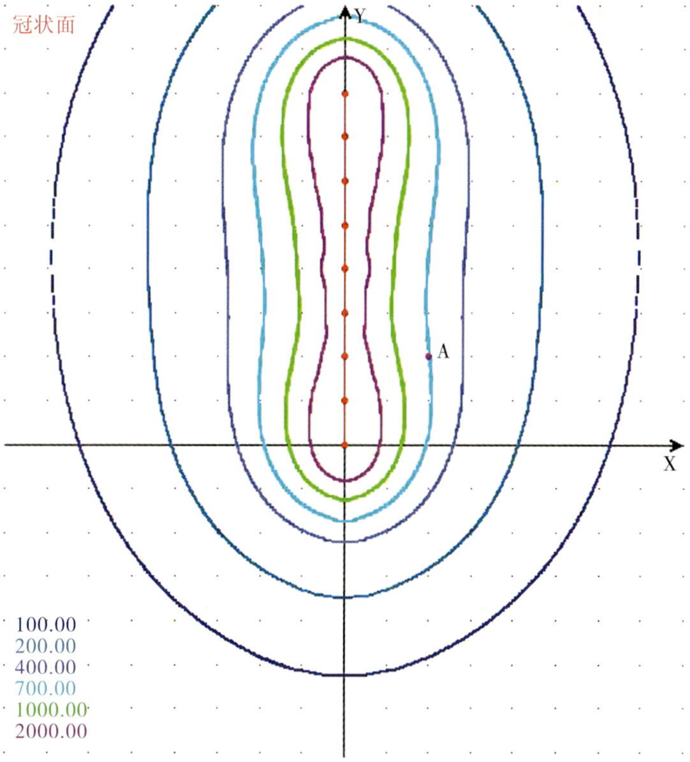

^{252}Cf 强度为 1000μg，A 点剂量 7Gy（i）

图中方格点阵的相邻点间隔为 1cm

左下角黑色标记平面为剂量分布图所在平面

（二）X-Z 平面

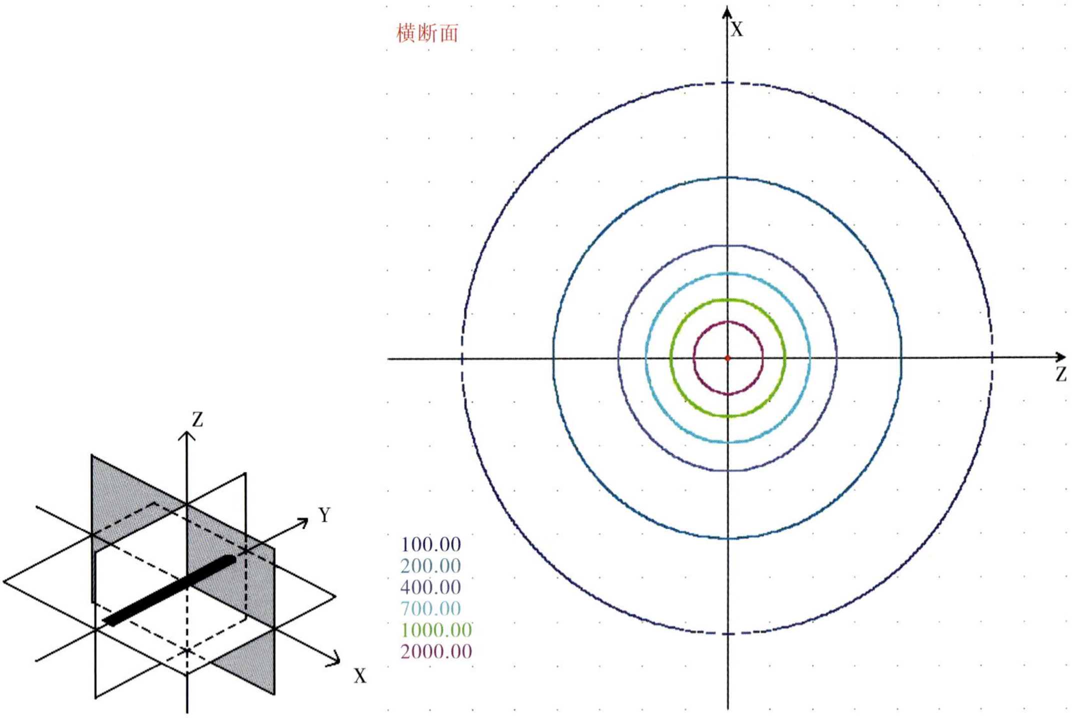

^{252}Cf 强度为 1000μg，A 点剂量 7Gy（i）

图中方格点阵的相邻点间隔为 1cm

左下角黑色标记平面为剂量分布图所在平面

十九、CS10

（一）X-Y 平面

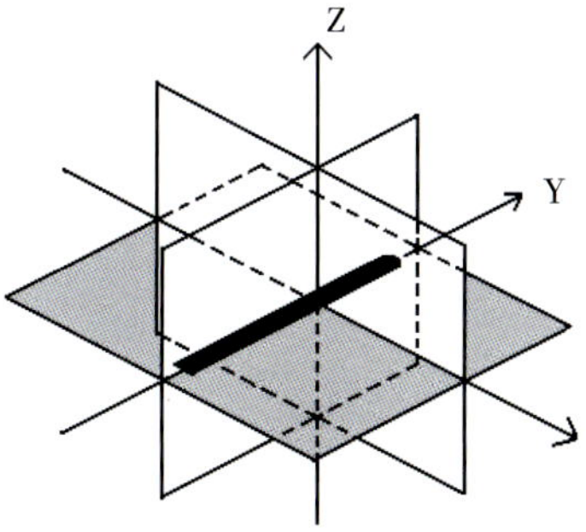

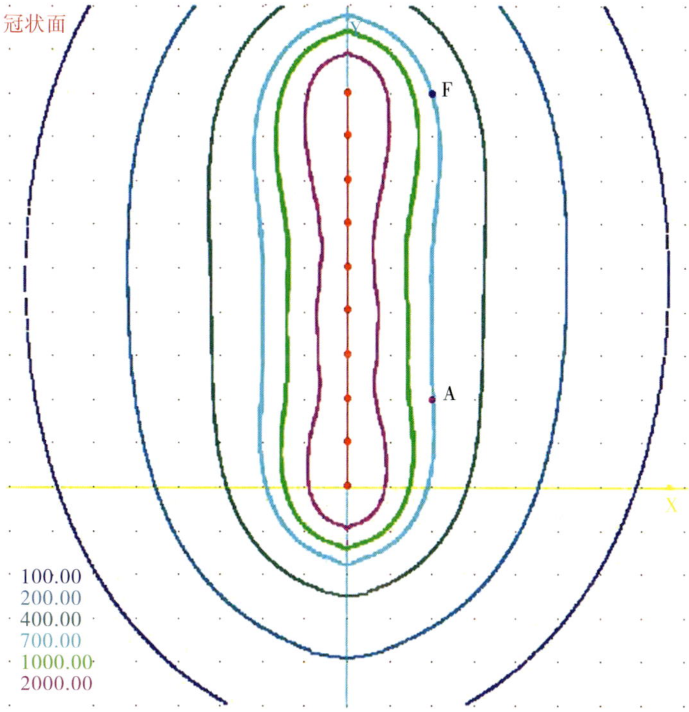

^{252}Cf 强度为 1000μg，A 点剂量 7Gy（i）

图中方格点阵的相邻点间隔为 1cm

左下角黑色标记平面为剂量分布图所在平面

（二）X-Z 平面

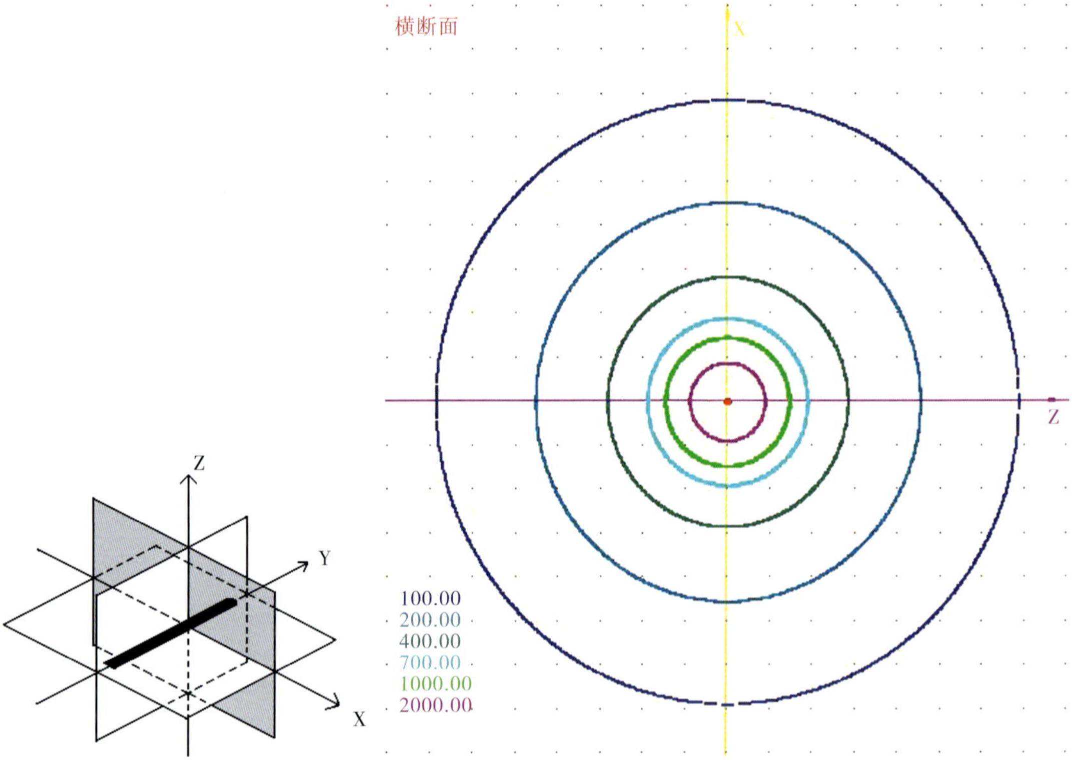

^{252}Cf 强度为 1000μg，A 点剂量 7Gy（i）

图中方格点阵的相邻点间隔为 1cm

左下角黑色标记平面为剂量分布图所在平面

二十、SS5

（一）X-Y 平面

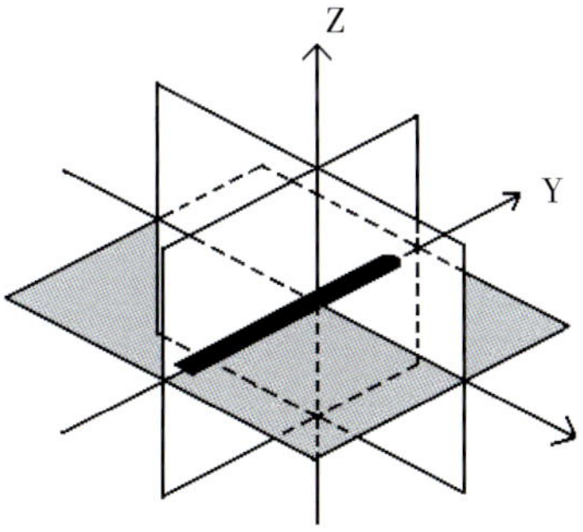

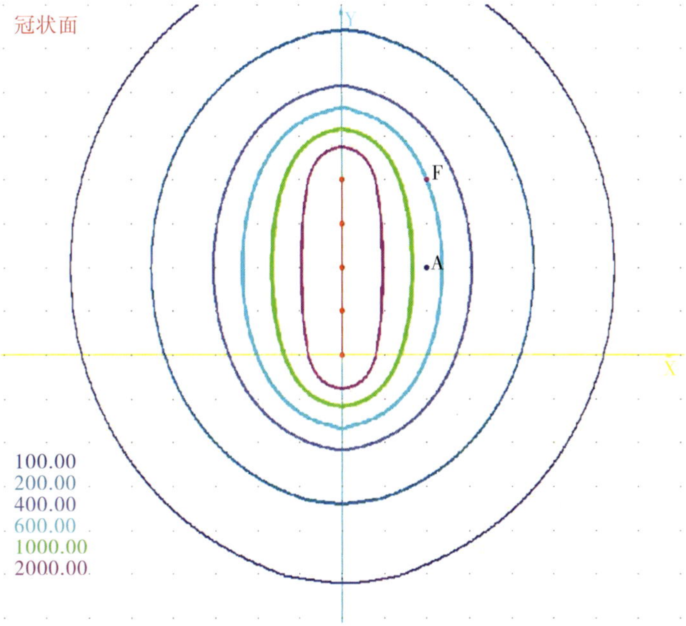

^{252}Cf 强度为 1000μg，F 点剂量 7Gy（i）
图中方格点阵的相邻点间隔为 1cm
左下角黑色标记平面为剂量分布图所在平面

（二）X-Z 平面

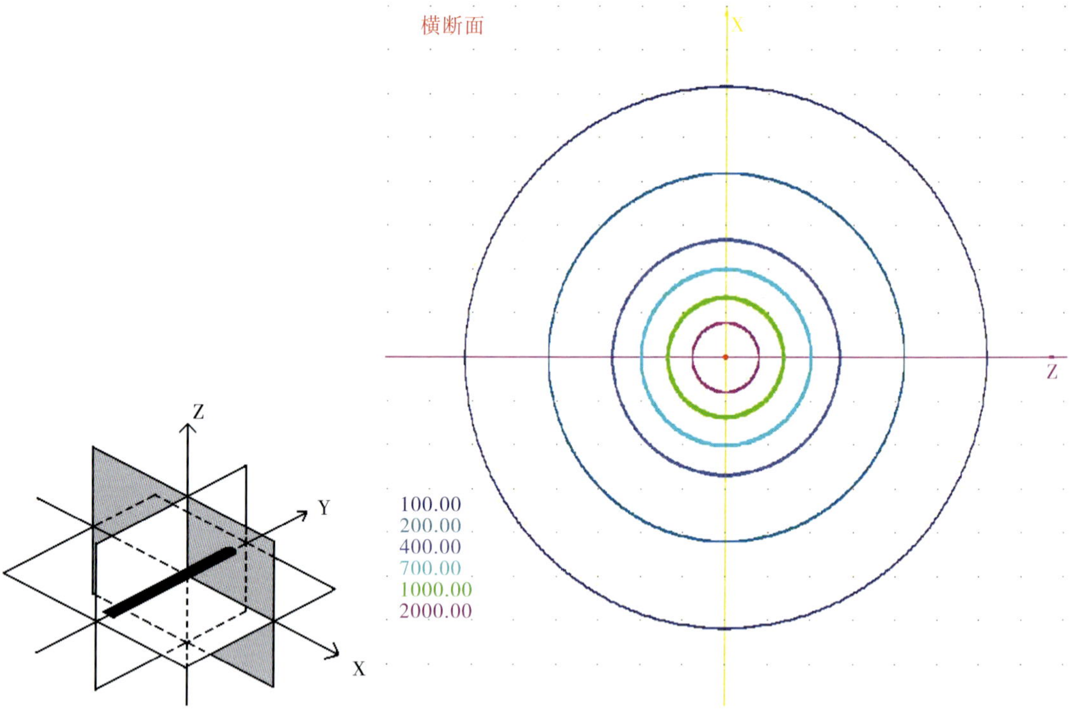

^{252}Cf 强度为 1000μg，F 点剂量 7Gy（i）

图中方格点阵的相邻点间隔为 1cm

左下角黑色标记平面为剂量分布图所在平面

（此平面不反映 A、F 点剂量）

二十一、SS6

（一）X-Y 平面

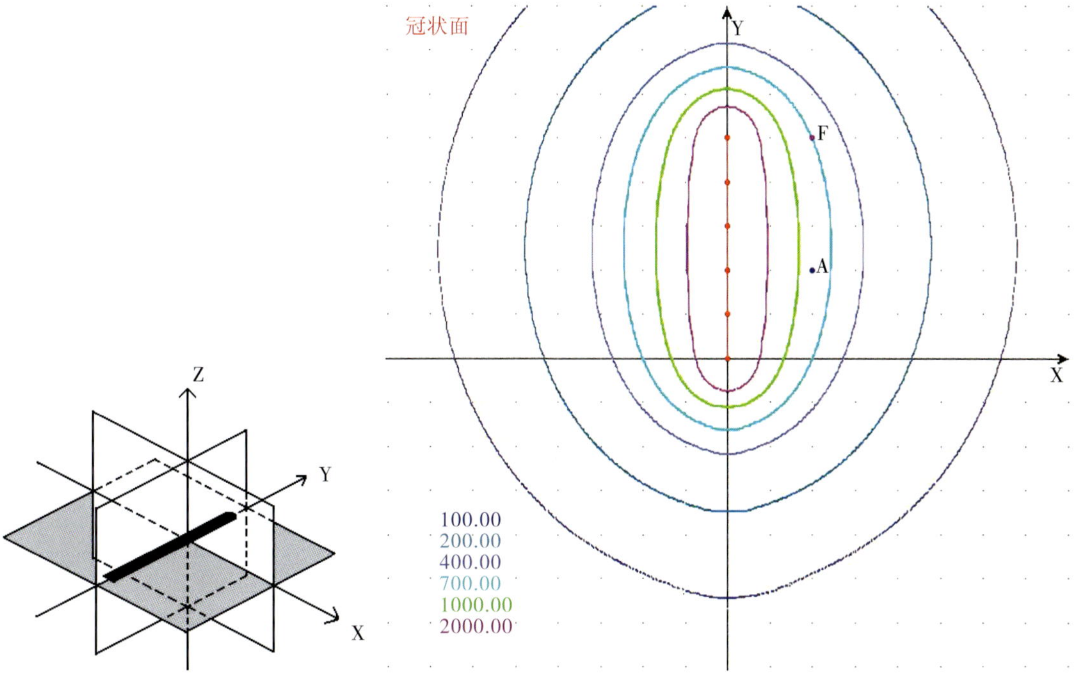

^{252}Cf 强度为 1000μg，F 点剂量 7Gy（i）

图中方格点阵的相邻点间隔为 1cm

左下角黑色标记平面为剂量分布图所在平面

（二）X-Z 平面

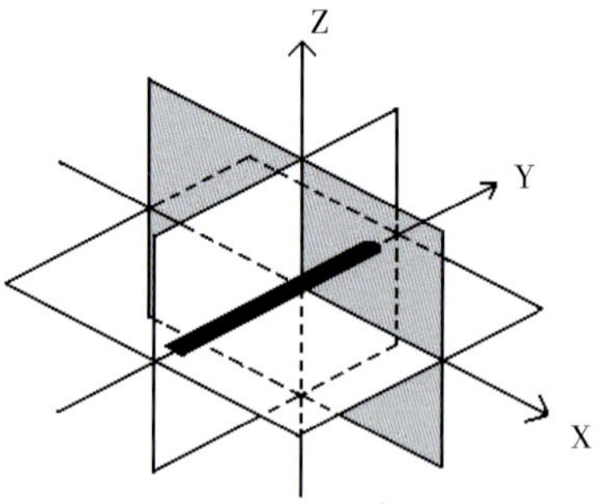

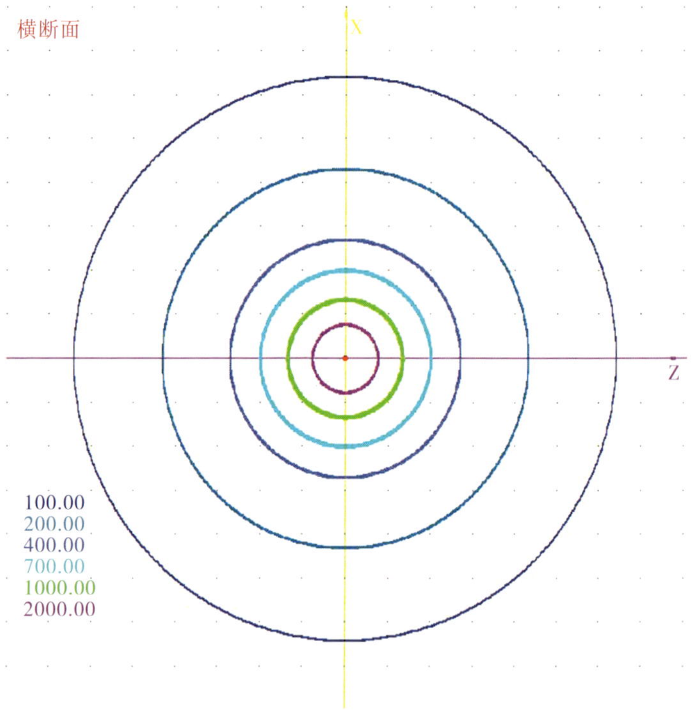

^{252}Cf 强度为 1000μg，F 点剂量 7Gy（i）
图中方格点阵的相邻点间隔为 1cm
左下角黑色标记平面为剂量分布图所在平面
（此平面不反映 A、F 点剂量）

二十二、SS7

（一）X-Y 平面

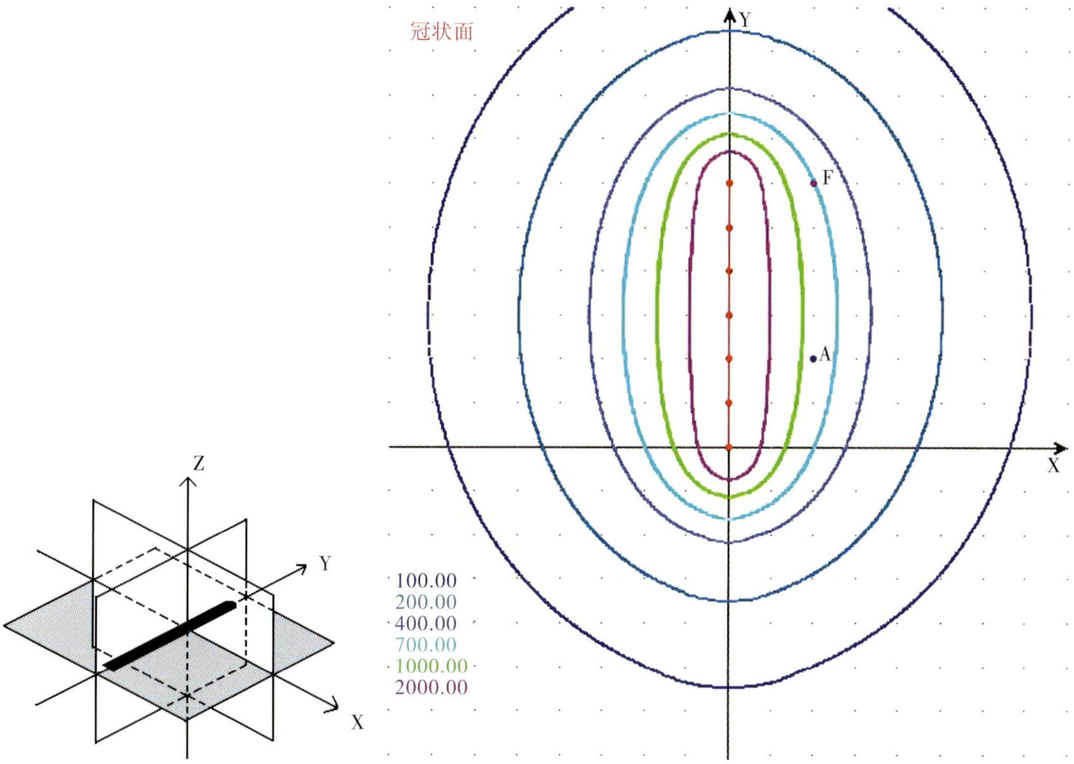

^{252}Cf 强度为 1000μg，F 点剂量 7Gy（i）
图中方格点阵的相邻点间隔为 1cm
左下角黑色标记平面为剂量分布图所在平面

（二）X-Z 平面

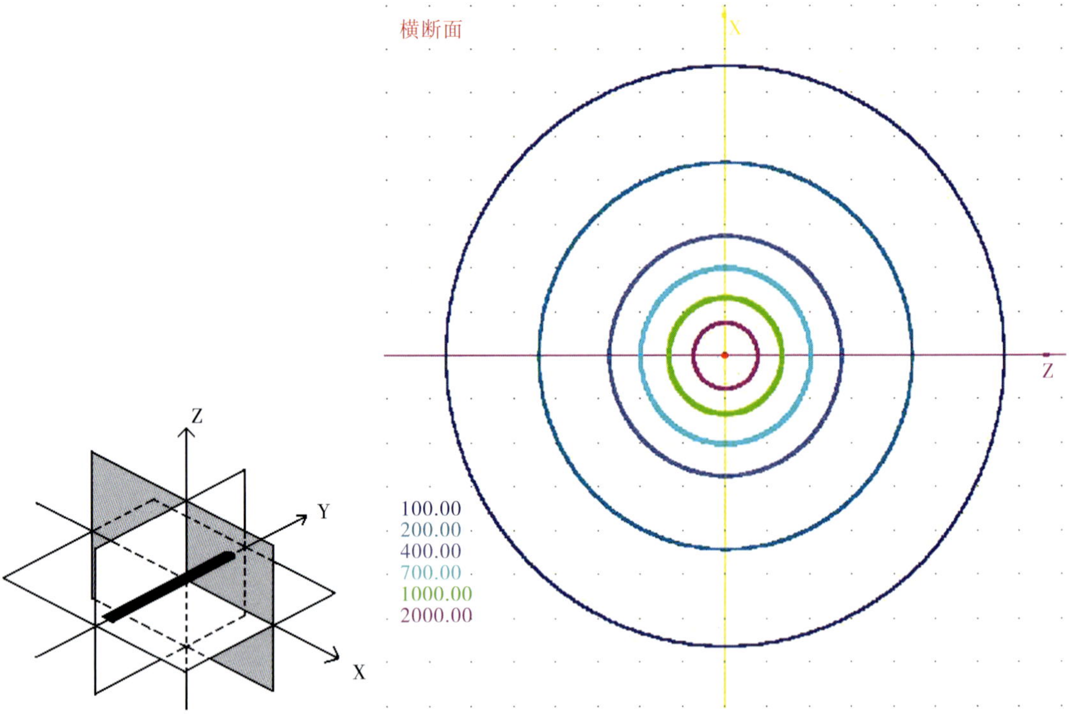

^{252}Cf 强度为 1000μg，F 点剂量 7Gy（i）

图中方格点阵的相邻点间隔为 1cm

左下角黑色标记平面为剂量分布图所在平面

（此平面不反映 A、F 点剂量）

二十三、SS8

（一）X-Y 平面

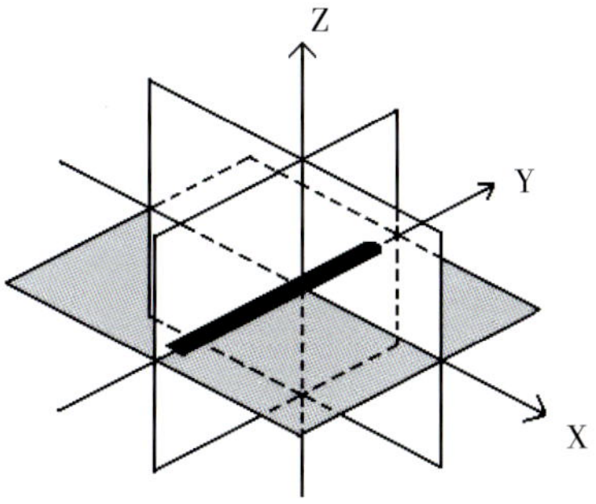

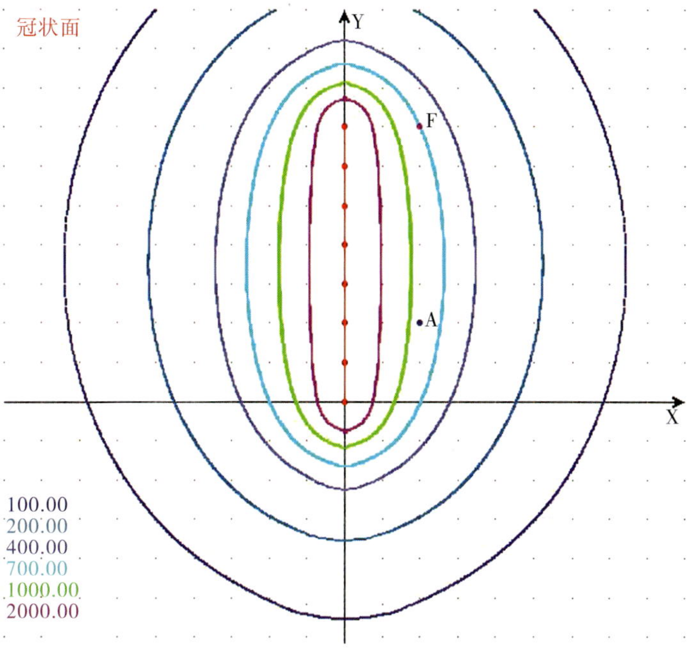

^{252}Cf 强度为 1000μg，F 点剂量 7Gy（i）

图中方格点阵的相邻点间隔为 1cm

左下角黑色标记平面为剂量分布图所在平面

（二）X-Z 平面

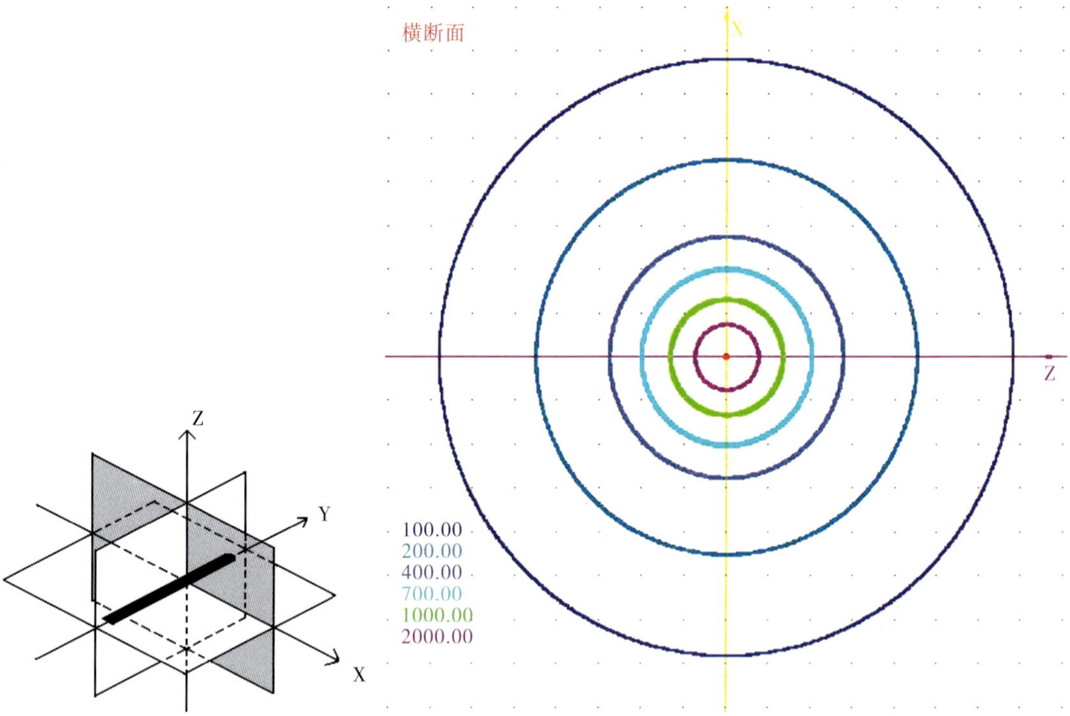

^{252}Cf 强度为 1000μg，F 点剂量 7Gy（i）
图中方格点阵的相邻点间隔为 1cm
左下角黑色标记平面为剂量分布图所在平面
（此平面不反映 A、F 点剂量）

二十四、SS9

（一）X-Y 平面

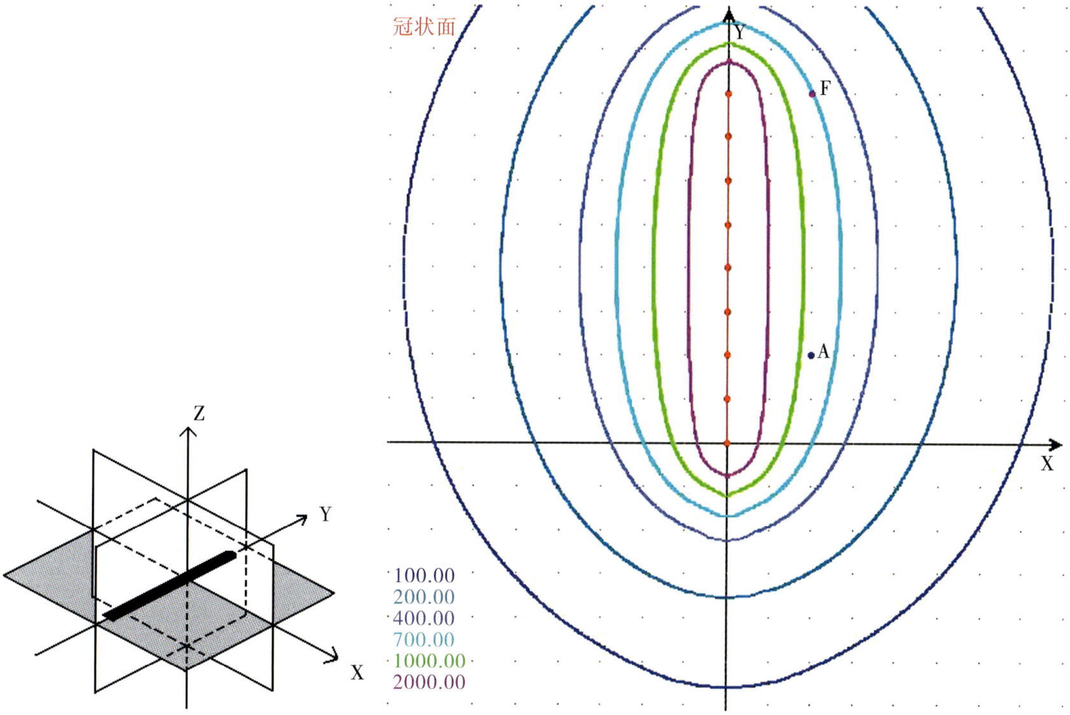

^{252}Cf 强度为 1000μg，F 点剂量 7Gy（i）

图中方格点阵的相邻点间隔为 1cm

左下角黑色标记平面为剂量分布图所在平面

（二）X-Z 平面

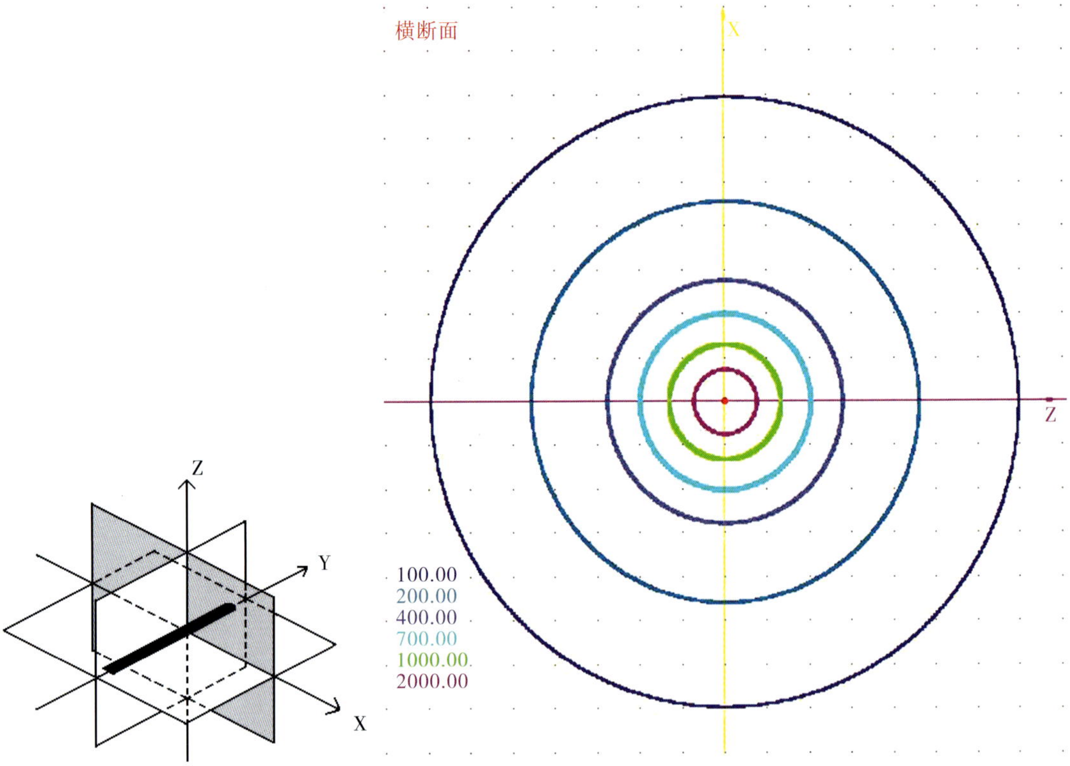

^{252}Cf 强度为 1000μg，F 点剂量 7Gy（i）
图中方格点阵的相邻点间隔为 1cm
左下角黑色标记平面为剂量分布图所在平面
（此平面不反映 A、F 点剂量）

二十五、DS1（1. 4cm）

（一）X-Y 平面

（相当于冠状面，以下同）

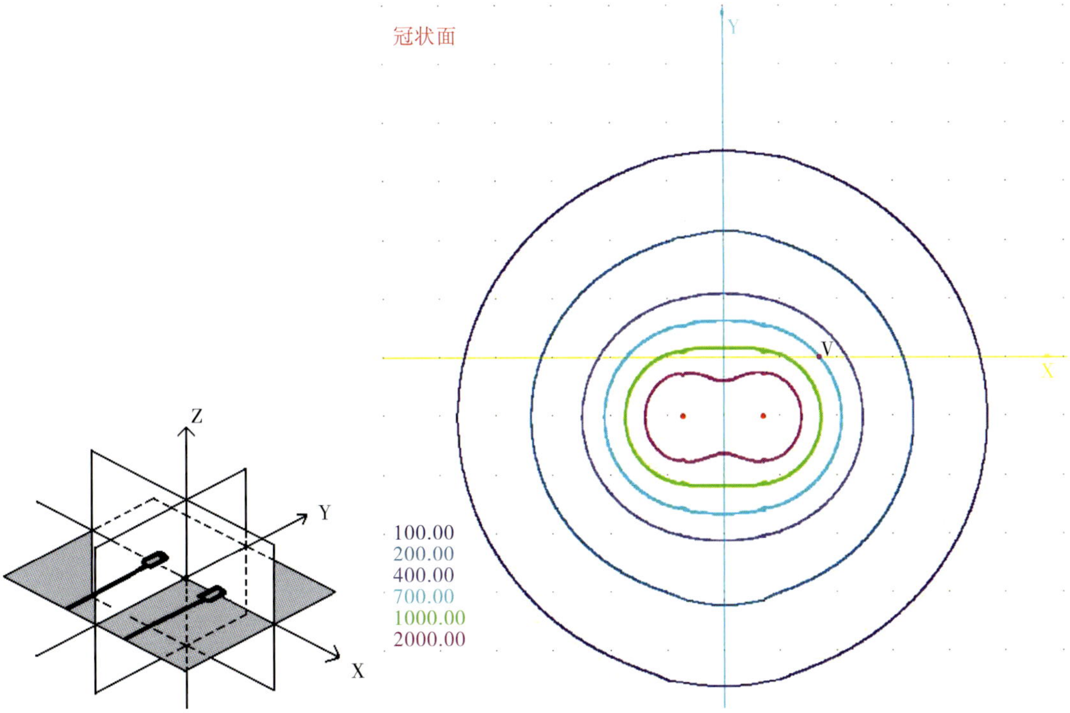

^{252}Cf 强度为 1000μg，V 点剂量 7Gy（i）

图中方格点阵的相邻点间隔为 1cm

左下角黑色标记平面为剂量分布图所在平面

（二）Y-Z 平面（相当于矢状面，以下同）

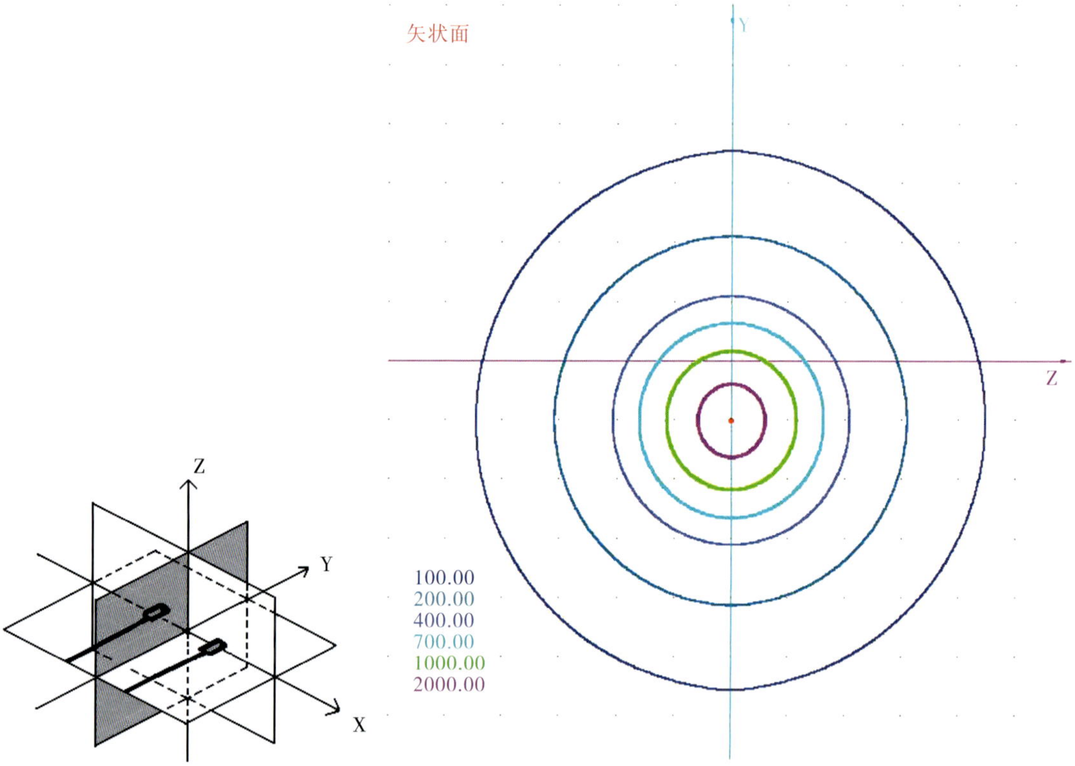

^{252}Cf 强度为 1000μg，V 点剂量 7Gy（i）

图中方格点阵的相邻点间隔为 1cm

左下角黑色标记平面为剂量分布图所在平面

（此平面不反映 A、V 点剂量）

（三）X-Z 平面（相当于过 V 点的横断面，以下同）

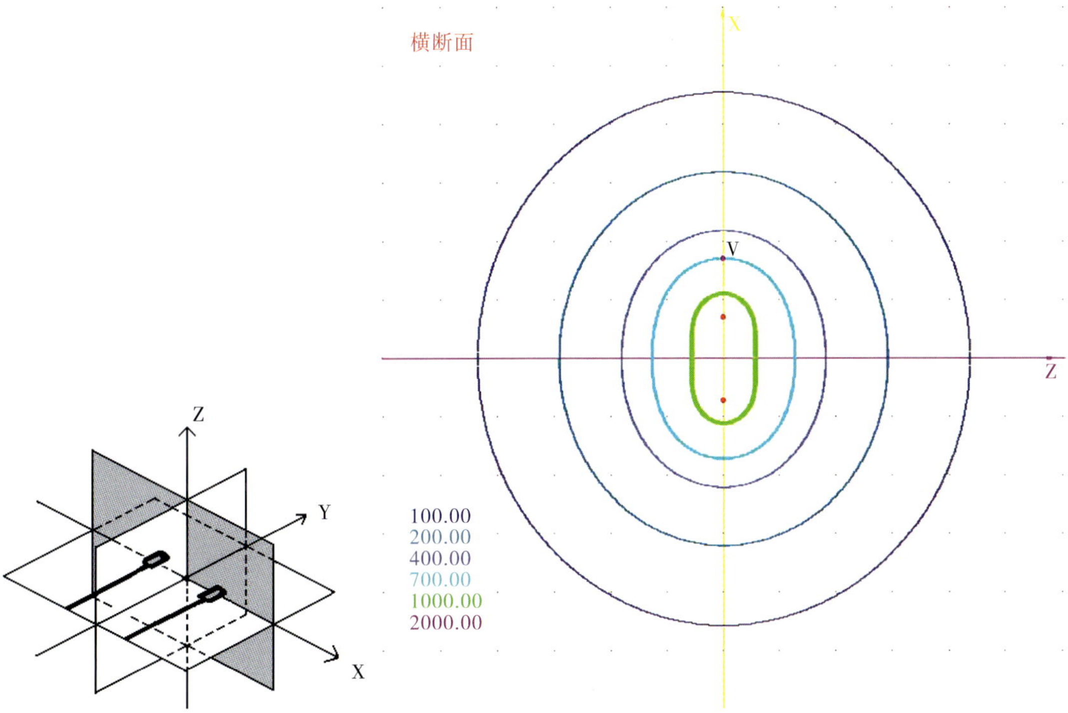

^{252}Cf 强度为 1000μg，V 点剂量 7Gy（i）
图中方格点阵的相邻点间隔为 1cm
左下角黑色标记平面为剂量分布图所在平面
（此平面反映 V 点剂量）

二十六、DS2（2.0cm）

（一）X-Y 平面

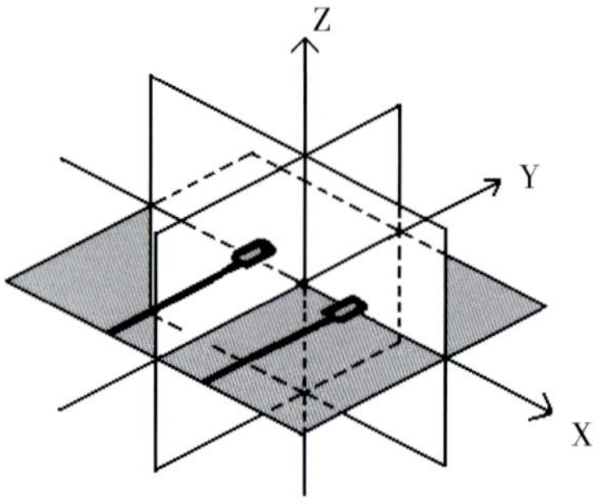

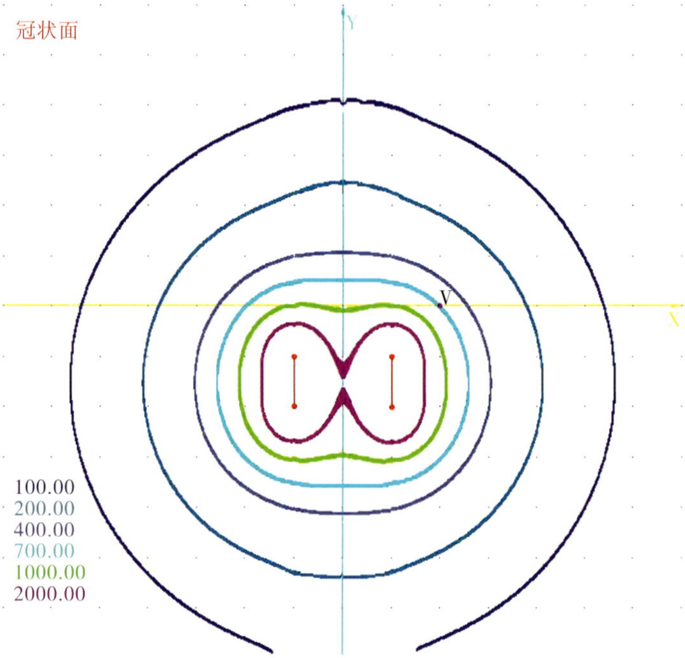

^{252}Cf 强度为 1000μg，V 点剂量 7Gy（i）

图中方格点阵的相邻点间隔为 1cm

左下角黑色标记平面为剂量分布图所在平面

（二）Y-Z 平面

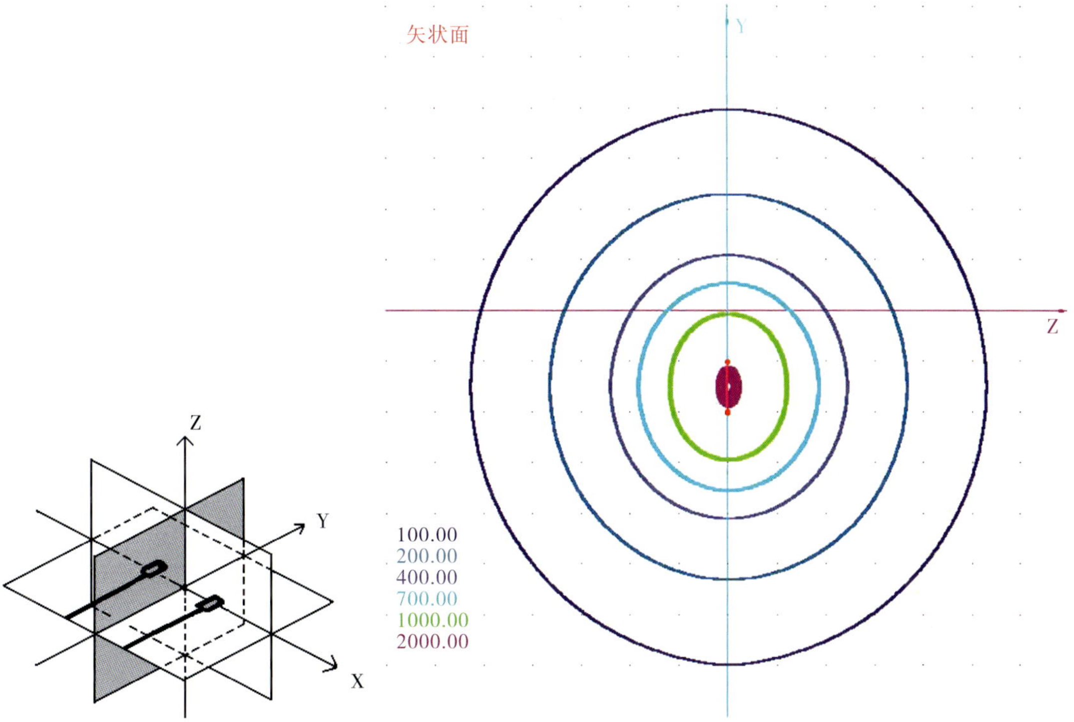

^{252}Cf 强度为 1000μg，V 点剂量 7Gy（i）
图中方格点阵的相邻点间隔为 1cm
左下角黑色标记平面为剂量分布图所在平面
（此平面不反映 V 点剂量）

（三）X-Z 平面

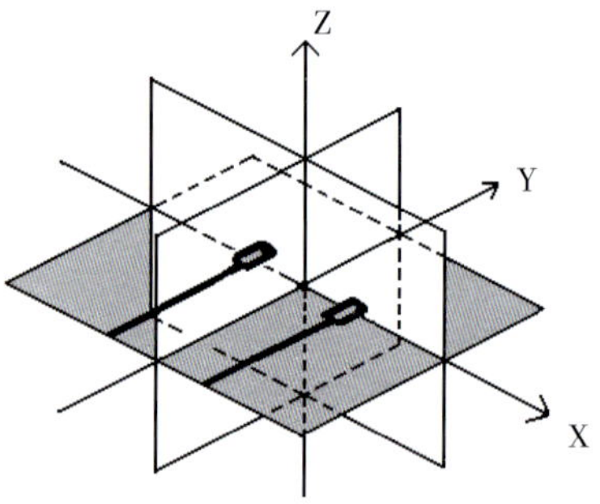

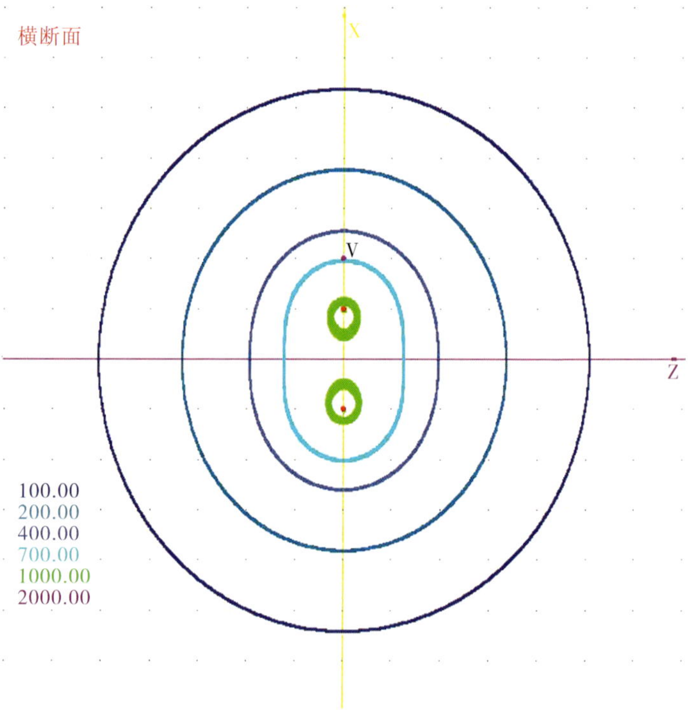

^{252}Cf 强度为 1000μg，V 点剂量 7Gy（i）

图中方格点阵的相邻点间隔为 1cm

左下角黑色标记平面为剂量分布图所在平面

（此平面反映 V 点剂量）

二十七、DS3（3cm）

（一）X-Y 平面

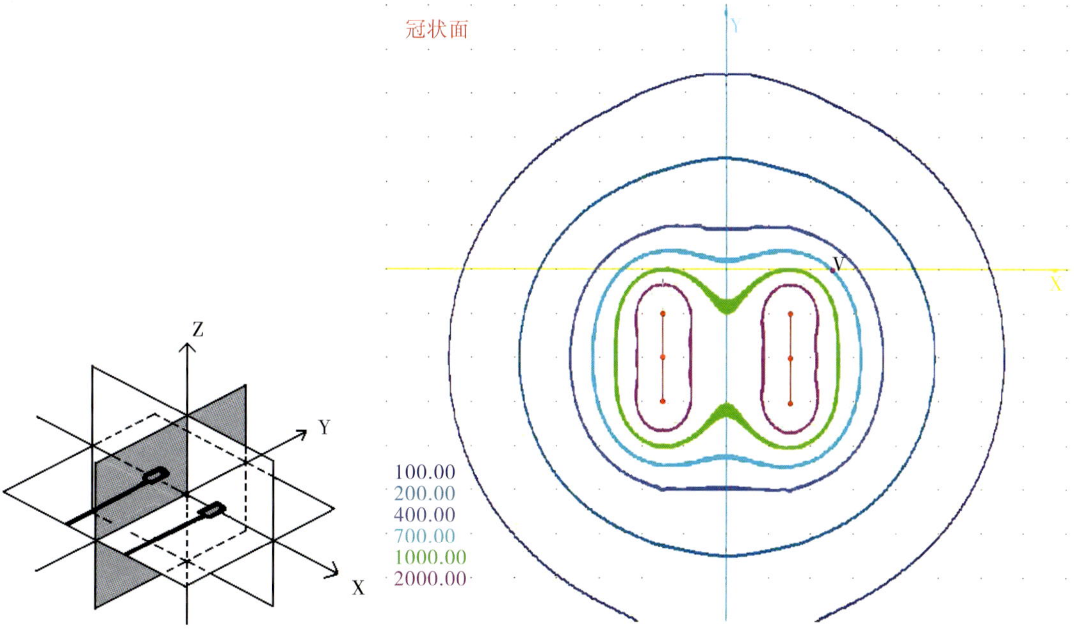

^{252}Cf 强度为 1000μg，V 点剂量 7Gy（i）

图中方格点阵的相邻点间隔为 1cm

左下角黑色标记平面为剂量分布图所在平面

（二）Y-Z 平面

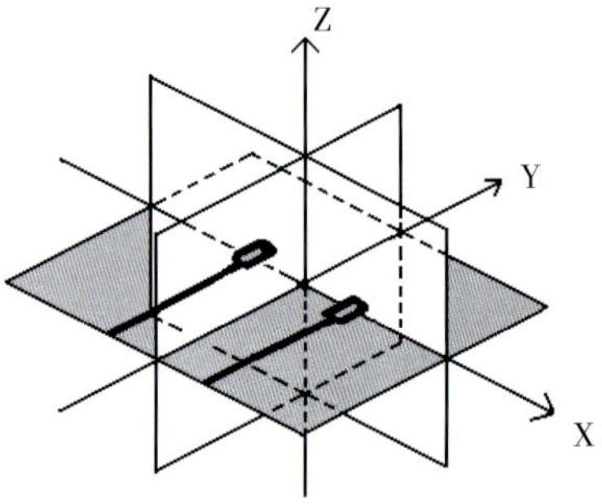

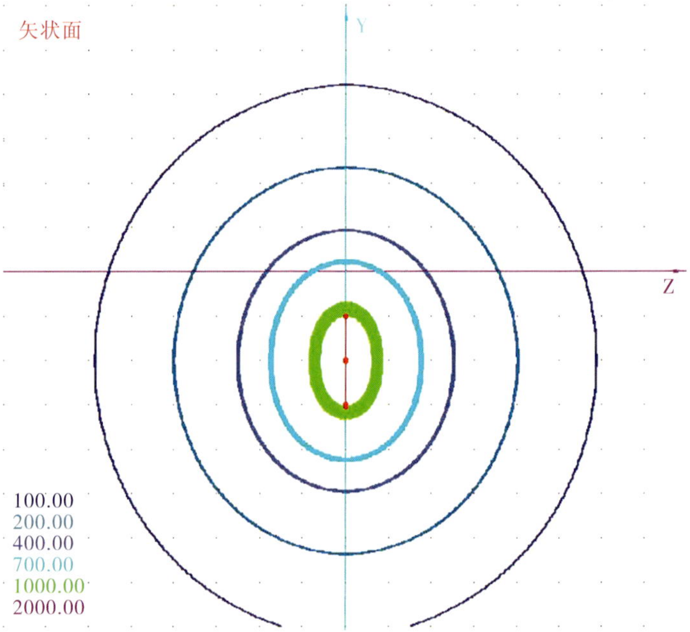

^{252}Cf 强度为 1000μg，V 点剂量 7Gy（i）
图中方格点阵的相邻点间隔为 1cm
左下角黑色标记平面为剂量分布图所在平面
（此平面不反映 V 点剂量）

（三）X-Z 平面

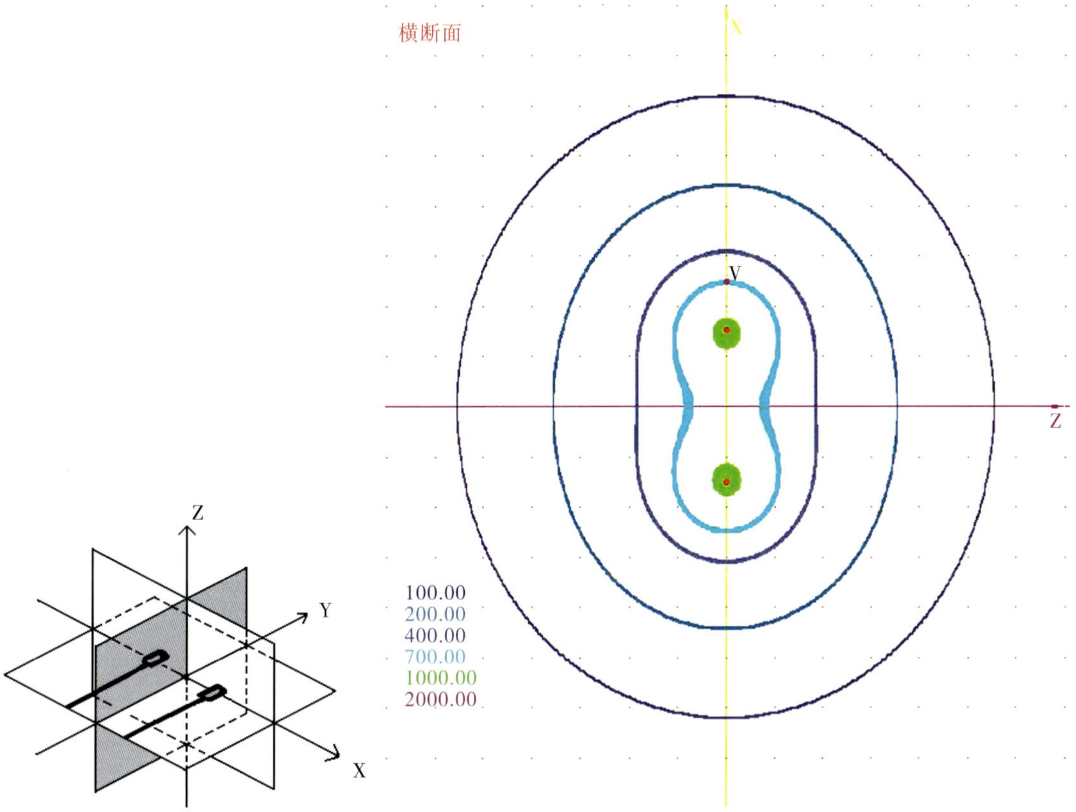

^{252}Cf 强度为 1000μg，V 点剂量 7Gy（i）
图中方格点阵的相邻点间隔为 1cm
左下角黑色标记平面为剂量分布图所在平面
（此平面反映 V 点剂量）

二十八、DS3（4cm）

（一）X-Y 平面

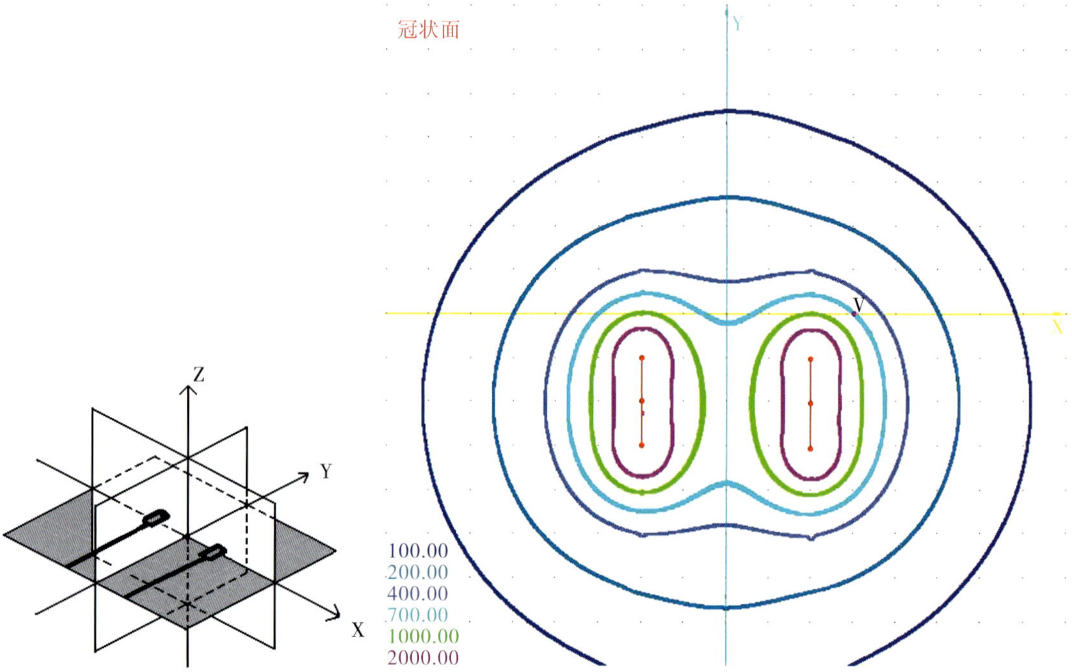

^{252}Cf 强度为 1000μg，V 点剂量 7Gy（i）

图中方格点阵的相邻点间隔为 1cm

左下角黑色标记平面为剂量分布图所在平面

（二）Y-Z 平面

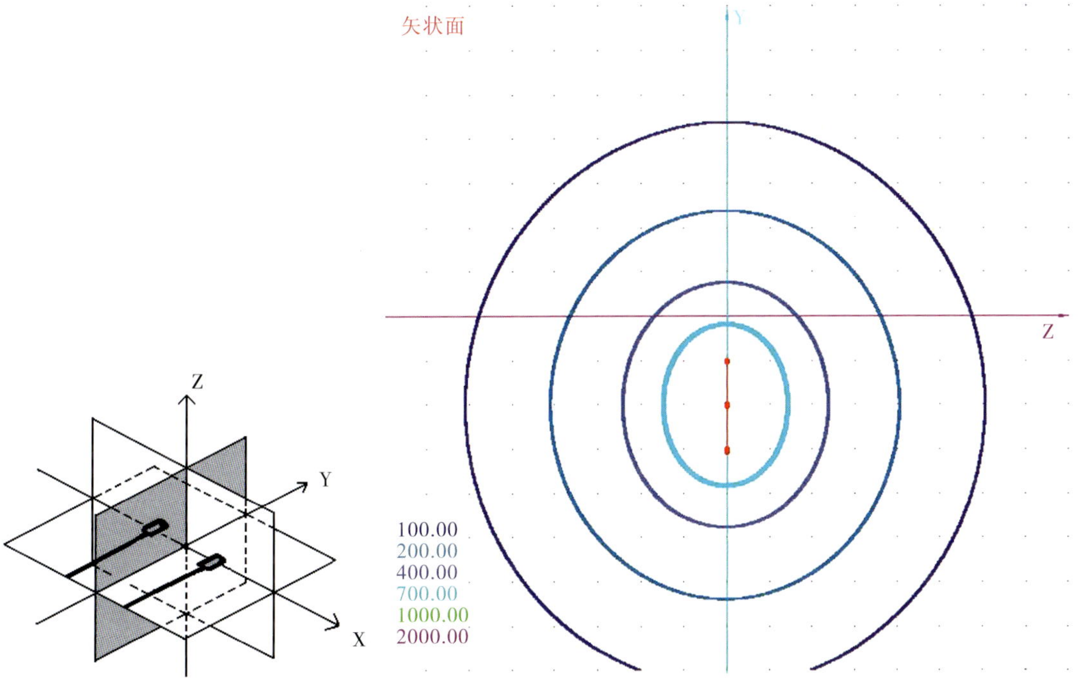

^{252}Cf 强度为 1000μg，V 点剂量 7Gy（i）

图中方格点阵的相邻点间隔为 1cm

左下角黑色标记平面为剂量分布图所在平面

（此平面不反映 V 点剂量）

(三) X-Z 平面

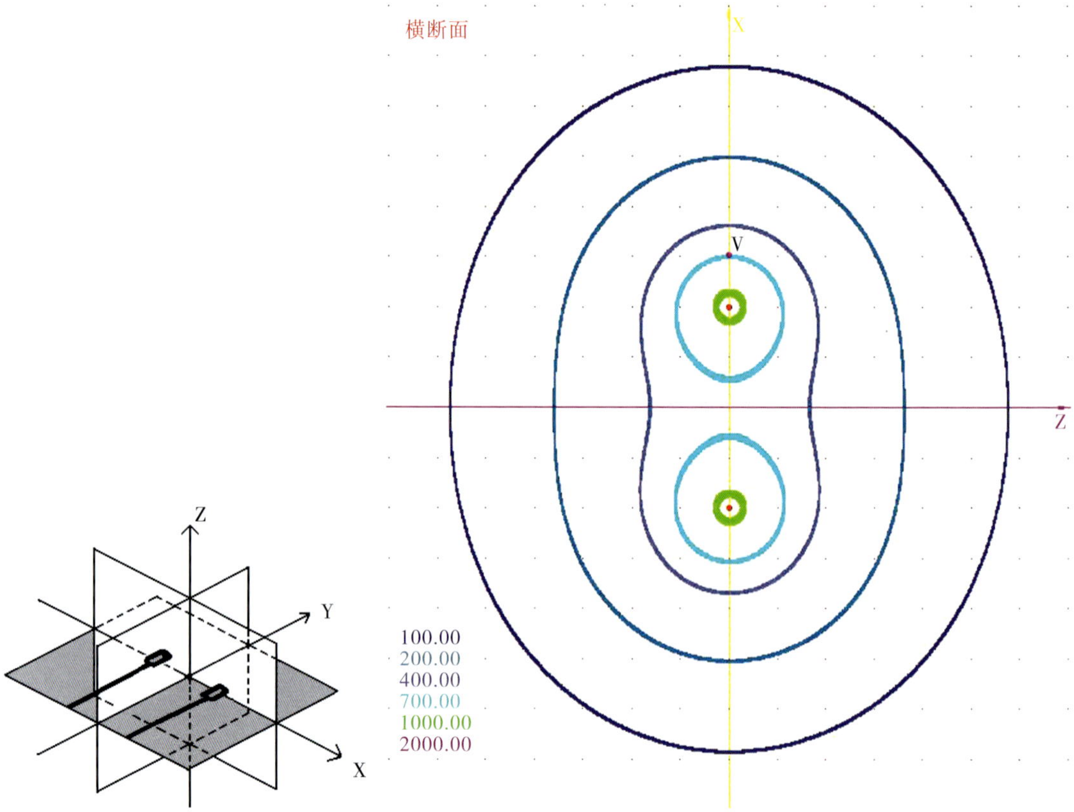

^{252}Cf 强度为 1000μg，V 点剂量 7Gy（i）

图中方格点阵的相邻点间隔为 1cm

左下角黑色标记平面为剂量分布图所在平面

（此平面反映 V 点剂量）

二十九、DS3（5cm）

（一）X-Y 平面

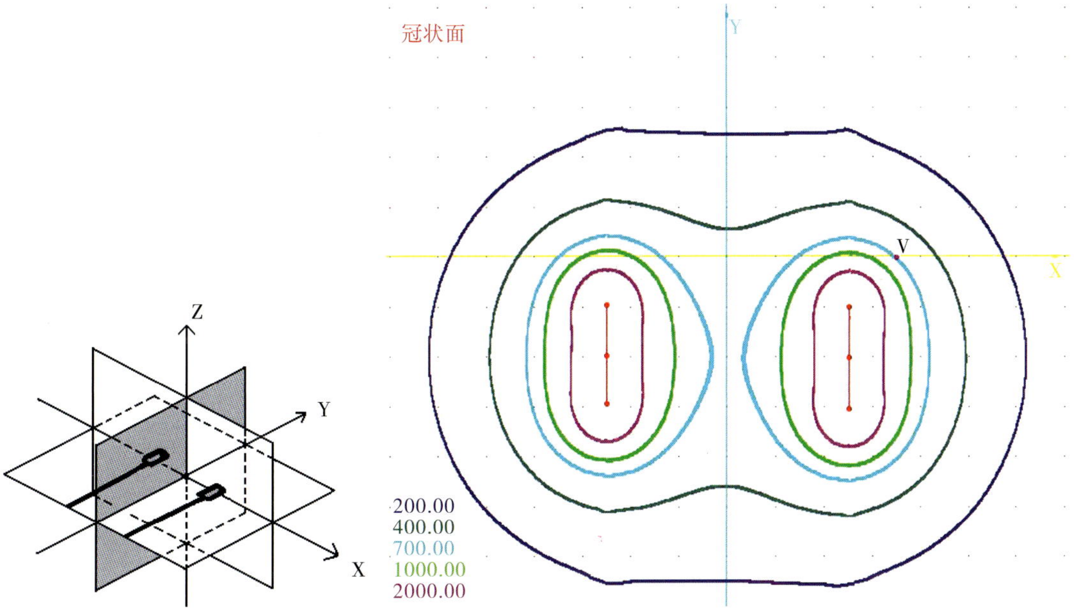

^{252}Cf 强度为 1000μg，V 点剂量 7Gy（i）

图中方格点阵的相邻点间隔为 1cm

左下角黑色标记平面为剂量分布图所在平面

（二）Y-Z 平面

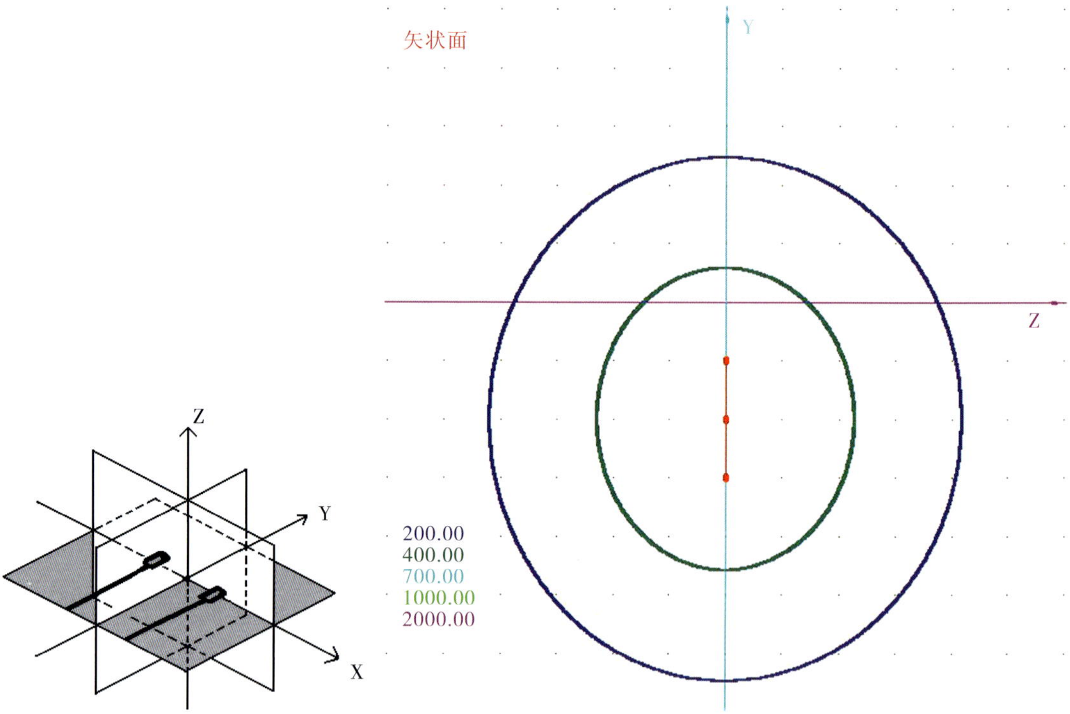

^{252}Cf 强度为 1000μg，V 点剂量 7Gy（i）
图中方格点阵的相邻点间隔为 1cm
左下角黑色标记平面为剂量分布图所在平面
（此平面不反映 V 点剂量）

（三）X-Z 平面（相当于过 V 点的横断面，以下同）

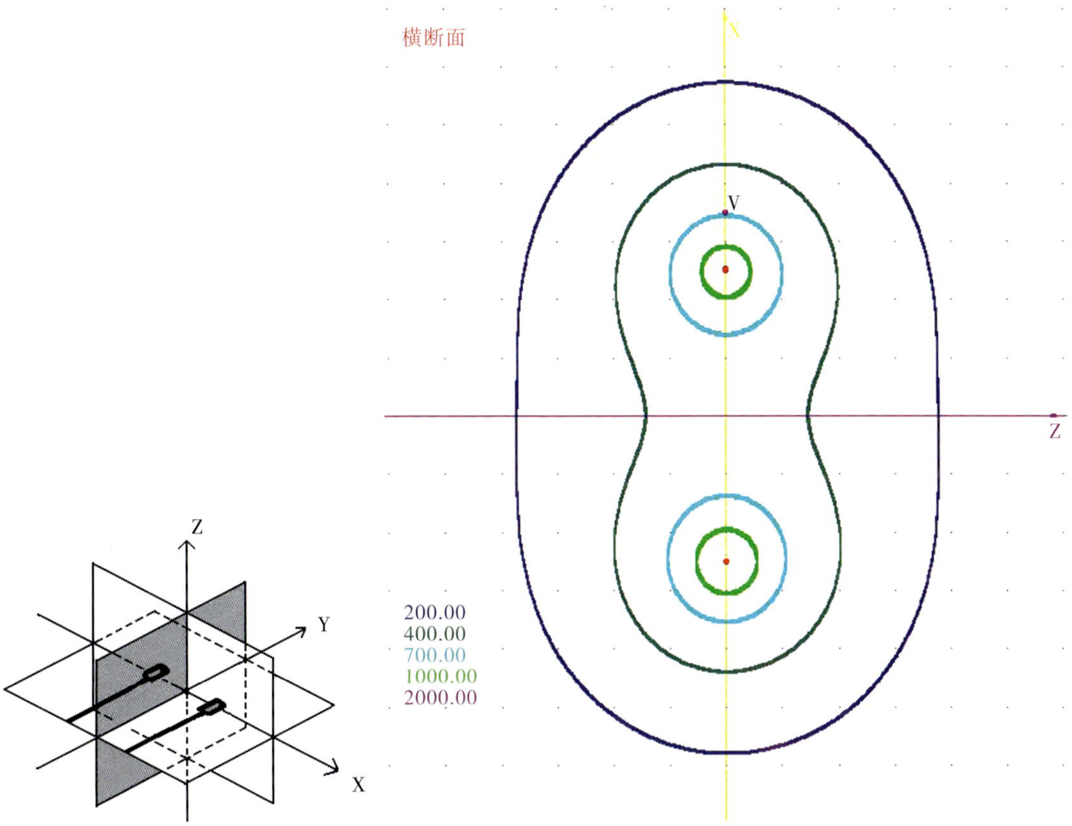

^{252}Cf 强度为 1000μg，V 点剂量 7Gy（i）
图中方格点阵的相邻点间隔为 1cm
左下角黑色标记平面为剂量分布图所在平面
（此平面反映 V 点剂量）

三十、DS4（4cm）

（一）X-Y 平面

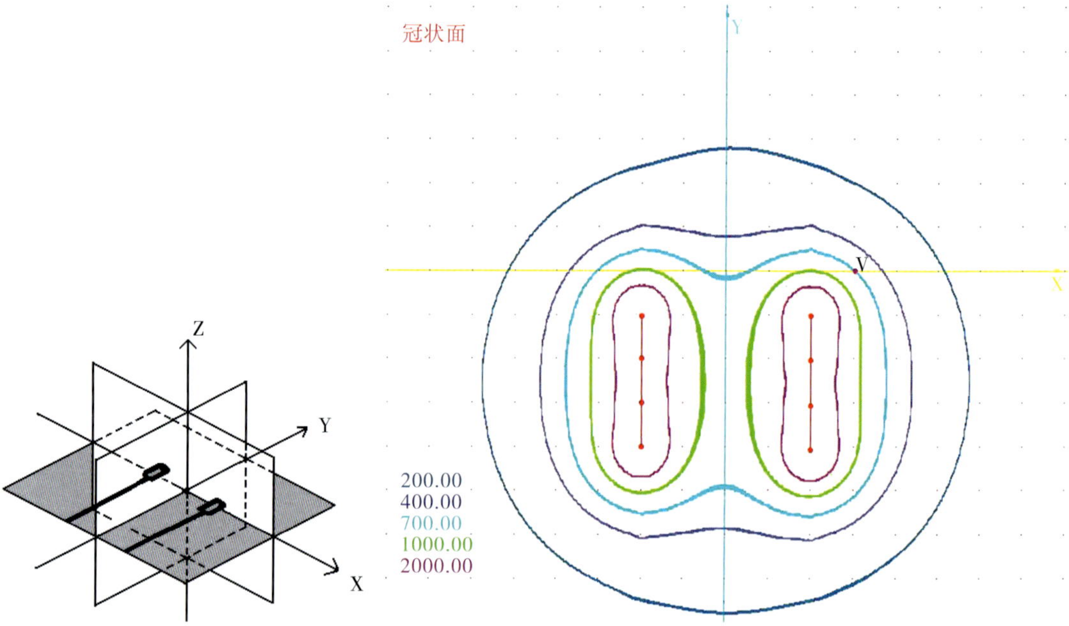

^{252}Cf 强度为 1000μg，V 点剂量 7Gy（i）

图中方格点阵的相邻点间隔为 1cm

左下角黑色标记平面为剂量分布图所在平面

（二）Y-Z 平面

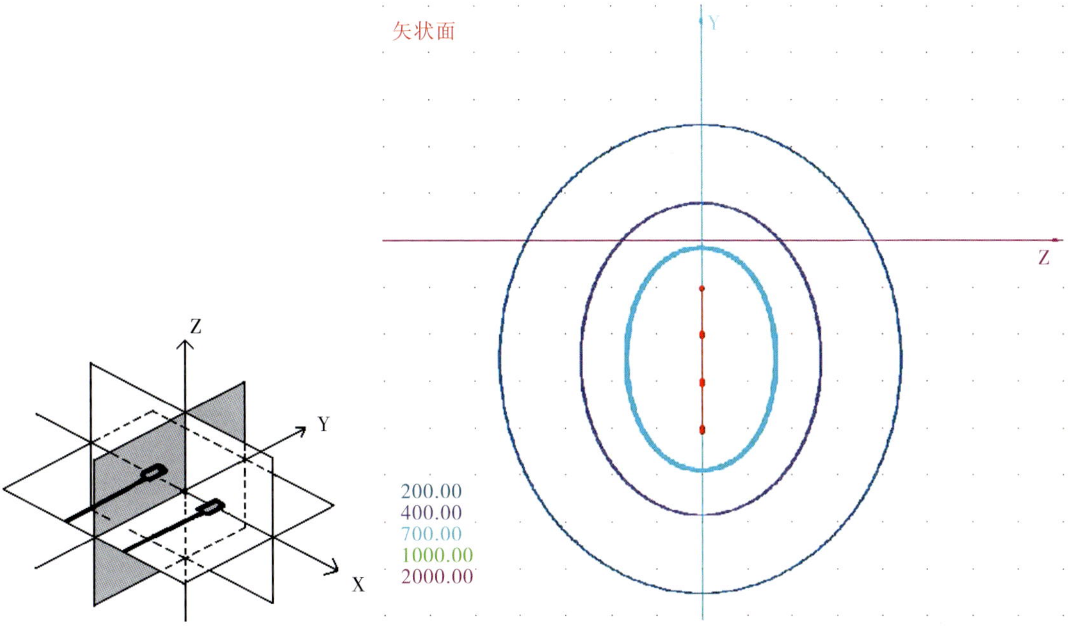

^{252}Cf 强度为 1000μg，V 点剂量 7Gy（i）
图中方格点阵的相邻点间隔为 1cm
左下角黑色标记平面为剂量分布图所在平面
（此平面不反映 V 点剂量）

（三）X-Z 平面

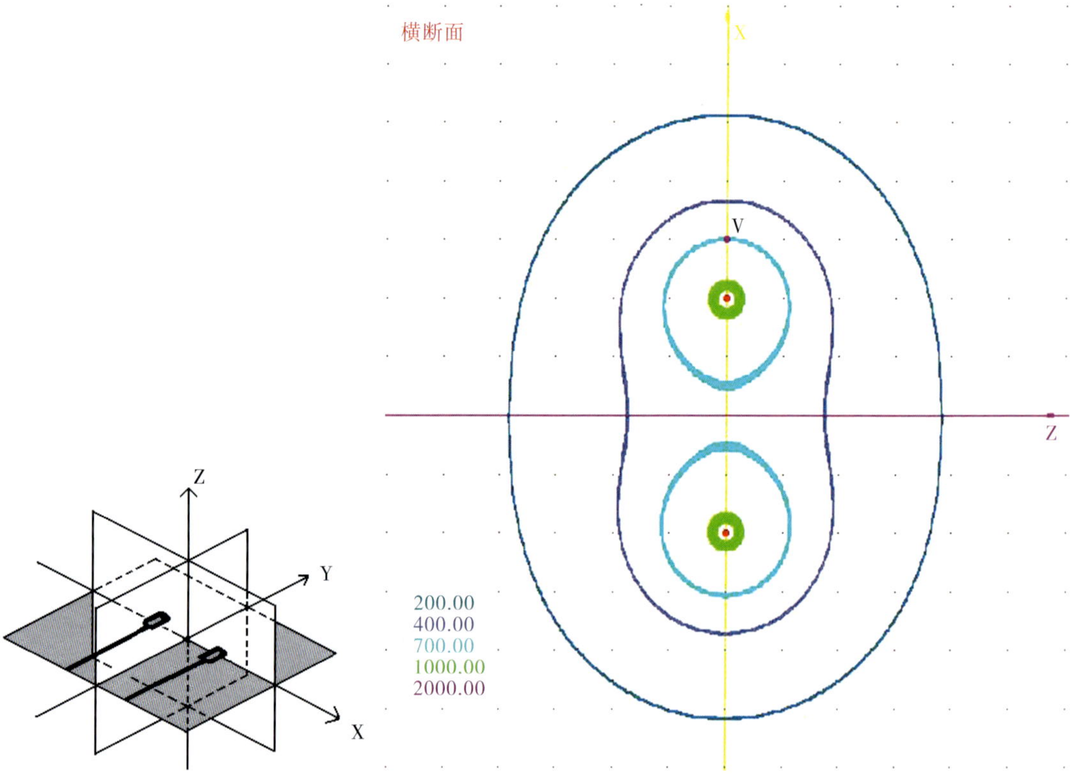

^{252}Cf 强度为 1000μg，V 点剂量 7Gy（i）

图中方格点阵的相邻点间隔为 1cm

左下角黑色标记平面为剂量分布图所在平面

（此平面反映 V 点剂量）

三十一、DS4（5cm）

（一）X-Y 平面

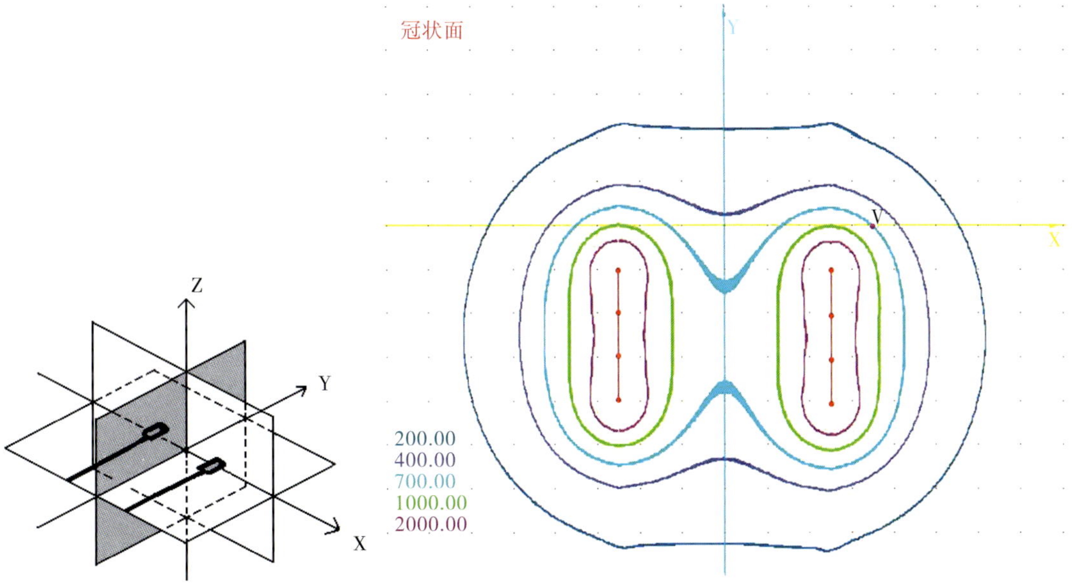

^{252}Cf 强度为 1000μg，V 点剂量 7Gy（i）

图中方格点阵的相邻点间隔为 1cm

左下角黑色标记平面为剂量分布图所在平面

（二）Y-Z 平面

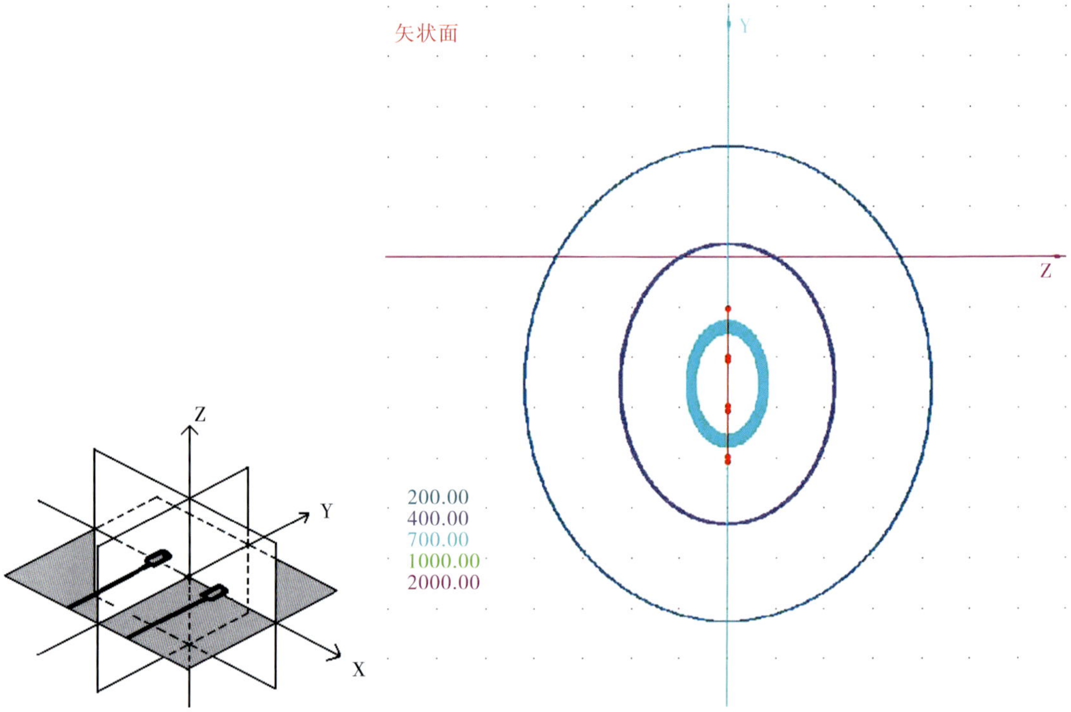

^{252}Cf 强度为 1000μg，V 点剂量 7Gy（i）
图中方格点阵的相邻点间隔为 1cm
左下角黑色标记平面为剂量分布图所在平面
（此平面不反映 V 点剂量）

（三）X-Z 平面

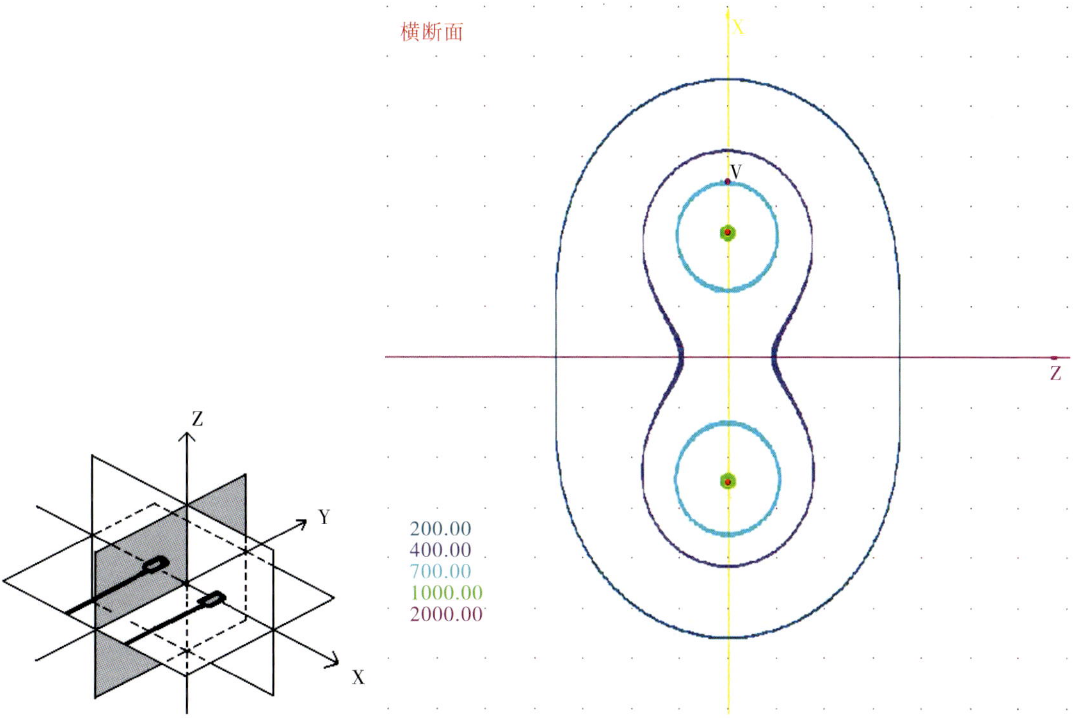

^{252}Cf 强度为 1000μg，V 点剂量 7Gy（i）
图中方格点阵的相邻点间隔为 1cm
左下角黑色标记平面为剂量分布图所在平面
（此平面反映 V 点剂量）

三十二、DS4（6cm）

（一）X-Y 平面

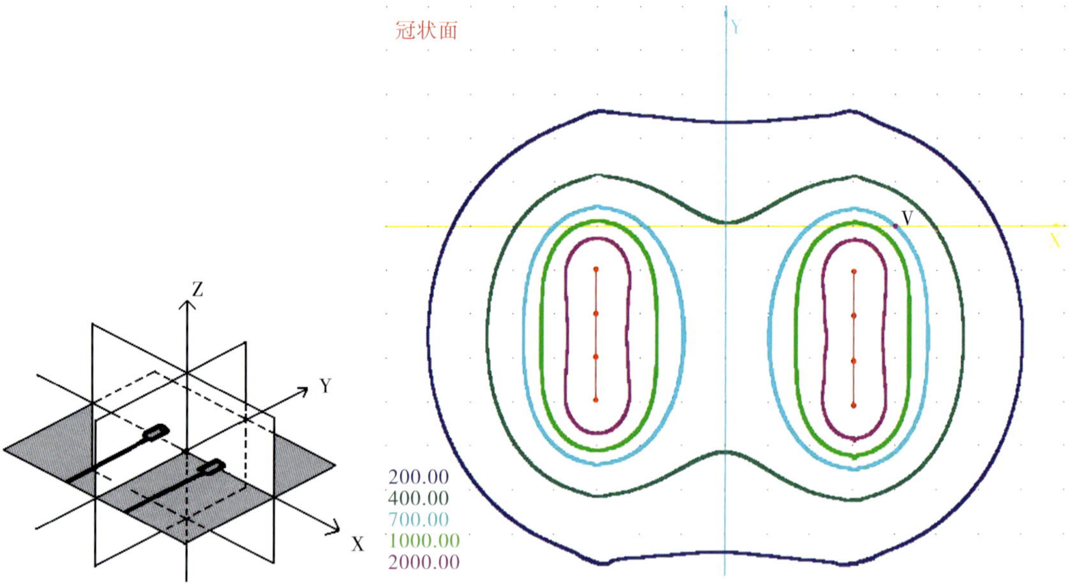

^{252}Cf 强度为 1000μg，V 点剂量 7Gy（i）

图中方格点阵的相邻点间隔为 1cm

左下角黑色标记平面为剂量分布图所在平面

（二）Y-Z 平面

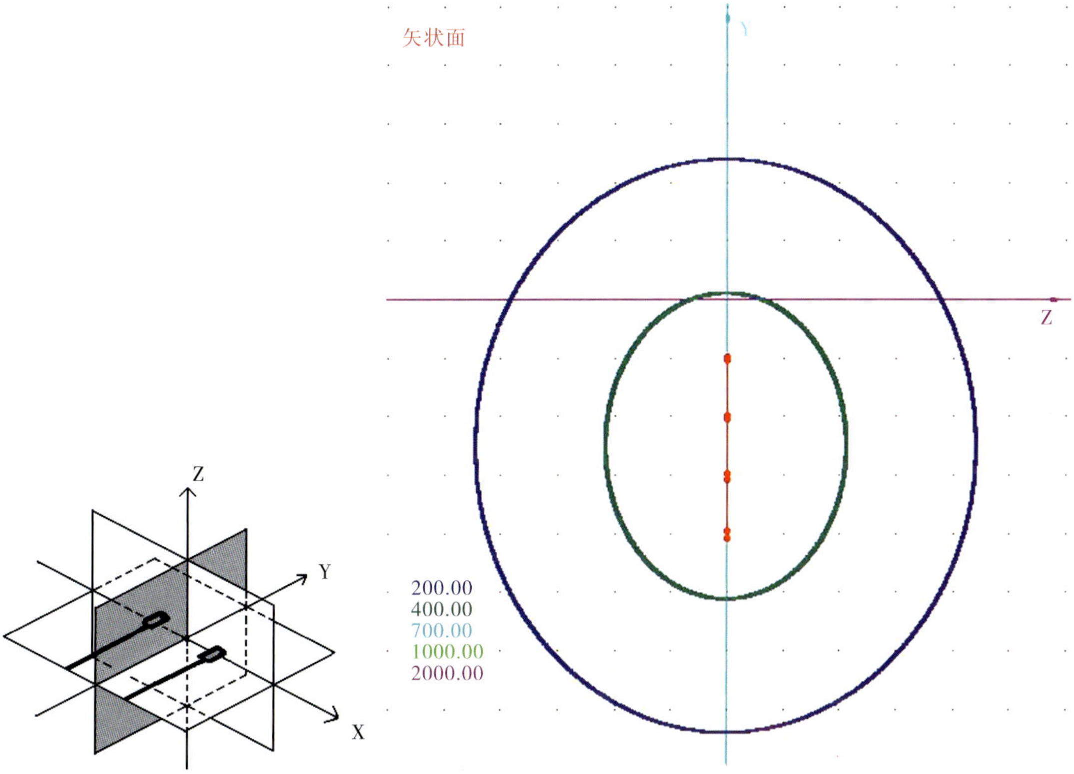

^{252}Cf 强度为 1000μg，V 点剂量 7Gy（i）
图中方格点阵的相邻点间隔为 1cm
左下角黑色标记平面为剂量分布图所在平面
（此平面不反映 V 点剂量）

（三）X-Z 平面

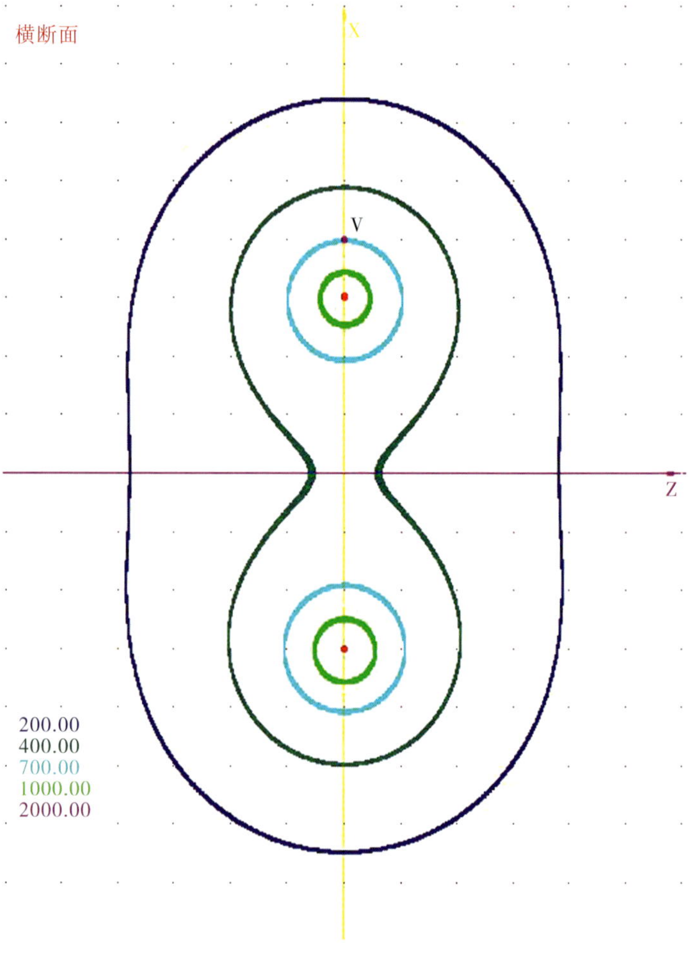

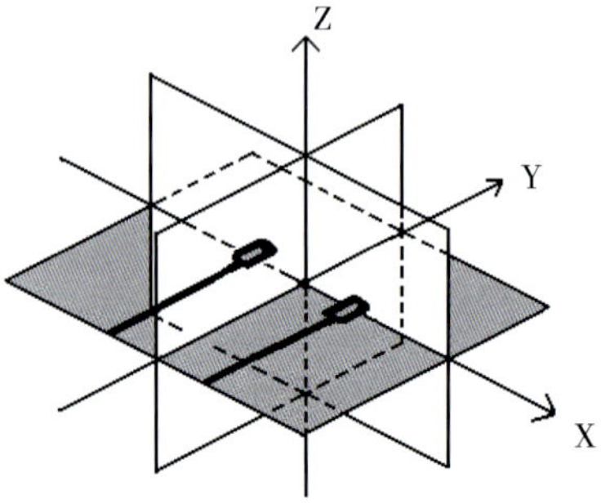

^{252}Cf 强度为 1000μg，V 点剂量 7Gy（i）

图中方格点阵的相邻点间隔为 1cm

左下角黑色标记平面为剂量分布图所在平面

（此平面反映 V 点剂量）

三十三、DS5（4cm）

（一）X-Y 平面

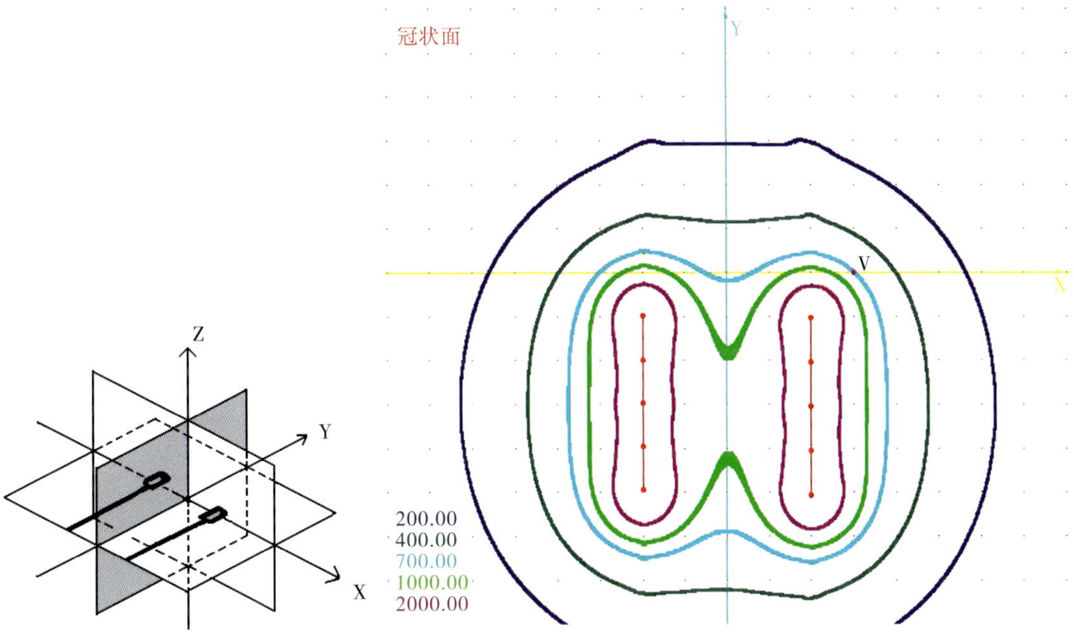

^{252}Cf 强度为 1000μg，V 点剂量 7Gy（i）

图中方格点阵的相邻点间隔为 1cm

左下角黑色标记平面为剂量分布图所在平面

（二）Y-Z 平面

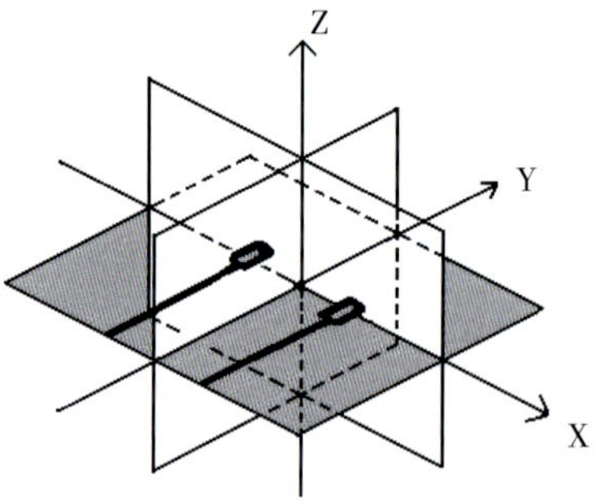

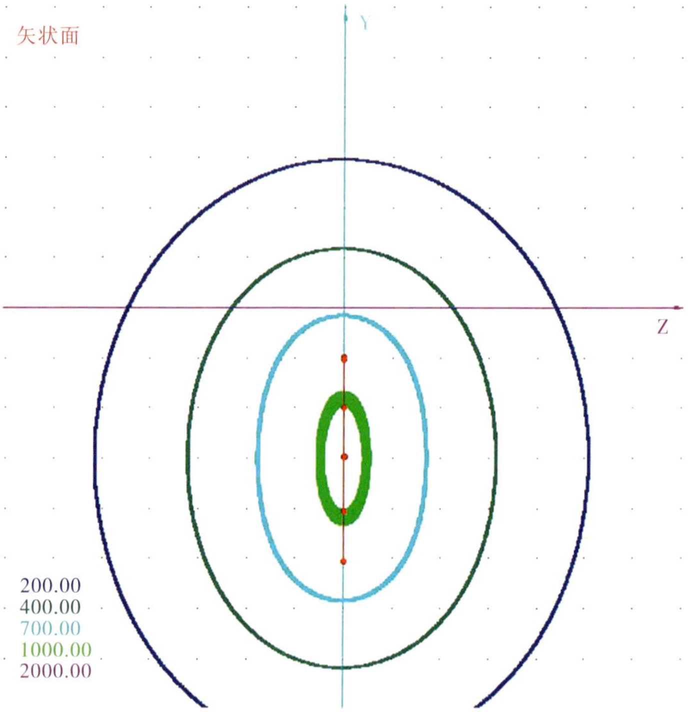

^{252}Cf 强度为 1000μg，V 点剂量 7Gy（i）

图中方格点阵的相邻点间隔为 1cm

左下角黑色标记平面为剂量分布图所在平面

（此平面不反映 V 点剂量）

（三）X-Z 平面

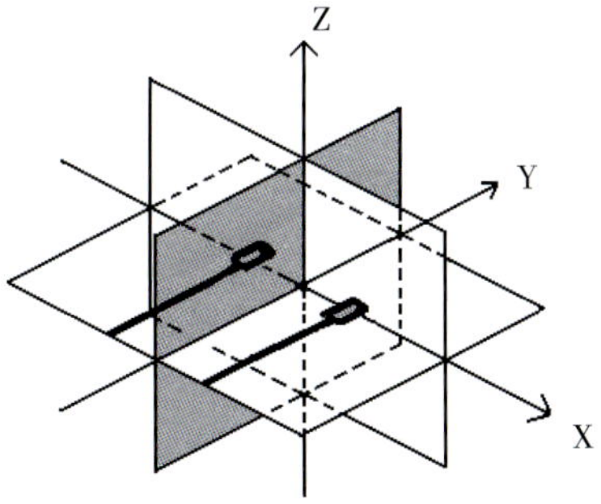

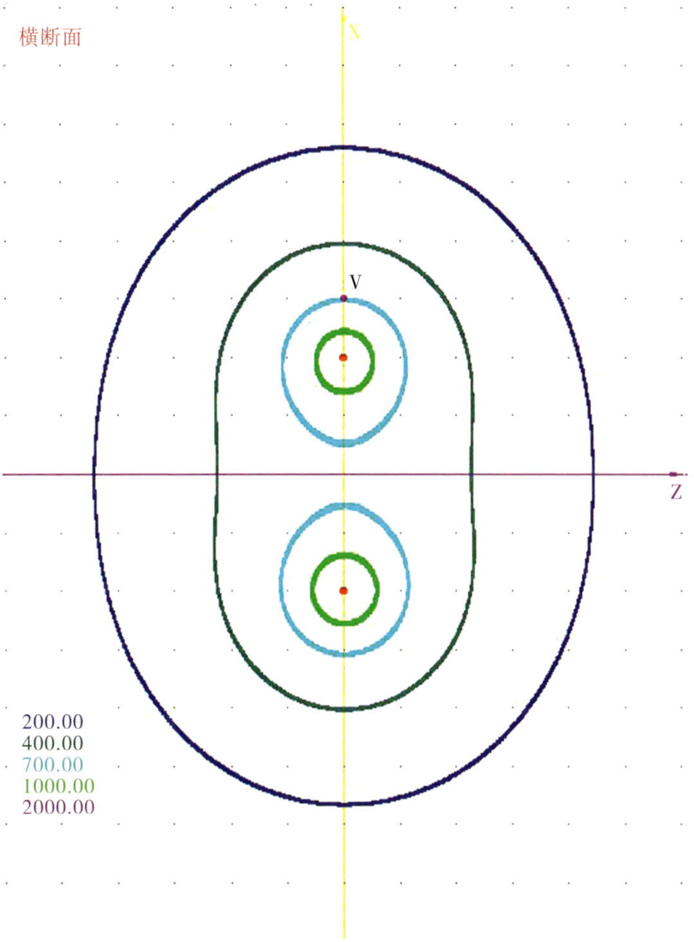

^{252}Cf 强度为 1000μg，V 点剂量 7Gy（i）
图中方格点阵的相邻点间隔为 1cm
左下角黑色标记平面为剂量分布图所在平面
（此平面反映 V 点剂量）

三十四、DS5（5cm）

（一）X-Y 平面

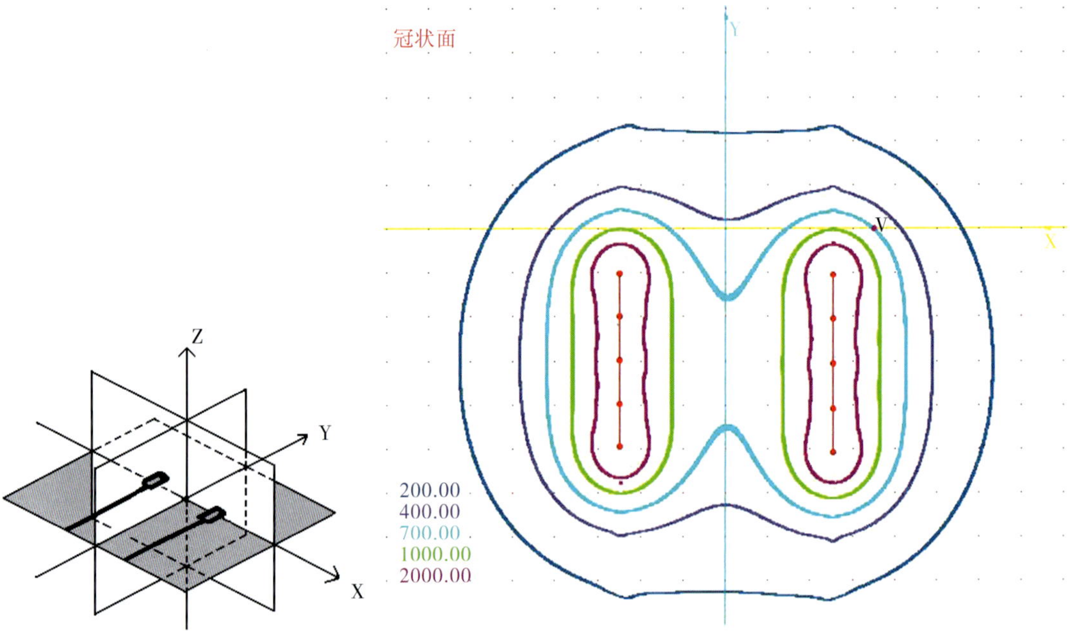

^{252}Cf 强度为 1000μg，V 点剂量 7Gy（i）

图中方格点阵的相邻点间隔为 1cm

左下角黑色标记平面为剂量分布图所在平面

（二）Y-Z 平面

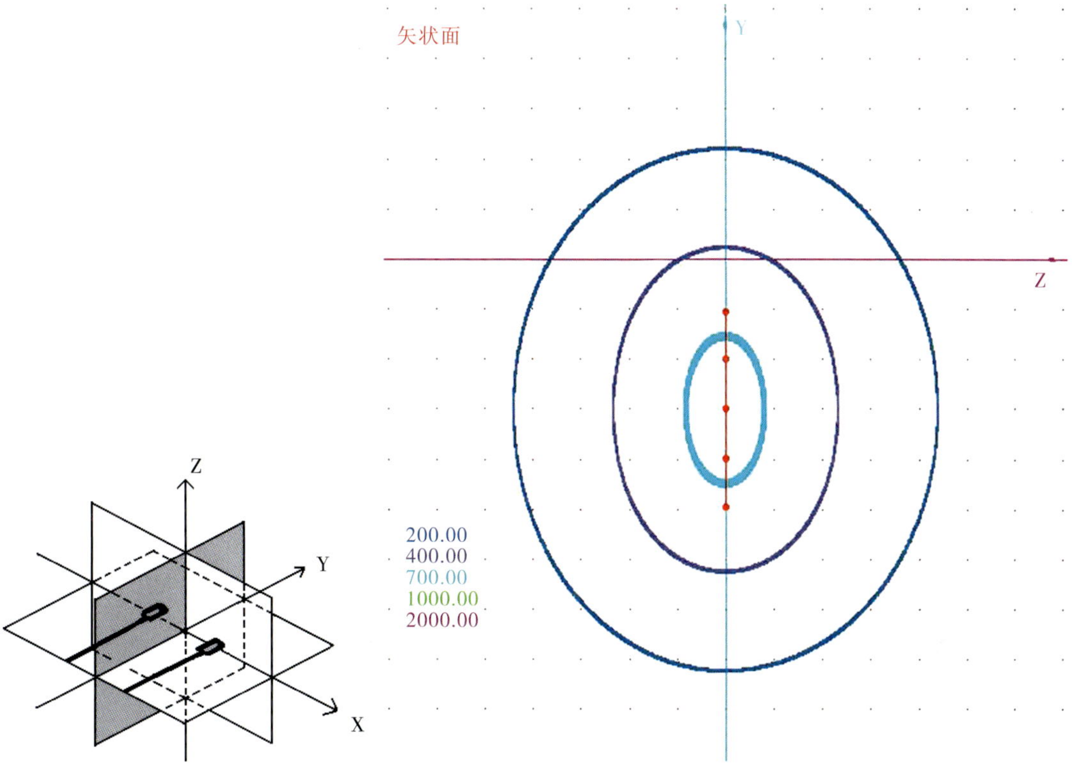

^{252}Cf 强度为 1000μg，V 点剂量 7Gy（i）

图中方格点阵的相邻点间隔为 1cm

左下角黑色标记平面为剂量分布图所在平面

（此平面不反映 V 点剂量）

（三）X-Z 平面

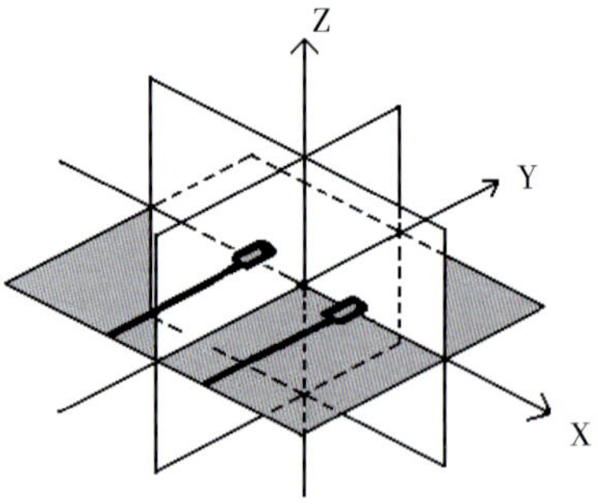

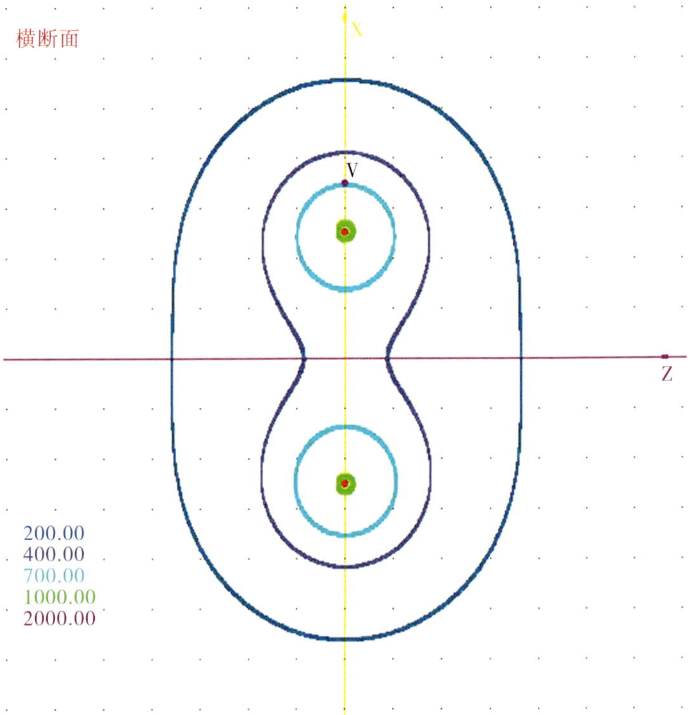

^{252}Cf 强度为 1000μg，V 点剂量 7Gy（i）

图中方格点阵的相邻点间隔为 1cm

左下角黑色标记平面为剂量分布图所在平面

（此平面反映 V 点剂量）

三十五、DS5（6cm）

（一）X-Y 平面

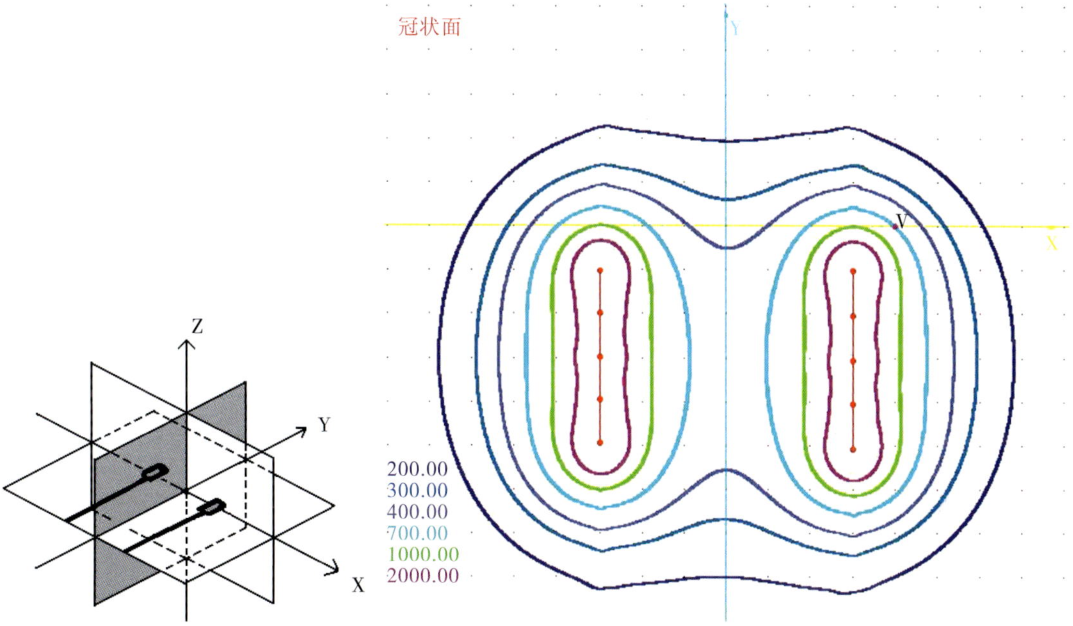

^{252}Cf 强度为 1000μg，V 点剂量 7Gy（i）
图中方格点阵的相邻点间隔为 1cm
左下角黑色标记平面为剂量分布图所在平面

（二）Y-Z 平面

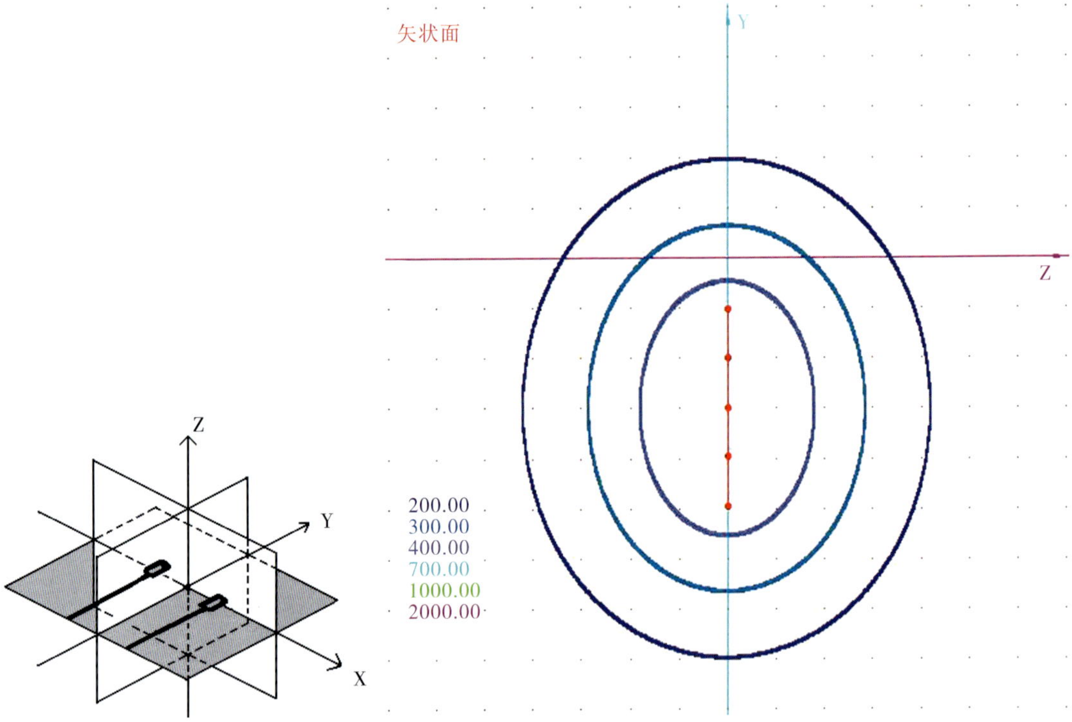

^{252}Cf 强度为 1000μg，V 点剂量 7Gy（i）

图中方格点阵的相邻点间隔为 1cm

左下角黑色标记平面为剂量分布图所在平面

（此平面不反映 V 点剂量）

（三）X-Z 平面

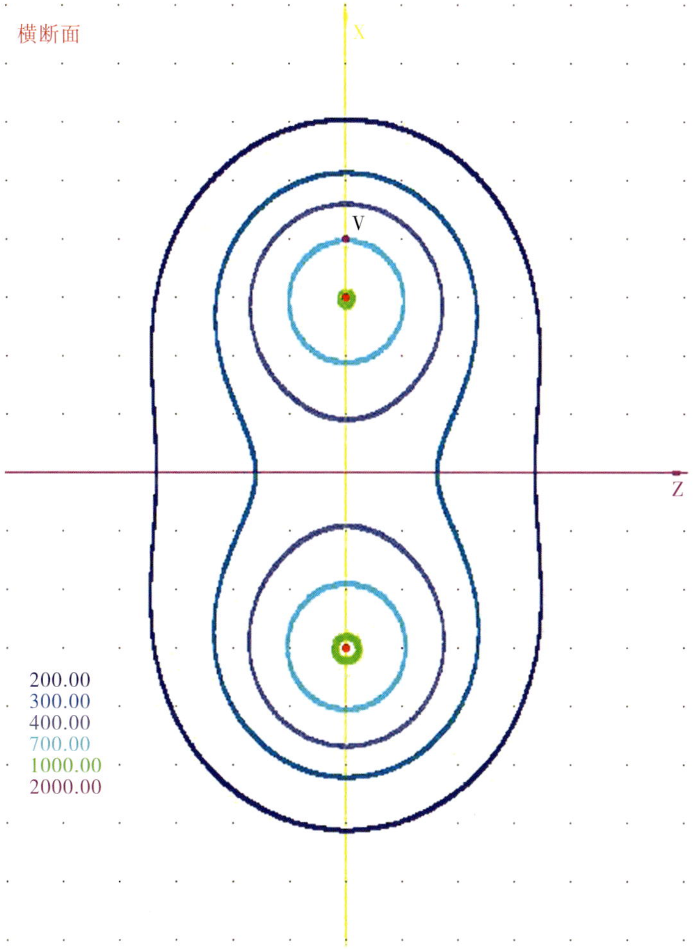

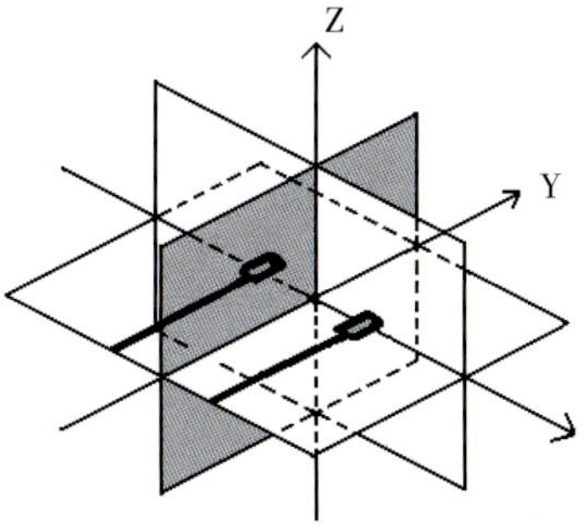

^{252}Cf 强度为 1000μg，V 点剂量 7Gy（i）

图中方格点阵的相邻点间隔为 1cm

左下角黑色标记平面为剂量分布图所在平面

（此平面反映 V 点剂量）

注：上述 DS 程序用于消除宫颈外生型肿瘤时，可根据肿瘤外突长度及宽度选择合适程序。

三十六、PS U5+V1（3cm）

（一）X-Y 平面

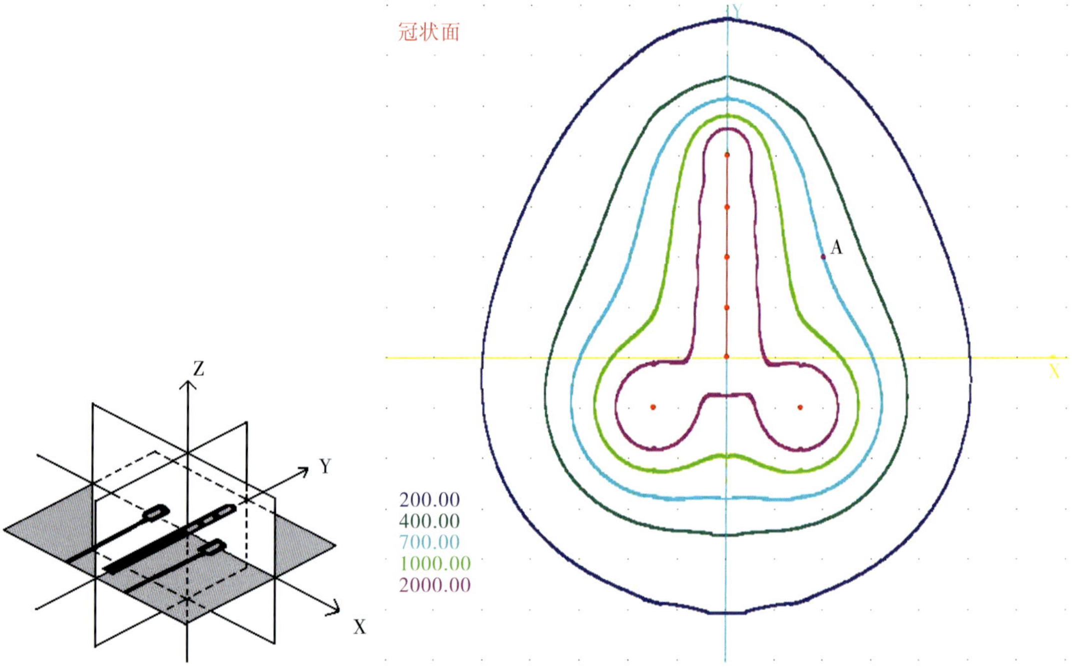

^{252}Cf 强度为 1000μg，A 点剂量 7Gy（i）

图中方格点阵的相邻点间隔为 1cm

宫腔与阴道的时间权重分配比为 2∶1

左下角黑色标记平面为剂量分布图所在平面

（二）Y-Z 平面

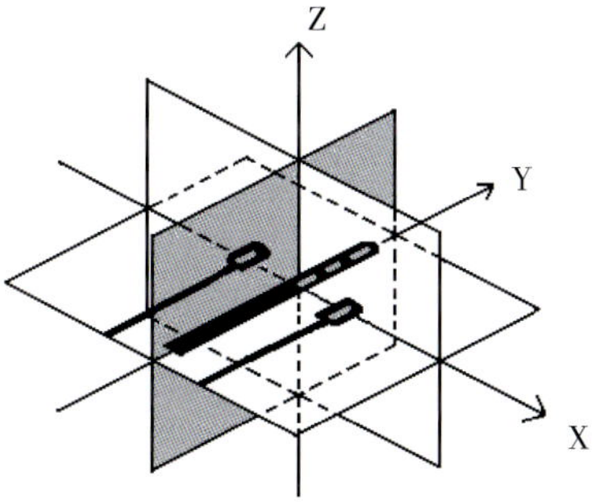

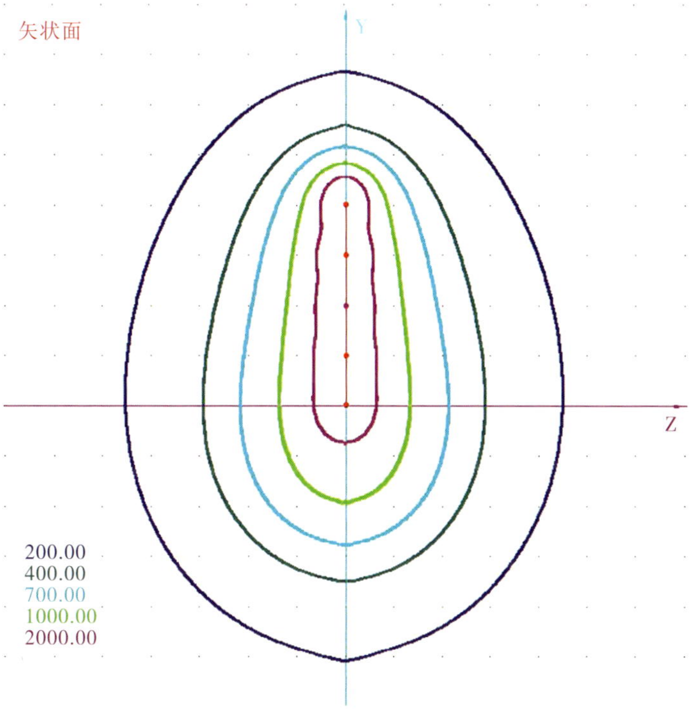

^{252}Cf 强度为 1000μg，A 点剂量 7Gy（i）
图中方格点阵的相邻点间隔为 1cm
宫腔与阴道的时间权重分配比为 2∶1
左下角黑色标记平面为剂量分布图所在平面
（此平面不反映 A 点剂量）

（三）X-Z 平面

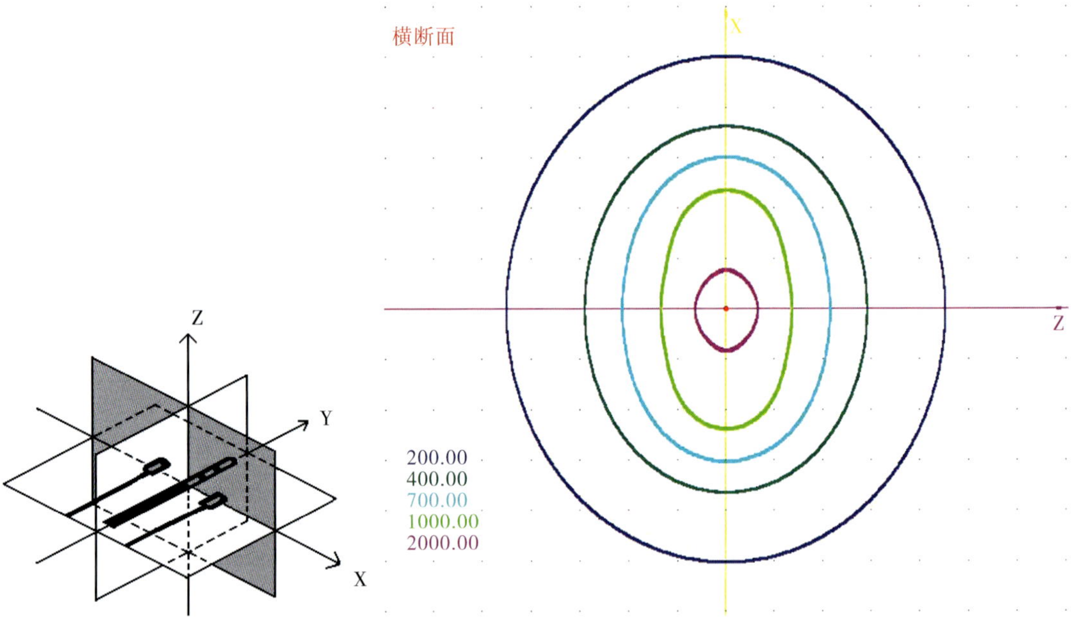

^{252}Cf 强度为 1000μg，A 点剂量 7Gy（i）

图中方格点阵的相邻点间隔为 1cm

宫腔与阴道的时间权重分配比为 2：1

左下角黑色标记平面为剂量分布图所在平面

（但此平面不反映 A 点剂量）

三十七、PS U6+V1（3cm）

（一）X-Y 平面

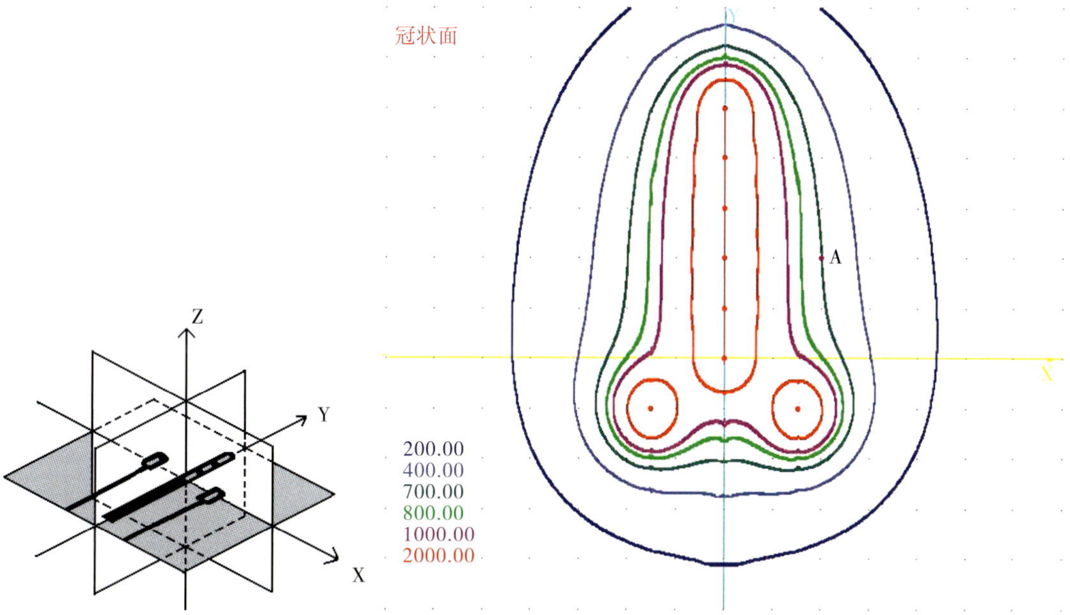

^{252}Cf 强度为 1000μg，A 点剂量 7Gy（i）

图中方格点阵的相邻点间隔为 1cm

宫腔与阴道的时间权重分配比为 2：1

左下角黑色标记平面为剂量分布图所在平面

（二）Y-Z 平面

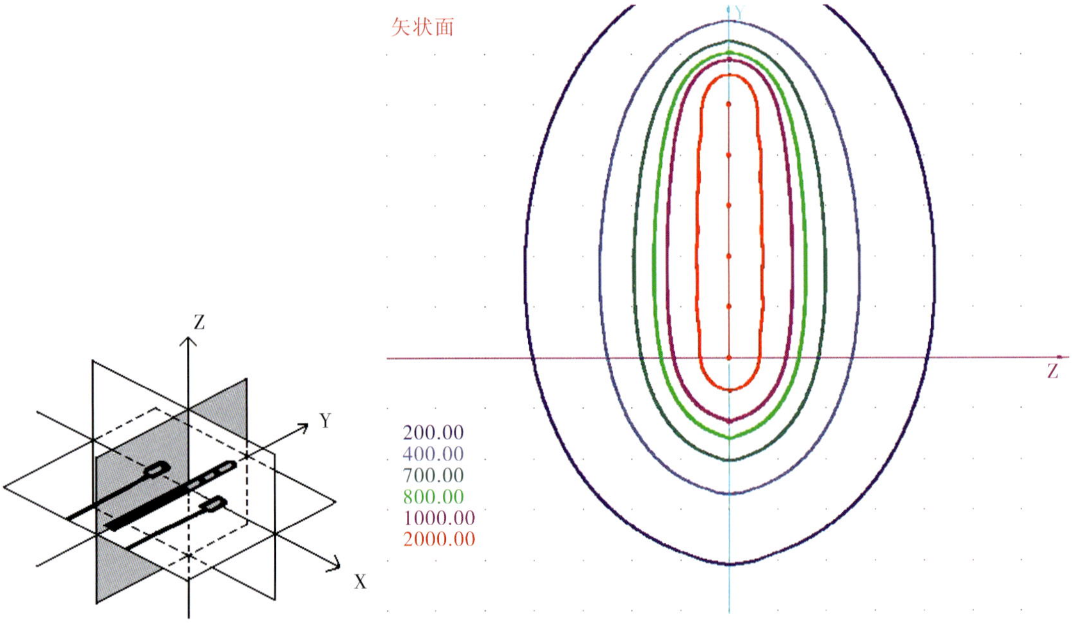

^{252}Cf 强度为 1000μg，A 点剂量 7Gy（i）

图中方格点阵的相邻点间隔为 1cm

宫腔与阴道的时间权重分配比为 2∶1

左下角黑色标记平面为剂量分布图所在平面

（此平面不反映 A 点剂量）

（三）X-Z 平面

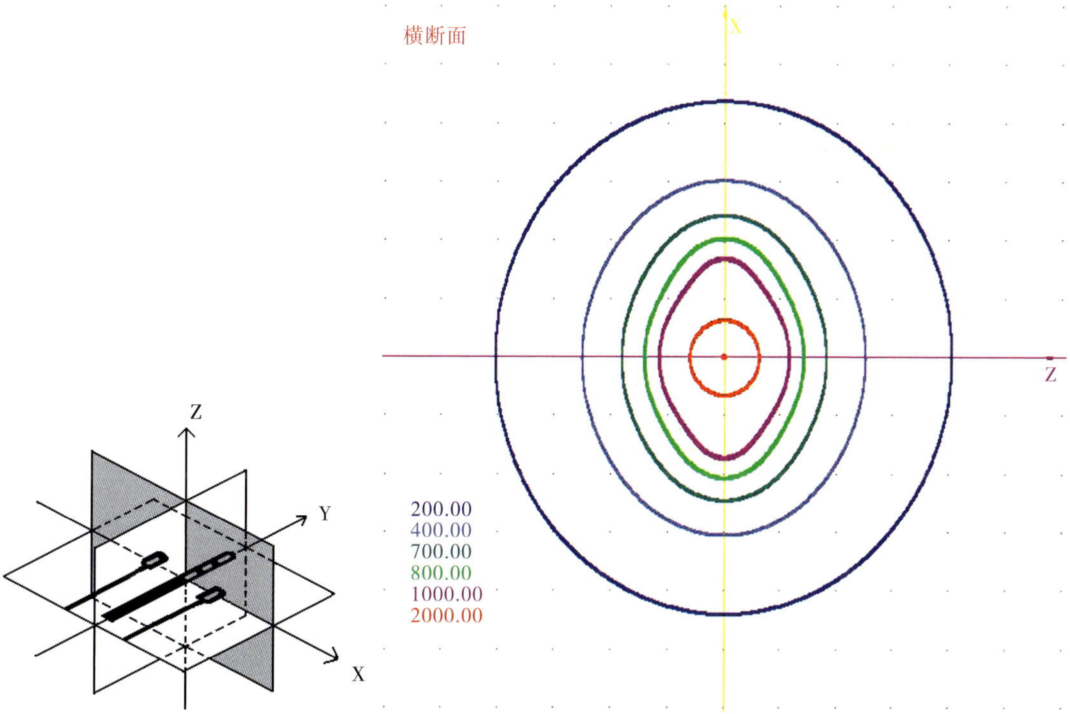

^{252}Cf 强度为 1000μg，A 点剂量 7Gy（i）

图中方格点阵的相邻点间隔为 1cm

宫腔与阴道的时间权重分配比为 2∶1

左下角黑色标记平面为剂量分布图所在平面

（但此平面不反映 A 点剂量）

三十八、PS U7+V1（3cm）

（一）X-Y 平面

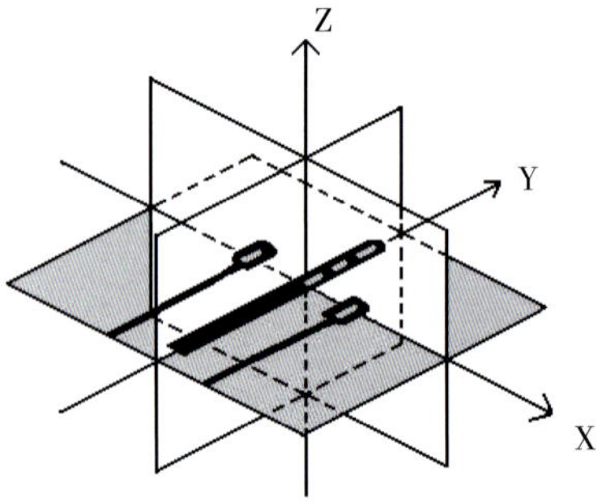

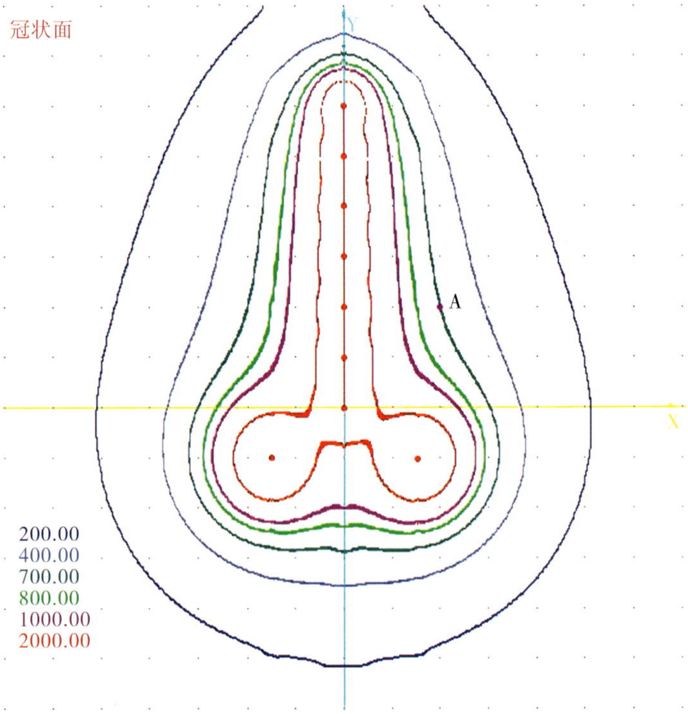

^{252}Cf 强度为 1000μg，A 点剂量 7Gy（i）
图中方格点阵的相邻点间隔为 1cm
宫腔与阴道的时间权重分配比为 2∶1
左下角黑色标记平面为剂量分布图所在平面

（二）Y-Z 平面

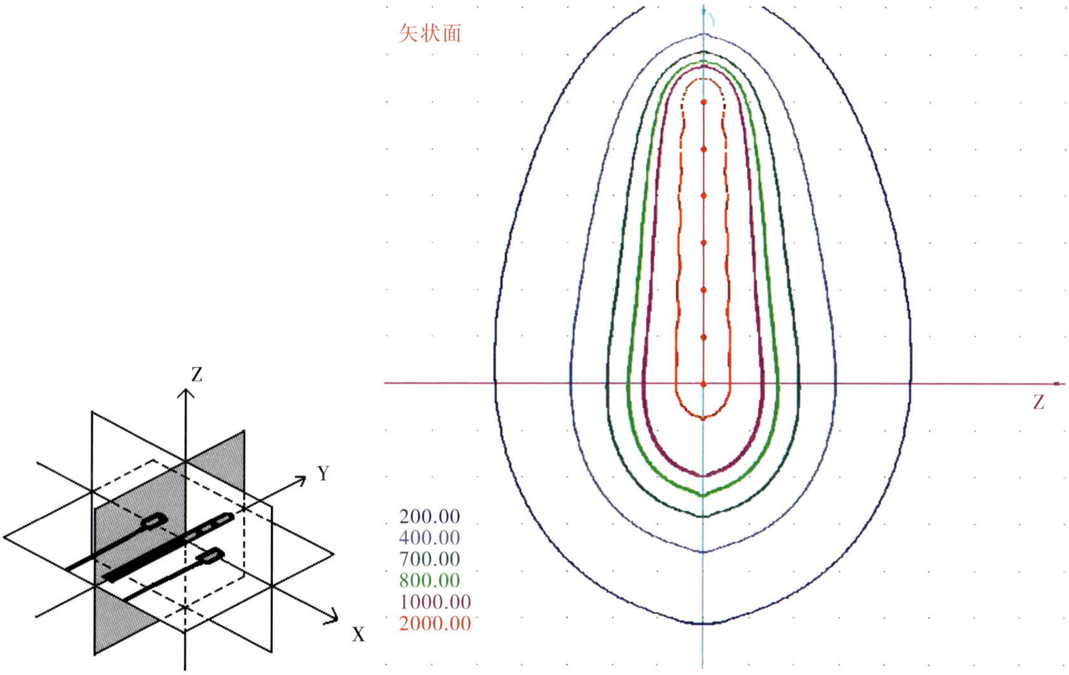

^{252}Cf 强度为 1000μg，A 点剂量 7Gy（i）

图中方格点阵的相邻点间隔为 1cm

宫腔与阴道的时间权重分配比为 2：1

左下角黑色标记平面为剂量分布图所在平面

（此平面不反映 A 点剂量）

（三）X-Z 平面

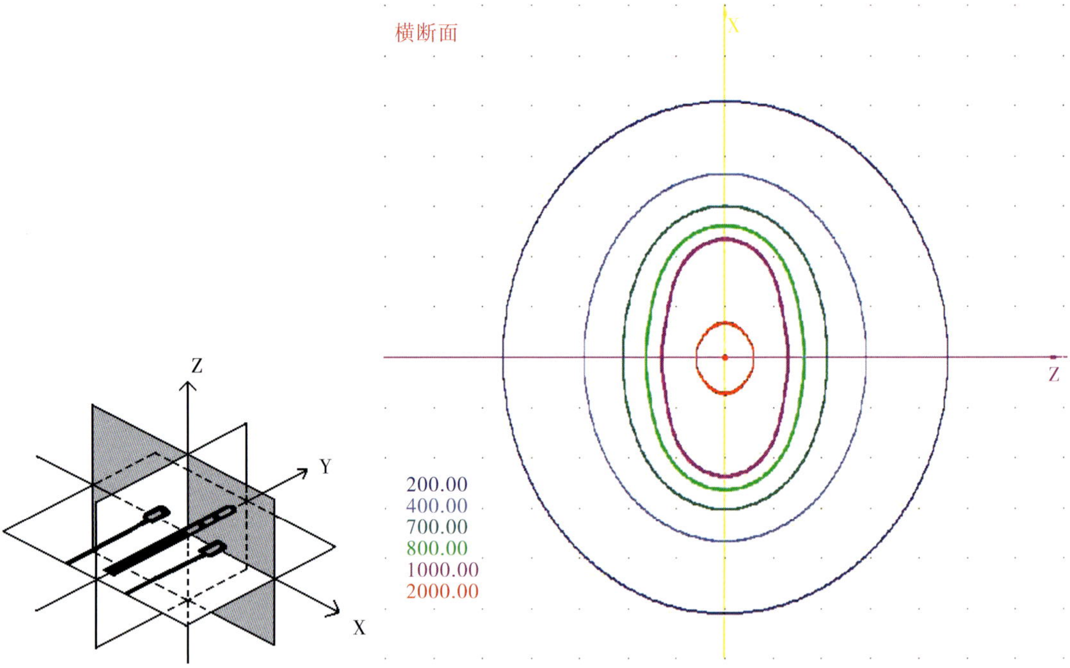

^{252}Cf 强度为 1000μg，A 点剂量 7Gy（i）

图中方格点阵的相邻点间隔为 1cm

宫腔与阴道的时间权重分配比为 2∶1

左下角黑色标记平面为剂量分布图所在平面

（但此平面不反映 A 点剂量）

三十九、PS U8+V1（3cm）

（一）X-Y 平面

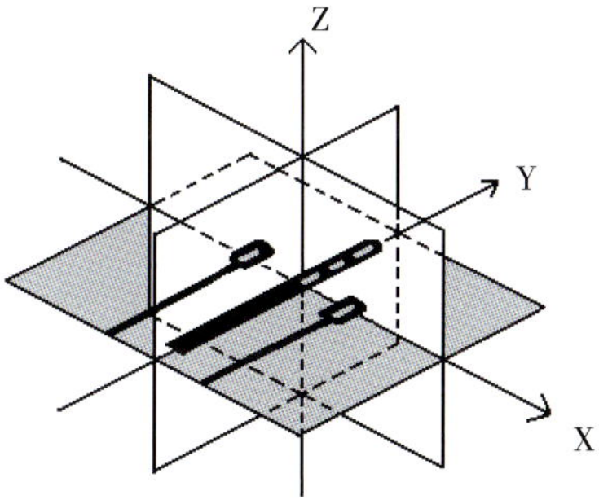

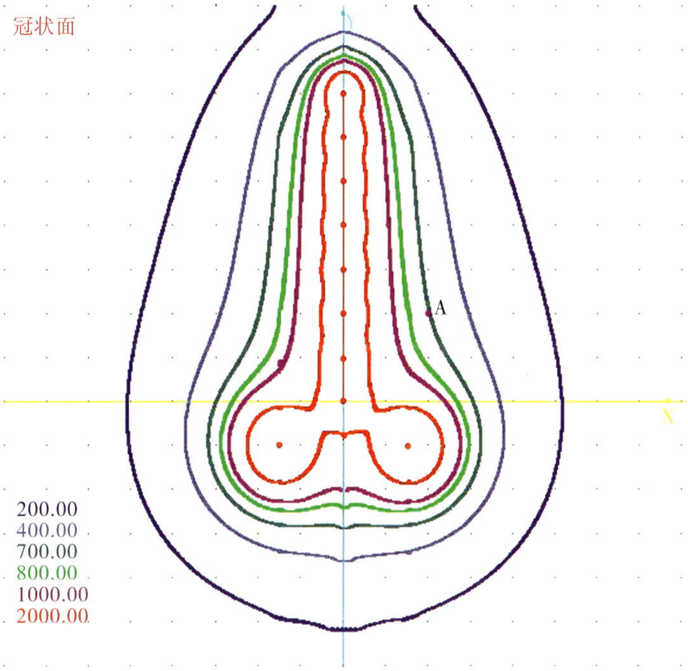

^{252}Cf 强度为 1000μg，A 点剂量 7Gy（i）

图中方格点阵的相邻点间隔为 1cm

宫腔与阴道的时间权重分配比为 2∶1

左下角黑色标记平面为剂量分布图所在平面

（二）Y-Z 平面

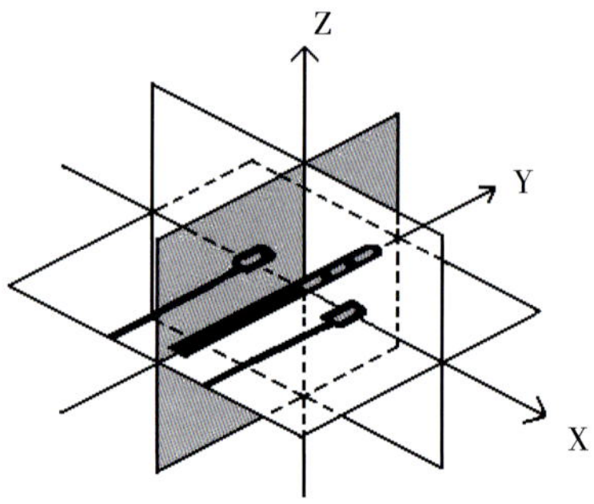

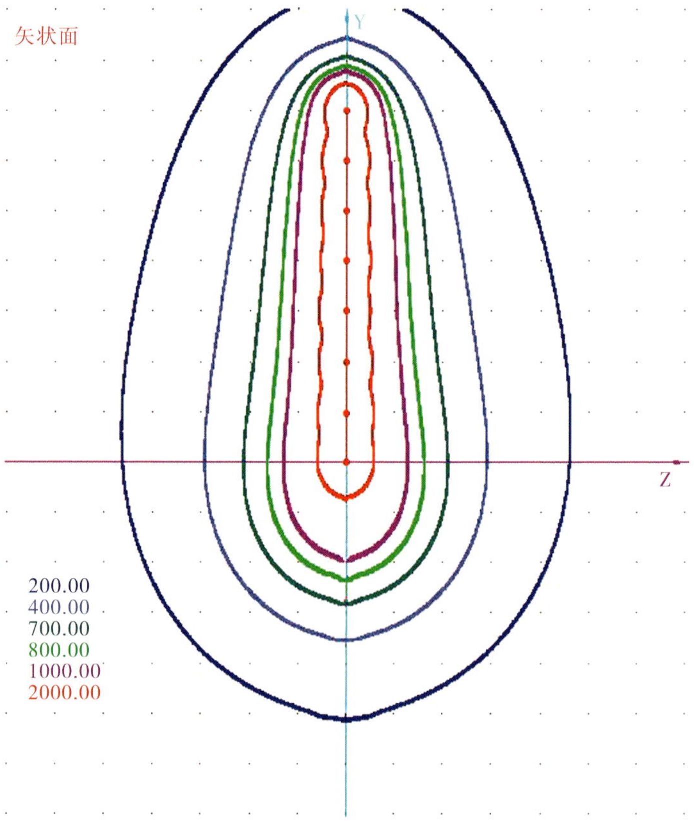

^{252}Cf 强度为 1000μg，A 点剂量 7Gy（i）
图中方格点阵的相邻点间隔为 1cm
宫腔与阴道的时间权重分配比为 2：1
左下角黑色标记平面为剂量分布图所在平面
（此平面不反映 A 点剂量）

（三）X-Z 平面

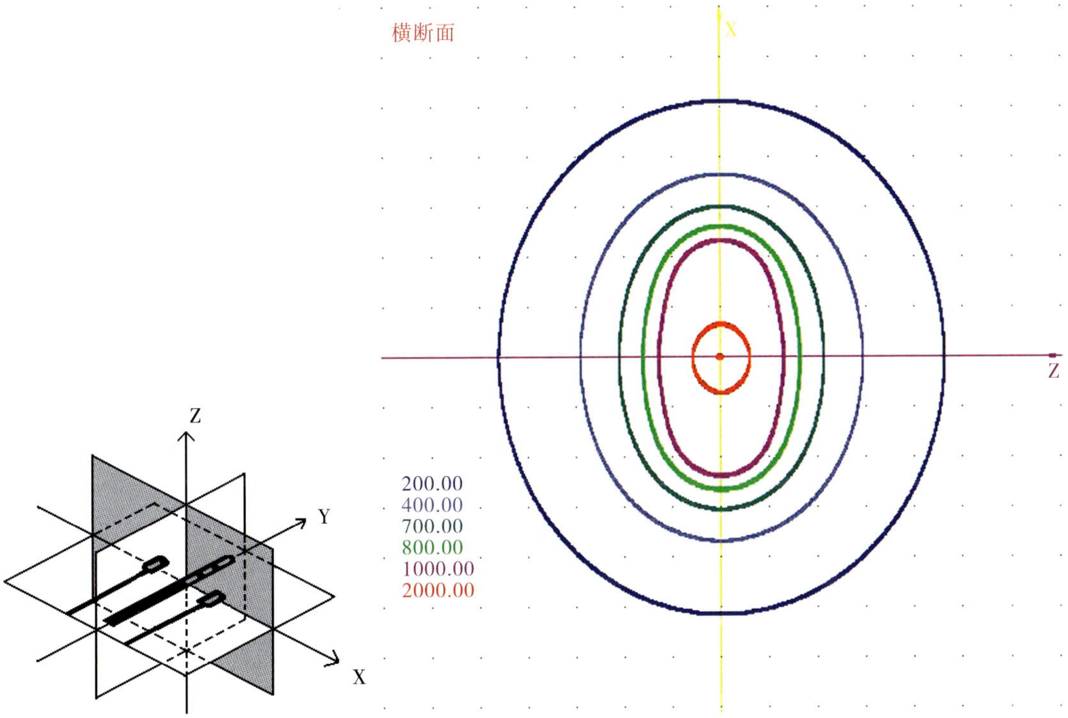

^{252}Cf 强度为 1000μg，A 点剂量 7Gy（i）

图中方格点阵的相邻点间隔为 1cm

宫腔与阴道的时间权重分配比为 2∶1

左下角黑色标记平面为剂量分布图所在平面

（此平面不反映 A 点剂量）

四十、PS U5+V1（3cm）

（一）X-Y 平面

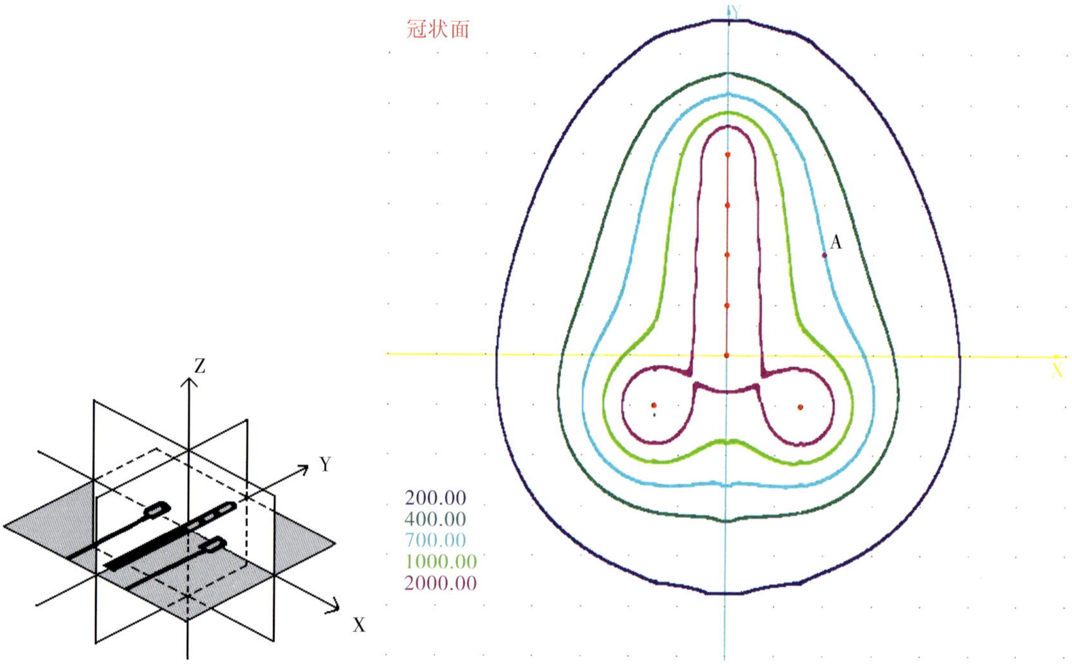

^{252}Cf 强度为 1000μg，A 点剂量 7Gy（i）
图中方格点阵的相邻点间隔为 1cm
宫腔与阴道的时间权重分配比为 3：1
左下角黑色标记平面为剂量分布图所在平面

（二）Y-Z 平面

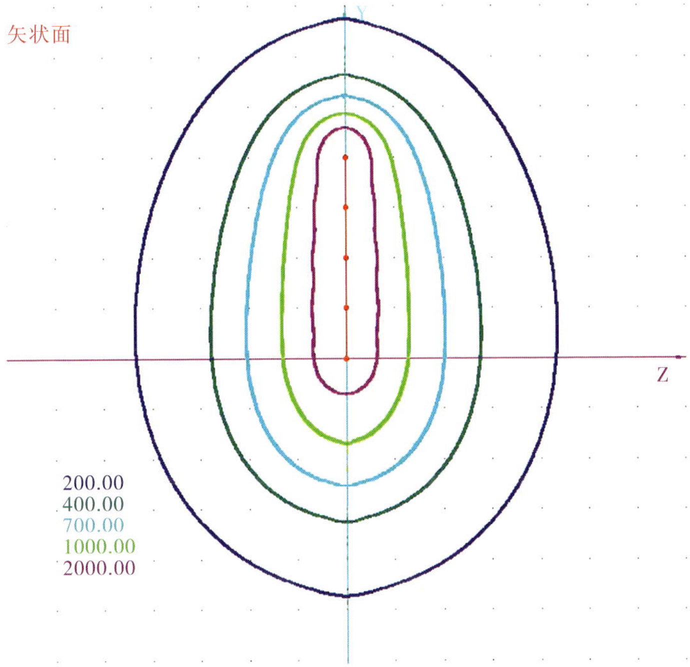

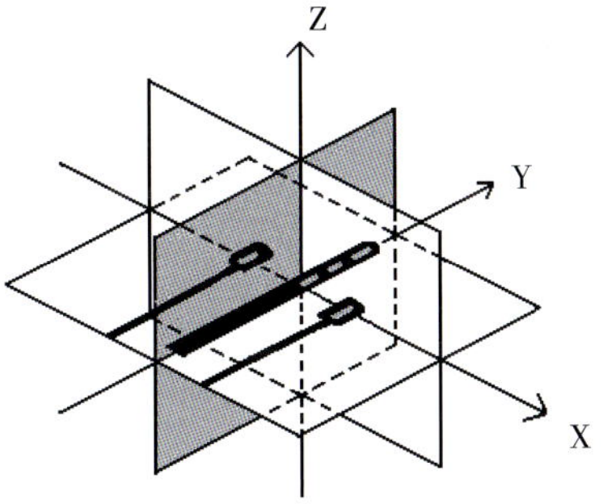

^{252}Cf 强度为 1000μg，A 点剂量 7Gy（i）
图中方格点阵的相邻点间隔为 1cm
宫腔与阴道的时间权重分配比为 3∶1
左下角黑色标记平面为剂量分布图所在平面
（此平面不反映 A 点剂量）

（三）X-Z 平面

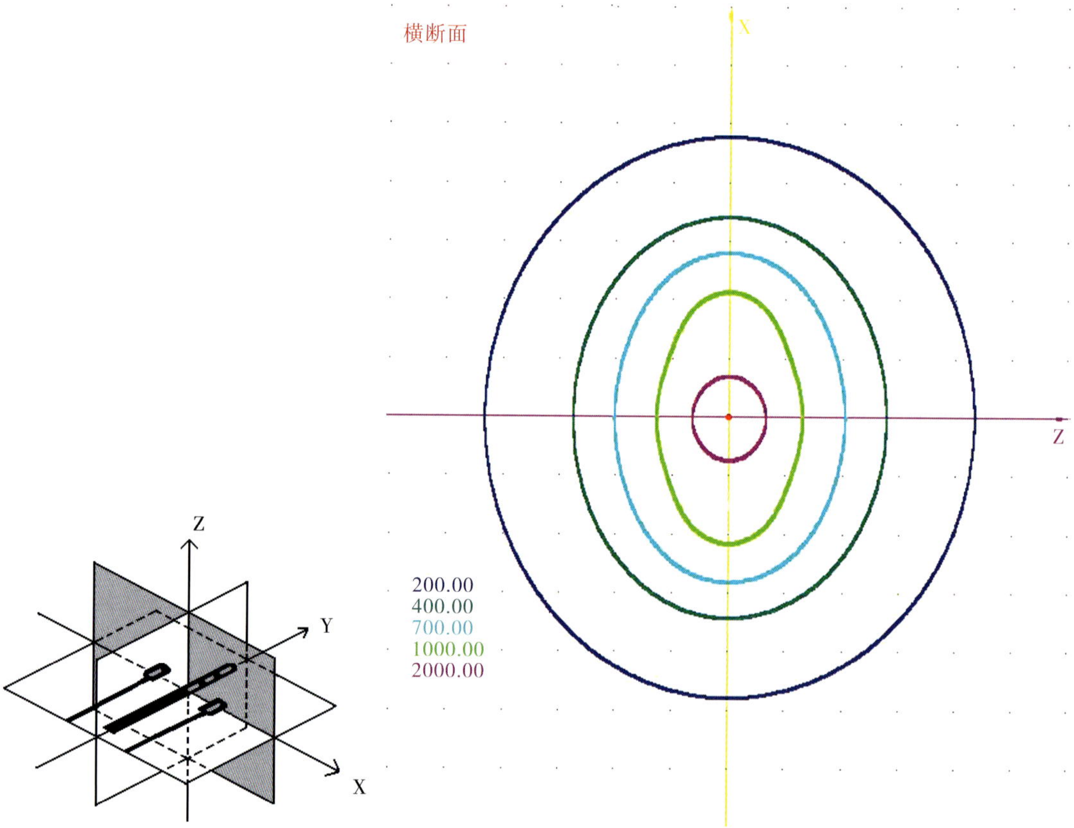

^{252}Cf 强度为 1000μg，A 点剂量 7Gy（i）
图中方格点阵的相邻点间隔为 1cm
宫腔与阴道的时间权重分配比为 3：1
左下角黑色标记平面为剂量分布图所在平面
（此平面不反映 A 点剂量）

四十一、PS U6+V1（3cm）

（一）X-Y 平面

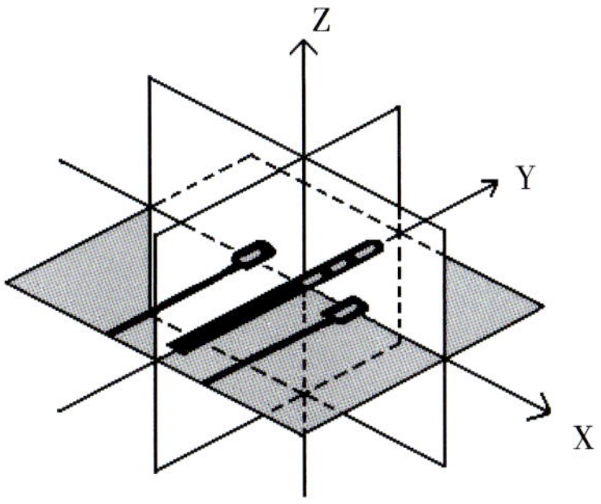

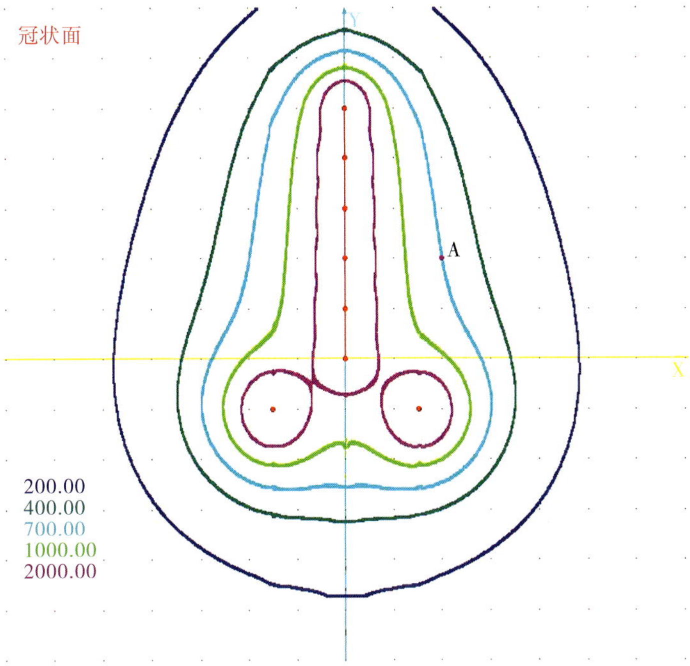

^{252}Cf 强度为 1000μg，A 点剂量 7Gy（i）

图中方格点阵的相邻点间隔为 1cm

宫腔与阴道的时间权重分配比为 3∶1

左下角黑色标记平面为剂量分布图所在平面

（二）Y-Z 平面

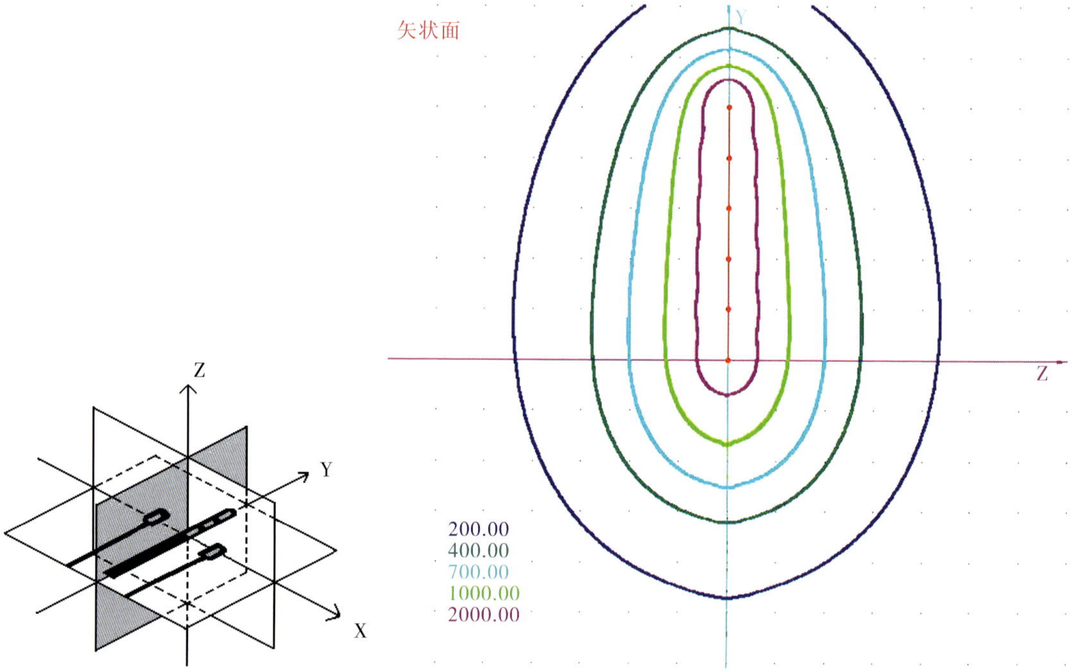

^{252}Cf 强度为 1000μg，A 点剂量 7Gy（i）
图中方格点阵的相邻点间隔为 1cm
宫腔与阴道的时间权重分配比为 3∶1
左下角黑色标记平面为剂量分布图所在平面
（此平面不反映 A 点剂量）

（三）X-Z 平面

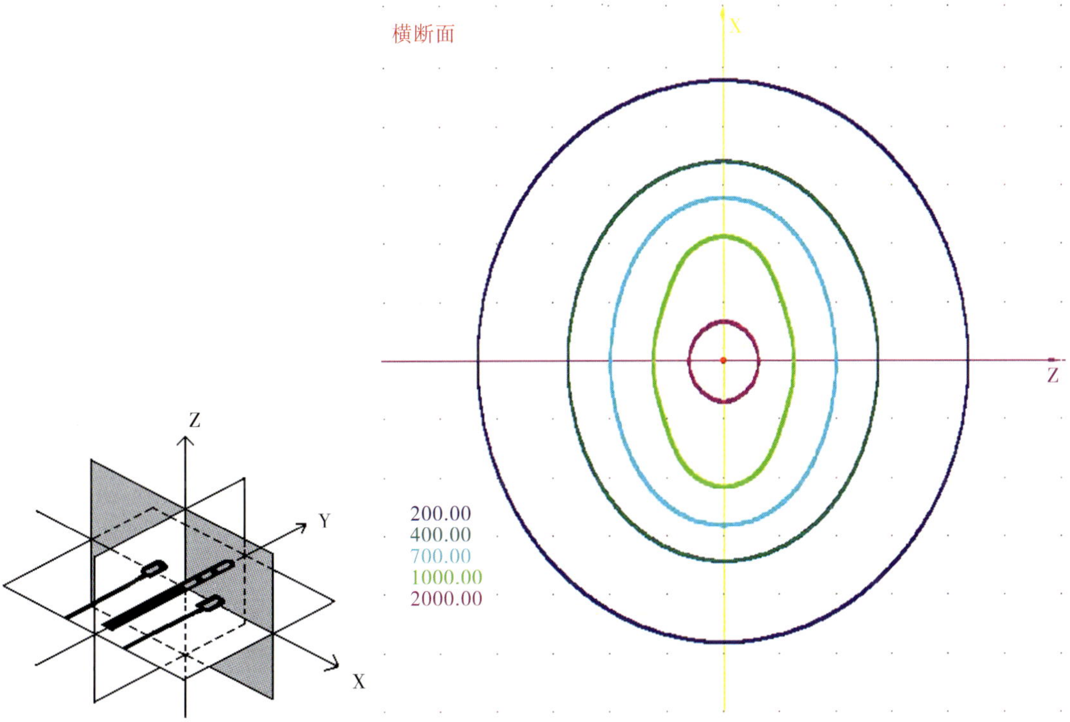

^{252}Cf 强度为 1000μg，A 点剂量 7Gy（i）

图中方格点阵的相邻点间隔为 1cm

宫腔与阴道的时间权重分配比为 3∶1

左下角黑色标记平面为剂量分布图所在平面

（此平面不反映 A 点剂量）

四十二、PS U7+V1（3cm）

（一）X-Y 平面

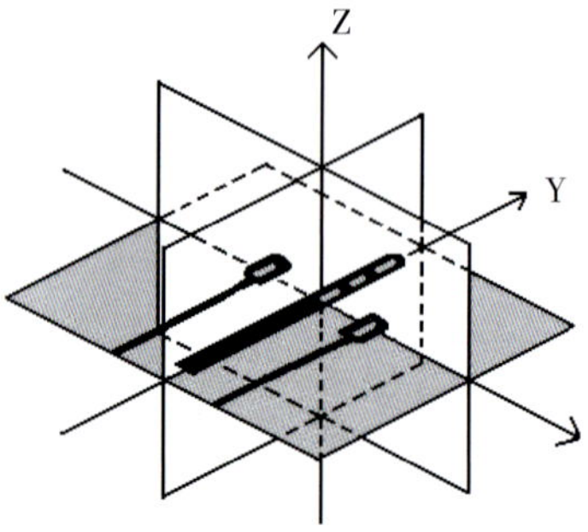

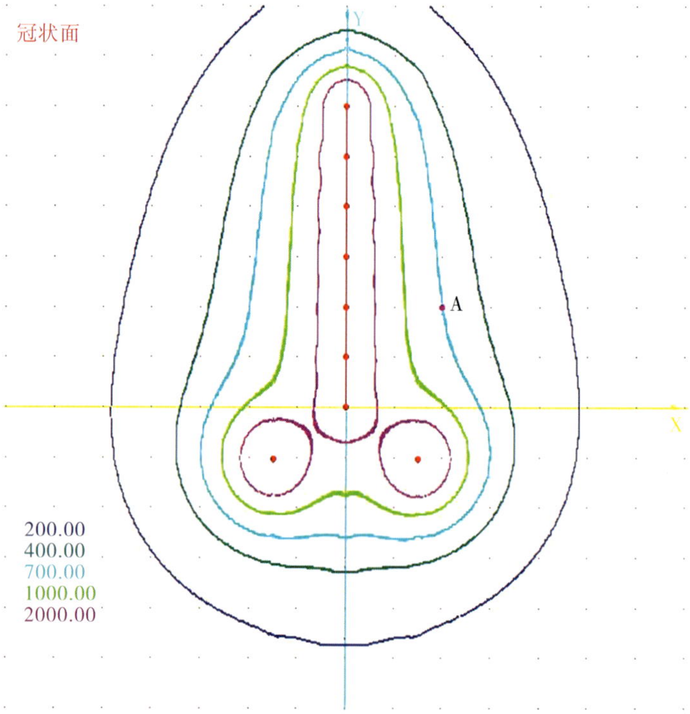

^{252}Cf 强度为 1000μg，A 点剂量 7Gy（i）
图中方格点阵的相邻点间隔为 1cm
宫腔与阴道的时间权重分配比为 3∶1
左下角黑色标记平面为剂量分布图所在平面

（二）Y-Z 平面

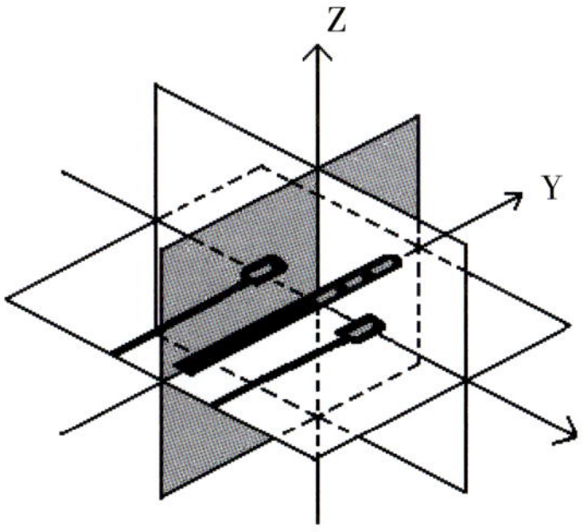

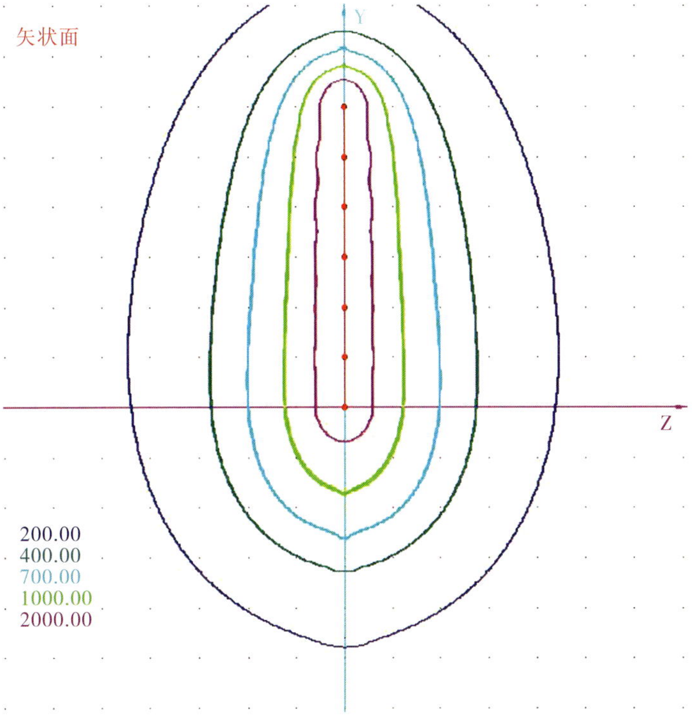

^{252}Cf 强度为 1000μg，A 点剂量 7Gy（i）

图中方格点阵的相邻点间隔为 1cm

宫腔与阴道的时间权重分配比为 3：1

左下角黑色标记平面为剂量分布图所在平面

（此平面不反映 A 点剂量）

（三）X-Z 平面

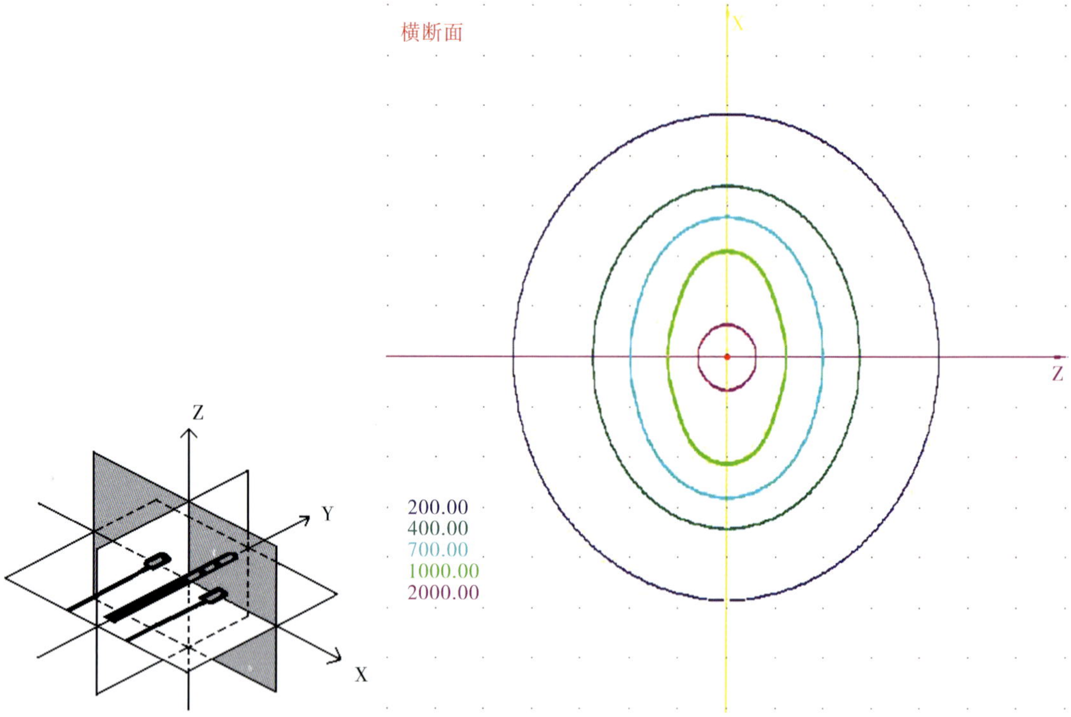

^{252}Cf 强度为 1000μg，A 点剂量 7Gy（i）
图中方格点阵的相邻点间隔为 1cm
宫腔与阴道的时间权重分配比为 3：1
左下角黑色标记平面为剂量分布图所在平面
（此平面不反映 A 点剂量）

四十三、PS U8+V1（3cm）

（一）X-Y 平面

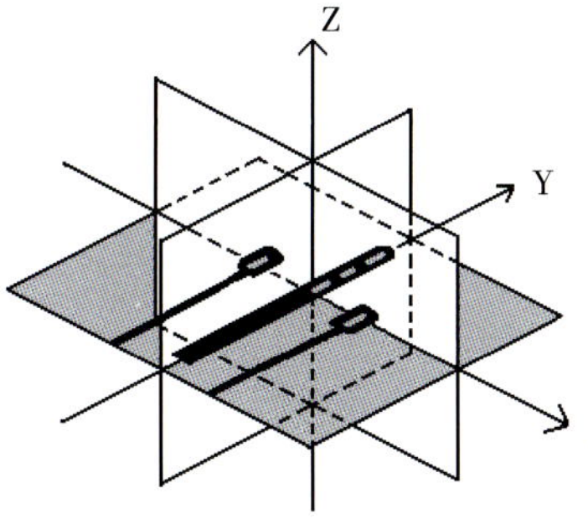

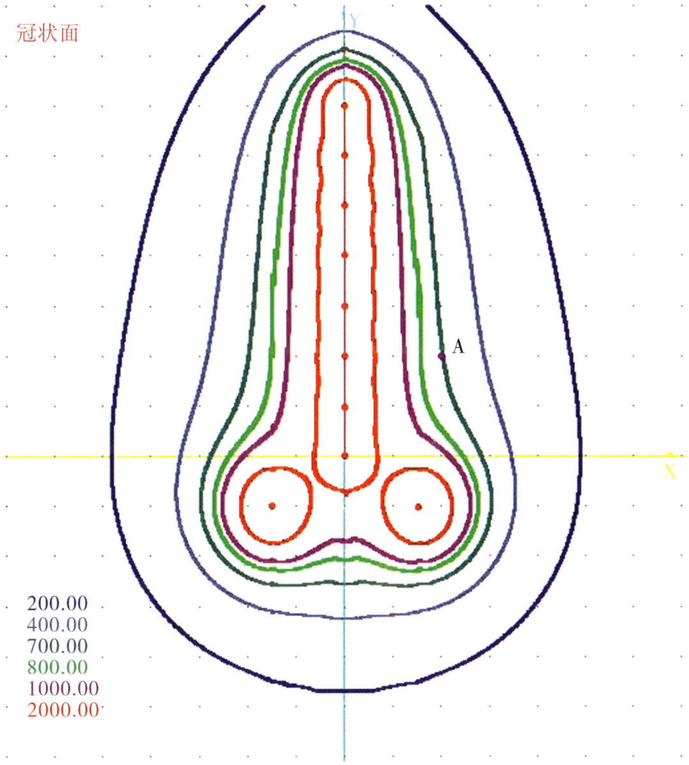

^{252}Cf 强度为 1000μg，A 点剂量 7Gy（i）

图中方格点阵的相邻点间隔为 1cm

宫腔与阴道的时间权重分配比为 3∶1

左下角黑色标记平面为剂量分布图所在平面

（二）Y-Z 平面

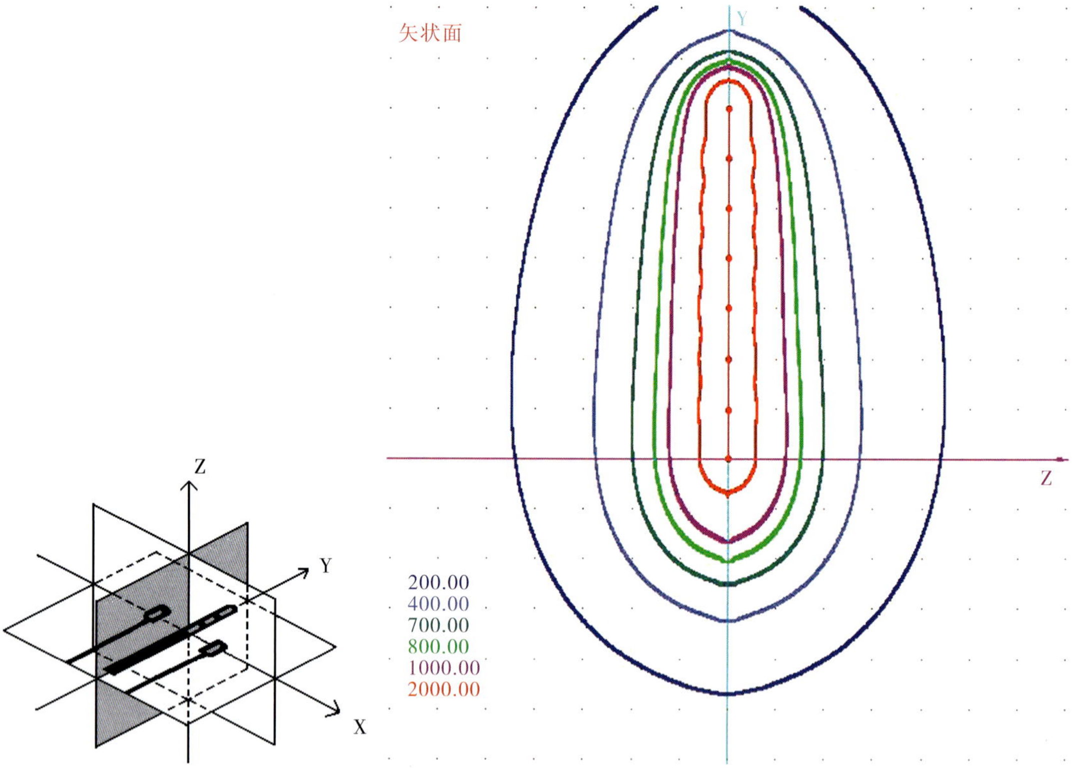

^{252}Cf 强度为 1000μg，A 点剂量 7Gy（i）

图中方格点阵的相邻点间隔为 1cm

宫腔与阴道的时间权重分配比为 3∶1

左下角黑色标记平面为剂量分布图所在平面

（此平面不反映 A 点剂量）

四十三、PS U8+V1（3cm）

（一）X-Y 平面

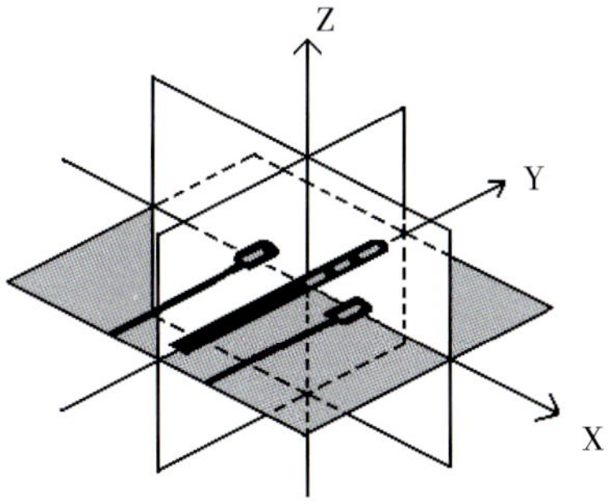

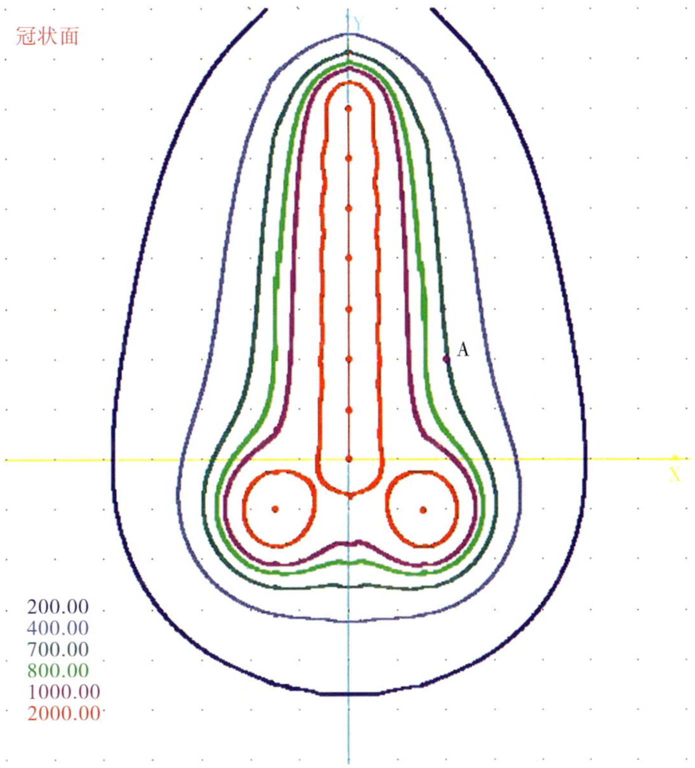

^{252}Cf 强度为 1000μg，A 点剂量 7Gy（i）

图中方格点阵的相邻点间隔为 1cm

宫腔与阴道的时间权重分配比为 3：1

左下角黑色标记平面为剂量分布图所在平面

（二）Y-Z 平面

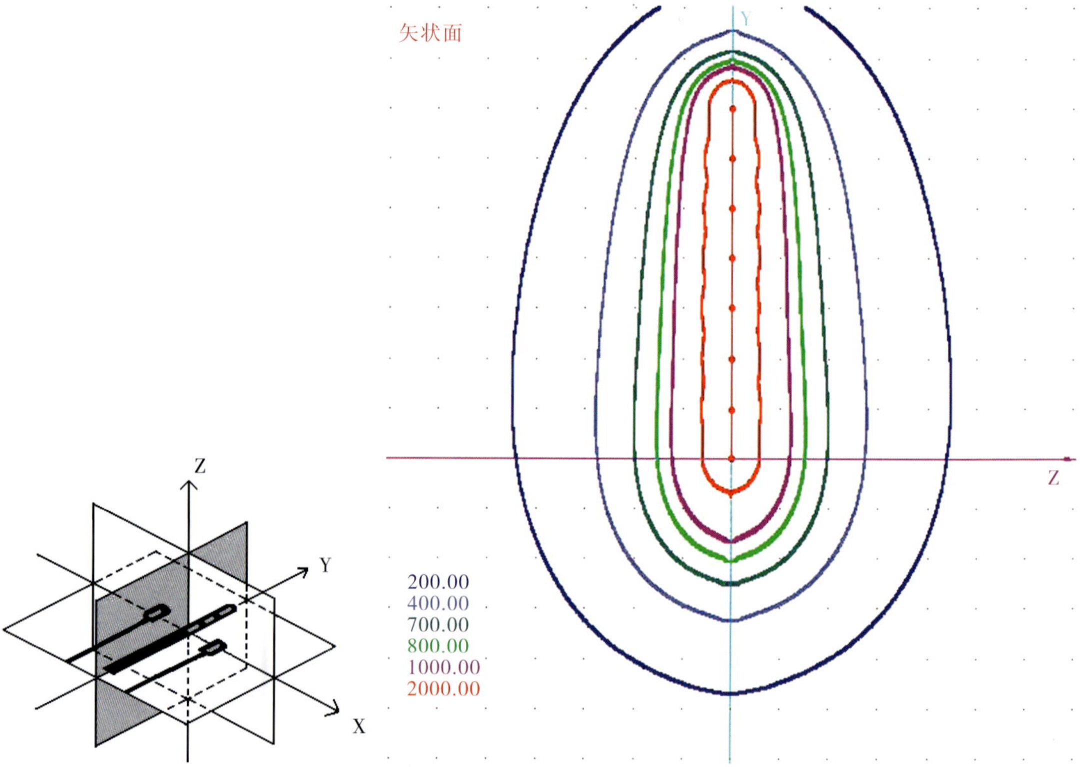

^{252}Cf 强度为 1000μg，A 点剂量 7Gy（i）

图中方格点阵的相邻点间隔为 1cm

宫腔与阴道的时间权重分配比为 3∶1

左下角黑色标记平面为剂量分布图所在平面

（此平面不反映 A 点剂量）

（三）X-Z 平面

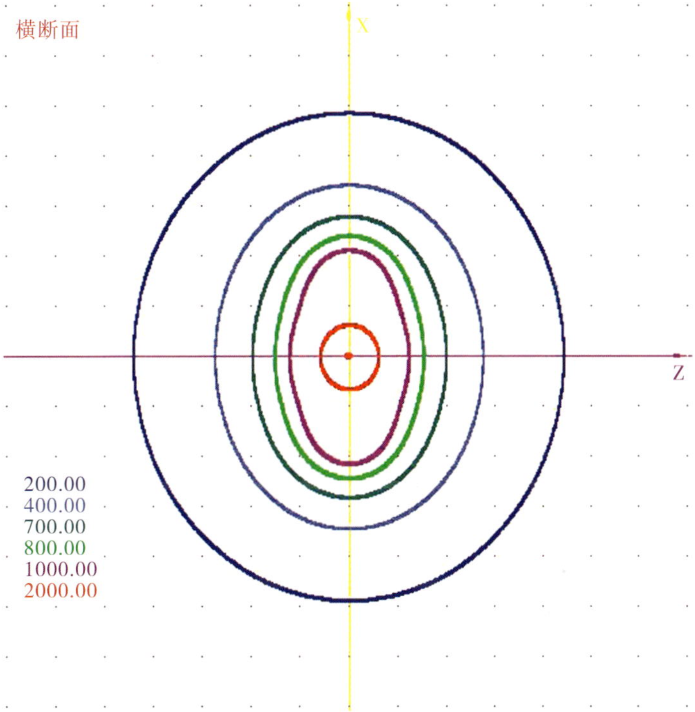

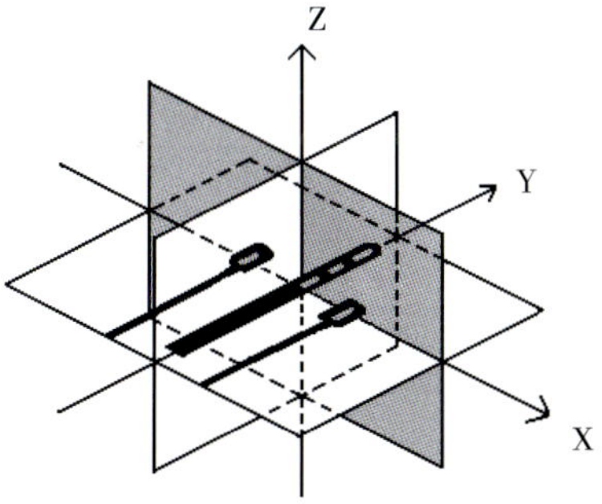

^{252}Cf 强度为 1000μg，A 点剂量 7Gy（i）

图中方格点阵的相邻点间隔为 1cm

宫腔与阴道的时间权重分配比为 3∶1

左下角黑色标记平面为剂量分布图所在平面

（此平面不反映 A 点剂量）

四十四、PS U5+V1（4cm）

（一）X-Y 平面

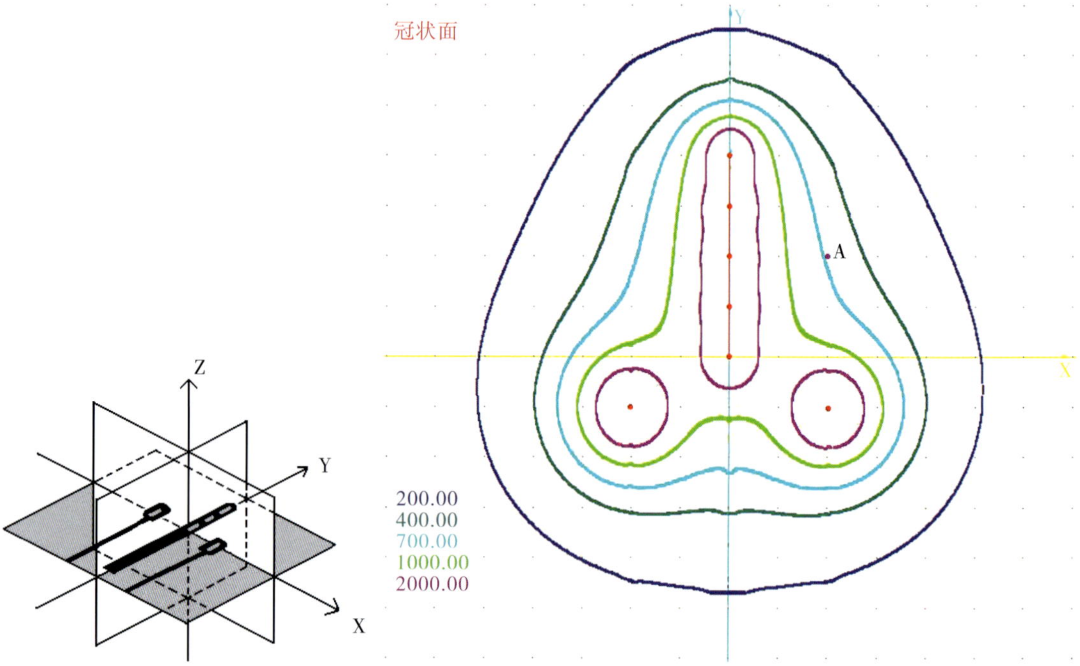

^{252}Cf 强度为 1000μg，A 点剂量 7Gy（i）

图中方格点阵的相邻点间隔为 1cm

宫腔与阴道的时间权重分配比为 2：1

左下角黑色标记平面为剂量分布图所在平面

（二）Y-Z 平面

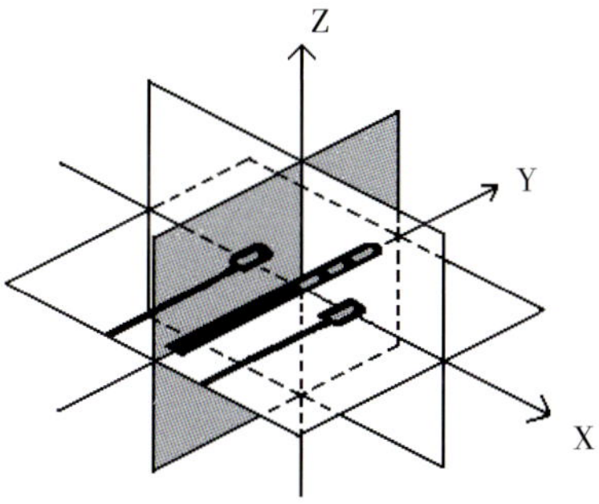

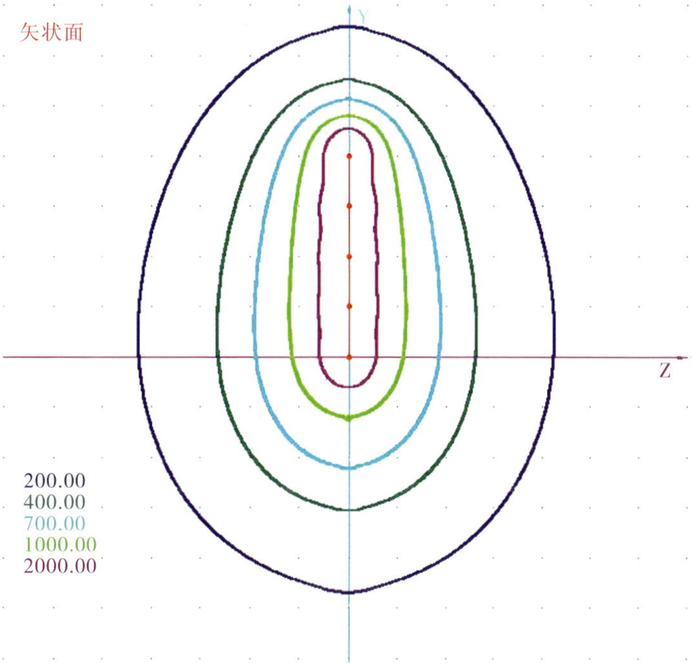

^{252}Cf 强度为 1000μg，A 点剂量 7Gy（i）

图中方格点阵的相邻点间隔为 1cm

宫腔与阴道的时间权重分配比为 2∶1

左下角黑色标记平面为剂量分布图所在平面

（此平面不反映 A 点剂量）

（三）X-Z 平面

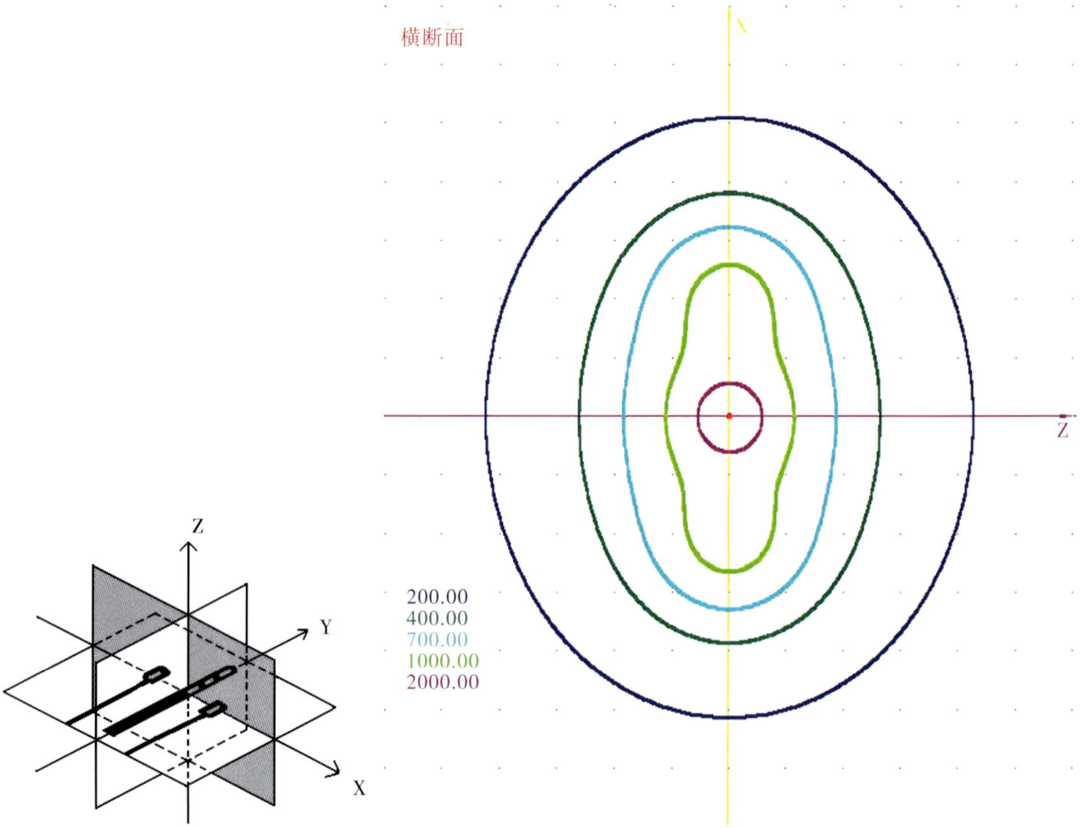

^{252}Cf 强度为 1000μg，A 点剂量 7Gy（i）
图中方格点阵的相邻点间隔为 1cm
宫腔与阴道的时间权重分配比为 2∶1
左下角黑色标记平面为剂量分布图所在平面
（此平面不反映 A 点剂量）

四十五、PS U6+V1（4cm）

（一）X-Y 平面

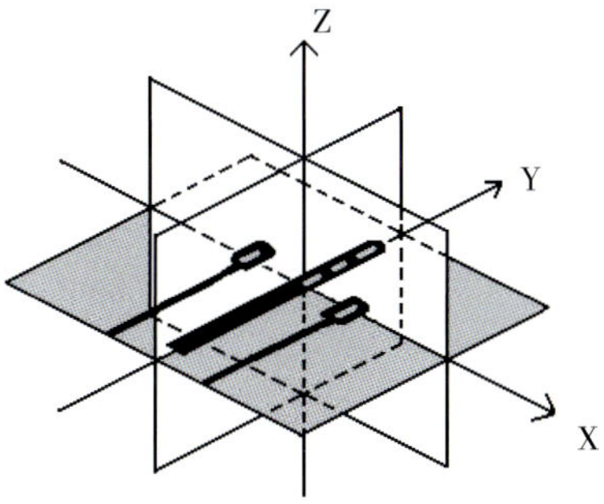

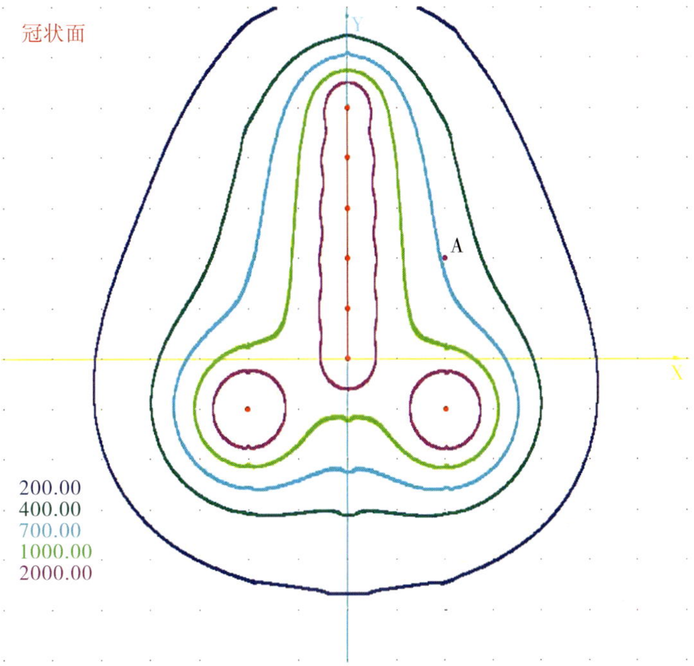

^{252}Cf 强度为 1000μg，A 点剂量 7Gy（i）

图中方格点阵的相邻点间隔为 1cm

宫腔与阴道的时间权重分配比为 2：1

左下角黑色标记平面为剂量分布图所在平面

（二）Y-Z 平面

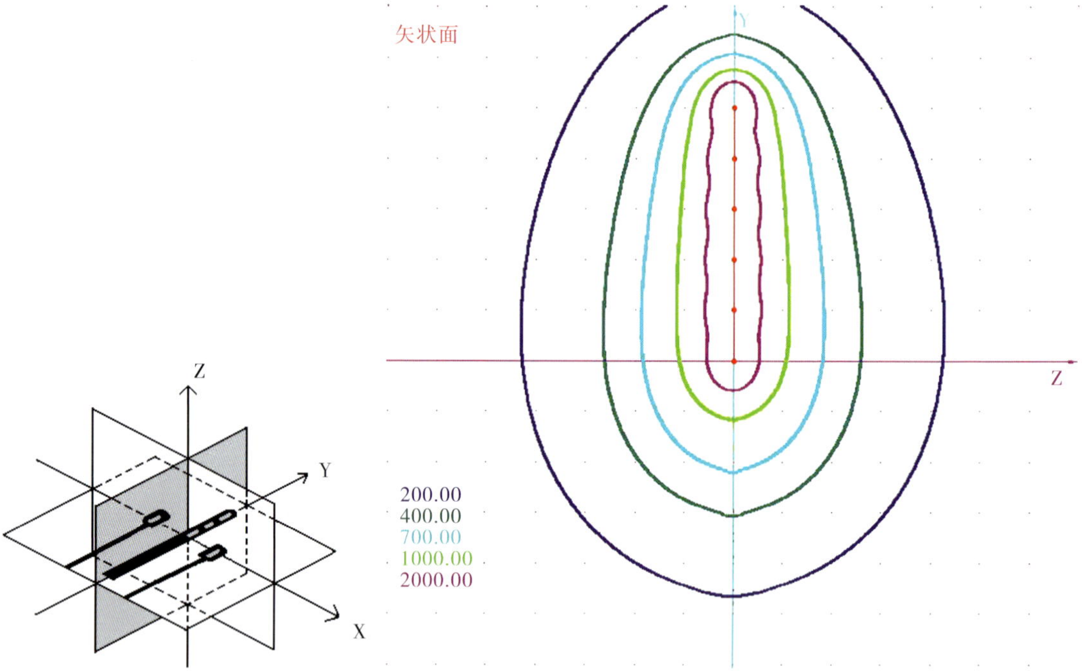

^{252}Cf 强度为 1000μg，A 点剂量 7Gy（i）
图中方格点阵的相邻点间隔为 1cm
宫腔与阴道的时间权重分配比为 2∶1
左下角黑色标记平面为剂量分布图所在平面
（此平面不反映 A 点剂量）

（三）X-Z 平面

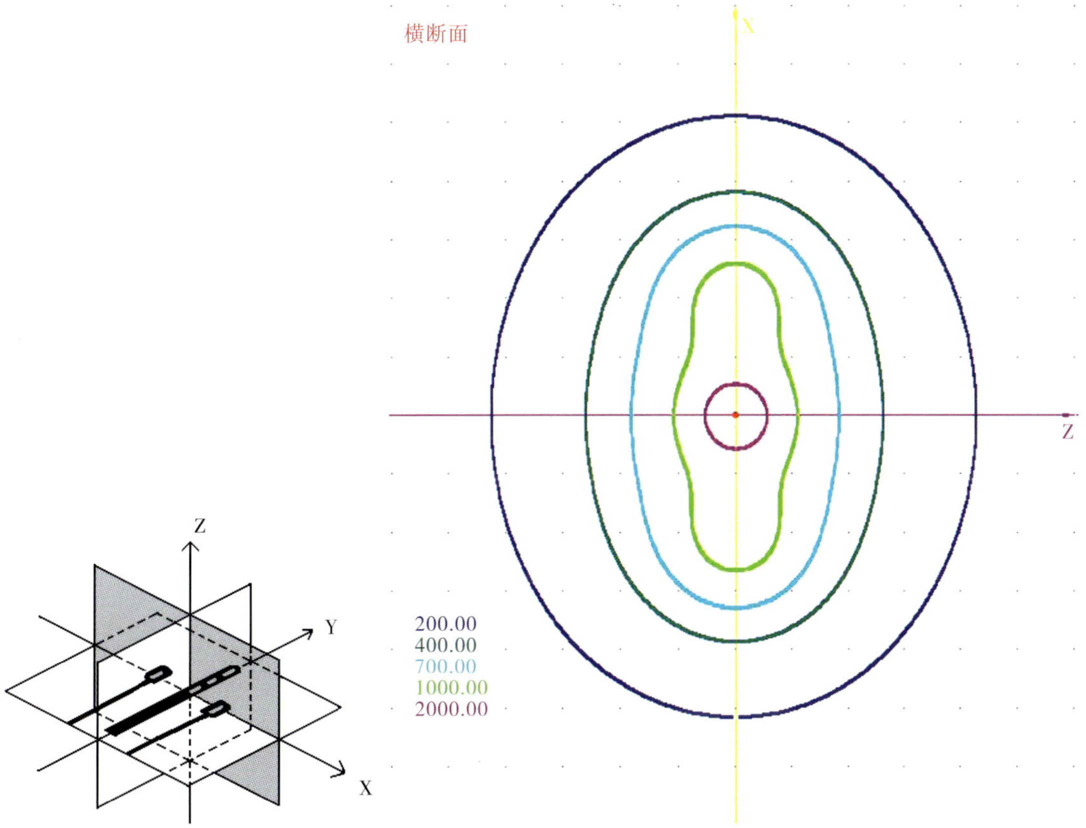

^{252}Cf 强度为 1000μg，A 点剂量 7Gy（i）
图中方格点阵的相邻点间隔为 1cm
宫腔与阴道的时间权重分配比为 2∶1
左下角黑色标记平面为剂量分布图所在平面
（此平面不反映 A 点剂量）

四十六、PS U7+V1（4cm）

（一）X-Y 平面

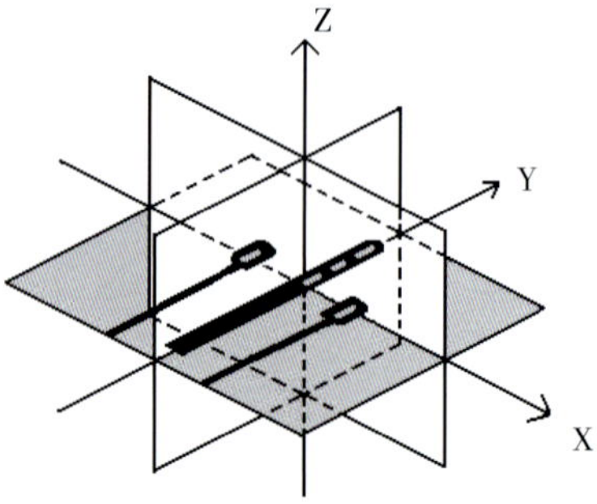

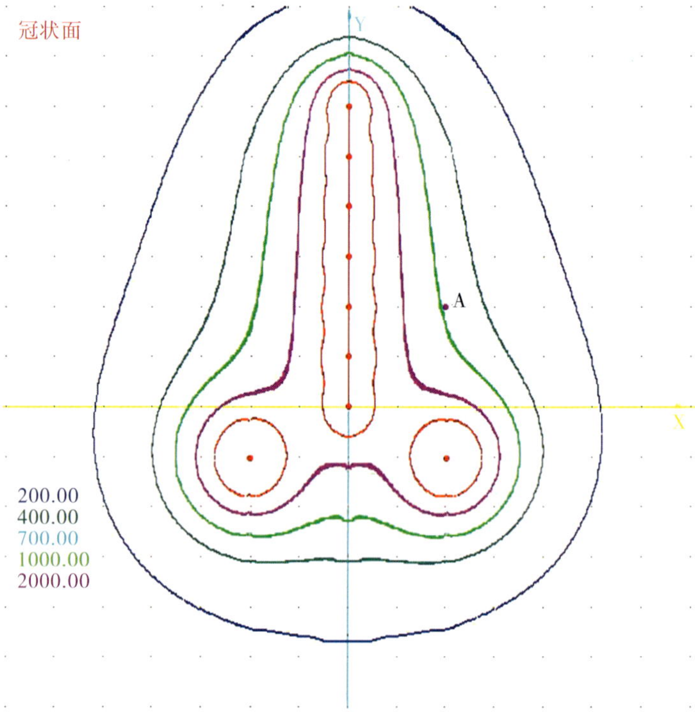

^{252}Cf 强度为 1000μg，A 点剂量 7Gy（i）
图中方格点阵的相邻点间隔为 1cm
宫腔与阴道的时间权重分配比为 2∶1
左下角黑色标记平面为剂量分布图所在平面

（二）Y-Z 平面

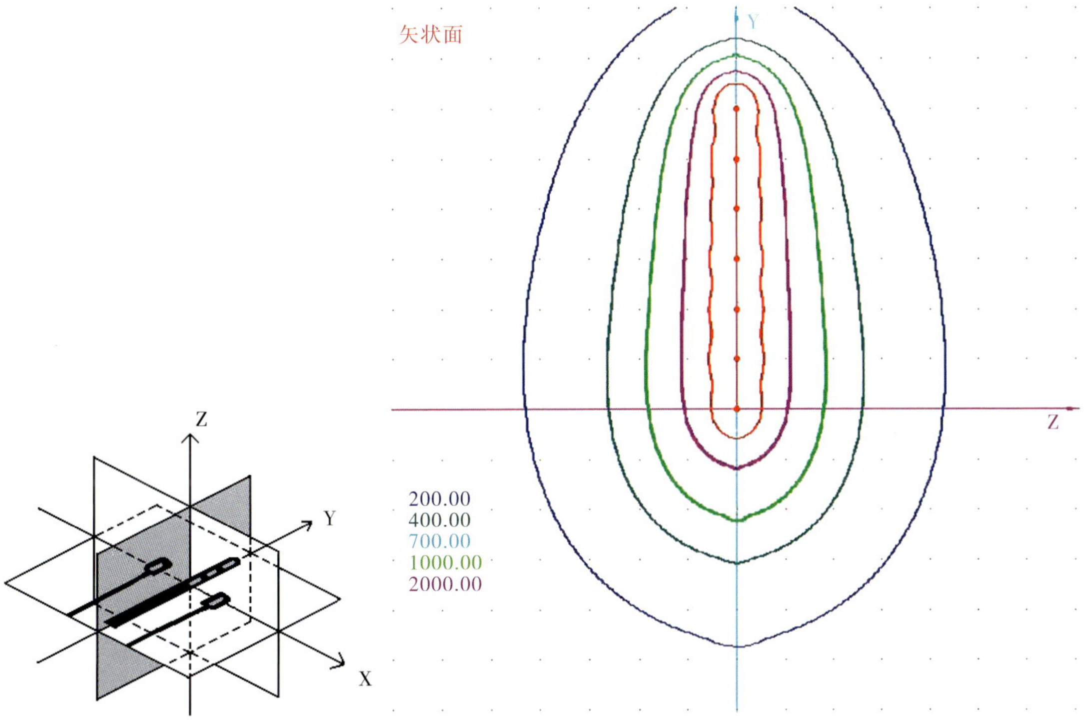

^{252}Cf 强度为 1000μg，A 点剂量 7Gy（i）

图中方格点阵的相邻点间隔为 1cm

宫腔与阴道的时间权重分配比为 2∶1

左下角黑色标记平面为剂量分布图所在平面

（此平面不反映 A 点剂量）

（三）X-Z 平面

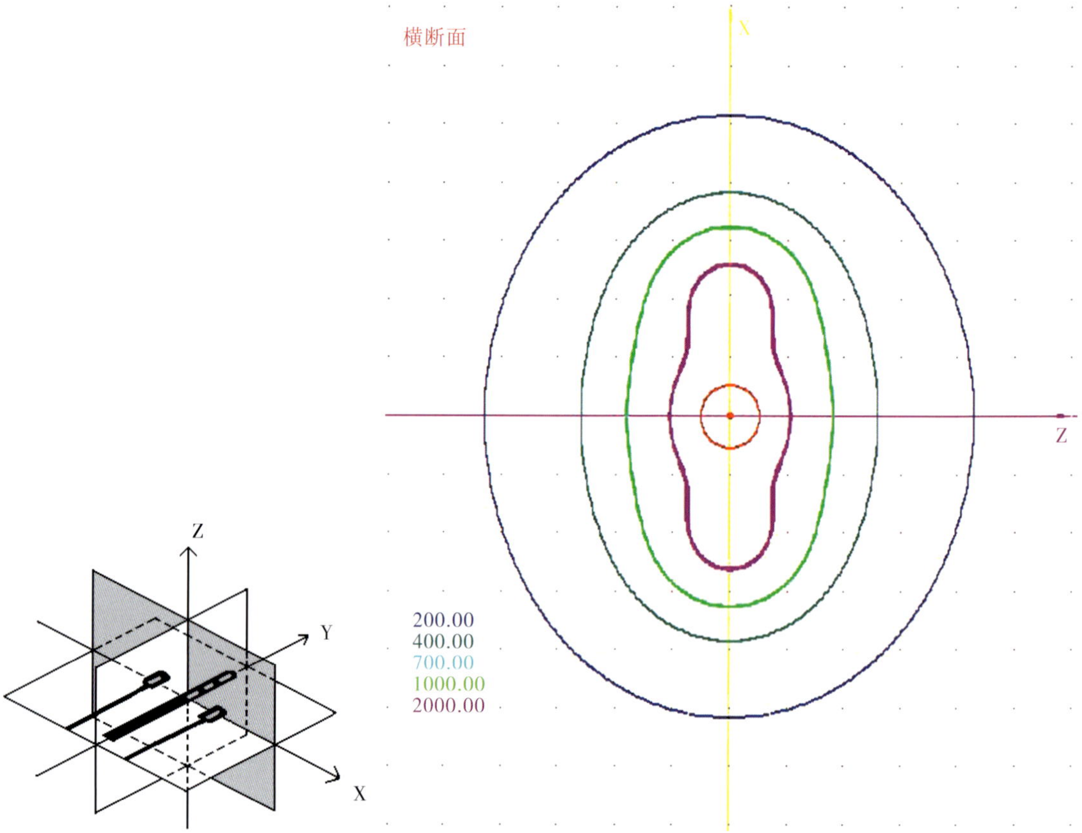

^{252}Cf 强度为 1000μg，A 点剂量 7Gy（i）

图中方格点阵的相邻点间隔为 1cm

宫腔与阴道的时间权重分配比为 2∶1

左下角黑色标记平面为剂量分布图所在平面

（此平面不反映 A 点剂量）

四十七、PS U8+V1（4cm）

（一）X-Y 平面

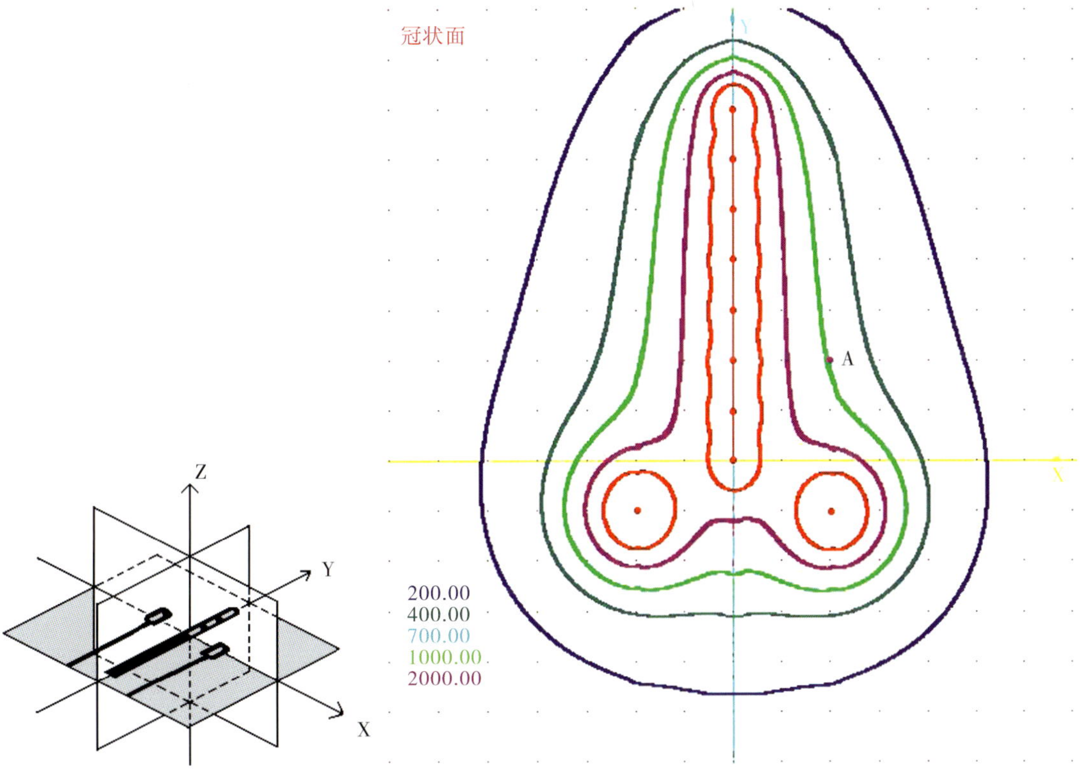

^{252}Cf 强度为 1000μg，A 点剂量 7Gy（i）

图中方格点阵的相邻点间隔为 1cm

宫腔与阴道的时间权重分配比为 2∶1

左下角黑色标记平面为剂量分布图所在平面

（二）Y-Z 平面

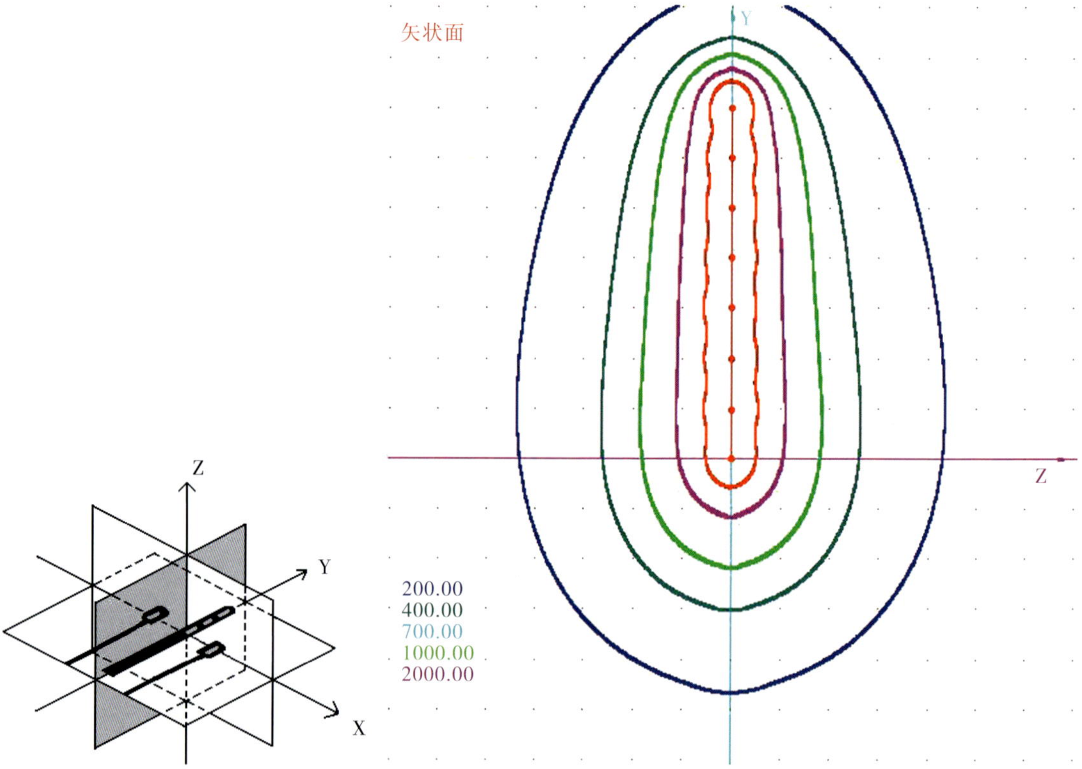

^{252}Cf 强度为 1000μg，A 点剂量 7Gy（i）

图中方格点阵的相邻点间隔为 1cm

宫腔与阴道的时间权重分配比为 2∶1

左下角黑色标记平面为剂量分布图所在平面

（此平面不反映 A 点剂量）

（三）X-Z 平面

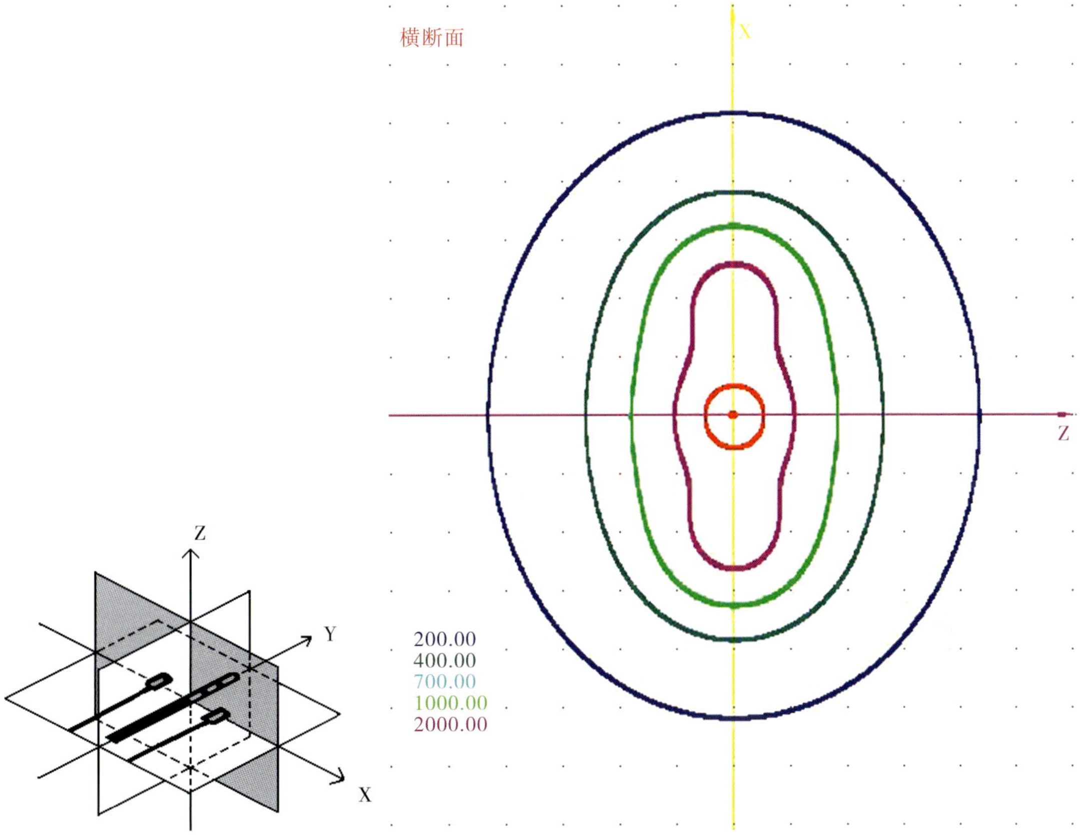

^{252}Cf 强度为 1000μg，A 点剂量 7Gy（i）
图中方格点阵的相邻点间隔为 1cm
宫腔与阴道的时间权重分配比为 2∶1
左下角黑色标记平面为剂量分布图所在平面
（此平面不反映 A 点剂量）

四十八、PS U5+V1（4cm）

（一）X-Y 平面

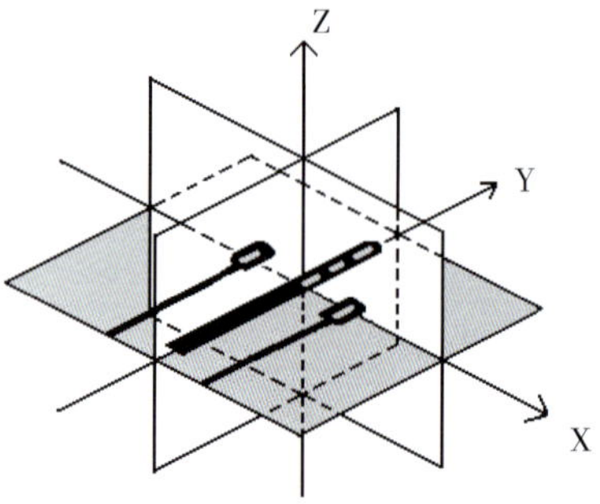

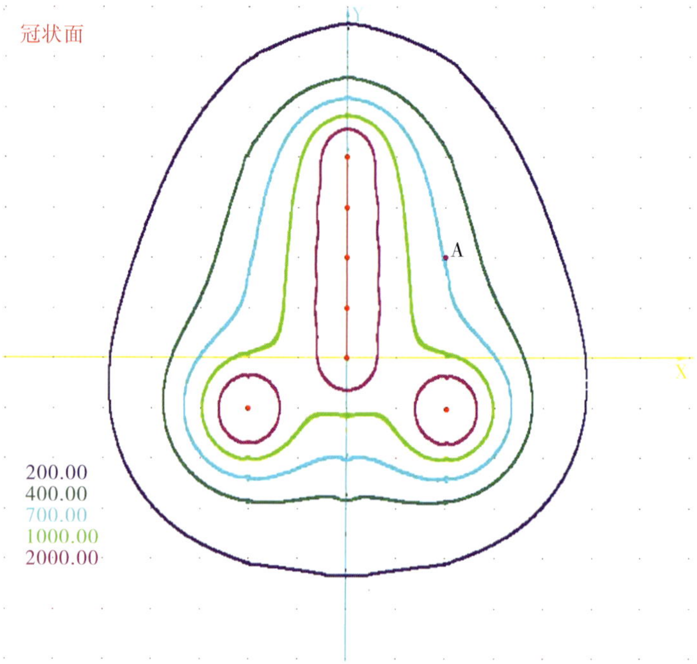

^{252}Cf 强度为 1000μg，A 点剂量 7Gy（i）

图中方格点阵的相邻点间隔为 1cm

宫腔与阴道的时间权重分配比为 3∶1

左下角黑色标记平面为剂量分布图所在平面

（二）Y-Z 平面

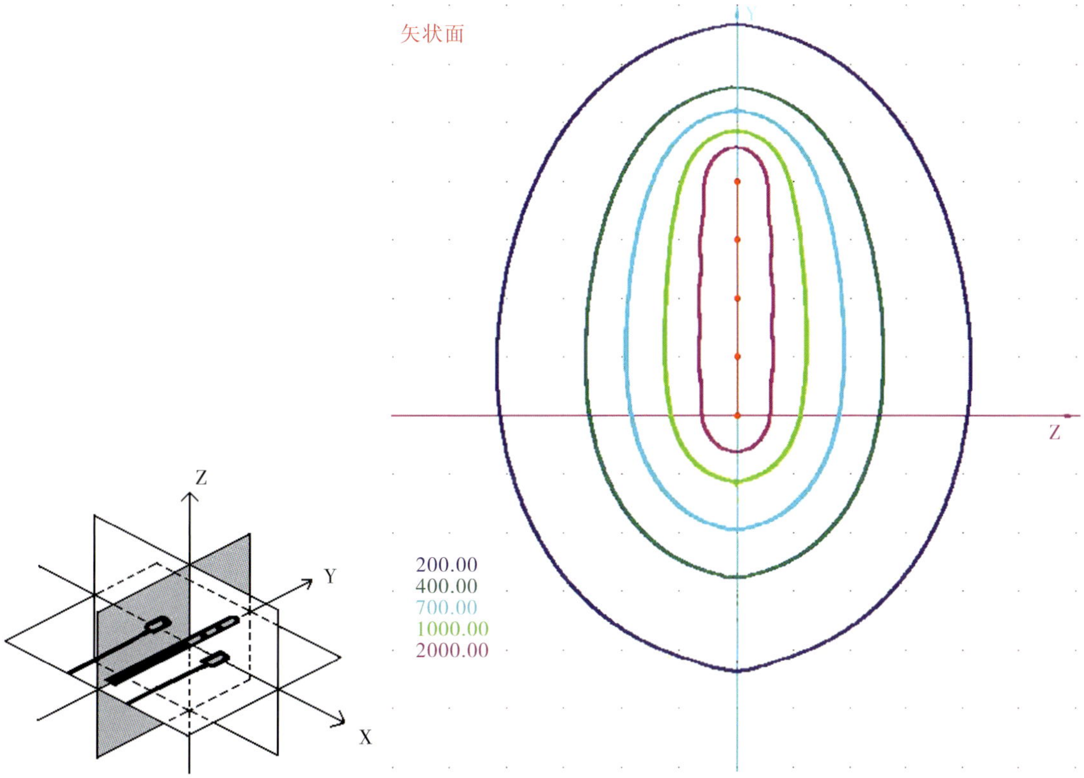

^{252}Cf 强度为 1000μg，A 点剂量 7Gy（i）
图中方格点阵的相邻点间隔为 1cm
宫腔与阴道的时间权重分配比为 3∶1
左下角黑色标记平面为剂量分布图所在平面
（此平面不反映 A 点剂量）

（三）X-Z 平面

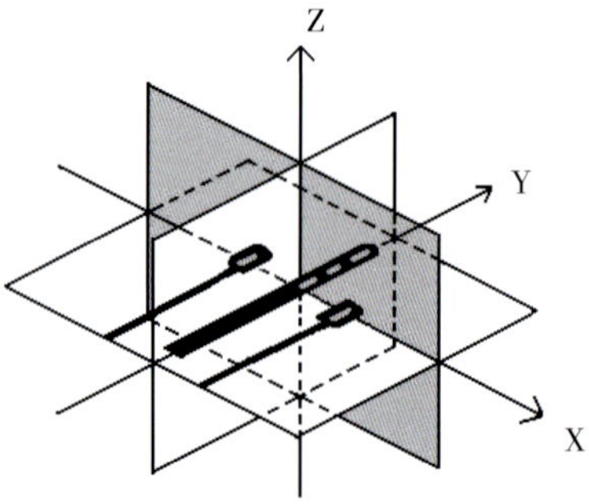

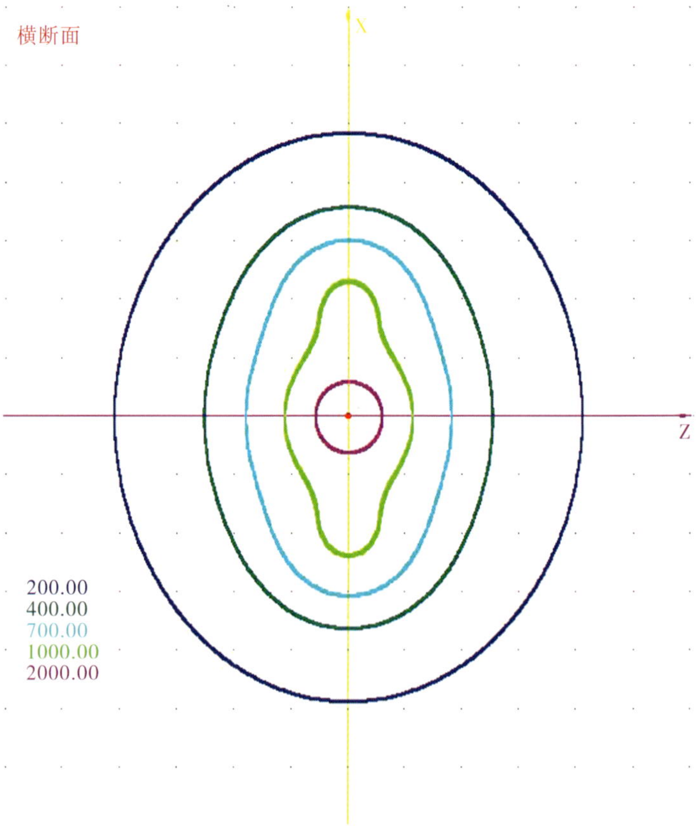

^{252}Cf 强度为 1000μg，A 点剂量 7Gy（i）
图中方格点阵的相邻点间隔为 1cm
宫腔与阴道的时间权重分配比为 3∶1
左下角黑色标记平面为剂量分布图所在平面
（此平面不反映 A 点剂量）

四十九、PS U6+V1（4cm）

（一）X-Y 平面

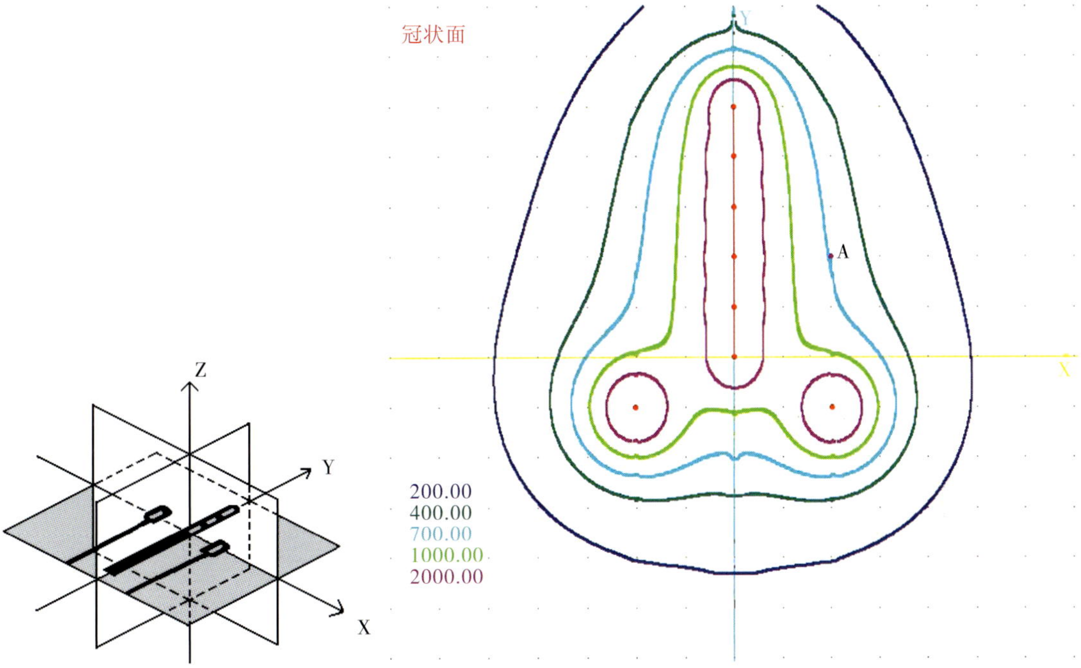

^{252}Cf 强度为 1000μg，A 点剂量 7Gy（i）

图中方格点阵的相邻点间隔为 1cm

宫腔与阴道的时间权重分配比为 3∶1

左下角黑色标记平面为剂量分布图所在平面

（二）Y-Z 平面

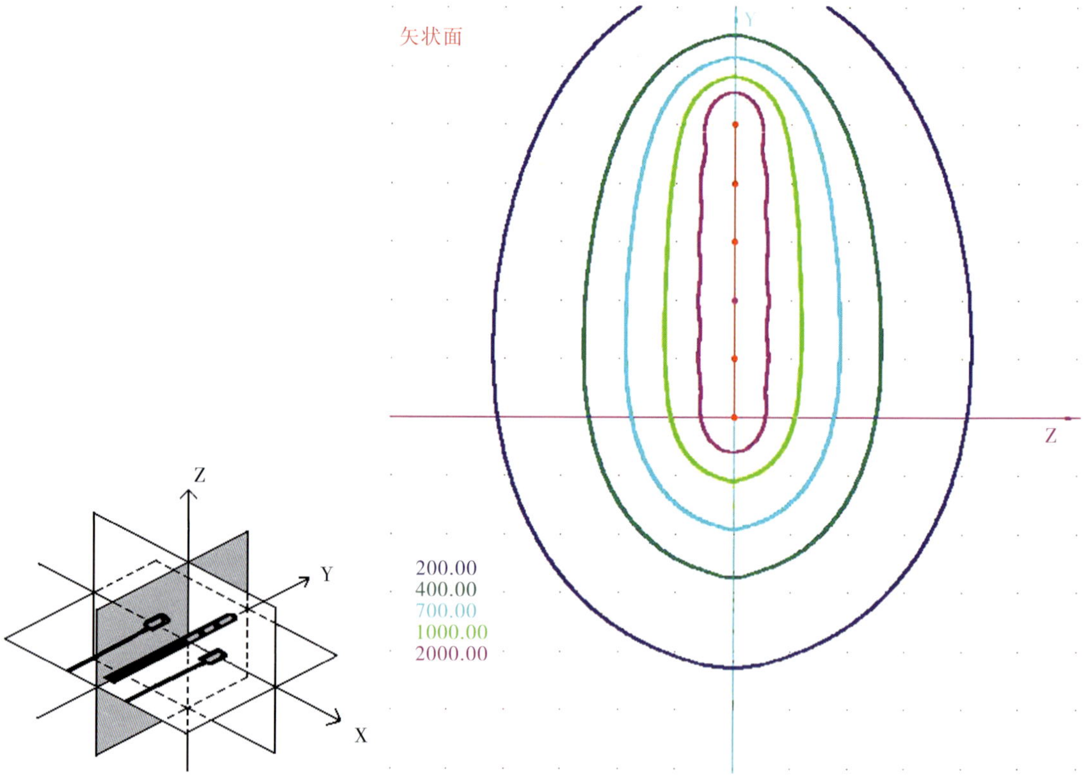

^{252}Cf 强度为 1000μg，A 点剂量 7Gy（i）
图中方格点阵的相邻点间隔为 1cm
宫腔与阴道的时间权重分配比为 3∶1
左下角黑色标记平面为剂量分布图所在平面
（此平面不反映 A 点剂量）

（三）X-Z 平面

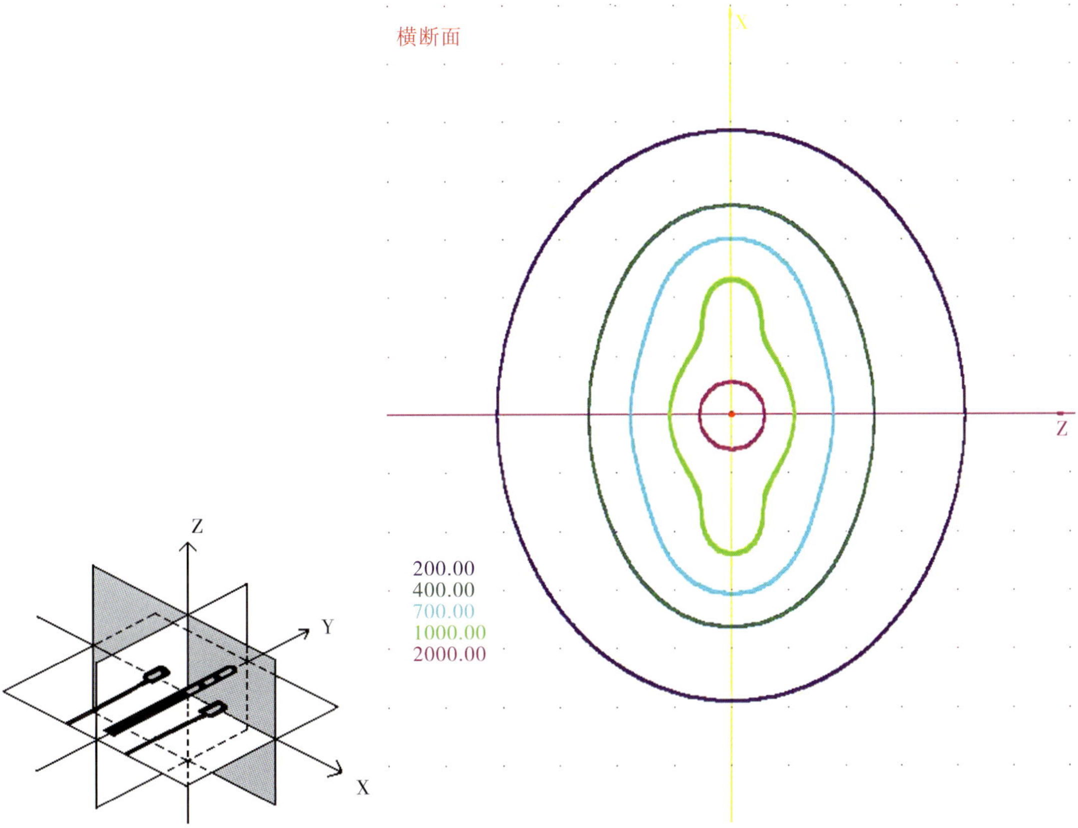

^{252}Cf 强度为 1000μg，A 点剂量 7Gy（i）

图中方格点阵的相邻点间隔为 1cm

宫腔与阴道的时间权重分配比为 3：1

左下角黑色标记平面为剂量分布图所在平面

（此平面不反映 A 点剂量）

五十、PS U7+V1（4cm）

（一）X-Y 平面

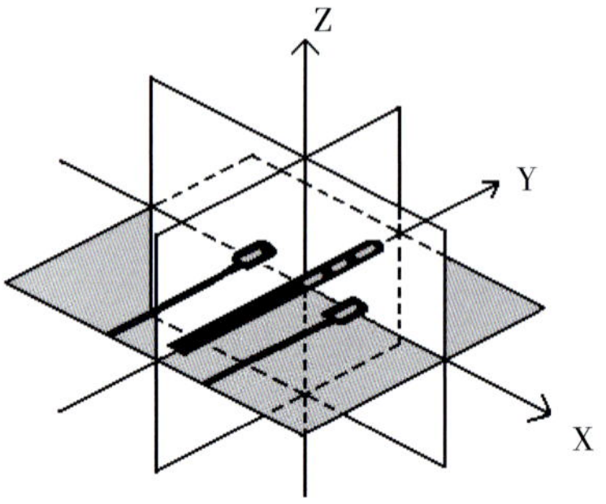

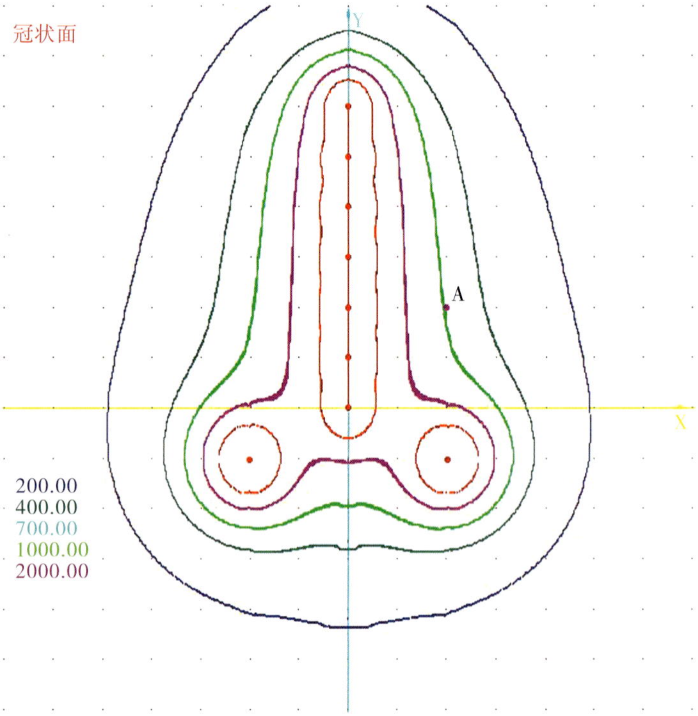

^{252}Cf 强度为 1000μg，A 点剂量 7Gy（i）

图中方格点阵的相邻点间隔为 1cm

宫腔与阴道的时间权重分配比为 3∶1

左下角黑色标记平面为剂量分布图所在平面

（二）Y-Z 平面

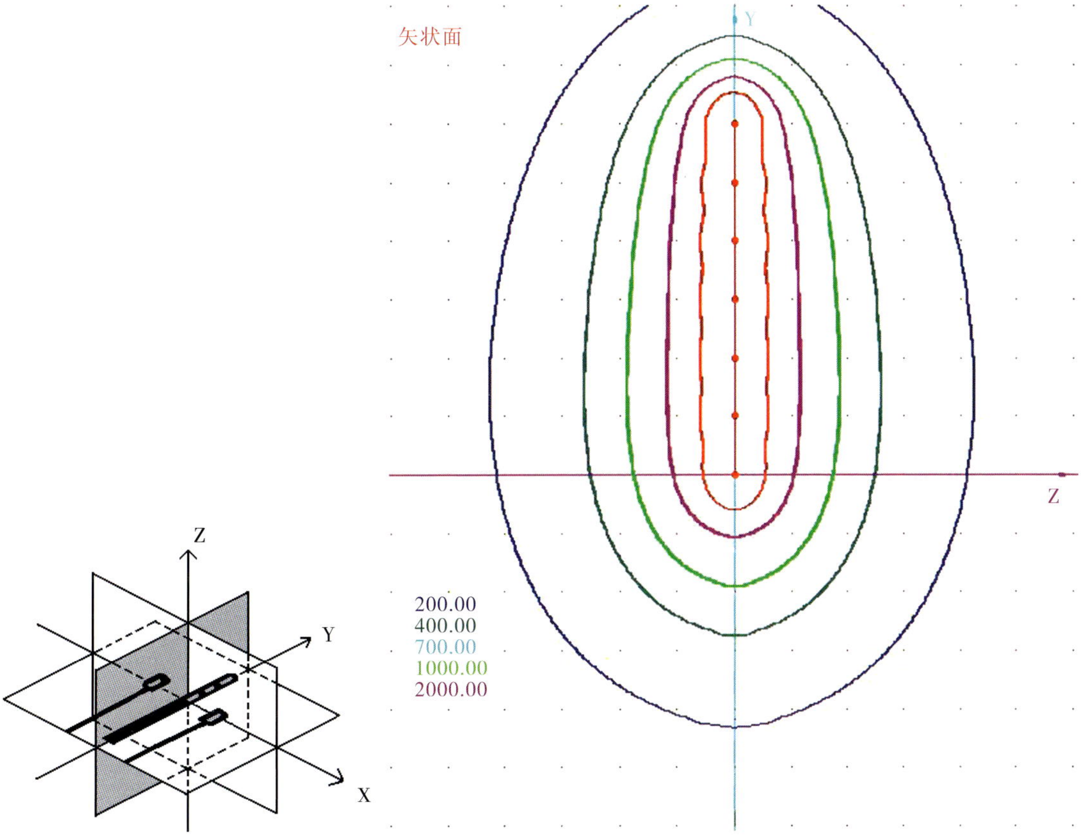

^{252}Cf 强度为 1000μg，A 点剂量 7Gy（i）

图中方格点阵的相邻点间隔为 1cm

宫腔与阴道的时间权重分配比为 3：1

左下角黑色标记平面为剂量分布图所在平面

（此平面不反映 A 点剂量）

（三）X-Z 平面

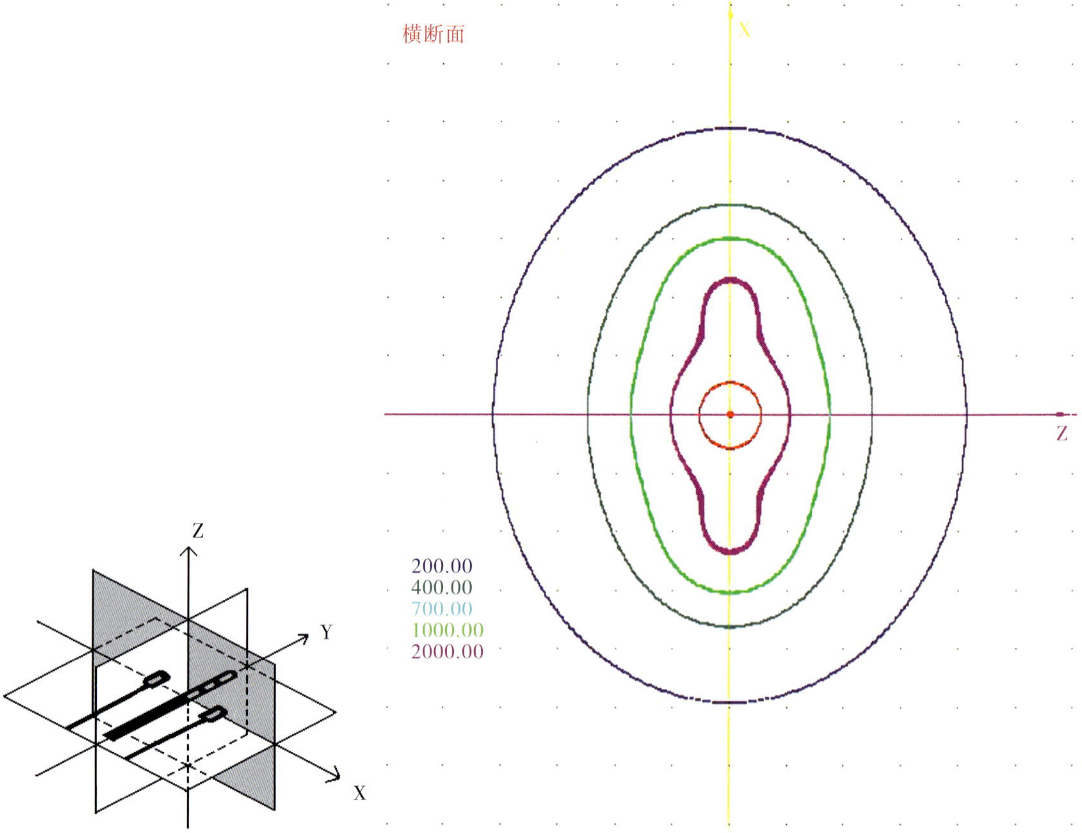

^{252}Cf 强度为 1000μg，A 点剂量 7Gy（i）

图中方格点阵的相邻点间隔为 1cm

宫腔与阴道的时间权重分配比为 3∶1

左下角黑色标记平面为剂量分布图所在平面

（此平面不反映 A 点剂量）

五十一、PS U8+V1（4cm）

（一）X-Y 平面

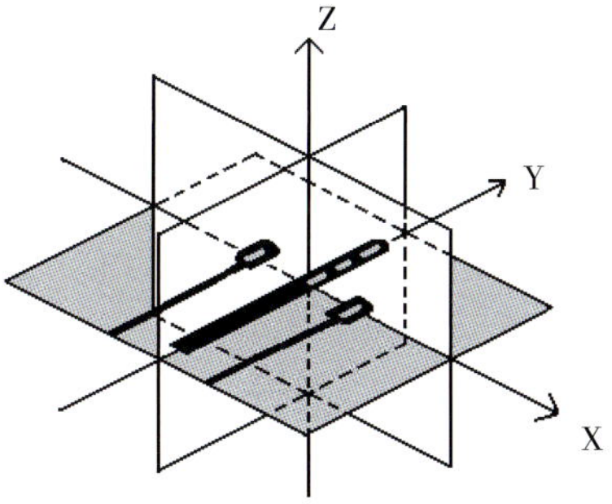

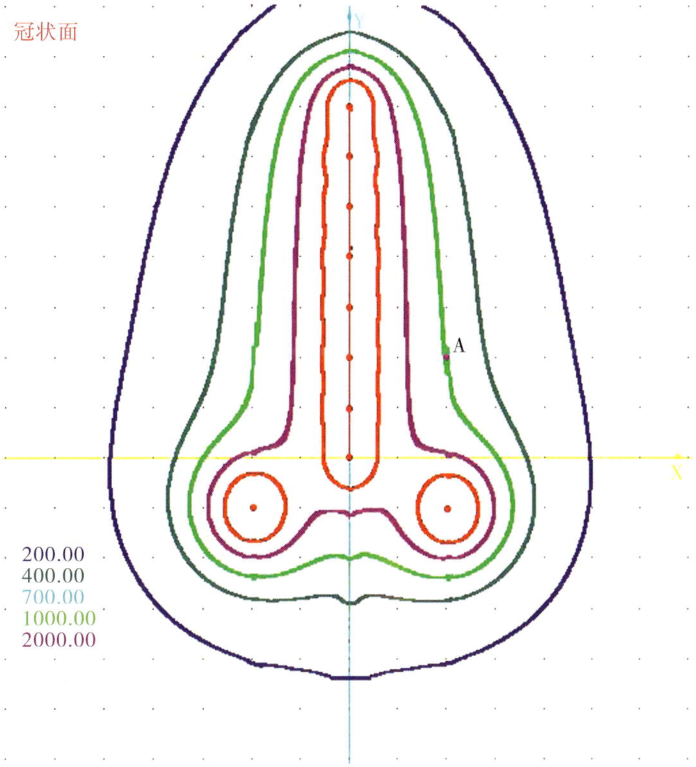

^{252}Cf 强度为 1000μg，A 点剂量 7Gy（i）

图中方格点阵的相邻点间隔为 1cm

宫腔与阴道的时间权重分配比为 3：1

左下角黑色标记平面为剂量分布图所在平面

（二）Y-Z 平面

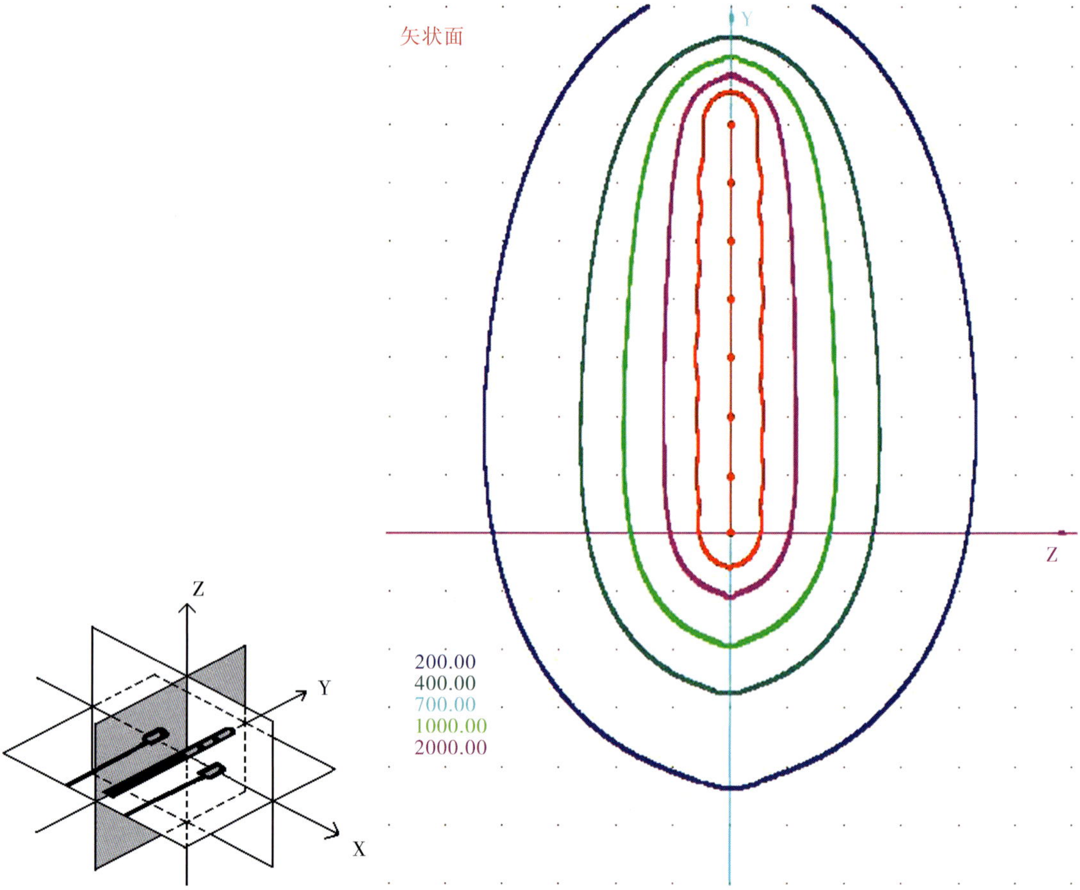

^{252}Cf 强度为 1000μg，A 点剂量 7Gy（i）

图中方格点阵的相邻点间隔为 1cm

宫腔与阴道的时间权重分配比为 3∶1

左下角黑色标记平面为剂量分布图所在平面

（此平面不反映 A 点剂量）

（三）X-Z 平面

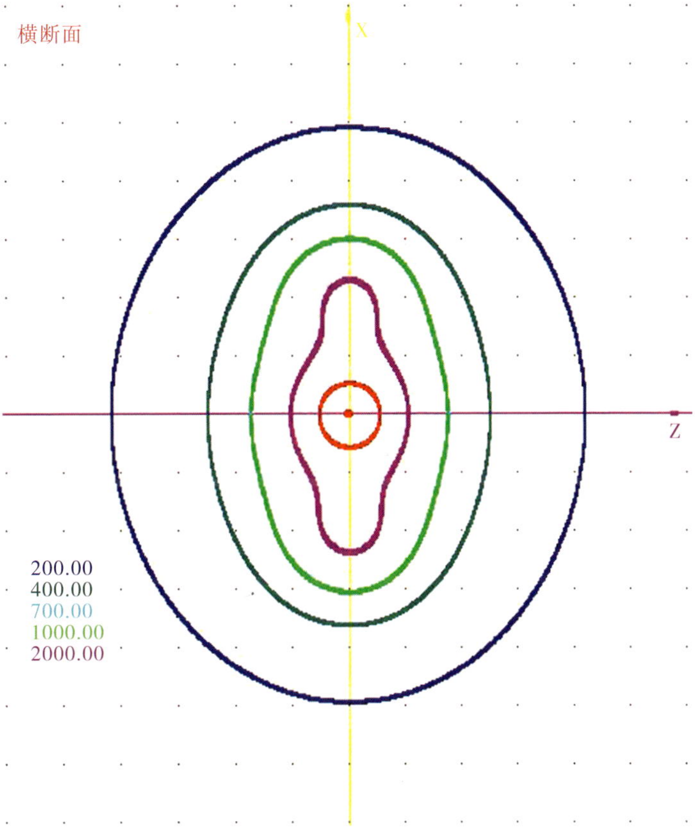

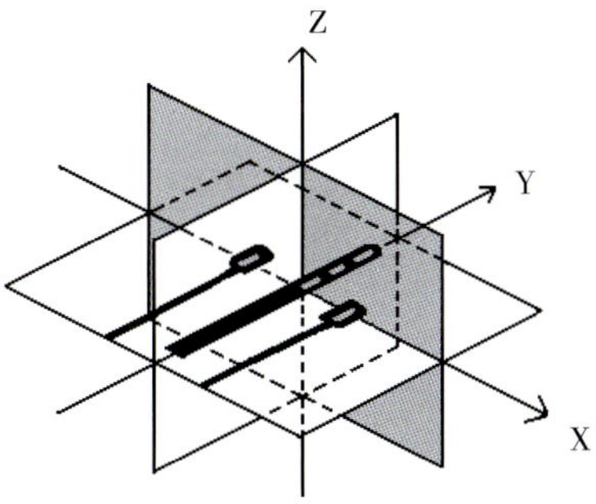

^{252}Cf 强度为 1000μg，A 点剂量 7Gy（i）
图中方格点阵的相邻点间隔为 1cm
宫腔与阴道的时间权重分配比为 3∶1
左下角黑色标记平面为剂量分布图所在平面
（此平面不反映 A 点剂量）

五十二、SS U5+V1L（1.5cm）

（一）X-Y 平面

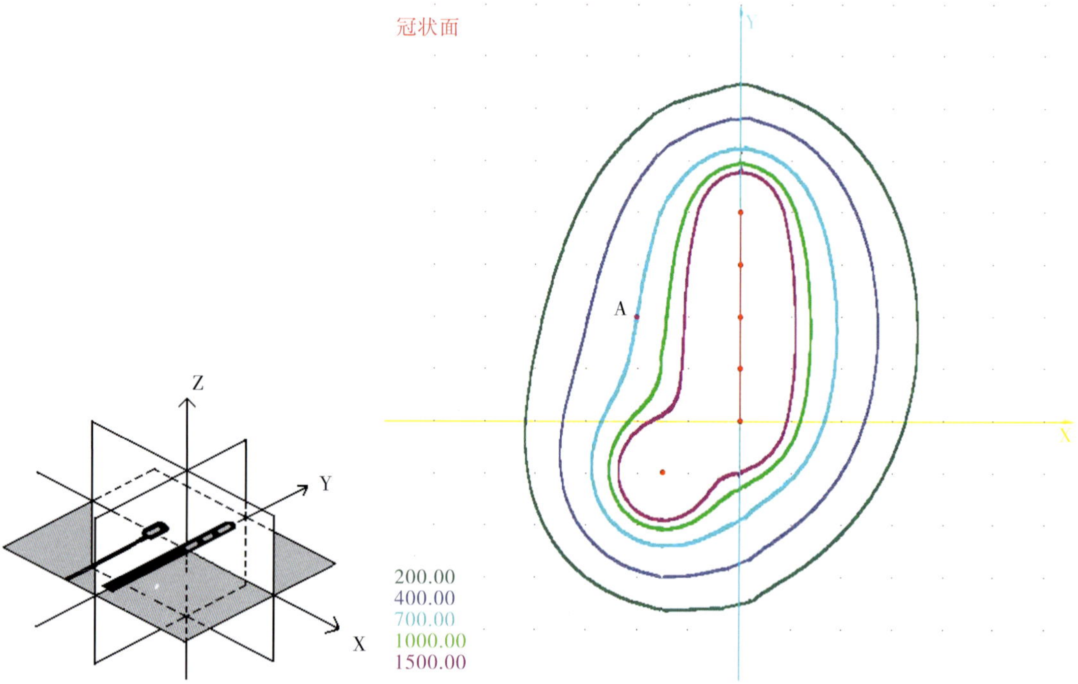

^{252}Cf 强度为 1000μg，A 点剂量 7Gy（i）

图中方格点阵的相邻点间隔为 1cm

宫腔源与阴道源对 A 点时间权重分配比为 3∶1

左下角黑色标记平面为剂量分布图所在平面

（二）Y-Z 平面

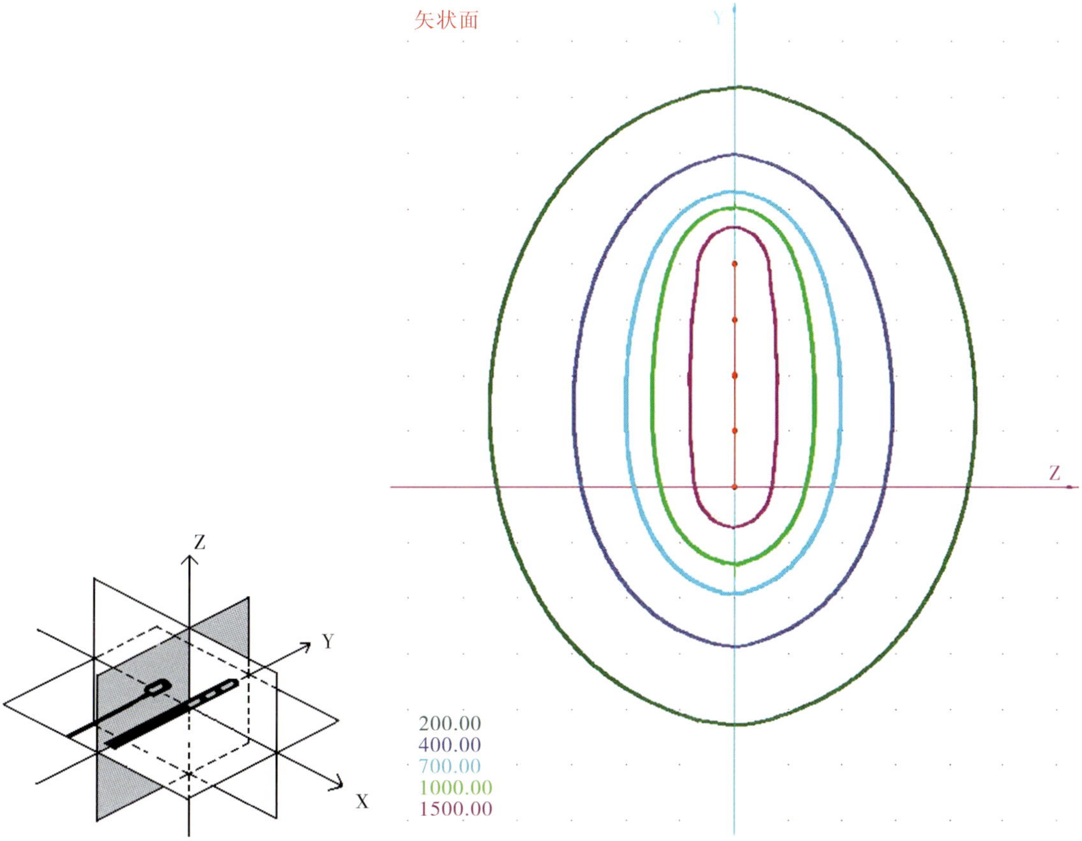

^{252}Cf 强度为 1000μg，A 点剂量 7Gy（i）
图中方格点阵的相邻点间隔为 1cm
宫腔与阴道的时间权重分配比为 3∶1
左下角黑色标记平面为剂量分布图所在平面
（此平面不反映 A 点剂量）

（三）X-Z 平面

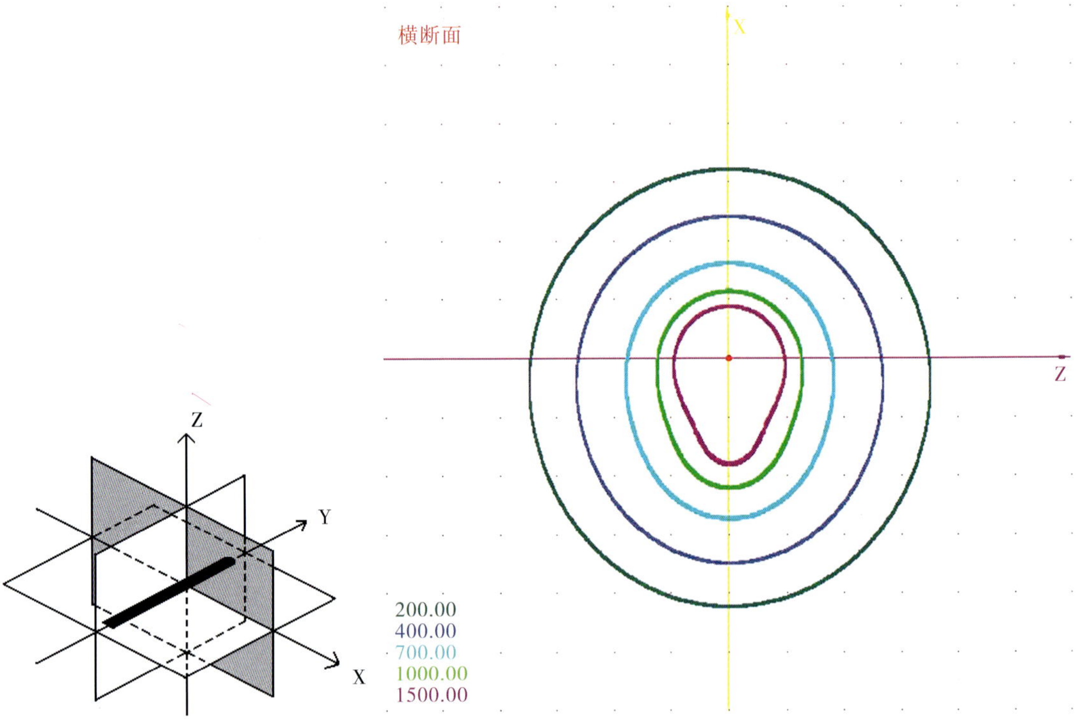

^{252}Cf 强度为 1000μg，A 点剂量 7Gy（i）
图中方格点阵的相邻点间隔为 1cm
宫腔源与阴道源对 A 点时间权重分配比为 3∶1
左下角黑色标记平面为剂量分布图所在平面
（此平面不反映 A 点剂量）

五十三、SS U5+V1R（1.5cm）（一）X-Y 平面

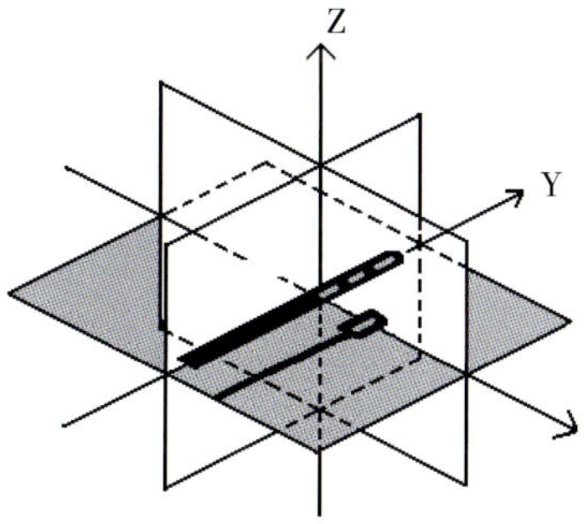

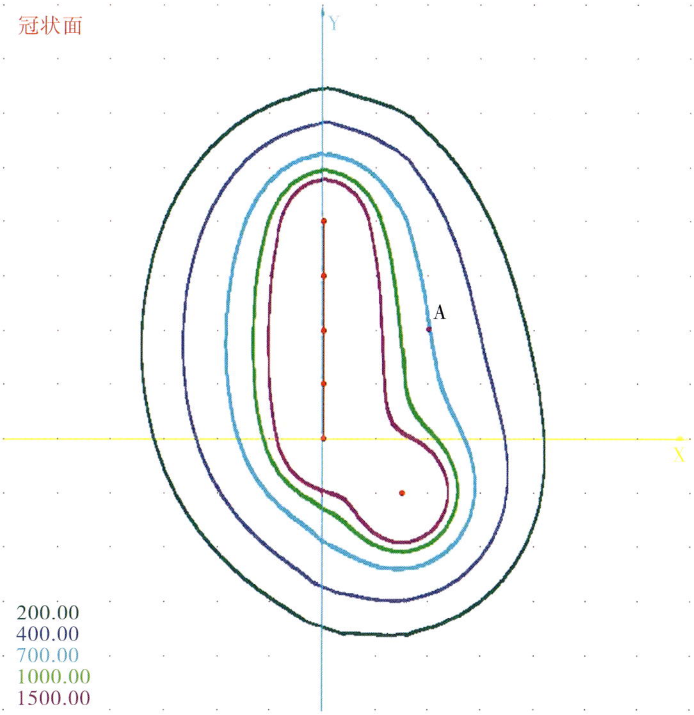

^{252}Cf 强度为 1000μg，A 点剂量 7Gy（i）

图中方格点阵的相邻点间隔为 1cm

宫腔源与阴道源对 A 点时间权重分配比为 3∶1

左下角黑色标记平面为剂量分布图所在平面

（二）Y-Z 平面

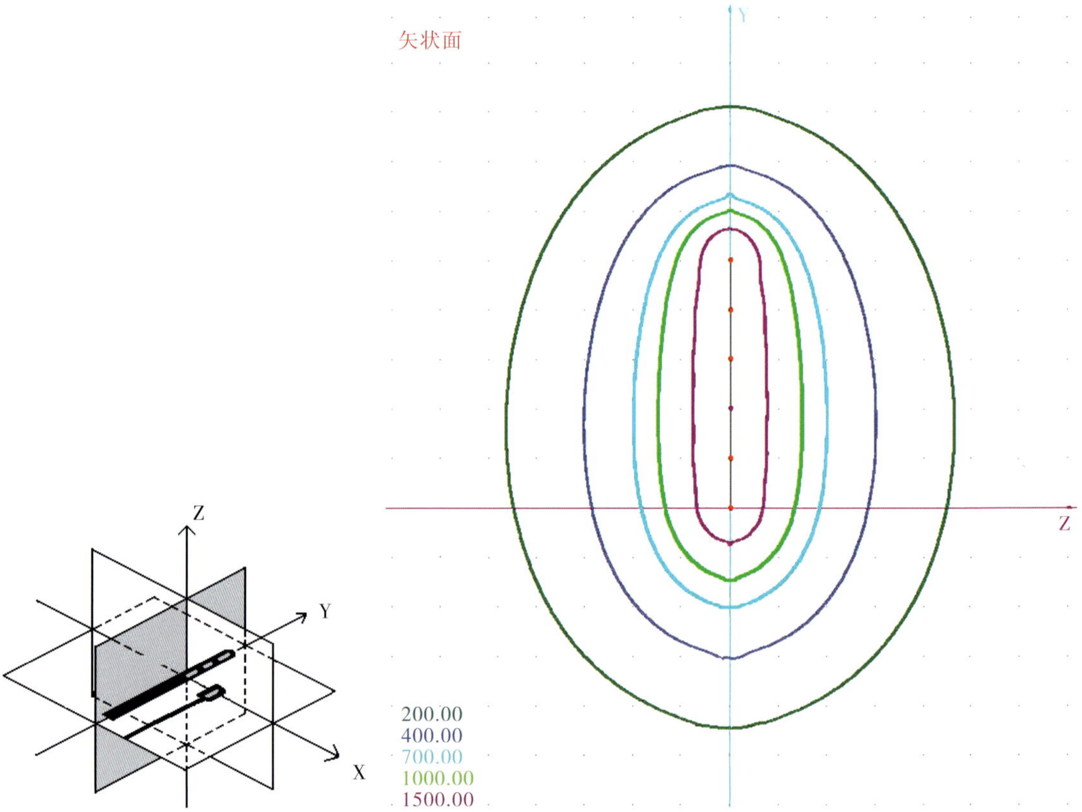

^{252}Cf 强度为 1000μg，A 点剂量 7Gy（i）

图中方格点阵的相邻点间隔为 1cm

宫腔与阴道的时间权重分配比为 3∶1

左下角黑色标记平面为剂量分布图所在平面

（此平面不反映 A 点剂量）

（三）X-Z 平面

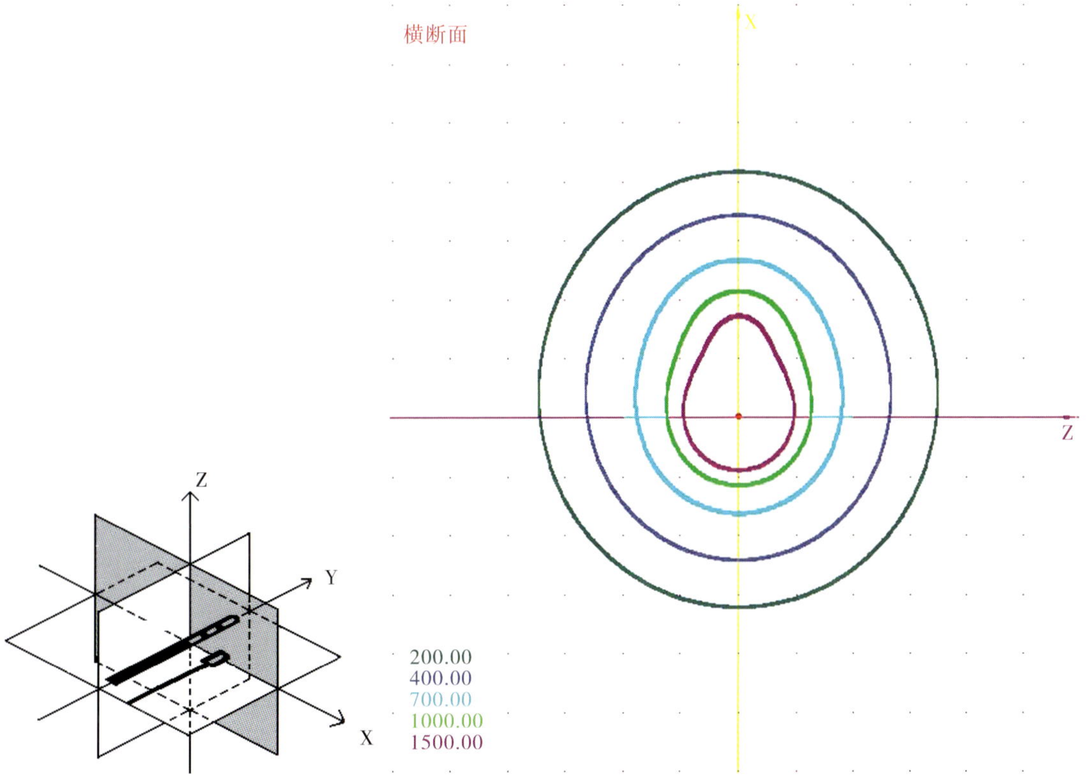

^{252}Cf 强度为 1000μg，A 点剂量 7Gy（i）

图中方格点阵的相邻点间隔为 1cm

宫腔源与阴道源对 A 点时间权重分配比为 3∶1

左下角黑色标记平面为剂量分布图所在平面

（此平面不反映 A 点剂量）

五十四、SSU_5+V_1L（1.5cm）$+SSU_5+V_1R$（1.5cm）合成图

（一）X-Y 平面

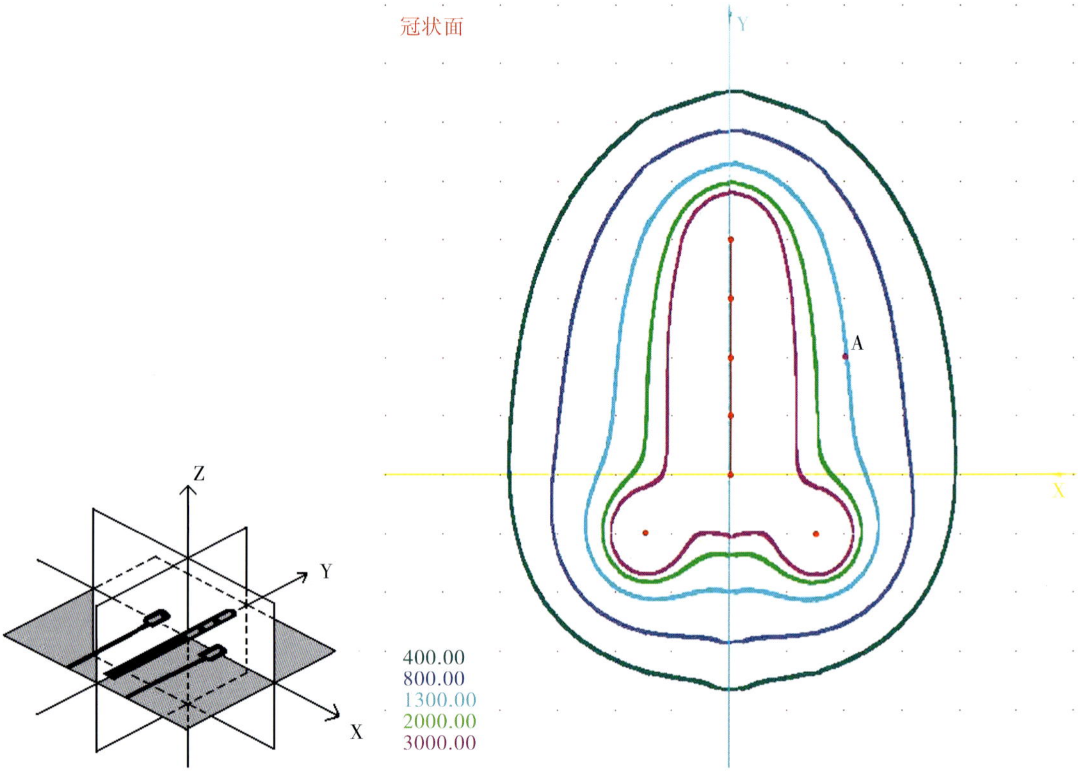

为五十二与五十三合成的剂量分布图

图中方格点阵的相邻点间隔为 1cm

左下角黑色标记平面为剂量分布图所在平面

（二）Y-Z 平面

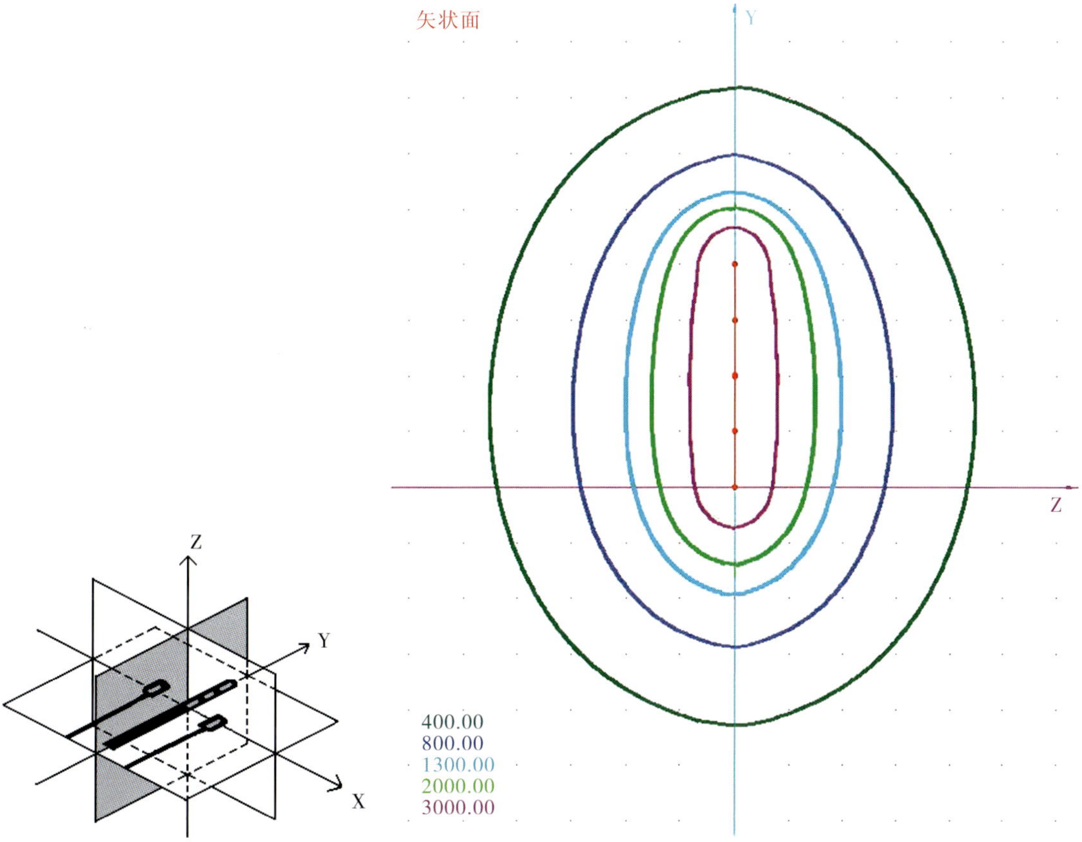

为五十二与五十三合成的剂量分布图
图中方格点阵的相邻点间隔为 1cm
左下角黑色标记平面为剂量分布图所在平面
（此平面不反映 A 点剂量）

（三）X-Z 平面

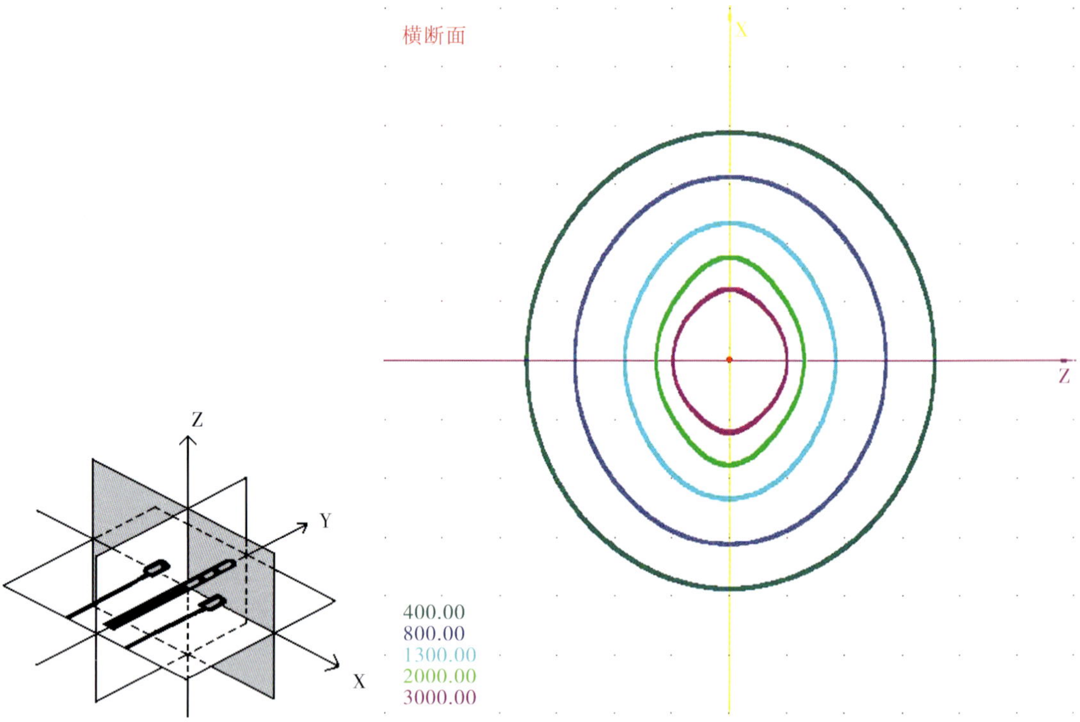

为五十二与五十三合成的剂量分布图
图中方格点阵的相邻点间隔为 1cm
左下角黑色标记平面为剂量分布图所在平面
（此平面不反映 A 点剂量）

五十五、SS U6+V1L（1.5cm）

（一）X-Y 平面

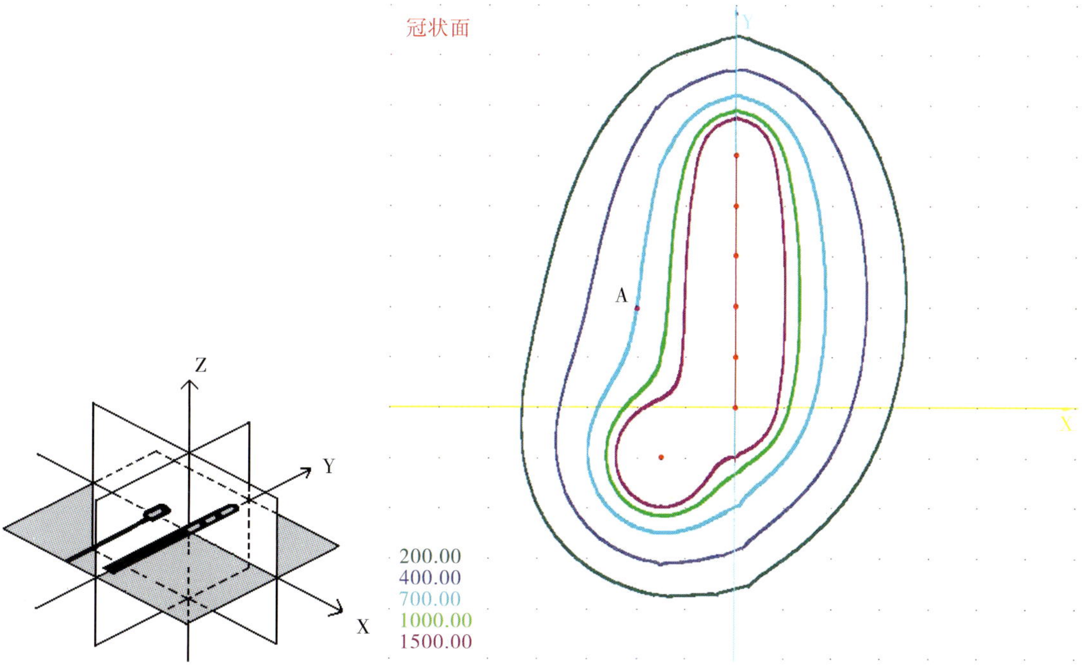

^{252}Cf 强度为 1000μg，A 点剂量 7Gy（i）

图中方格点阵的相邻点间隔为 1cm

宫腔源与阴道源对 A 点时间权重分配比为 3∶1

左下角黑色标记平面为剂量分布图所在平面

（二）Y-Z 平面

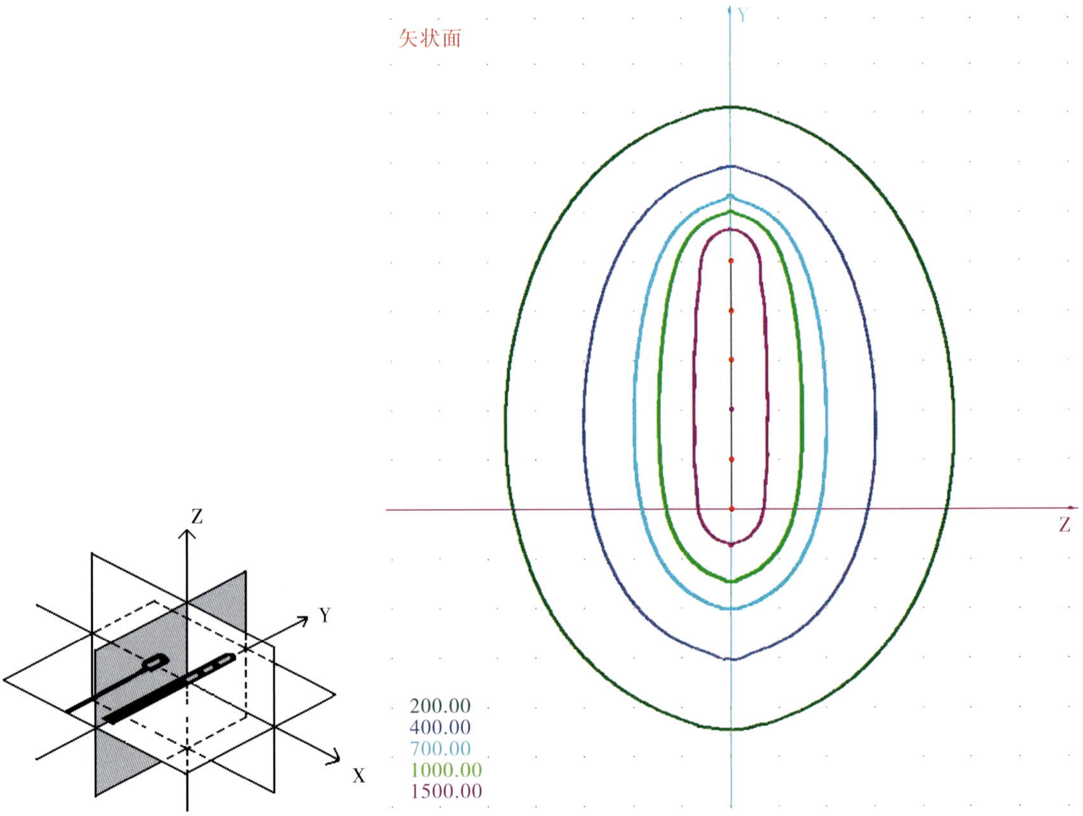

^{252}Cf 强度为 1000μg，A 点剂量 7Gy（i）
图中方格点阵的相邻点间隔为 1cm
宫腔与阴道的时间权重分配比为 3∶1
左下角黑色标记平面为剂量分布图所在平面
（此平面不反映 A 点剂量）

（三）X-Z 平面

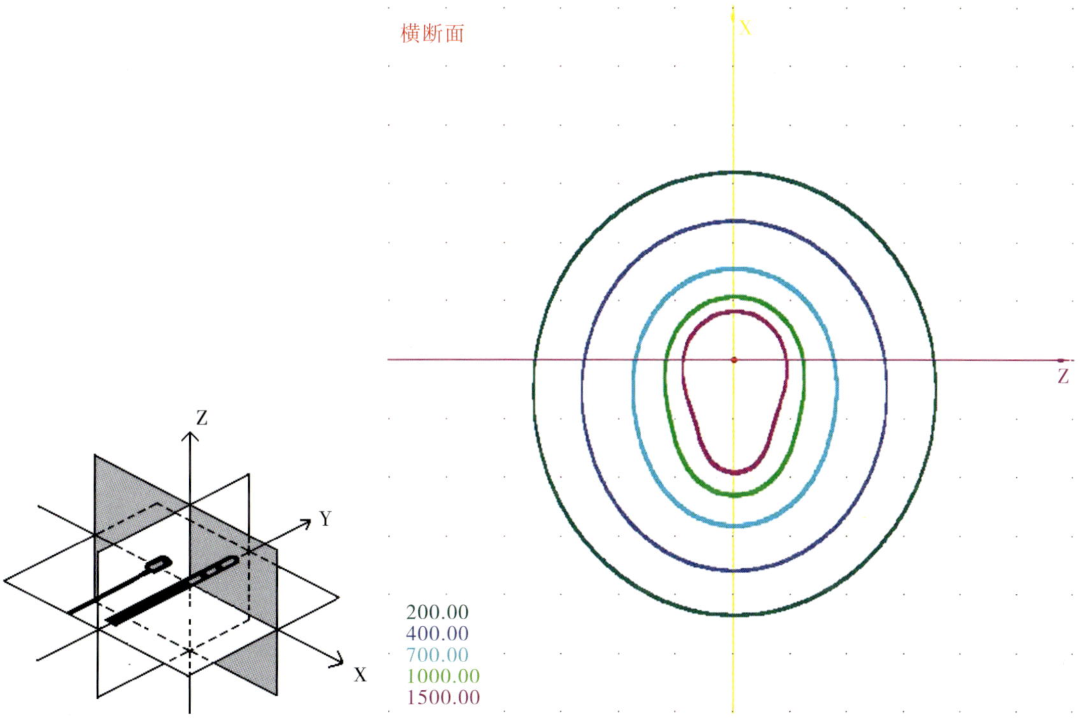

^{252}Cf 强度为 1000μg，A 点剂量 7Gy（i）
图中方格点阵的相邻点间隔为 1cm
宫腔源与阴道源对 A 点时间权重分配比为 3∶1
左下角黑色标记平面为剂量分布图所在平面
（此平面不反映 A 点剂量）

五十六、SS U6+V1R（1. 5cm）

（一）X-Y 平面

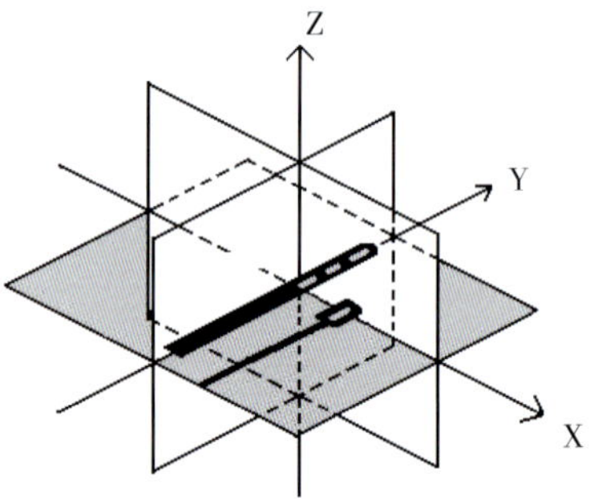

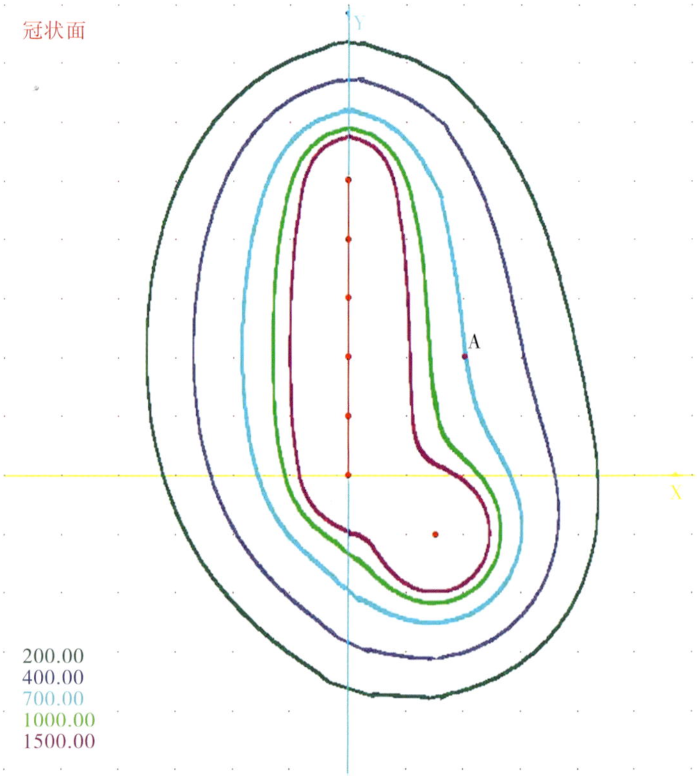

^{252}Cf 强度为 1000μg，A 点剂量 7Gy（i）

图中方格点阵的相邻点间隔为 1cm

宫腔源与阴道源对 A 点时间权重分配比为 3∶1

左下角黑色标记平面为剂量分布图所在平面

（二）Y-Z 平面

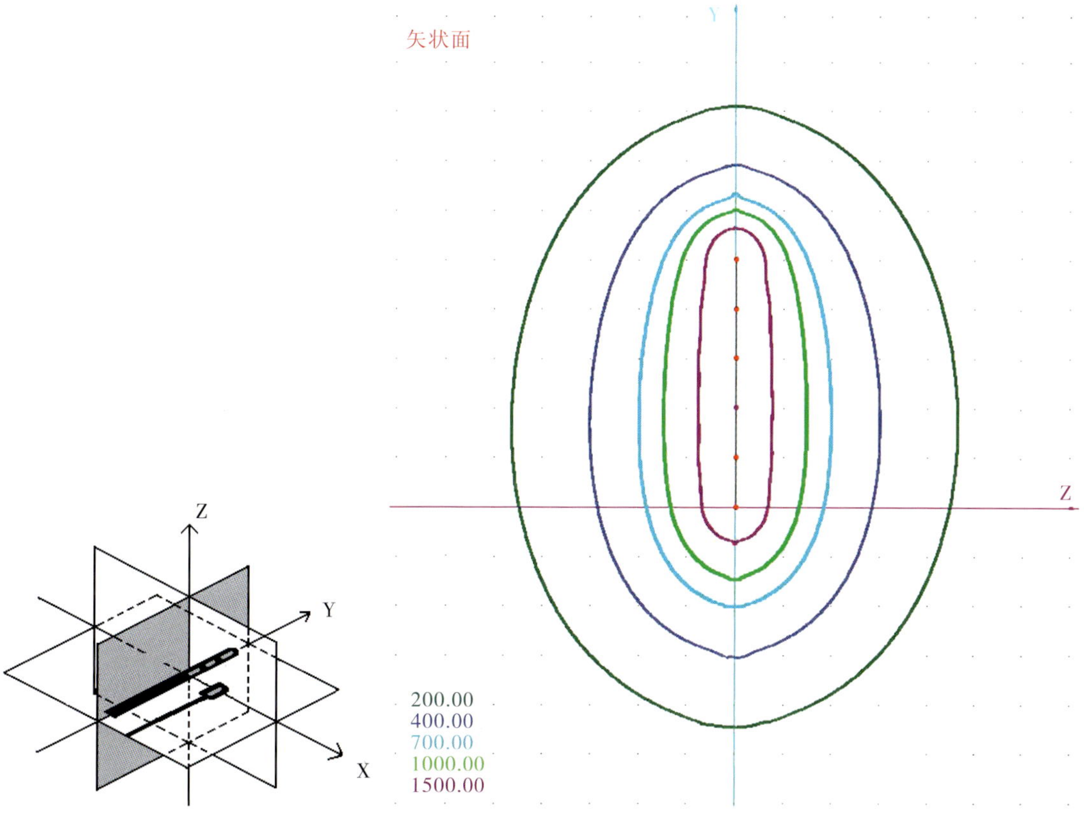

^{252}Cf 强度为 1000μg，A 点剂量 7Gy（i）
图中方格点阵的相邻点间隔为 1cm
宫腔与阴道的时间权重分配比为 3：1
左下角黑色标记平面为剂量分布图所在平面
（此平面不反映 A 点剂量）

（三）X-Z 平面

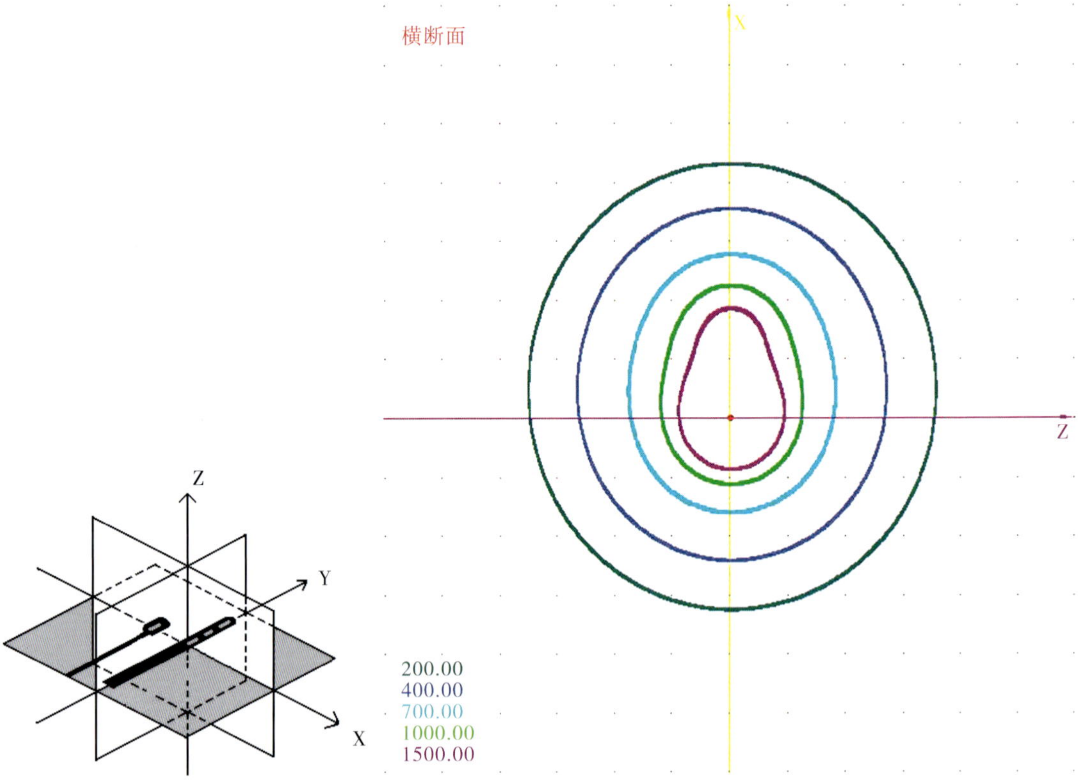

^{252}Cf 强度为 1000μg，A 点剂量 7Gy（i）

图中方格点阵的相邻点间隔为 1cm

宫腔源与阴道源对 A 点时间权重分配比为 3：1

左下角黑色标记平面为剂量分布图所在平面

（此平面不反映 A 点剂量）

五十七、SS U6+V1L（1. 5cm）与 SS U6+V1R（1. 5cm）合成图

（一）X-Y 平面

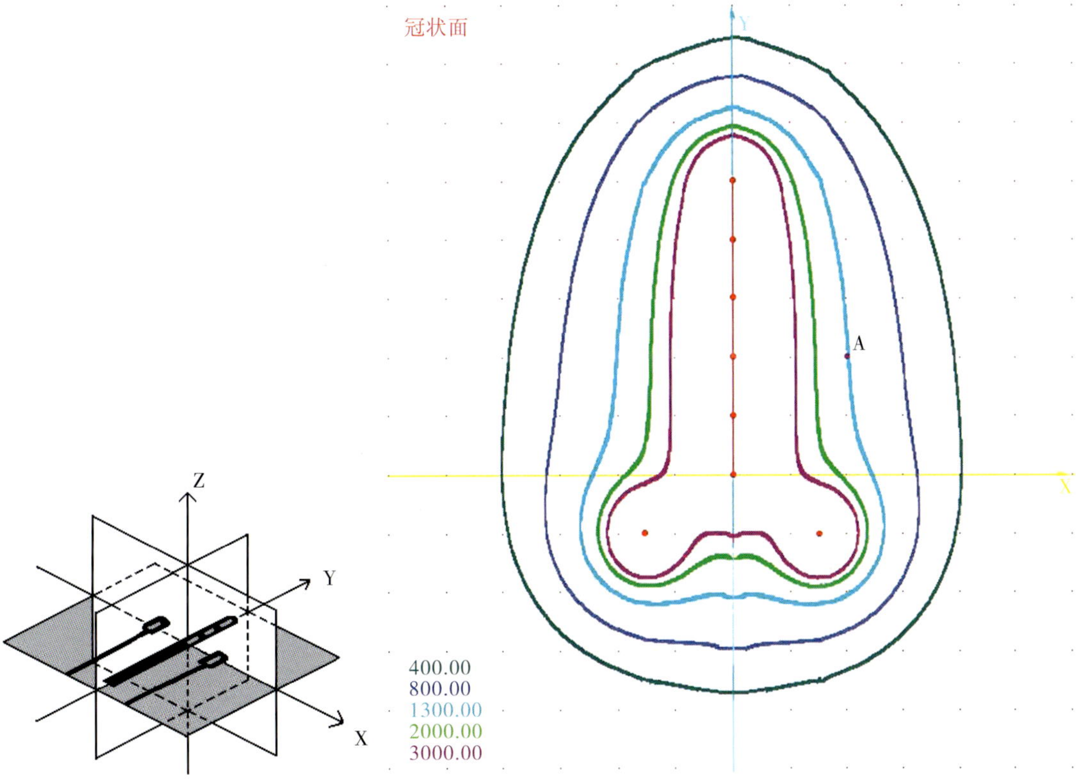

为五十五与五十六合成的剂量分布图

图中方格点阵的相邻点间隔为 1cm

左下角黑色标记平面为剂量分布图所在平面

（二）Y-Z 平面

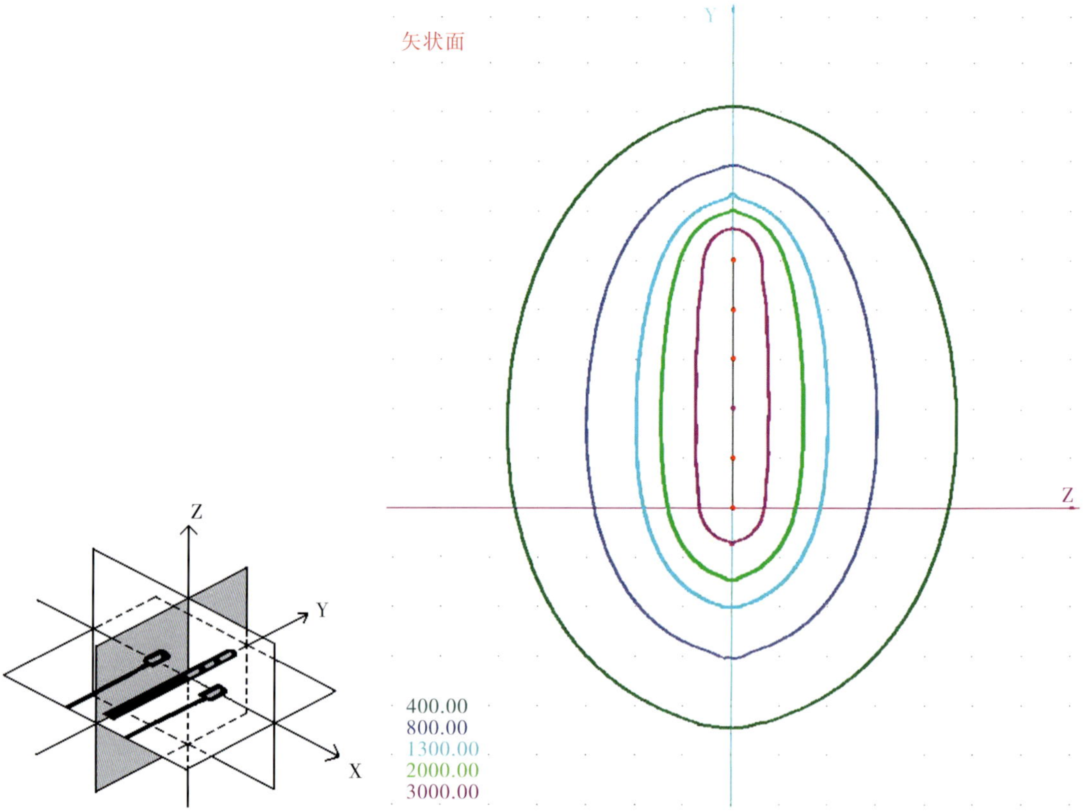

为五十五与五十六合成的剂量分布图
图中方格点阵的相邻点间隔为 1cm
左下角黑色标记平面为剂量分布图所在平面
（此平面不反映 A 点剂量）

（三）X-Z 平面

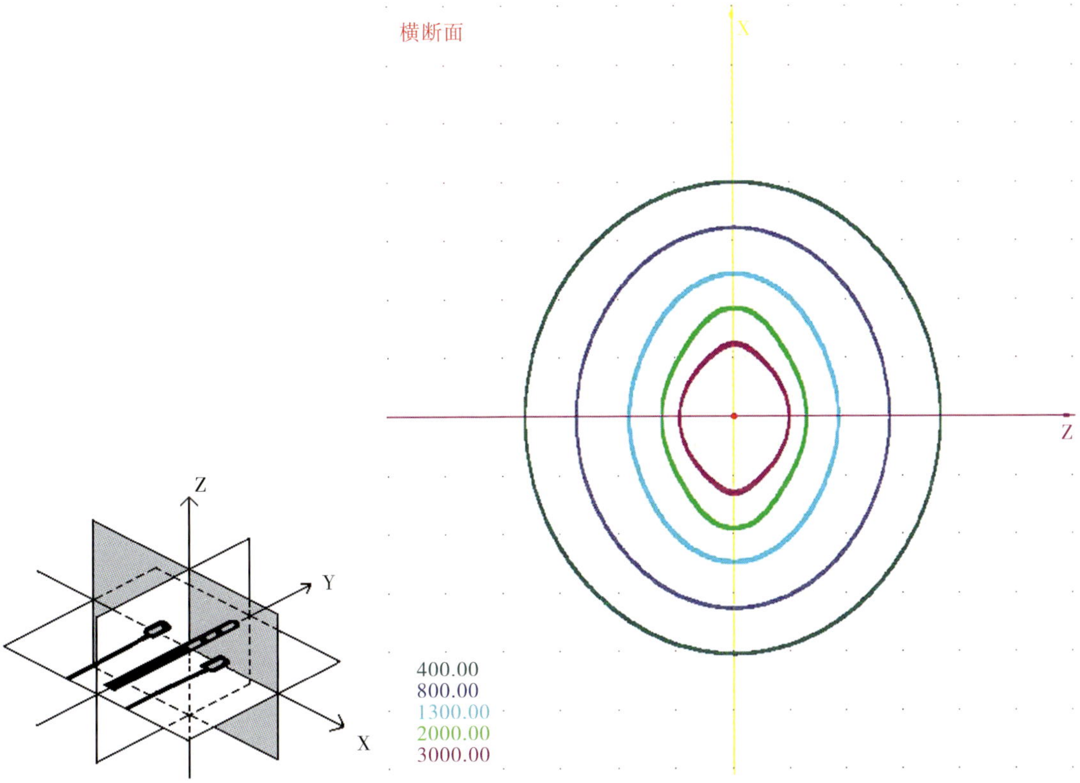

为五十五与五十六合成的剂量分布图
图中方格点阵的相邻点间隔为 1cm
左下角黑色标记平面为剂量分布图所在平面
（此平面不反映 A 点剂量）

五十八、SS U7+V1L（1.5cm）

（1）X-Y 平面

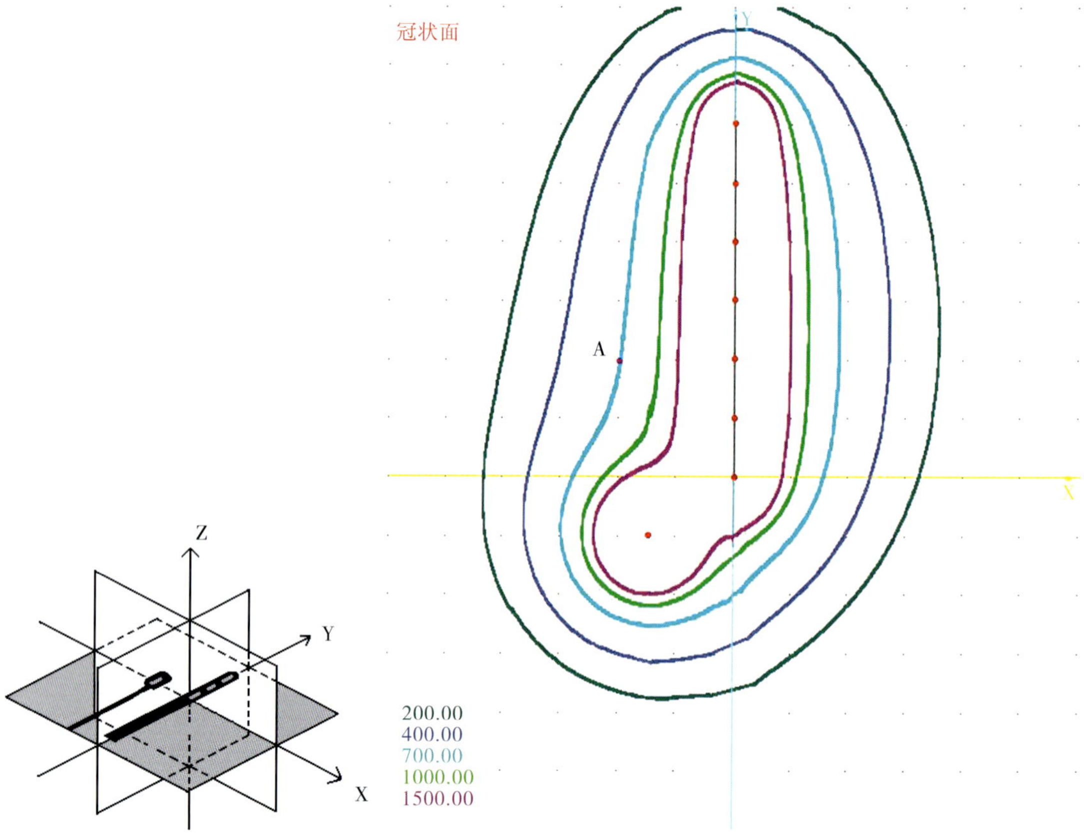

^{252}Cf 强度为 1000μg，A 点剂量 7Gy（i）
图中方格点阵的相邻点间隔为 1cm
宫腔源与阴道源对 A 点时间权重分配比为 3：1
左下角黑色标记平面为剂量分布图所在平面

（二）Y-Z 平面

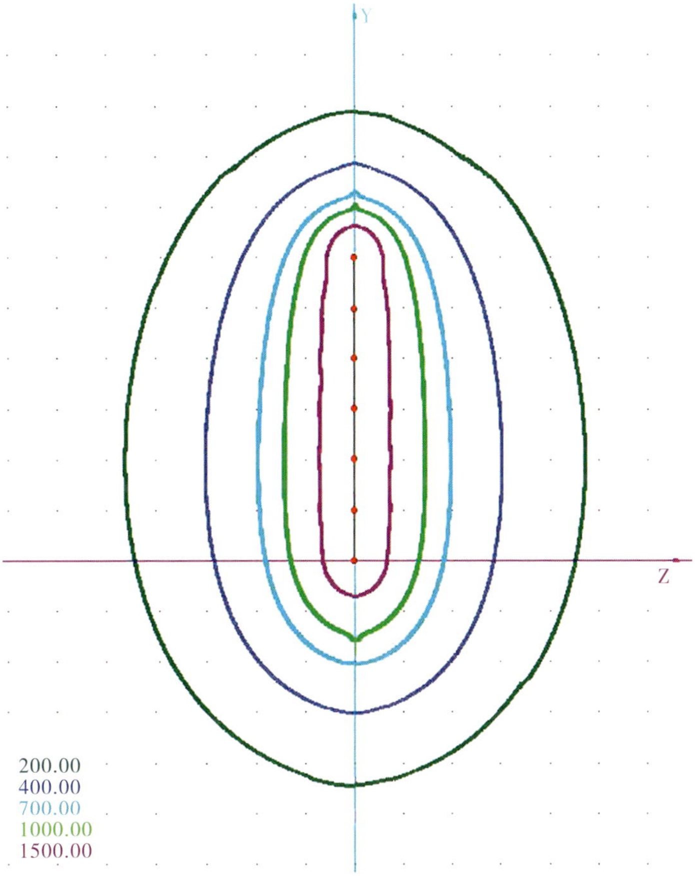

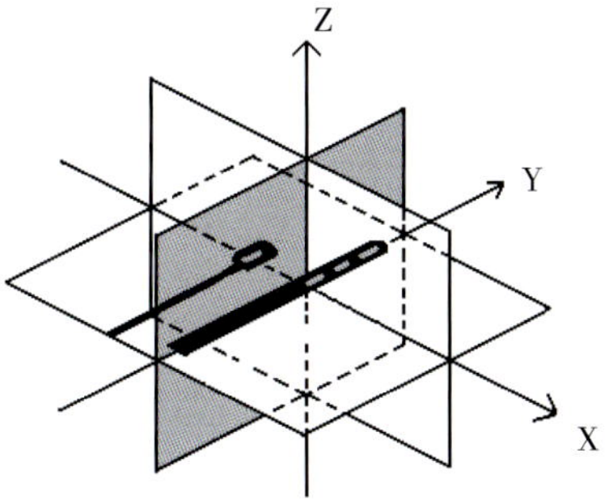

^{252}Cf 强度为 1000μg，A 点剂量 7Gy（i）
图中方格点阵的相邻点间隔为 1cm
宫腔与阴道的时间权重分配比为 3：1
左下角黑色标记平面为剂量分布图所在平面
（此平面不反映 A 点剂量）

（三）X-Z 平面

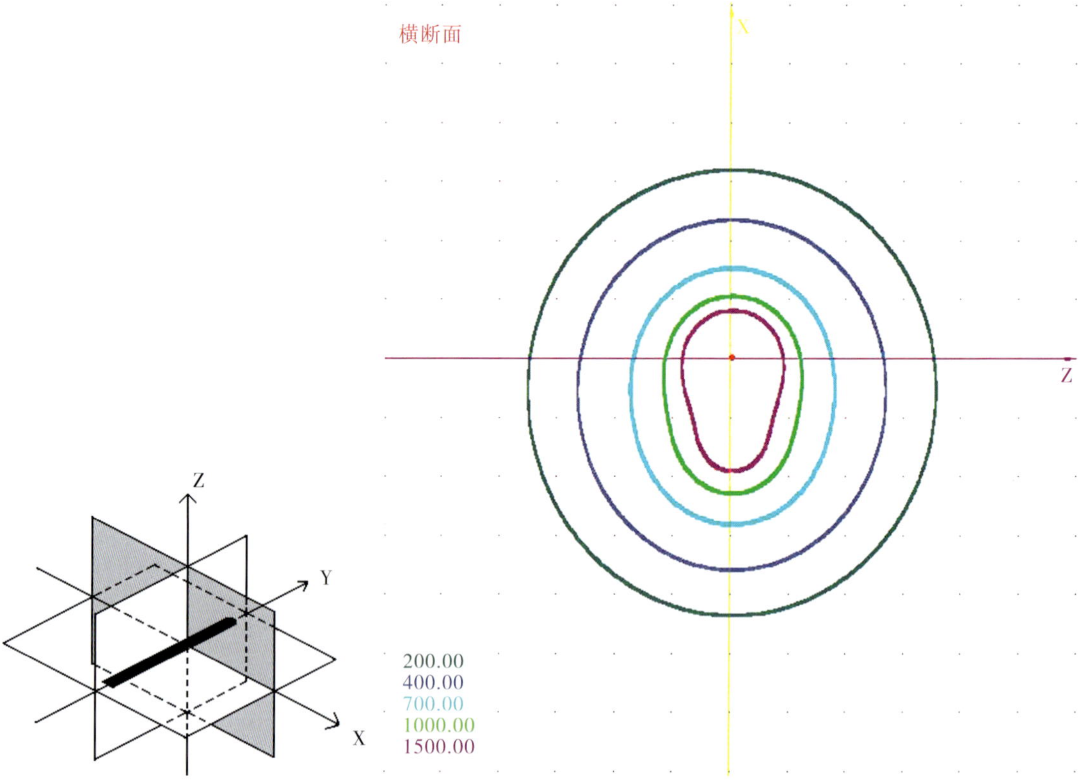

^{252}Cf 强度为 1000μg，A 点剂量 7Gy（i）
图中方格点阵的相邻点间隔为 1cm
宫腔源与阴道源对 A 点时间权重分配比为 3∶1
左下角黑色标记平面为剂量分布图所在平面
（此平面不反映 A 点剂量）

五十九、SS U7+V1R（1.5cm）

（一）X-Y 平面

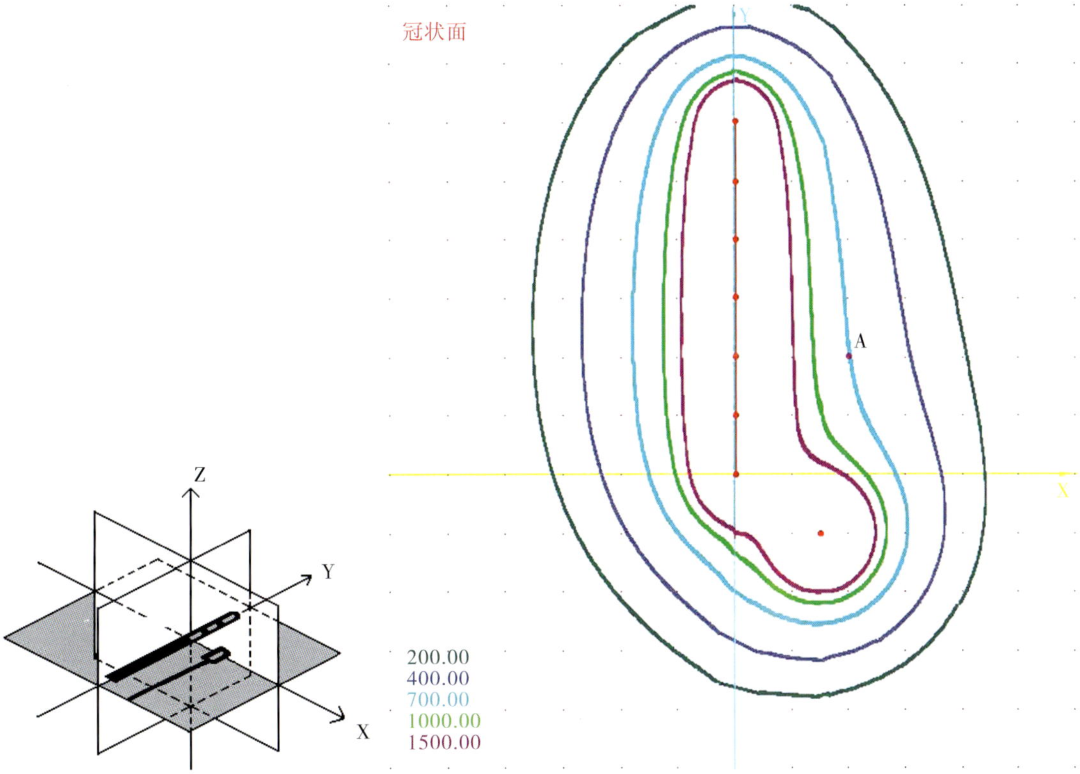

^{252}Cf 强度为 1000μg，A 点剂量 7Gy（i）

图中方格点阵的相邻点间隔为 1cm

宫腔源与阴道源对 A 点时间权重分配比为 3∶1

左下角黑色标记平面为剂量分布图所在平面

（二）Y-Z 平面

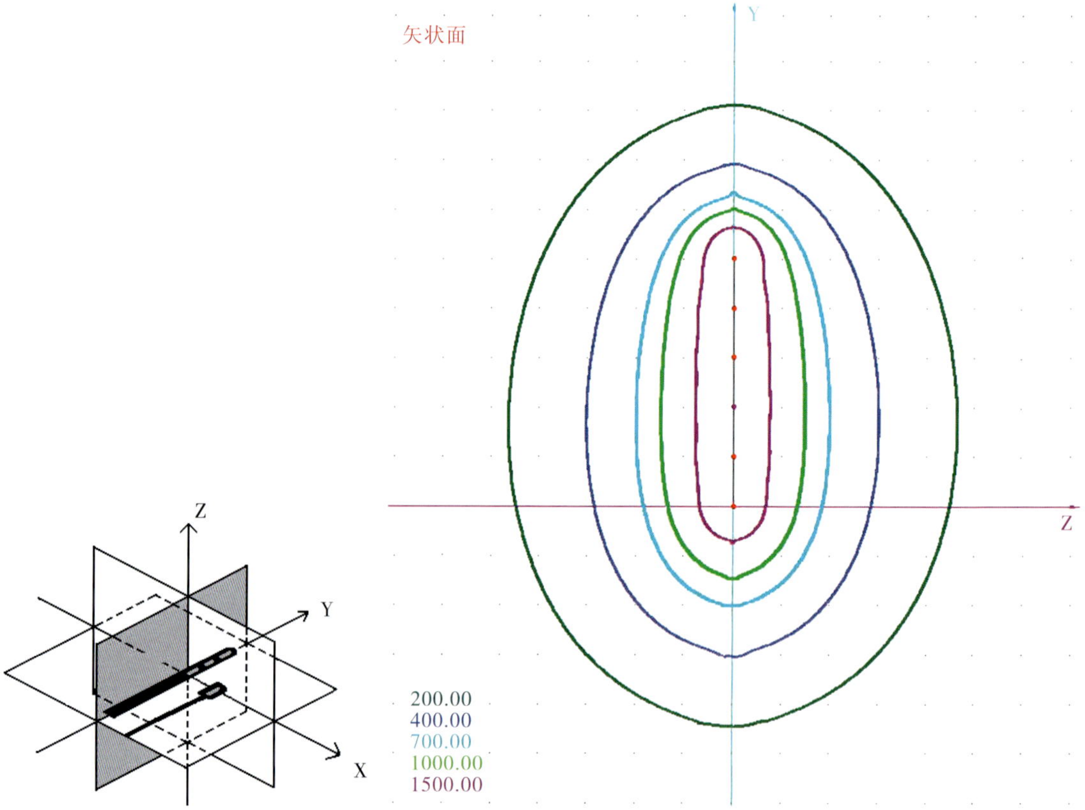

^{252}Cf 强度为 1000μg，A 点剂量 7Gy（i）
图中方格点阵的相邻点间隔为 1cm
宫腔与阴道的时间权重分配比为 3∶1
左下角黑色标记平面为剂量分布图所在平面
（此平面不反映 A 点剂量）

（三）X-Z 平面

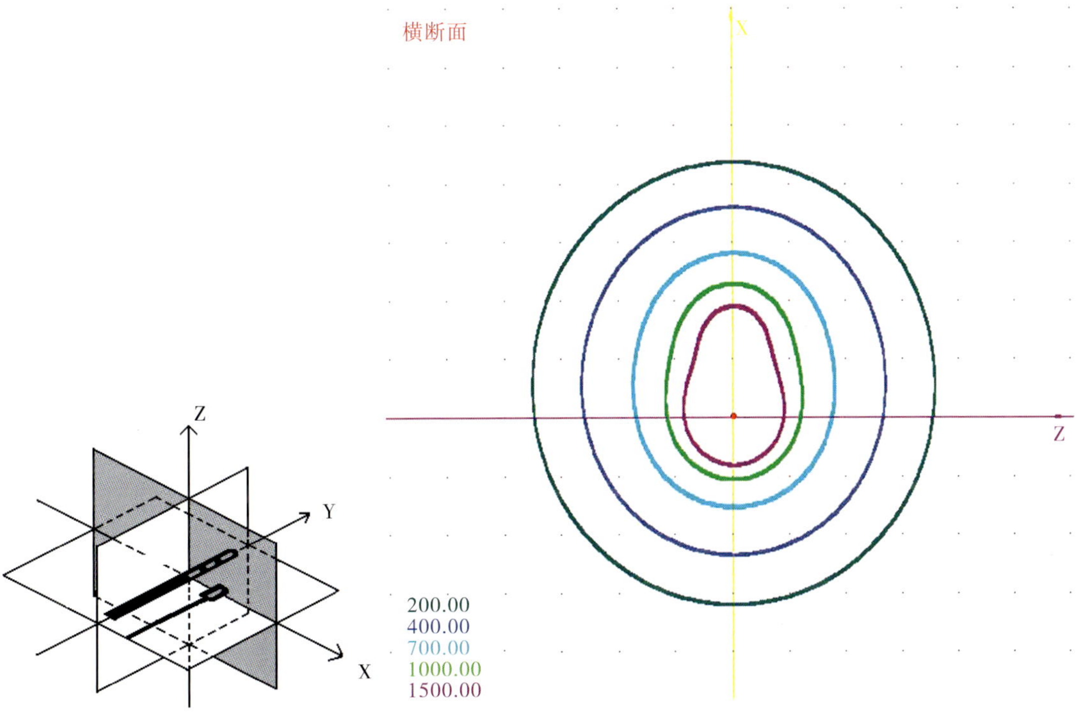

^{252}Cf 强度为 1000μg，A 点剂量 7Gy（i）
图中方格点阵的相邻点间隔为 1cm
宫腔源与阴道源对 A 点时间权重分配比为 3：1
左下角黑色标记平面为剂量分布图所在平面
（此平面不反映 A 点剂量）

六十、SS U7+V1L（1. 5cm）与 SS U7+V1R（1. 5cm）合成图

（一）X-Y 平面

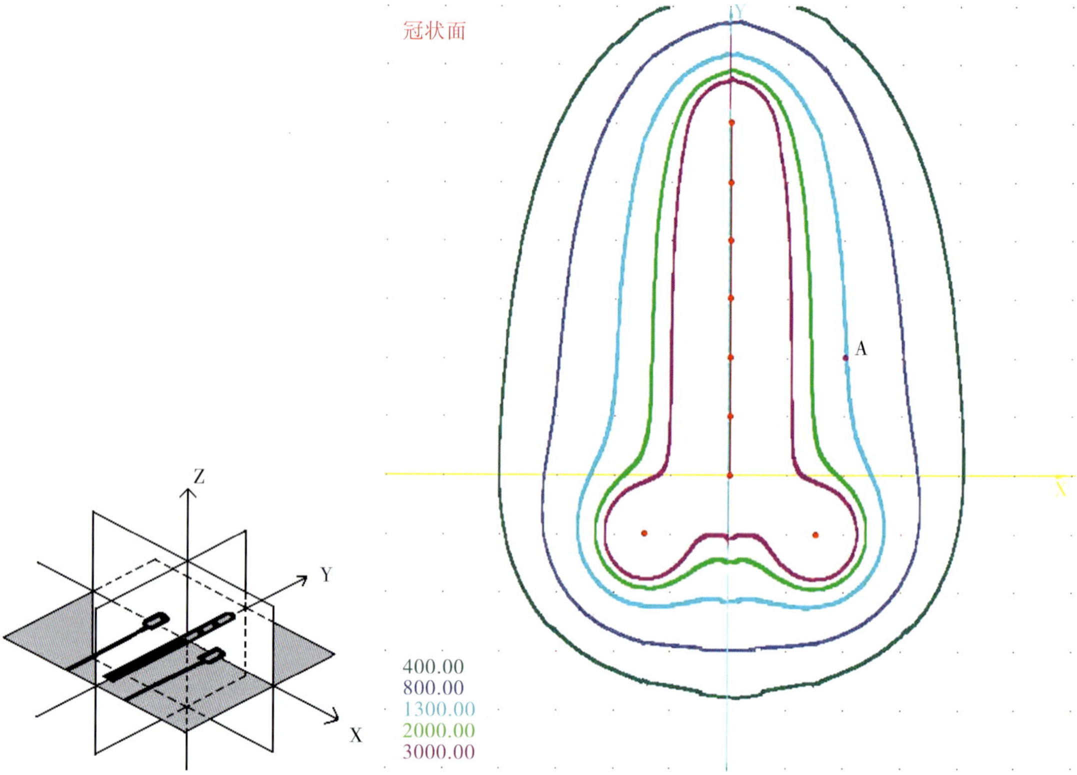

为五十八与五十九合成的剂量分布图

图中方格点阵的相邻点间隔为 1cm

左下角黑色标记平面为剂量分布图所在平面

（二）Y-Z 平面

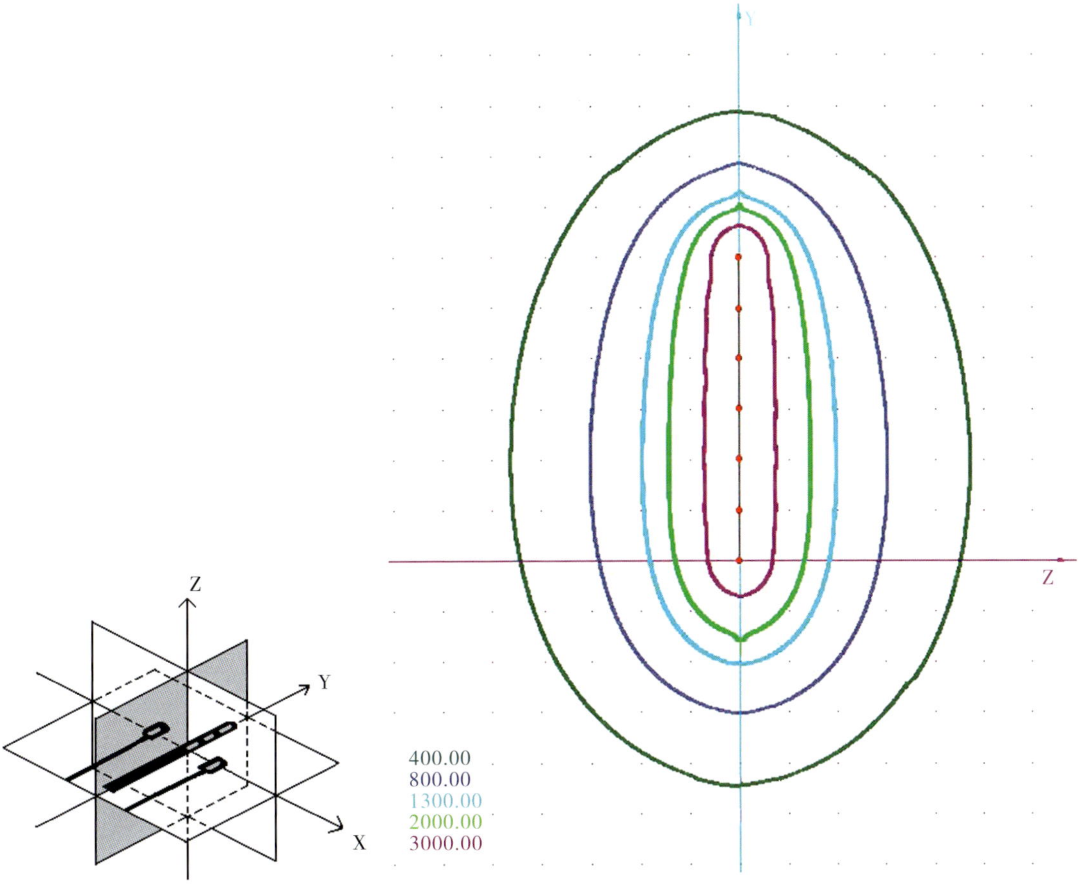

为五十八与五十九合成的剂量分布图

图中方格点阵的相邻点间隔为 1cm

左下角黑色标记平面为剂量分布图所在平面

（此平面不反映 A 点剂量）

（三）X-Z 平面

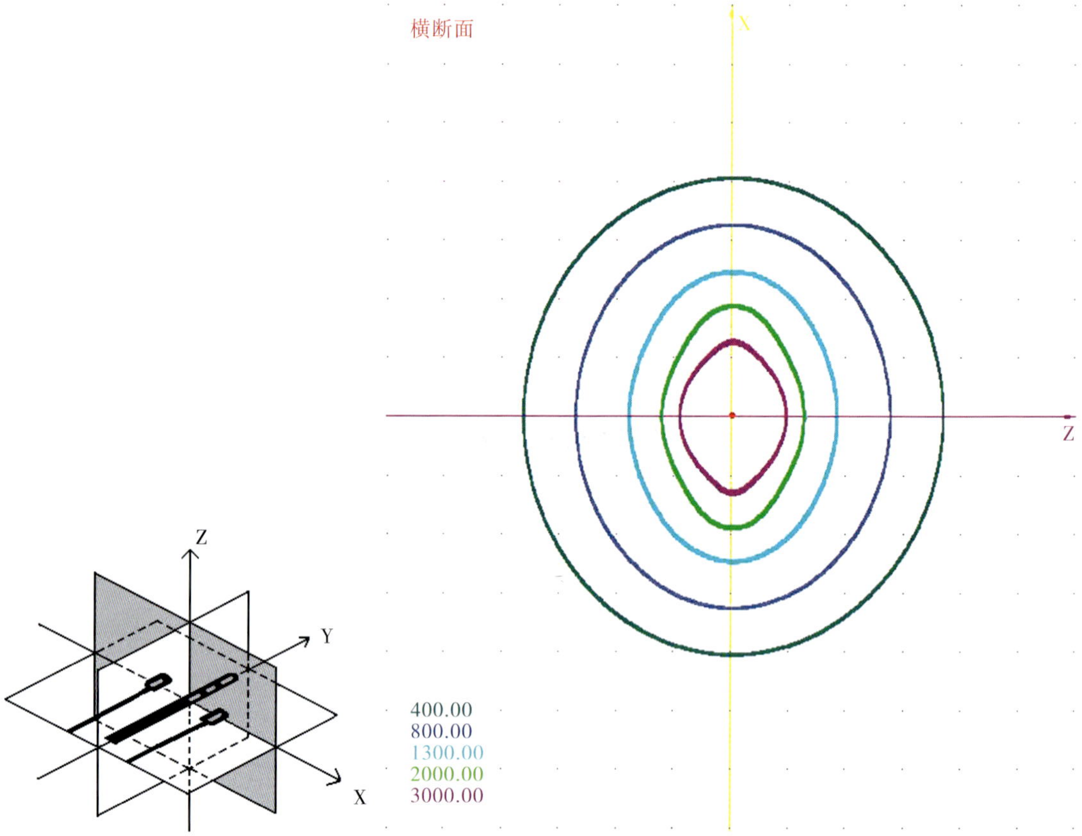

为五十八与五十九合成的剂量分布图
图中方格点阵的相邻点间隔为 1cm
左下角黑色标记平面为剂量分布图所在平面
（此平面不反映 A 点剂量）

（孙建衡　徐晓春）

第二版后记

《妇科恶性肿瘤的近距离放射治疗》（第二版）经过一年多时间终于完稿，即将与读者见面。参加编写者都是当前妇科肿瘤界的骨干，他们工作繁忙，能为本书贡献力量实属不易。我并不讳言，编者们的学术见解并不完全相同，他们在各自的临床工作中有自己的经验和做法，这不足为奇，从妇科恶性肿瘤的近距离放射治疗发展过程中也反映了这方面的问题。在本书即将出版之际，我愿在此再强调一次，当前妇科恶性肿瘤的近距离放射治疗仍有些问题不好解决。书中提出的一些原则，希望同道在临床实践中体会，能对解决存在的问题提供参考。临床医学是实践学科，做好细致的临床工作是绝不可忽视的。要成为一位好的妇科肿瘤临床医师要有知识、经验和技能。本书能作为一本有价值的参考书奉献给读者，我会感到欣慰。

（孙建衡）

第一版后记

《妇科恶性肿瘤的近距离放射治疗》即将与读者见面了，我希望能得大家的关心，批评和指正。它毕竟是国内第一部本领域专业性著作，也反映了50年来我国妇科近距离放疗发展的历程。书中所述的各个阶段，我本人都参与了，有的是我继承老一辈学者的工作，是他们引导我进入了所从事临床研究的方向，有的是我倡导和牵头进行的。出版此书的目的是承上启下，后继有人。书中一些观点和提到的标准程序及其图谱，绝不是让大家盲目地去追随。我常将前辈老先生的话“师其法而不拘泥其方”介绍给我的学生和下级医师，就是说要理解他人的思维方法，不要盲目的抄方子。希望别人这样做，使事业得到进步、发展。

多学科、多手段来看待和处理肿瘤问题愈来愈被大家所理解。在放射治疗初期，妇科领域中的有识之士，即将目光由传统的治疗手段转向放射治疗，使妇科肿瘤治疗得以发展。当然，妇科肿瘤的放射治疗有其特殊性，近年来我们反复强调了从事妇科肿瘤放疗的医师要有知识、经验和技能，才能成为一个好的临床工作者。知识即指多学科的知识，包括肿瘤学、妇科学、放射治疗学等，也包括对手术、化疗手段的了解，不管你精于何种治疗肿瘤的手段，都应熟知其他手段，才能处理好肿瘤问题；经验指有从事妇科放疗的直接经验，了解放射治疗及其引起变化的全过程，此过程往往需多年，而且是书本难以描述的，处理放疗中的问题，离不开临床的经验；技能则更易理解，不会作妇科检查、不会宫腔的基本操作怎能进行妇科肿瘤的治疗呢？

本书尚首次在国内较全面的介绍了锎-252中子近距离治疗的有关知识和临床经验，并附有病例示范。锎-252的生物及物理特性颇为复杂，国内有关研究很少，特别是有关RBE方面，对临床影响较大，书中是借助于国外的研究，我们在等待自己的研究的同时，应注意临床观察，积累经验。

时代在前进，科技在发展，放射治疗技术集有关科学发展的大成，取得引人注目的进步。从事妇科肿瘤放疗的工作者要与时俱进，不断的丰富自己，使事业不断前进，这是我殷切的希望。

孙建衡

2004年10月1日

参 考 文 献

1. 刘泰福. 子宫颈癌的放射治疗. 中华放射杂志，1956，4：187-191.
2. 曾绵才，尤娴玲，何翠华. 子宫颈癌的临床分析. 中华妇产科杂志，1958，6：454-461.
3. 孙建衡，曾绵才，徐见道. 单纯^{60}Co 体外旋转及钟摆治疗晚期宫颈癌的探讨. 天津医学杂志肿瘤附刊，1966，4：17-19.
4. 中国医学科学院肿瘤研究所. 北京型容器在宫颈癌腔内放疗的应用. 中华医学杂志，1975：102-105.
5. 于国瑞，俞高志，卫如琪，等 . 8056 宫颈癌放疗疗效比较和北京型阴道容器的应用. 中华医学杂志，1978，58：717-720.
6. 马崇智. 放射性同位素手册. 北京：科技出版社，1979：63-65.
7. 周尚有. 宫颈癌//卫生部肿瘤防治研究办公室. 中国恶性肿瘤死亡调查研究. 北京：人民卫生出版社，1979：130-147.
8. 刘淑香. 原发性阴道癌 93 例临床分析. 上海医学，1980，3：1-3.
9. 刘炽明. 子宫内膜癌//谷铣之. 肿瘤放射治疗学. 北京：人民卫生出版社，1983：558-566.
10. 楼洪坤，胡悦倩，任书珍，等. 青年妇女宫颈浸润癌. 中华肿瘤杂志，1983，5：293-295.
11. 俞高志. 外阴癌的治疗. 中华妇产科杂志，1984，19：162-164.
12. 刘延富，郑锦芳，孙艳梅. 应用遥控^{60}Co 后装机治疗 616 例子宫颈癌的临床观察. 中华妇产科杂志，1985，20：43-45.
13. 于国瑞. 宫颈癌放疗后的直肠和膀胱阴道瘘. 中国放射肿瘤学，1987，1：31-33.
14. 孙建衡，章文华，李爱苓，等 . 114 例原发性阴道癌临床报告. 中华肿瘤杂志，1987，9：457-459.
15. 蔡树模，王香娥，王琪. 子宫颈癌的高剂量率后装治疗. 中国放射肿瘤学，1988，2：18-20.
16. 丁亚琴，蔡树模 . 42 例外阴癌的放射治疗. 肿瘤，1988，8：28-29.
17. 张励身. 1628 例宫颈癌的单纯 60 钴外照射. 中国放射肿瘤学，1990，4：178.
18. 苏琦枫，翁仲颖. 中晚期原发性阴道癌综合治疗. 上海医学，1990，13：497-499.
19. 余子豪，钱图南，顾大中，等. 保守手术和根治性放射治疗早期乳腺癌. 中国放射肿瘤学，1991，4：224-227.
20. 陈昆田，何智纯，赵充. Buchler 后装机在临床应用的评估. 癌症，1991，10：412-414.
21. 糜若然，焦书竹，吕仲虹. 子宫颈癌的高剂量率后装腔内治疗. 中国肿瘤临床，1991，13：92-94.
22. 孙建衡，李爱苓，张洵，等. 子宫内膜癌单纯放射治疗回顾性分析. 中华肿瘤学杂志，1991，13：375-377.
23. 蔡树模. 卵巢恶性肿瘤的放射治疗. 上海医学，1991，14：732-734.
24. 孙建衡. 高 LET 射线治疗妇科恶性肿瘤. 国外医学妇产科分册，1991，18：283-285.
25. 吴爱如，孙建衡，章文华，等. 山西襄垣宫颈癌高发区妇女生殖道人乳头瘤病毒感染与宫颈癌关系的研究. 中华肿瘤杂志，1992，14：293-296.
26. 章文华，孙建衡. 放疗与手术综合治疗晚期外阴癌. 中华肿瘤杂志，1992，14：375-378.
27. 石一复，谢幸，赵承洛. 14006 例卵巢肿瘤组织学类型分析. 中华妇产科杂志，1992，27：335-337.
28. 刘炽明，吴爱如//Willian L，Mc Guire. 妇科肿瘤问题. 1 版. 北京：人民卫生出版社，1992.
29. 孙建衡，李爱苓，章文华，等. 腔内后装治疗子宫颈癌 5 年经验总结. 中华肿瘤杂志，1993，14：225-227.

30. 蒋兆香. 体外全盆照射加腔内后装放射治疗子宫颈癌. 中华妇产科杂志，1993，28：451-453.
31. 孙建衡. 妇科肿瘤的后装放射治疗. 中华妇产科杂志，1993，28：643-645.
32. 马德美，王迎选，崔永芬，等. 腔内后装放射治疗子宫颈癌 143 例的疗效和并发症. 中华妇产科杂志，1993，28：646-648.
33. 楼洪坤，俞华，羊正炎 .490 例子宫颈癌腔内后装放射治疗疗效观察. 中华妇产科杂志，1993，28：649-651.
34. 李爱苓. 妇科恶性肿瘤组织间后装放射治疗. 中华妇产科杂志，1993，29：693.
35. 孙建衡. 后装放射治疗. 北京：北京科技出版社，1993.
36. 孙燕. 肿瘤综合治疗//谷铣之. 现代肿瘤学. 北京：北京医科大学中国协和医科大学联合出版社，1993：157-166.
37. 汤钊猷. 现代肿瘤学. 上海：上海医科大学出版社，1993：363-365.
38. 谷铣之，殷蔚伯，刘泰福，等. 肿瘤放射治疗学. 1 版. 北京：北京医科大学中国协和医科大学联合出版社，1993：155-158，159-222，335-355.
39. 孙建衡. 阴道癌//连利娟. 林巧稚妇科肿瘤学 .2 版. 北京：人民卫生出版社，1994：222-225.
40. 杨伟志，冯宁远，沈绮. LQ 公式的生物学概念及应用. 中华放射肿瘤学杂志，1995，4：125-127.
41. 蔡树模. 卵巢恶性肿瘤的放射治疗. 中国实用妇科与产科杂志，1995，11：338-339.
42. 马绍康，孙建衡，黄曼妮，等. 宫颈腺癌 363 例分析. 中华肿瘤杂志，1995，17：149-151.
43. 马绍康，张宏图，孙建衡. 子宫颈透明细胞癌 24 例分析. 中华妇产科杂志，1995，30：109-110.
44. 苏仪经. 子宫颈肿瘤细胞学与组织病理学（第四卷）. 北京：人民卫生出版社，1995.
45. 李庆水，张锡芹，吕针源，等. 卵巢恶性肿瘤放射治疗分析. 中国肿瘤临床与康复，1996，3：17-19.
46. 盛修贵，孙建衡，周春晓. Ⅰ期卵巢上皮癌的治疗研究——辅助放射治疗评价. 中华肿瘤杂志，1996，18：314-316.
47. 孙晓光，石素胜，盛修贵，等. 子宫乳头状浆液性癌与子宫内膜乳头状腺癌生物行为的临床分析. 中华妇产科杂志，1996，31：8-11.
48. 马绍康，孙建衡. 宫颈癌卵巢转移 17 例分析. 中华妇产科杂志，1996，31：305-307.
49. 孙晓光，孙建衡. 妇科肿瘤病人生活质量的评定及其干预. 中华妇产科杂志 1996，31：378-380.
50. 刘炽明，孙建衡. 子宫内膜癌//张天泽. 肿瘤学. 天津：天津科技出版社，1996：1935-1945.
51. 张天泽，徐光伟. 肿瘤学. 天津：天津科学技术出版社，1996：2725-2730.
52. 曾逖闻，陈国雄，王连文. 现代肿瘤术中放射治疗学. 北京：人民军医出版社，1996.
53. 何传泰，李秀峰，麻付卯，等. 宫颈癌高、低剂量率 137 铯腔内后装放疗的比较. 中国肿瘤临床，1997，24：920-922.
54. 孙建衡，盛修贵，周春晓. Ⅰ、Ⅱ期子宫内膜癌治疗方法的评价. 中华妇产科杂志，1997，32：601-603.
55. 李连弟，鲁凤珠，张思维，等. 中国恶性肿瘤死亡率 20 年变化趋势和近期预测分析. 中华肿瘤杂志，1997，19：3-9.
56. 李淑敏，孙建衡. 放化疗联合与单纯放射治疗中晚期宫颈癌. 浙江肿瘤，1997，3：247.
57. 陈常茂. 电离辐射//史元明. 计量测试手册（12 卷）. 1 版. 北京：中国计量出版社，1997：522.
58. 盛修贵，孙建衡，周春晓，等. 子宫颈癌放射治疗后发生子宫内膜癌的临床观察. 中华妇产科杂志，1998，33：553-555.
59. 张美琴，蔡树模，施达仁，等. 子宫颈鳞癌和腺癌的放射敏感性比较. 中华妇产科杂志，1998，33：

611-613.
60. 夏寿萱. 放射生物学. 北京：军事医学科学出版社，1998：270-273.
61. 曹泽毅. 妇科肿瘤学. 北京：人民卫生出版社，1998：804-810.
62. 祝晓莲，崔恒，魏丽惠. 手术中放射治疗及其在妇科恶性肿瘤的应用. 中华妇产科杂志，1999，34：509-511.
63. 李亚星，陈口雄. 手术中放射治疗及其在妇科恶性肿瘤的应用. 中华妇产科杂志，1999，34：571-573.
64. 崔金全，郑英，王莉英，等. 年轻宫颈癌患者卵巢移植与移位术研究. 中国实用妇科产科杂志，1999，15：281-283.
65. 楼寒梅，楼洪坤. 70 例原发性阴道癌治疗的临床报告. 实用癌症杂志，1999. 14：300-302.
66. 丁亚琴，翁练斌. 20 例外阴癌电子束照射. 中国癌症杂志，1999，9：197-199.
67. 中国抗癌协会. 新编常见恶性肿瘤诊治规范. 妇科恶性肿瘤分册. 1 版. 北京：北京医科大学中国协和医科大学联合出版社，1999：11-66.
68. 胡逸民. 肿瘤放射物理学. 北京：原子能出版社，1999：13-17.
69. 高永良. 卵巢恶性肿瘤. 新编常见恶性肿瘤诊治规范. 1 版. 北京：北京医科大学中国协和医科大学联合出版社，1999：86-110.
70. 孙建衡. 子宫颈癌及子宫体癌国际临床分期及修订的回顾. 中华妇产科杂志，2000，35：250-252.
71. 孙建衡，盛修贵，周春晓. 不同治疗方法对Ⅰ、Ⅱ期子宫内膜癌治疗后复发、转移及并发症的影响. 中华妇产科杂志，2000，35：270-273.
72. 李爱苓，孙建衡，张蓉，等. 子宫颈癌放射治疗 512 例临床报告. 中华妇产科杂志，2000，35：303-305.
73. 孔为民，孙建衡. 子宫内膜癌放射治疗的现状和进展. 中华妇产科杂志，2000，35：445-446.
74. 王淑珍，孙建衡. 外阴癌临床治疗 309 例报告. 中华肿瘤杂志，2000，22：170-173.
75. 楼洪坤，楼寒梅. 超分割体外照射治疗子宫颈癌Ⅲb 期临床观察//盛修贵，李庆水，于金明，等. 妇科肿瘤基础研究与临床研究进展. 山东：济南出版社，2000：267-268.
76. 潘凌亚，孙爱达. 子宫肉瘤的临床表现及治疗//连利娟. 林巧稚妇科肿瘤学. 3 版. 北京：人民卫生出版社，2000：390-402.
77. 孟祥芝，程其辉，郗彦凤，等. 子宫内膜癌不同治疗方法比较. 中华妇产科杂志，2001，36：153-155.
78. 白萍，孙建衡. 子宫肉瘤放射治疗的临床观察. 中华妇产科杂志，2001，36：159-161.
79. 史彩霞，江啸音，廖革望. 宫颈癌卵巢移位的远期疗效. 中华肿瘤杂志，2001，23：79-80.
80. 屠规益. 对化疗放疗手术待用方案的评价. 中华肿瘤杂志，2001，23：83-86.
81. 杨光华. 病理学. 5 版. 北京：人民卫生出版社，2001：18-19.
82. 孔为民，孙建衡. 高剂量率近距离放射治疗原发性阴道癌 51 例效果观察. 中华妇产杂志，2002，37：94-96.
83. 戎寿德，陈汶，吴令英，等. 山西省襄垣县子宫颈癌危险因素分析. 中华预防医学杂志，2002，36：41-43.
84. 孙建衡. 子宫颈癌放疗中的几个临床问题. 肿瘤学杂志，2002，8：187-189.
85. 孙建衡. 晚期子宫内膜癌的综合治疗. 中国实用妇科与产科杂志，2002，18：207-208.
86. 李爱苓，孙建衡，吴令英，等. 宫颈癌术后补充放疗的分析. 实用癌症杂志，2002，17：515-516.
87. 李爱苓、孙建衡、吴令英. 65 例女性盆腔恶性肿瘤组织间插植照射. 现代妇产科进展，2002，15：267-268.

88. 李淑敏，章文华，吴令英，等. 原发性阴道腺癌 24 例临床分析. 癌症，2002，21：83-86.
89. 周桂霞，陈国雄，马德美，等. ^{137}Cs 和 ^{192}Ir 近距离放射治疗宫颈癌远期疗效分析. 中国肿瘤临床，2002，29：726-728.
90. 董志伟，谷铣之. 临床肿瘤学. 北京：人民卫生出版社，2002：1165-1280.
91. 孙建衡. 妇科恶性肿瘤的放射治疗学. 1 版. 北京：中国协和医科大学出版社，2002：119-166.
92. 孙建衡. 妇科恶性肿瘤放射治疗学. 1 版. 北京：中国协和医科大学出版社，2002：231-274.
93. 刘复生. 宫颈癌放（化）疗后的病理形态学//孙建衡. 妇科恶性肿瘤放射治疗学. 1 版. 北京：中国协和医科大学出版社，2002：291-297.
94. 楼洪坤，孔为民. 原发性阴道癌//孙建衡. 妇科恶性肿瘤放射治疗学. 1 版. 北京：中国协和医科大学出版社，2002：95-106.
95. Disala，Creasman. 临床妇科肿瘤学（英文版）. 6 版. 北京：人民卫生出版社，2002，241-256.
96. 孙建衡，耿毅. 子宫颈癌的治疗动向. 中华妇产科杂志，2003，38：497-498.
97. 孙建衡. 妇科恶性肿瘤放射疗法现状. 中国医学科学院学报，2003，25：481-483.
98. 张洁清，李力. 卵巢上皮性癌放射治疗进展. 国外医学妇产科学分册，2003，30：108-111.
99. 包娟，朱清毅，吴宏飞. 放射性出血性膀胱炎的治疗. 临床泌尿外科杂志，2003，18：318-319.
100. 于金明，殷蔚伯，李宝生. 肿瘤精确放射治疗学（下卷）. 济南：山东科学出版社，2003：1309-1322.
101. 孙晓光，孙建衡，沈铿. 应该重视妇科肿瘤患者的生命质量. 中华妇产科杂志，2004，39：54-56.
102. 孙建衡. 锎-252 中子近距离后装治疗妇科肿瘤. 中华医学信息导报，2004，19：14.
103. 郭小青，蔡华，段雪英，等. 不同后装方式治疗宫颈癌比较. 实用癌症杂志，2004，19：201.
104 孙建衡，蔡树模，高永良，等. 中国妇癌防治 50 年//中国癌症基金会. 中国史料研究（2 卷）. 北京：军事医学出版社，2004：1-10.
105. 单锦露，雷新，王东. ^{252}Cf 中子腔内后装加盆腔外照射治疗宫颈癌临床分析. 中华妇产科杂志，2005，40：223-226.
106. 陈辑，丁克家. 出血性放射性膀胱炎. 临床泌尿外科杂志. 2005，20，121-123.
107. 孙建衡. 妇科恶性肿瘤的近距离放射治疗. 北京：中国协和医科大学出版社，2005.
108. 吴小华. 子宫颈癌//吴小华. 妇科肿瘤学. 江苏：江苏科学技术出版社，2005：272-319.
109. 陈惠祯，蔡红兵，毛永荣. 现代妇科肿瘤学. 1 版. 湖北：湖北科学技术出版社，2005：417-554.
110. 回允中译//Stanley J. Robboy Malcolm C. Andersin Peter Russell. 女性生殖道病理学. 北京：北京大学医学出版社，2005：132.
111. 李庆水，张锡芹，李大鹏，等. 子宫颈癌放疗前新辅助化疗的临床研究. 中华妇产科杂志，2006，41：83-87.
112. 白萍，李小江，俞高志，等. 妇科肿瘤全量放射治疗后手术 82 例回顾分析. 肿瘤学杂志，2006，12：366-370.
113. 王香娥，高永涛，蔡树模，等. 193 例宫颈癌治疗后阴道复发的在治疗. 肿瘤学杂志，2006，12：363-365.
114. 白萍. 妇科恶性肿瘤的放射治疗. 中国实用妇科与产科杂志，2006，22：566-568.
115. 孙建衡. 做好妇科肿瘤的放射治疗. 中国实用妇科与产科杂志，2006，22：564-565.
116. 连丽娟. 林巧稚妇科肿瘤学. 4 版 北京：人民卫生出版社. 2006：356-401.
117. 章文华. 宫颈上皮内瘤变和早期子宫颈癌的治疗//章文华. 子宫颈病变的诊治要点. 北京：人民卫生

出版社，2006：90-93.
118. 白萍，张蓉，李晓光，等. 子宫颈癌同步放化疗的疗效与副反应. 中华肿瘤杂志，2007，29：467-469.
119. 孙建衡. 关注子宫颈癌的放疗. 中华妇产科杂志，2007，11：721-722.
120. 白萍，程敏，李淑敏，等. 子宫内膜癌淋巴取样术的临床意义. 中国肿瘤临床，2007，34：467.
121. 司毅，张火俊，杨继金. 髂内动脉栓塞术治疗放射性膀胱炎所致血尿. 介入放射学杂志，2007，16：635-637.
122. 章文华. 子宫颈上皮内瘤变//孙建衡. 妇科恶性肿瘤继续教育教程. 北京：中国协和医科大学出版社，2007：154-174.
123. 孙建衡. 子宫颈癌的放射治疗//孙建衡. 妇科恶性肿瘤继续教育教程. 北京：中国协和医科大学出版社，2007：206-213.
124. 陈惠祯，朱丽莉. 子宫颈浸润癌的手术治疗//孙建衡. 妇科恶性肿瘤继续教育教程. 北京：中国协和医科大学出版社，2007：225-239.
125. 白萍. 子宫颈癌疗后复发的诊治//孙建衡. 妇科恶性肿瘤继续教育教程. 北京：中国协和医科大学出版社，2007：259-263.
126. 林玉珍，谢榕. 中晚期阴道癌同步放化疗的疗效. 实用肿瘤学杂志，2008，22：20-22.
127. 程敏，吴令英，章文华，等 . 215 例老年宫颈癌的临床分析. 中华肿瘤杂志，2009，31：388-391.
128. 孙建衡，蔡树模，高永良. 妇科肿瘤学的一些问题及妇科肿瘤医师的培养. 中华肿瘤杂志，2009，31：946-948.
129. 白萍. 子宫颈癌//孙建衡. 妇科恶性肿瘤诊治纲要. 北京：北京大学医学出版社，2009：32-62.
130. 孙建衡. 妇科恶性肿瘤诊疗纲要. 北京：北京大学医学出版社，2009：1-20.
131. 白萍，马莹，李巍，等. 子宫颈癌全量放疗后局部肿瘤未控或中心型复发患者的手术治疗. 中华肿瘤杂志，2010，32：52-55.
132. 沈铿，孙建衡，曹泽毅，等. 国际妇产科联盟肿瘤 2009 年分期的临床意义研讨. 中华妇产科杂志，2010，45：725-734.
133. 布洁，李韧，宋微，等. 锎-252 中子腔内照射加体外照射治疗宫颈癌 110 例临床分析. 中华肿瘤杂志，2010，32：619-621.
134. 马绍康，孙阳春，吴令英. 原发浸润性阴道癌放疗预后分析. 中华放射肿瘤学杂志，2010，19：537-540.
135. 王鹤，李力，陈心秋，等. 外阴癌手术方式与其预后的相关因素分析. 实用妇产科杂志，2010，26：354-358.
136. 李琦，付科，胡敏霞. 出血性放射性膀胱炎的治疗体会. 山西医科大学学报，2010，41：69-70.
137. 丁晓昀，陈云，杨国学. 膀胱灌注透明质酸钠治疗出血性放射性膀胱炎体会. 中国社区医师. 医学专业半月刊，2010，15：106.
138. 姚心雨，胡小青，罗兵，等. 外阴癌预后影响因素分析. 重庆医学，2011，40：57-61.
139. 孙学明，张彦娜，梁东霞，等. 不同手术方式联合术后放疗对外阴鳞癌预后的影响. 实用癌症杂志，2011，26：387-394.
140. 肖会廷，李斌. 外阴、阴道癌术后的辅助治疗. 实用妇产科杂志，2011，27：723-725.
141. 汤文娟. 手术治疗外阴癌 31 例临床分析. 中国现代医学杂志，2011，21：3192-3194.
142. 石晓婷，尚菊战. 无菌透明质酸钠液膀胱灌注治疗放射性膀胱炎患者的护理. 护理学杂志，2011，

6：37.

143. 王小林，黄建，蒋松琪，等. 经尿道电凝与膀胱灌注治疗放射性膀胱炎的临床对照研究. 现代泌尿外科杂志，2011，16：237.
144. 孙建衡，蔡树模，高永良. 妇科肿瘤学. 北京：中国协和医科大学出版社，2011：137-157，200-237.
145. 李越，张贵宇，张友忠，等. 外阴恶性肿瘤 79 例临床治疗方法及预后分析. 实用妇产科杂志，2012，28：135-138.
146. 饶爱勤，宋磊，李煜，等. 外阴癌腹股沟淋巴结切除术中两种缝合引流方法的比较研究. 实用妇产科杂志，2013，29：543-544.
147. 谢玲玲，卢淮武，陆晓楣，等. 外阴癌 33 例的临床资料及预后分析. 现代妇产科进展，2012，21：51-54.
148. 邵起辉. 出血性放射性膀胱炎的治疗及其体会. 中国医药指南，2012，10：76-77.
149. 吕银，孔令玲，杨林. 1518 例宫颈癌放疗患者放射性直肠炎及膀胱炎发生率的分析. 安徽医科大学学报，2012，47：211-212.
150. 崔志刚，何平，马惠珍，等. 出血性放射性膀胱炎的临床疗效观察. 现代泌尿外科杂志，2012，17：188-190.
151. 张丽秋，马杰. 放射性膀胱炎药物灌注的护理体会. 中国实用医药，2012，7：205.
152. 王志启，王建六. 外阴癌的新辅助化疗. 实用妇产科杂志，2013，29：249-251.
153. 魏萍，盛修贵，山长平，等. 适形放疗联合托泊替康化疗治疗铂类耐药的复发卵巢癌临床观察. 中国肿瘤临床，2013，40：779-781.
154. 赵立，唐飞，柯朴群，等. 双侧输尿管皮肤造口尿流改道联合髂内动脉结扎术治疗出血性放射性膀胱炎. 临床外科杂志，2013，21：297-298.
155. 宋艳，张询译//Anais Malpica，Michael T. Deavers Elizabeth Euscher. 子宫颈及宫内膜活检病理解读. 北京：人民卫生出版社，2013：21-22.
156. 魏矿荣，陈万青，张思维，等. 中国 2009 年宫体癌发病和死亡分析. 中国肿瘤，2013，22：605-610.
157. Tod MC，Meredith WJ. A dosage system for use in the treatment of cancer of the uterine cervix. Br J Radiol，1938，11：809-818.
158. Heyman J，Renterwall O，Bemner S，et al. The radiumhemment experience with radiotherapy in cancer of the corpus of the uterus. Acta Radiol，1941，22：14-98.
159. Karnofsky D，Burchenal J. The clinical evaluation of chemotherapeutic agents in cancer//MacLeod C. Evaluation of chemotherapeutic agents. New York：Columbia University Press，1949：191.
160. Heyman. Annual report on the results of radiotherapy in carcinoma of the uterine cervix. 6th. Stockholm：Kungt Boktryckeriot，P. A. Norstedt & Soner，1951：167-168.
161. World Health Organization. The first ten years of the World Health Organization. Geneva：World Health Organization，1958.
162. Kottmeier HL. Carcinoma of the corpus uteri：diagnosis and therapy. Am J Obstet Gynecol，1959，78：1127-1137.
163. Henschke UK. "Afterloading" applicator for radiation therapy of carcinoma of uterus. Radiology，1960，90：386.
164. Graham JB，Sotto LSJ，Paloucek FP. Carcinoma of the cervix. Philadelphia and London：W. B. Saunclers Company，1962：287-329.

165. Henschke UK, Hilaris BS, Mahan GD. Remote afterloading with intracavitary applicator. Radiology, 1964, 83 : 344–345.

166. Joslin CAF, O'Connell D, Howara N. The treatment of uterine carcinoma using the cathetron. part Ⅲ. Br J Radil, 1967, 40 : 895–901.

167. Gusberg SB, Frick HC. Gynecologic Cancer. 4th. Baltimore: The Wilkins Company, 1970 : 275–313.

168. Simon N, Silven SM, Roach CC. Afterloading Heyman applicators. Acta Radiol, 1971, 10 : 231–232.

169. Fletcher GH, Rtledge FN. Extended field technique in the management of the cancers of the uterine cervix. Am J Roent Rad Therap Nucl Med, 1972, 114 : 116–121.

170. IAEA. Atlas of radiation dose distributions (Vol Ⅳ). Vienna, 1972 : 13–17.

171. Serov SF, Scully RE, Sobin LH. International histologic classification of tumors No. 9 histological typing of ovarian tumors. Geneva: World Health Organization, 1973 : 1–10.

172. Brady LW, Lewis GC, Antoniades J, et al. Evolution of radiotherapeutic technique. Gynecol Oncol, 1974, 2 : 314–323.

173. Fehr PE, Weat K, Hart HT, et al. Malignancy of the uterine corpus following irradiation therapy of squamous cell carcinoma of the cervix. Am J obstet Gynecol, 1974, 119 : 685.

174. Smith JP, Rutledge F. Advances in chemotherapy for gynecologic cancer. Cancer, 1975, 36 : 669–674.

175. Kjellgren O, Sigard J. Efficacy of primary radiation in carcinoma of the endometrium. Acta Obstet Gynecol, Scand, (sappl), 1977, 66 : 69–76.

176. Nelson JH, Boyce J, Macasaet M, et al. Incidence, significance and follow-up of para-aortic lymph node metastases in late invasive carcinoma of the cervix. Am J Obstet Gynecol, 1977, 128 : 336–340.

177. Pierquin B, Dutreix A, Paine CH, et al. The Paris system in interstitial radiation therapy. Acta radiol therapy. Acta radiol Oncol Radiat Phys Biol, 1978, 17 : 33–48.

178. Cramer DW. Epidemiology of the Gynecologic cancers. Comp Ther 1978, 4 : 9.

179. Burghardt E, pickel H. Local spread and lymph node involvement in cervical cancer. Obstet Gynecol, 1978, 52 : 138–145.

180. Rotte KA. Randomized clinical trial comparing a high dose-rate with a conventional dose rate technique. Br J Radiol (special report), 1980, 75–79.

181. Von Essen CF. Clinical application of the Brachytron: the San Diego technique for trearment of cancer of the cervix. Br J Radiol (special report) 1980, 170 : 117–120.

182. Yew C, Choo C, Kyung J, et al. Pelvic abscess complicating embolic therapy for contronl of bleeding cervical carcinoma and simultaneous radiation therapy. Gynecol Oncol, 1980, 55 : 76–78.

183. Fletcher GH. Squamous cell of the uterine cervix. Textbook of radiotherapy. Philadelphia: Lea and Febiger, 1980 : 20–740.

184. Muram D, Oxom H, Gurry RH, et al. Post-radiation ureteral obstruction: a reappraisal. Am J Obest Gynecol, 1981, 139 : 289–239.

185. Piver MS, Barlow JJ, Krishnamsetty R. Five year Survival (with no evidence of disease) in patients with biopsy confirmed aortic node metastasis from cervical. Am J obstet Gynecol, 1981, 139 : 575–578.

186. Zander J, Baltzer J, Lohe KJ, et al. Carcinoma of the cervix: an attempt to indiviualize treatment. Am J Obstet Gynecol, 1981, 139 : 752–759.

187. Silberfarb P, Bloom J. Workshop report: research in adaptation to illness and psychosocial intervention.

Cancer, 1982, 50 : 1926-1927.

188. Rustowski J, Kupsc W. Factors influencing the results of radiotherapy in case inoperable endometrial cancer. Gynecol Oncol, 1982, 14 : 185-193.

189. Gupta S, Gupta Y. N, Sanyal B. Radiation changes in vaginal and cervical cytology in carcinoma of the cervix uteri. J Surg Oncol, 1982, 19 : 71-73.

190. Hilgers RD, Bush SE, Ampuero F. Heavy partical radiation in gyne-cological malignancies//Griffiths CT, Faller AF Jr. Gynecology Oncology. Boston: Martinus Nijhoff publishers, 1983 : 299-311.

191. Hamberger AD, Unal A, Gershenson DM, et al. Analysis of the severe complications of irradiation of carcinoma of the cervix, whole pelvis irradiation and intracavitary radium. Int J Rad Oncol, 1983, 9 : 369-371.

192. Iversen T, Aas M. Lymph drainage from the vulva. Gynecol Oncol, 1983, 16 : 179.

193. Johns HE, Cunningham JR. The physics of radiology. 4 th. Springfield Illionis: Charles G. Thomas, 1983 : 453-496.

194. Hilgers RD, Bush SE, Ampuero F. Heavy partical radiation in gyne-cological malignancies//Griffiths CT, Faller AF Jr. Gynecology Oncology. Boston: Martinus Nijhoff publishers, 1983 : 299-311.

195. Delgado G, Goldson AL, Ashayer E, et al. Intraoperative radiation in the treatment of advanced cervical cancer. Obstet Gynecol, 1984, 63 : 246-252.

196. Paul F, Kaminski, Henru J, et al. Coexistence of ovarian neoplasms and endometrial carcinoma. Obstet Gynecol, 1984, 64 : 553-556.

197. Calman KC. The quality of life in cancer patients: a hypothesis. J Med Ethics, 1984, 10 : 124.

198. Moller BE, Copeland LJ, Hamberger AD, et al. Carcinoma of the cervical stump. Gynecol Oncol, 1984, 18 : 100-108.

199. Tariq M. Murad MD, Carey August MD. Radiation-induced atypia a review. Diagnostic cytopathology, 1985, 1 : 137-152.

200. Maruyama Y, kryscio R, Van Nagell et al. Neutron brachytherapy is better than conventional radiotherapy in advanced cervical cancer. lancet, 1985, 1 : 1120-1121.

201. Visser PA, Mooner MF, Van der Kogel, et al. Application of the linear_ quadratic concept for prediction of late complications after combined irradiation of the uterine cervix. Radiother Oncol, 1985, 4 : 133-141.

202. Greasman WT, Fetter BF, Clark-pearson DL, et al. Management of stage Ia carcinoma of the cervix. Am J Obstet Gynecol, 1985, 153 : 164-172.

203. Riippa P, Kivinen S, Kauppola A. Comparison of Heyman packing and cathetron afterloading method in the treatment of endometrial cancer. Br J Radiol, 1985, 58 : 437-441.

204. Withers HR. Biologic basic for altered fractionation schemes. Cancer, 1985, 55 : 2086-2095.

205. Tariq M, Murad MD, Carey August MD. Radiation-induced atypia a review. Diagnostic cytopathology, 1985, 1 : 137-152.

206. ICRU. Dose and volume specification for reporting intracavitaryy therapy in gynecology. ICRU Report 38, 1985.

207. Von Essen CF, Utley JF, Horn RA, et al, Cancer of the cervix: 10 years' experience with Brachytron// Mould RF. Diagnosis and treatment of carcinoma of the cervix in developing area. Bristal: Adam Hilger Ltd, 1985 : 155-158.

208. Dutreix A, Brider A, Houlard JP. Present and future of dosimetry in intracavitary brachytherapy//Mould RF

and Tungsubutra K. Diagnosis and treatment of carcinoma of the cervix in developing areas. Bristol and Boston: Adam Hilger Ltd, 1985 : 47-50.

209. Bates T. High dose-rate afterloading in treatment of cancer of the cervix//Mould RF. Diagnosis and treatment of carcinoma of the cervix in developing area. Bristal: Adam Hilger Ltd, 1985, 263-666.

210. Ellis F. Dose effects modification relative to dose rate in brachy therapy//Mould RF. Diagnosis and treatment of carcinoma of the cervix in developing area. Bristal: Adam Hilger Ltd, 1985 : 287-292.

211. Van Nagell J, Maruyama Y, Donaldson ES, et al. Phase Ⅱ clinical trial using ^{252}Cf fast Neutron brachytherapy, external pelvic radiation and extrafacial hysterectomy in the treament of bulky、barrel shaped stage Ib cervical cancer. Cancer, 1986, 57 : 1918-1922.

212. JE, di Paola GR, Cachau A, et al. A possible new trend in the management of the carcinoma of the cervix uteri. Gynecol Oncol, 1986, 25 : 139-149.

213. Yamashita H. Problems and results of remote control after-loading therapy with high dose rate ^{252}Cf in uterine cancer. Supplements to strahlentherapic and oncology, 1986, 82 : 180-181.

214. Sun Jian-heng, zhang Wen-hua, Li Ai-ling, et al. A primary report on intracavitary irradiation of cervical carcinoma. Supplements to strahletherapic and oncology, 1986, 82 : 199-200.

215. Rotte K. long-time results of HDR afterloading in comparison with radium therapy in endometrium cancer in würzburg. Supplements to strahletherapic and oncology, 1986, 82 : 218-219.

216. Norr D, Hilaris BS, Tome M, et al. Combined surgery and radiation in endometrial carcinoma: an analysis of prognostic factors. Int J Radiat Oncol Biol Phys, 1987, 13 : 489-498.

217. Storm H. Second primary cancer after treatment for cervical cancer. Cancer, 1988, 61 : 679-688.

218. Pettersson F. Annual report on the results of treatment in gynecological cancer. Stockholm: 1988, 20 : 79-109.

219. Sun Jian-heng, Li Ai-Ling, Zhang Wen-Hua, et al. Afterloading Technique for the Treatment of Carcinoma of the Cervix//Kutzner J. Afterloading Brachytherapy I. Munchen, Bern, Wein, San Francisco: W. Zuckschwerdt Verlag, 1988 : 55-56.

220. Berman ML. Conservative surgical management of superficially invasive stage I vulva carcinoma. Gynecol Oncol, 1989, 35 : 352.

221. Spirtos NM, Doshi BP, Kapp DS, et al. Radiation therapy for primary squamous cell carcinoma of the vagina: Standford University experience. Gynecologic Oncology, 1989, 35 : 20-26.

222. Cavanagh D, Fiorica JV, Hoffman MS, et al. Invasive carcinoma of vulva: Changing trends in surgical management. Am J Obstet Gynecol, 1990, 163 : 1007.

223. Marjina Y, Werzbicki J, Feola J, et al. Regeneration in cervix cancer after ^{252}Cf Neutron brachytherapy. Int J Radiat Oncol Biol Phys, 1990, 19 : 61-67.

224. Maruyama Y, Weivhbicki J, Feola J, et al. Clinical study of relative biological effectiveness for cervical cancer using ^{252}Cf. Br J Radical, 1990, 63 : 270-277.

225. May LE, Bellinson JL, Roland TA, et al. Palliative benefit of radiation therapy in advanced ovarian cancer. Gynecol Oncol, 1990, 37 : 408-411.

226. Kucera H, Vavra N, Weghaupt k. Benefit of external radiation in pathologic stage I endometrial carcinoma: a prospective clinical trial of 605 patients who received postoperative vaginal irradiation and additionally pelvic irradiation in the presence of unfavaourable prognostic factors. Gynecol Oncol, 1990, 38 : 99-104.

227. Heaton D. Treatment of 29 patient with bulky squamous cell carcinoma of the cervix with simultaneous cisplatin, 5-

Fu and split course hyperfractionted radiation therapy. Gynecol Oncol, 1990, 38 : 323-327.
228. Manetta A, Gutrecht E, Berman ML, et al. Primary invasive carcinoma of the vagina. Obstet Gynecol, 1990, 76 : 639-642.
229. Patton TS, Kavanagh JJ, Delclosl, et al. Five-year survival in patients given intra-arterial chemotherapy prior to radiotherapy for advanced squamous carcinoma of the cervix and vagina. Gynecol Oncol, 1991, 42 : 54-59.
230. Maruyama Y, van Nagell JR, Yonada J, et al. A review of Calilornium-252 neutron brachytherapy for cervical cancer. Cancer, 1991, 68 : 1189-1197.
231. O'hanalan KA, Goldberg GI, Jones JG, et al. Adjuvant therapy for neuroendocrine small cell carcinoma of the cervix: review of the literature. Gynecol Oncol, 1991, 43 : 167.
232. Pao CC, Lin CY, Chang YI, et al. Human papillomaviruses and small cell carcinoma of the uterine cervix. Gynecol Oncol, 1991, 43 : 206-210.
233. Roberts WS, Hoffman MS, Kavanagh JJ, et al. Further experience with radiation and concomitant intravenous chemotherapy in advanced carcinoma of the lower female genital tract. Gynecol Oncol, 1991, 43 : 233-236.
234. Schink JG, Rademaker AW, Miller DS, et al. Tumor size in endometrial cancer. Cancer, 1991, 67 : 2791-2794.
235. Pettersson F, Annual report on the results of treatment in gynecological cancer. Stockholm: FIGO, 1992, 22 : 36-46.
236. Coppleson M. Gynecologic Oncology: Fundamental principles and clinical practice. 2 th Edinburgh: Churchill Livingstone, 1992 : 917-945.
237. Dembo AJ. Epithelial ovarian cancer: the role of radiotherapy. Int J Radiat Oncol Biol Phys, 1992, 22 : 835-845.
238. Pecorelli S. FIGO annual report on the results of treatment in gynecological cancer (vol 23). J Epidemiol Biostatis, 1992, 3 : 35-61.
239. Rantanen V. Radiation sensitivity of endometrial carcinoma in vitro. Gynecol Oncol, 1992, 44 : 217-220.
240. Petersen L K, Mamsen A, Jakobsen A, et al. Carcinoma of the cervical stump. Gynecol Oncol, 1992, 46 : 199-202.
241. Peters WA, Smith MR, Cain J, et al. Intraperitoneal ^{32}P is not an effective consolidation therapy after a negative second-look laporotomy for epithelial carcinoma of the ovary. Gynecol Oncol, 1992, 47 : 146-147.
242. Stehman FB, Bundy BN, Dvoretsky PM, et al. Early Stage I carcinoma of the vulva treated with ipsilateral superficial inguinal lymphadenectomy and modified radical hemivulvectomy: A prospective study of the GOG. Obstet Gynecol, 1992, 79 : 490.
243. Van Nagell JR, et al. Clinical invasive carcinoma of the cervix: clinical features, diagnosis, staging and pretreatment evaluation//Coppleson Med. Gynecol Oncology. New York: churchill Livingstone, 1992 : 663.
244. Barillot I, Horiot JC, Cuisenier J, et al. Carcinoma of the cervical stump: a review of 213 cases. Cancer, 1993, 29 : 1231-1236.
245. Greven KM, Lancino RM, Corn B, et al. Pathological stage Ⅲ endometrial carcinoma prognostic factors and patients of recurrence. Cancer, 1993, 71 : 3697-3702.
246. Averette HE. Radical hyterectomy for invasive cervical cancer. Cancer (supplement), 1993, 71 : 1422.
247. Chassagne D, Sismondi P, Horiot JC, et al. A glossary for reporting complication of treatment in gynecologi-

cal cancers. Radiother Oncol, 1993, 26：195-202.
248. Konski A, Neisler J, Phibbs G, et al. The use of intraoperative electron beam radiation therapy in the treatment of paraaortic metastasis from gynecologic tumors: a pilot study. Am J Clin Oncol (CCT), 1993, 16：67-111.
249. Krumm S, Lamberti J. Changes in sexual behavior following radiation therapy for cervical cancer. J Psychosom Obstet Gynecol, 1993, 4：51-63.
250. Grinsky T, Rey A, Roche B, et al. Overal treament time in advanced cervical carcinormas: a critical parameter in treatment outcome. Int J Radiat Oncol Biod Phys, 1993, 27：1051-1056.
251. Lancino RM, Pazah TF, Martz KM, et al. The influence of treatment time on outcome for squamous cell cancer of the uterine cervix treated with radition: a patterns-of-care study. Int J Radiat Oncol Biol Pphys, 1993, 25：391-397.
252. Rose PG, Barkers S, Kern M, et al. Primary radiation therapy for endometrial carcinoma: A case controlled study. Int J Radiat Oncol Biol Phys, 1993, 27：585-590.
253. Kupelian PA, Eifel PJ, Tomos C, et al. Treatment of endometrial carcinoma with radiation therapy alone. Int J Radioat Oncol Biol Phys, 1993, 27：817-824.
254. Nanavatia DJ, Fanning J, Hilgers R, et al. High-dose-rate brachy-therapy in primary stage I and Ⅱ vaginal cancer. Gynecol Oncol, 1993, 51：67-71.
255. Duggan MA, Benoit JL, McGregor SE, et al. The human papillomavirus status of 114 endocervical adenocarcinoma cases by dot-blot hybridization. Hum Pathol, 1993, 24：121-125.
256. Elliot P, Green D, Coates A, et al. The efficacy of postoperative vaginal irradiation in preventing vaginal recurrence in endometrial cancer. Int J Gynecol Cancer, 1994, 4：84-93.
257. Scambia G, Benedetti Panici P, Foti E, et al. Squamous cell carcinoma antigen: prognostic significance and role in the monitoring of neoadjuvant chemotherapy response in cervical cancer. J Clin Oncol, 1994, 12：2309-2316.
258. Bye A, Ose T, Kaasa S. Quality of life during pelvic radiotherapy. Acta Obstet Gynecol Scand, 1995, 74：147-152.
259. Leminen A, Forss M, Lehtovirta P. Therapeutic and prognostic considerations in primary carcinoma of the vagina. Acta Obstet Gynecol Scand, 1995, 74：379-383.
260. Stock RG, Chen ST, Sesk J. A 30-year experience in the management of primary carcinoma of the vagina: analysis of prognostic factors and treatment modialities. Gynecol Oncol, 1995, 56：45-52.
261. Davis KP, Stanhope CK, Garton GR, et al. Primary invasive vagina catcinoma-experience at the Princess Margaret Hospital. Gynecol Oncol, 1995, 56：435-443.
262. Wahlen SA, Slater JD, Wagner RJ, et al. Concurrent radiation therapy in the treatment of primary squamous cell carcinoma of the vulva. Cancer, 1995, 75：2289-2294.
263. Powers CN. Radiation treatment effects in cervical cytology. Diagnostic cytopathology, 1995, 13：75-80.
264. Grigsby P W, Russell A, Bruner D, et al. Late injury of cancer therapy on the female reproductive tract. International Journal of Radiation Oncology Biology Physics, 1995, 31：1281-1299.
265. Bosch FX, Manos MM, Munoz N, et al. Prevalence of human papillomavirus in cervical cancer: a worldwide perspective. J Natl Cancer Inst, 1995, 87：796-802.
266. Duk JM, Groenier KH, Bruijn HM, et al. Pretreatment serum squamous cell carcinoma antigen: a newly

identified prognostic factor in early-stage cervical carcinoma. J Clin Oncol, 1996, 14 : 111-118.

267. Anonymous. Outcomes of cancer treatment for technology assessment and cancer treatment guidelines. J Clin Oncol, 1996, 14 : 671-679.

268. Urbansk IK, Koys T, Reinfuss M. Primary invasive vaginal carcinoma treated with radiotherapy analysis of prognostic factors. Gynecol Oncol, 1996, 60 : 16-21.

269. Ball HG. Do we know the best therapy for early endometrial cancer? Gynecol Oncol, 1996, 60 : 173-175.

270. Fishaman DA, Roberts KB, Chambers JT, et al. Radiation therapy as exclusive treatment for medically inoperable patients with stage I and Ⅱ endometrial carcinoma of the endometrium. Gynecol Oncol, 1996, 61 : 189-196.

271. Chyle V, Eagars GK, Wheeler JA, et al. Definitive radiothery for carcinoma of the vagina outcome and prognostic factors. Int J Radiat Oncol Biol Phys, 1996, 35 : 891-905.

272. Hockel M, Sclenger K, Hamm H, et al. Five year experience with combined operative and radiotherapeutic tretment of recurrent gynecologic tumors infiltrating the pelvic wall. Cancer, 1996, 77 : 1918-1919.

273. Ali MM, Huang DT, Goplerud DR, et al. Radiation alone for carcinoma of the vagina: variation in response related to the location of the primary tumor. Cancer, 1996, 77 : 1934-1939.

274. Bush RS, Allt WEC, Beale FA, et a1. Treatment of epithelial carcinoma of the ovary: operation, irradiation and chemotherapy. Am J 0bstet Gynecol, 1997, 177 : 238-250.

275. Arrastia CD, Fruchter RG, Clark M. Uterine carcinosarcomas: Incidence and trends in management and survival. Gynecol Oncol, 1997, 65 : 158-163.

276. Chi DS, Mychalczak B, Saigo DE, et al. The role of whole pelvic irradiation in the treatment of early-stage uterine carcinosarcoma. Gynecol Oncol, 1997, 65 : 493-498.

277. Garton GR, Gunderson LL, Webb MJ, et al. Intraoperative radiation therapy in gynecologic cancer: update of the experience at a single institution. Int J Radiat Oncol Biol Phys, 1997, 34 : 839-843.

278. Knocke TH, Kucera H, Weidinger B, et al. Primary Treatment of endometrial carcinoma with high-dose-rate brachytherapy: results of 12 years of experience with 280 patients. Int J Radioat Oncol Biol Phys, 1997, 37 : 359-356.

279. Stock RG, Chank, Terk M, et al. A new technique for performing Syed-Neblett femplate interstitial implant for gynecologic malignancies using transrectal-ultrasound guidence. Int J Radiat Oncol Biol Phys, 1997, 37 : 819-825.

280. Faul CM, Mirmow D, Hang Q, et al. Adjuvant radiation for vulvar carcinoma: improved local control. Int J Radiat Oncol Biol Phys, 1997, 38 : 381-389.

281. Micaily B, Dzeda MF, Miyamoto CT, et al. Brachytherapy for cancer of the female urethra. Semin Surg Oncol, 1997, 13 : 208-214.

282. Vahrson HW. Radiation oncology of gynecological cancer. Berlin: Springer, 1997 : 103-131, 298-395.

283. Herbolsheimen M, Rotte K. Cancer of the endometrium//vahnson HW. Radiation oncology of gynecological cancer. Beriin-Heidelberg: Springer, 1997 : 241-296.

284. Perez CA, Grigsby PW, Chao C, et al. Irradiation in carcinoma of the vulva: factors affecting outcome. Int J Radiat Oncol Biol Phys, 1998, 42 : 335-344.

285. Cook-Glenn CL, Keyhani-rofagha S. Adenocarcinoma of the uterine cervix associated with pregnancy: A retrospective 10-year investigative study. Diagn Cytopathol, 1998, 18 : 393-397.

286. Gerszten K, Faul C, Kounelis S, et al. The role impact of adjuvant radiotherapy on carcinosarcoma of the uterus. Gynecol Oncol, 1998, 68 : 8-13.

287. Creasman WT, Phillips JL, Menck HR. The national cancer data base report on cancer of the vagina. Cancer, 1998, 83 : 1033-1040.

288. Knocks TH, Kucera H, Dorfler D, et al. Results of postoperative radiotherapy in the treatment of sarcoma of the corpus uteri. Cancer, 1998, 83 : 1972-1979.

289. Peret CA, Brady LW. Principles and practice of radiation oncology. 3th. New York: Lip Pincott-Raven, 1998.

290. Bush M, Wagener B, Duhmek E. Long-term results of radiotherapy alone for carcinoma of the vulva. Adv Ther, 1999, 16 : 89-100.

291. Tewari K, Cappuccini F, Syed AM, et al. Interstitial brachytherapy in the treatment of advanced and recurrent vulvar cancer. Am J Obsted Gynecol, 1999, 181 : 91-98.

292. Peters WAI, Liu PY, Barrett R, et al. Concurrt chemotherapy and pelvic radiation therapy compared with pelvic radiation therapy alone as adjuvant therapy after radical surgery in high-risk early-stage cancer of the cervix. Clin Oncol, 1999, 17 : 1339-1348.

293. Gupta AK, Vicini FA, Frazier AJ, et al. Iridium-192 transperineal interstitial brachytherapy for advanced or recurrent gynecological malignancies. Int J Radiat Oncol Biol Phys, 1999, 43 : 1055-1060.

294. Perez CA, Grigsby PW, Garipagaoglu M, et al. Factors affecting long-term outcome of irradiation in carcinoma of the vagina. Int J Radiation Oncology Biol Phys 1999, 44 : 37-45.

295. Walboomers JM, Jacobs MV, Manos MM, et al. Human papillomavirus is a necessary cause of invasive cervical cancer worldwide. J Pathol, 1999, 189 : 12-19.

296. Whitney CW, Sause W, Bundy BN, et al. A randomized comparison of fluorouracil plus cisplatin versus hydroxyurea as an adjunct to radiation therapy in stages ⅡB-ⅣA carcinoma of the cervix with negative paraaortic lymph nodes. A Gynecologic Oncology Group and Southwest Oncology Group Study. J Clin Oncol, 1999, 17 : 1339-48.

297. Morris M, Eifel PJ, Lu J, et al. Pelvic radiation with concurrent chemotherapy versus pelvic and para-aortic radiation for high-risk cervical cancer. A randomized Radiation Therapy Oncology Group clinical trial. N Eng J Med, 1999, 340 : 1137-1143.

298. Rose PG, Bundy BN, Watkins EB, et al. Concurrent cisplatin-based chemoradiation in locally advanced cervical cancer. N Eng J Med 1999, 340 : 1144-1153.

299. Keys HM, Bundy BN, Stehman FB, et al. Cisplatin, radiatoin and adjuvant hysterectomy compared with radiation and adjuvant hysterectomy for bulky stage IB cervical carcinoma. N Eng J Med 1999, 340 : 1154-1161.

300. Morris M, Eifel PJ, Lu J, et al. pelvic radiation with concurrent chemotherapy compared with pelvic and paraaortic radiation for high risk cervical cancer. N Engl J Med, 1999, 340 : 1198.

301. Onnis A, Marchetti M. Hormonal replacement therapy and gynecological cancer. Clin Exp Obstet Gynecol, 1999, 26 : 5-8.

302. Lin H, Chang Chien CC, Huang EY, et al. The role of pretreatment squamous cell carcinoma antigen in predicting nodal metastasis in early stage cervical cancer. Acta Obstet Gynecol Scand, 2000, 79 : 140-144.

303. Pingley P, Shrivastava KH, Sarin R, et al. Primary carcinoma of the vagina: Memorial Hospital experience.

Int J Radiat Oncol Biol Phys, 2000, 46 : 101-108.

304. Suzuki Y, Nakano T, Arai T, et al. Progesterone receptor is a favorable prognostic factor of radiation therapy for adenocarcinoma of the uterine cervix. Int J Radiation Oncol Biol Phys, 2000, 47 : 1229-1234.

305. Han SC, Kim DH, Higgins SA, et al. Chemoradiattion as primary or adjuvant treatment for locally advanced carcinoma of the vulva. Int J Radiat Oncol Biol Phys, 2000, 47 : 1235-1244.

306. Bsusch M, Wagener B, Schaffer M, et al. Long-term impact of postoperative radiotheraqy in carcinoma of the vulva FIGO I/Ⅱ. Int J Radiat Oncol Biol Phys, 2000, 48 : 214-218.

307. Akl A, Akl M, Blike G, et al. Preliminary results of chemoradiation as a primary treatment for vulvar carcinoma. Int J Radiat Oncol Biol Phys, 2000, 48 : 415-420.

308. Peters WA, Ⅲ, Liu PY, Barrett RJ, et al. Concurrent chemotherapy and pelvic radiation therapy compared with pelvic radiation therapy alone as adjuvant therapy after radical surgery in high-risk early-stage cancer of the cervix. J Clin Oncol 2000, 18 : 1606-1613.

309. Thomas G, Benedet JL, Ngan HYS, et al. Cancer of the cervix uteri//Benedet JL. Staging classifications and clinical practice guidelines for gynaecological cancers. Elsevier: International Journal of Gynecology and Obstetrics, 2000 : 37-62.

310. Smith HO, Tiflany MF, Qualls CR, et al. The rising incidence of adenocarcinoma relative to squamous cell carcinoma of the uterine cervix in the United States: A 24-year population based study. Gynecol Oncol, 2000, 78 : 97-105.

311. Borronow RC. The bulky 6-cm barrel shaped lesion of the cervix primary Surgery and Postoperative chemoradiation. Gynecol Oncol, 2000, 78 : 313.

312. Cardenes H, Randall ME. Intergating radiation therapy in the curative management of ovrian cancer: current issues and future directions. Semin Radiat Oncol, 2000, 10 : 61-70.

313. Pecorell S. FIGO annual report on the results of treatment in gynecological cancer (Volume 24). Milano, 2000 : 47-86.

314. Kucera H, Mock U, Knocke TH, et al. Radiotherapy alone for invasive vaginal cancer: outcome with intracavitary high dose rate brachytherapy versus conventional low dose rate brachytherapy. Acta Obstet Gynecol Scand, 2001, 80 : 355-360.

315. Tjalma WA, Monaghan JM, F. R. C. S, et al. The role of surgery in invasive squamous carcinoma of the vagina. Gynecol Oncology, 2001, 81 : 360-365.

316. Suriano KA, Mchale M, Mclaren CE. Estrogen replacement therapy in endometrial cancer patients: a matched control study. Obstet Gynecol, 2001, 97 : 555-560.

317. Parkin DM, Bray F, Ferlay J, et al. Estimating the world cancer burden: Globocan 2000. Int J cancer, 2001, 94 : 153-156.

318. Pecorelli S. FIGO annual report on the results of treatment in gynecological cancer (vol 24). J Epidemiol Biostatis, 2001, 6 : 7-16.

319. Tabata T, Takeshima N, Nishida H, et al. A randomized study of primary bleomycin, vincristine, mitomycin and cisplatin (BOMP) chemotherapy followed by radiotherapy versus radiotherapy alone in stage Ⅲ and Ⅳ squamous cell carcinoma of the cervix. Anticancer Res, 2003, 23 : 2885-2890.

320. Loizzzi V, Cormio G, et al. chemoradiation: a new approach for the treatment of cervical cancer. Int J Gynecol Cancer, 2003, 13 : 580-586.

321. Mundt AJ, Mell LK, Roeske JC. Preliminary analysis of chronic gastrointestinal toxicity in gynecology patients treated with intensity-modulated whole pelvic radiation therapy. Int J Radiat Oncol Biol Phys, 2003, 56：1354-1360.

322. Adli M, Mayr NA, Kaiser HS, et al. Does prone positioning reduce small bowel dose in pelvic radiation with intensity-modulated radiotherapy for gynecologic cancer? Int J Radiat Oncol Biol Phys, 2003, 57：230-238.

323. Kitamurad T, Nakayamae H, Oginoa I, et al. Pelvic insufficiency fractures in postmenopausal woman with advanced cervical cancer treated by radiotherapy. Radiotherapy and Oncology, 2003, 68：61-67.

324. Maduro J. H, Pras E, Willemse, P. H. B, et al. Acute and long-term toxicity following radiotherapy alone or in combination with chemotherapy for locally advanced cervical cancer. Cancer Treatment Reviews, 2003, 29：471-488.

325. Kasiske BL, Snyder JJ, Gilbertson DT, et al. Cancer after kidney transplantation in the United States. Am J Transplant, 2004, 4：905.

326. Letitia Lancaster. Preventing vaginal stenosis after brachytherapy for gynaecological cancer: an overview of Australian practices. European Journal of Oncology Nursing, 2004, 8：30-39.

327. Dalrymple JL, Russell AH, Lee SW, et al. Chemoradiation for primary invasive squamous carcinoma of the vagina. Int J Gynecol Cancer, 2004, 14：110-117.

328. Hellman K, Silfversward C, Nilddon B, et al. Primary carcinoma of the vagina: factors influencing the age at diagnosis. The radiumhemmet series 1956-96. Int J Gynecol Cancer, 2004, 14：491-501.

329. Otton GR, Nicklin JL, Dickie GJ, et al. Early-stage vaginal carcinoma-an analysis of 70 patients. Int J Gynecol Cancer, 2004, 14：304-310.

330. Maryina LA, Chekhonadsky VN, Nechushkyn MI, et al. Cancer of Cervix and Corpus Ureri. Moscow, 2004：338.

331. Feng SY, Zhang YN, Lin JG. Risk factors and prognosis of node-positive cervical carcinoma. Ai Zheng. 2005, 24：1261-1266.

332. Kim YT, Yoon BS, Kim JW, et al. Pretreatment levels of serum squamous cell carcinoma antigen and urine polyamines in women with squamous cell carcinoma of the cervix. Int J Gynaecol Obstet. 2005, 91：47-52.

333. D'Souza WD, Ahamad AA, Lyer RB, et a1. Feasibility of dose escalation using intensity-modulated radiotherapy in posthysterectomy cevical carcinoma. Int J Radiat Oncol Biol Phys, 2005, 61：1062-1070.

334. Frank SJ, Jhingran A, Levenback C, et al. Definitive radiation therapy for squamous cell carcinoma of the vagina. Int J Radiation Oncology Biol Phys, 2005, 62：138-147.

335. Kirisits C, Po¨tter R, Lang S, et al. Dose and volume parameters for MRI based treatment planning in intracavitary brachytherapy of cervix cancer. Int J Radiat Oncol Biol Phys, 2005, 62：901-911.

336. Guerrero M, LI XA, MA LJ, et al. Simultaneous integrated intensity-modulated radiotherapy boost for locally advanced gynecological cancer: radiobiological and dosimetric considerations. Int J Radiat Oncol Biol Phys, 2005, 62：933-939.

337. Tamm MN, LuisS, Lorraine P, et al. Long-term results of high-dose rate brachytherapy in the primary treatment and medically inoperable stage Ⅰ~Ⅱ endometriama. Int J Radiat Oncol Biol Phys, 2005, 63：1108.

338. Taylor A, Rockall AG, Reznek RH, et al. Mapping pelvic lymph nodes: guidelines for delineation in intensity-modulated radiotherapy. Int J Radiat Oncol Biol Phys, 2005, 63：1604-1612.

339. Bachtiary B, Dewitt A, Pintilie M, et al. Comparison of late toxicity between continuous low-dose-rate and

pulsed-dose-rate brachytherapy in cervical cancer patients. Int J Radiat Oncol Biol Phys, 2005, 63 : 1077-1082.

340. Reesink PN, Van der Velden J, Ten Hoor KA, et al. Preoperative serum squamous cell carcinoma antigen levels in clinical decision making or patients with early-stage cervical cancer. J Clin Oncol, 2005, 23 : 1455-1462.

341. Haie-Meder C, Pötter R, Van Limbergen E, et al. Recommendations from Gynaecological (GYN) GEC-ESTRO Working Group (I): concepts and terms in 3D image based 3D treatment planning in cervix cancer brachytherapy with emphasis on MRI assessment of GTV and CTV. Radiotherapy Oncol, 2005, 74 : 235-45.

342. Li-Min Sun, Han-Yao Huang, Eng-Yen Huang, et al. A prospective study to assess the bladder distension effects on dosimetry in intracavitary brachytherapy of cervical cancer via computed tomography-assisted techniques. Radiother Oncol, 2005, 77 : 77-82.

343. Samant R, Tam T, Dahrouge S, et al. Radiotherapy for the treatment of primary cancer. Radiother Oncol, 2005, 77 : 133-136.

344. Leopold G. Koss, Myron R. Melam. Koss diagnostic cytology and its histopathologic bases. 5th. Lippincott Williams Wikins, 2005.

345. van de Bunt L, van der Heide UA, Ketelaars M, et al. Conventional, conformal, and intensity-modulated radiation therapy treatment planning of external beam radiotherapy for cervical cancer: the impact of tumor regression. Int J Radiat Oncol Biol Phys 2006; 64 : 189-196.

346. Pötter R, Haie-Meder C, Van Limbergen E, et al. Recommendations from gynaecological (GYN) GEC ESTRO working group (Ⅱ): concepts and terms in 3D image-based treatment planning in cervix cancer brachytherapy-3D dose volume parameters and aspects of 3D image-based anatomy, radiation physics, radiobiology. Radiother Oncol, 2006, 78 : 67-77.

347. Georg P, Georg D, Hillbrand M, et al. Factors influencing bowel sparing in intensity modulated whole pelvic radiotherapy for gynaecological malignancies. Radiother Oncol, 2006, 80 : 19-26.

348. Lataifeh I, Amarin Z, Jaradat I. Stage ⅡB carcinoma of the cervix that is associated with pelvic kidney: A therapeutic dilemma. Am J Obstet Gynecol, 2007, 197: e8-10.

349. Po¨tter R, Dimopoulos J, Georg P, et al. Clinical impact of MRI assisted dose volume adaptation and dose escalation in brachytherapy of locally advanced cervix cancer. Radiother Oncol, 2007, 83 : 148-155.

350. X. TAO, Kavenagh JJ. Chemotherapy for gynecological malignancies in organ transplantation patients: report of two cases. Int J Gynecol Cancer, 2008, 18 : 1376-1380.

351. Lian JD, Dundas G, Carlone M, eta al. Twenty-year review of radiotherapy for vaginal cancer: an institutional experience. Gynecol Oncol, 2008, 111 : 298-306.

352. De Brabandere M, Mousa AG, Nulens A, et al. Potential of dose optimisation in MRI-based PDR brachytherapy of cervix carcinoma. Radiother Oncol, 2008, 88 : 217-26.

353. Cozzi L, Dinshaw KA, Shrivastava SK, et al. A treatment planning study comparing volumetric arc modulation with RapidArc and fixed field IMRT for cervix uteri radiotherapy. Radiotherapy and Oncology, 2008, 89 : 180-191.

354. Chen MF, Tseng CJ, Tseng CC, et al. Adjuvant concurrent chemoradiotherapy with Intensity-Modulated pelvic radiotherapy after surgery for high-risk, early stage cervical cancer patients. The Cancer Journal, 2008, 14 : 200-206.

355. Paternoster DM, Cester M, Resente C, et al. Human papilloma virus infection and cervical intraepithelial neoplasia in transplanted patients. Transplant Proc, 2008, 40 : 1877-1880.

356. Sehouli J, Oskay-Ozcelik G. Current role and future aspects of topotecan in relapsed ovarian cancer. Curr Med Res Opin, 2009, 25 : 639-651.

357. Zwahlen DR, Ruben JD, Jones P, et al. Effect of intensity modulated pelvic radiotherapy on second cancer risk in the postoperative treatment of endometrial and cervical cancer. Int J Radiat Oncol Biol Phys, 2009, 74 : 539-545.

358. Wo JY, Viswanathan A. Impact of radiotherapy on fertility, pregnancy and neonatal outcomes in female cancer patients. Int. J. Radiation Oncology Biol. Phys, 2009, 73 : 1304-1312.

359. Lorusso D, Pietragalla A, Mainenti S, et al. Review role of topotecan in gynaecological cancers: current indications and perspectives. Crit Rev Oncol Hematol, 2010, 74 : 163-174.

360. Stromberger C, Kom Y, Kawgan-Kagan M, et al. Intensity-Modulated Radiotherapy in Patients with Cervical Cancer, An intra-individual Comparison of Prone and Supine Positioning. Radiation Oncology, 2010, 5 : 63-71.

361. Hellebust TP, Kirisits C, Berger D, et al. Recommendations from Gynaecological (GYN) GEC-ESTRO Working Group: considerations and pitfalls in commissioning and applicator reconstruction in 3D image-based treatment planning of cervix cancer brachytherapy. Radiother Oncol, 2010, 96 : 153-160.

362. Tyagi A, Supe SS, Sandeep, et al. A dosimetric analysis of 6MV versus 15MV photon energy plans for intensity modulated radiation therapy (IMRT) of carcinoma of cervix. Reports of Practical oncology and Radiotherapy, 2010, 15 : 125-131.

363. Gardner GJ, Jewell EL. Current and future directions of clinical trials for ovarian cancer. Cancer Control, 2011, 18 : 44-51.

364. Naumann RW, Coleman RL. Management strategies for recurrent platinum-resistant ovarian cancer. Drugs, 2011, 71 : 1397-1412.

365. Mak RH, Halasz LM, Tanaka CK, et al. Outcomes after radiation therapy with concurrent weekly platinum-based chemotherapy or every-3~4-week 5-fluorouracil-containing regimens for squamous cell carcinoma of the vulva. Gynecol Oncol, 2011, 120 : 101-107.

366. Desimone CP, Elder J, van Nagell JR. Selective inguinal lymphadenectomy in the treatment of invasive squamous cell carcinoma of the vulva. Int J Surg Oncol, 2011, 2011 : 284-374.

367. Rodriguez-Wallberg KA, Oktay K. Options on fertility preservation in female cancer patients. Cancer Treatment Reviews, 2012, 38 : 354-361.

368. Gadducci A, Tana R, Barsotti C, et al. Clinico-pathological and biological prognostic variables in squamous cell carcinoma of the vulva. Crit Rev Oncol Hematol. 2012, 83 : 71-83.

369. Du XL, Jiang T, Sheng XG, et al. PET/CT scanning guided intensity-modulated radiotherapy in treatment of recurrent ovarian cancer. Eur J Radiol, 2012, 81 : 3551-3556.

370. Gadducci A, Ferrero A, Tana R, et al. Prognostic value of lymph node status and number of removed nodes in patients with squamous cell carcinoma of the vulva treated with modified radical vulvectomy and inguinal-femoral lymphadenectomy. Eur J Gynaecol Oncol, 2012, 33 : 640-643.

371. Moore DH, Ali S, Koh WJ, et al. A phase Ⅱ trial of radiation therapy and weekly cisplatin chemotherapy for the treatment of locally-advanced squamous cell carcinoma of the vulva: a gynecologic oncology group study, Gynecol Oncol, 2012, 124 : 529-533.

372. Jang WI, Wu HG, Ha SW, et al. Definitive radiotherapy for treatment of primary vaginal cancer effectiveness and prognostic factors. Int J Gynecol Cancer, 2012, 22 : 521-527.

373. Aragona AM, Cuneo N, Soderini AH, et al. Tailoring the treatment of locally advanced squamous cell carcinoma of the vulva: neoadjuvant chemotherapy followed by radical surgery: results from a multicenter study. Int J Gynecol Cancer, 2012, 22 : 1258-1263.

374. Levenback CF, Ali S, Coleman RL, et al. Lymphatic mapping and sentinel lymph node biopsy in women with squamous cell carcinoma of the vulva: a gynecologic oncology group study. J Clin Oncol, 2012, 30 : 3786-3791.

375. Belotte J, Awonuga AO, Bolinjkar R, et al. Platinum-based combination chemotherapy for the treatment of advanced-stage squamous cell carcinoma of the vulva. Obstet Gynecol, 2012, 120 : 458-460.

376. Gaudineau A, Weitbruch D, Quetin P, et al. Neoadjuvant chemoradiotherapy followed by surgery in locally advanced squamous cell carcinoma of the vulva. Oncol Lett, 2012 4 : 719-722.

377. Rauh-Hain JA, Clemmer J, Clark RM, et al. Racial disparities and changes in clinical characteristics and survival for vulvar cancer over time. Am J Obstet Gynecol., 2013, 209 : 468. e1-468. e10.

378. Platta CS, Anderson B, Geye H, et al. Adjuvant and definitive radiation therapy for primary carcinoma of the vagina using brachytherapy and external beam radiation therapy. J Contemp Brachytherapy, 2013, 5 : 76-82.

379. Yahara K, Ohguri T, Imada H, et al. Epithelial ovarian cancer: definitive radiotherapy for limited recurrence after complete remission had been achieved with aggressive front-line therapy. J Radiat Res, 2013, 54 : 322-329.

380. Chang JS, Koom WS, Kim SW, et al. Risk stratification of abdominopelvic failure for FIGO stage Ⅲ epithelial ovarian cancer patients: implications for adjuvant radiotherapy. Gynecol Oncol, 2013, 24 : 146-153.

381. Coleman RL, Ali S, Levenback CF, et al. Is bilateral lymphadenectomy for midline squamous carcinoma of the vulva always necessary? An analysis from Gynecologic Oncology Group (GOG) 173. Gynecol Oncol, 2013, 128 : 155-159.

382. Brown AP, Jhingran A, Klopp AH, et al. Involved-field radiation therapy for locoregionally recurrent ovarian cancer. Gynecol Oncol, 2013, 130 : 300-305.

383. Hiniker SM, Roux A, Murphy JD, et al. Primary squamous cell carcinoma of the vagina: Prognostic factors, treatment patterns, and outcomes. Gynecol Oncol, 2013, http://dx. doi. org/10. 1016/j. ygyno. 2013. 08. 012.

384. Iacoponi S, Zapardiel I, Diestro MD, et al. Prognostic factors associated with local recurrence in squamous cell carcinoma of the vulva. J Gynecol Oncol, 2013, 24 : 242-248.

385. Jones IS, Crandon A, Sanday K. Squamous cell carcinoma of the vulva: a comparison between women 35 years or younger and 90 years or older. J Low Genit Tract Dis, 2013, 17 : 267-272.

附录　几种常用放射源衰变表

附录一　钴-60 衰变表

半衰期　5.3 年

日	0	40	80	120	160
0	—	0.985	0.971	0.957	0.944
200	0.930	0.917	0.904	0.891	0.879
400	0.866	0.854	0.842	0.830	0.818
600	0.806	0.795	0.783	0.772	0.761
800	0.750	0.740	0.729	0.719	0.708
1000	0.698	0.688	0.679	0.669	0.659
1200	0.650	0.641	0.632	0.623	0.614
1400	0.605	0.596	0.588	0.580	0.571
1600	0.563	0.555	0.547	0.539	0.532
1800	0.525	0.517	0.509	0.502	0.495
2000	0.488	0.481	0.474	0.467	0.461
2200	0.454	0.448	0.441	0.435	0.429
2400	0.423	0.417	0.411	0.405	0.399
2600	0.393	0.388	0.382	0.377	0.372
2800	0.366	0.361	0.356	0.351	0.346
3000	0.341	0.336	0.331	0.327	0.322
3200	0.317	0.313	0.308	0.304	0.300
3400	0.295	0.291	0.287	0.283	0.279
3600	0.275	0.271	0.267	0.263	0.259
3800	0.257	0.252	0.249	0.245	0.242
4000	0.238	0.235	0.231	0.228	0.225
4200	0.222	0.218	0.215	0.212	0.209
4400	0.206	0.203	0.200	0.198	0.195
4600	0.192	0.189	0.187	0.184	0.181
4800	0.179	0.176	0.174	0.171	0.169
5000	0.166	0.164	0.162	0.159	0.157
5200	0.155	0.153	0.150	0.148	0.146
5400	0.144	0.142	0.140	0.138	0.136
5600	0.134	0.132	0.130	0.128	0.127
5800	0.125	0.123	0.121	0.119	0.118
6000	0.116	0.114	0.113	0.111	0.110
6200	0.108	0.106	0.105	0.103	0.102
6400	0.100	0.099	0.007	0.096	0.094

附录二　铯-137 衰变表

半衰期　30. 17 年

天	0	100	200	300	400	500	600	700	800	900
0	1. 0000	0. 9937	0. 9875	0. 9813	0. 9752	0. 9690	0. 9630	0. 9569	0. 9509	0. 9450
1000	0. 9390	0. 9331	0. 9273	0. 9215	0. 9157	0. 9100	0. 9043	0. 8986	0. 8930	0. 8874
2000	0. 8818	0. 8763	0. 8708	0. 8653	0. 8599	0. 8545	0. 8491	0. 8438	0. 8385	0. 8333
3000	0. 8280	0. 8228	0. 8177	0. 8126	0. 8075	0. 8024	0. 7974	0. 7924	0. 7874	0. 7825
4000	0. 7776									

附录三 铱-192 衰变表

半衰期 74 天

天	0	1	2	3	4	5	6	7	8	9
0	1.000	0.991	0.981	0.972	0.963	0.954	0.945	0.937	0.928	0.919
10	0.911	0.902	0.894	0.885	0.877	0.869	0.861	0.853	0.845	0.837
20	0.829	0.821	0.814	0.806	0.799	0.791	0.784	0.777	0.769	0.762
30	0.755	0.748	0.741	0.734	0.727	0.720	0.714	0.707	0.701	0.694
40	0.688	0.681	0.675	0.668	0.662	0.656	0.650	0.644	0.638	0.632
50	0.626	0.620	0.614	0.609	0.603	0.597	0.592	0.586	0.581	0.575
60	0.570	0.565	0.559	0.554	0.549	0.544	0.539	0.534	0.529	0.524
70	0.519	0.514	0.509	0.505	0.500	0.495	0.491	0.486	0.482	0.477
80	0.473	0.468	0.464	0.460	0.455	0.451	0.447	0.443	0.439	0.434
90	0.431	0.426	0.422	0.418	0.415	0.411	0.407	0.403	0.399	0.393
100	0.392	0.388	0.385	0.381	0.378	0.374	0.371	0.367	0.364	0.360
110	0.357	0.354	0.350	0.347	0.344	0.341	0.337	0.334	0.331	0.328
120	0.325	0.322	0.319	0.316	0.313	0.310	0.307	0.304	0.302	0.299
130	0.296	0.293	0.290	0.288	0.285	0.282	0.280	0.277	0.275	0.272
140	0.270	0.267	0.264	0.262	0.260	0.257	0.255	0.252	0.250	0.248
150	0.245	0.243	0.241	0.239	0.236	0.234	0.232	0.230	0.228	0.226
160	0.223	0.221	0.219	0.217	0.215	0.213	0.211	0.209	0.207	0.205
170	0.203	0.202	0.200	0.198	0.196	0.194	0.192	0.191	0.189	0.187
180	0.185	0.183	0.182	0.180	0.178	0.177	0.175	0.173	0.172	0.170
190	0.169	0.167	0.166	0.164	0.162	0.161	0.159	0.158	0.157	0.155
200	0.154	0.152	0.151	0.149	0.148	0.147	0.145	0.144	0.143	0.141
210	0.140	0.139	0.137	0.136	0.135	0.133	0.132	0.131	0.130	0.129
220	0.127	0.126	0.125	0.124	0.123	0.122	0.120	0.119	0.118	0.117
230	0.116	0.115	0.114	0.113	0.112	0.111	0.110	0.109	0.108	0.107
240	0.106	0.105	0.104	0.103	0.102	0.101	0.100	0.099	0.098	0.097

附录四 锎-252 衰变表

半衰期 2.65 年

天	0	100	200	300	400	500	600	700	800	900
0	1	0.9308	0.8664	0.8065	0.7507	0.6988	0.6505	0.6055	0.5636	0.5246
1000	0.4884	0.4546	0.4231	0.3939	0.3666	0.3413	0.3177	0.2957	0.2752	0.2562
2000	0.2385	0.2220	0.2066	0.1923	0.1791	0.1667	0.1551	0.1444	0.1344	0.1251
3000	0.1165									